Manual AO de Tratamento de Fraturas

Antebraço e Cotovelo

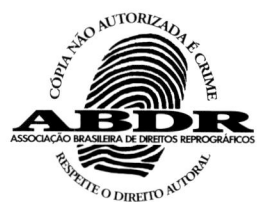

J95m   Jupiter, Jesse B.
          Manual AO de tratamento de fraturas : antebraço e cotovelo /
      Jesse B. Jupiter, colaboradores Diego L. Fernandez, David C. Ring ;
      tradução: Maria da Graça Figueiró da Silva ; revisão técnica: Gottfried
      Köberle. – Porto Alegre : Artmed, 2010.
          552 p. : il. color. ; 25 x 23 cm.

      ISBN 978-85-363-2368-8

          1. Medicina. 2. Fratura – Tratamento. 3. Fratura – Antebraço.
     4. Fratura – Cotovelo. I. Fernandez, Diego L. II. Ring, David C. III.
     Título.

                                                             CDU 616.001.5(035)

Catalogação na publicação: Ana Paula M. Magnus – CRB-10/Prov-009/10

Jesse B. Jupiter
Diego L. Fernandez
David C. Ring

Manual AO de Tratamento de Fraturas

Antebraço e Cotovelo

1.530 Figuras e ilustrações

Tradução:
Maria da Graça Figueiró da Silva

Consultoria, supervisão e revisão técnica desta edição:
Gottfried Köberle
Membro titular da SBOT
Professor Titular do Departamento de Ortopedia
e Traumatologia da Unicamp/SP
Conselheiro da Fundação AO

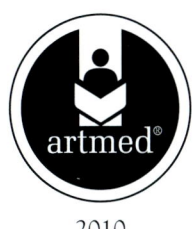

2010

Obra originalmente publicada sob o título AO *Manual of Fracture Management: Elbow and Forearm*
ISBN 97831314927115

© 2009, AO Publishing, Switzerland
Author: Jesse B. Jupiter
Associate editors: Diego L. Fernandez, David C. Ring

Capa: *Mário Röhnelt*

Preparação de original: *Juçá Neves da Silva*

Leitura final: *Renata Baum Ortiz*

Editora sênior – Biociências: *Cláudia Bittencourt*

Assistente editorial: *Dieimi Lopes Deitos*

Projeto e editoração: *Techbooks*

Reservados todos os direitos de publicação, em língua portuguesa, à
ARTMED® EDITORA S.A.
Av. Jerônimo de Ornelas, 670 – Santana
90040-340 – Porto Alegre – RS
Fone: (51) 3027-7000   Fax: (51) 3027-7070

É proibida a duplicação ou reprodução deste volume, no todo ou em parte, sob quaisquer formas ou por quaisquer meios (eletrônico, mecânico, gravação, fotocópia, distribuição na Web e outros), sem permissão expressa da Editora.

Unidade São Paulo
Av. Embaixador Macedo Soares, 10.735 – Pavilhão 5 – Cond. Espace Center
Vila Anastácio – 05095-035 – São Paulo – SP
Fone: (11) 3665-1100   Fax: (11) 3667-1333

SAC 0800 703-3444

IMPRESSO NO BRASIL
PRINTED IN BRAZIL

Autores

Autor

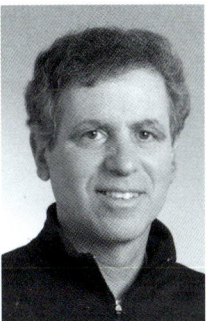

Jesse B. Jupiter, MD
Director, Orthopedic Hand Service
Massachusetts General Hospital
Hansjörg Wyss/AO Professor
Harvard Medical School
WAC 527, 15 Parkman Street
Boston, MA 02114
USA

Coautores

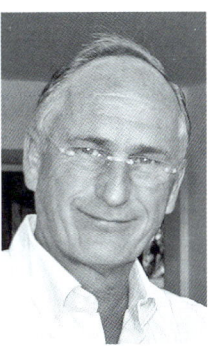

Diego L. Fernandez, Prof Dr med
Orthopädische Chirurgie FMH
Lindenhofspital Bern
Bremgartenstrasse 119
3012 Bern
Switzerland

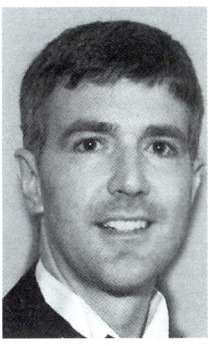

David C. Ring, MD, PhD
Assistant Professor
Medical Director and Director of Research
Hand and Upper Extremity Service
Massachusetts General Hospital
Yawkey Building
55 Parkman Street
Boston MA, 02114
USA

Colaboradores

Reto H. Babst, Prof Dr Med
Director Clinic of General Surgery
Chirurgische Klinik A
Kantonsspital Luzern
6000 Luzern
Switzerland

Daphne M. Beingessner, MD, FRCSC, BSc
Harborview Medical Center
Orthopedics and Sports Medicine
325 Ninth Avenue
Seattle, WA 98104
USA

John T. Capo, MD
Associate Professor
Chief, Division of Hand and Microvascular Sugery
Departament of Orthopaedics UMDNJ –
New Jersey Medical School
Doc 1200, 90 Bergen Street
Newark, NJ 07103
USA

Diego L. Fernandez, Prof Dr med, PD
Lindenhofspital Bern
Bremgartenstrasse 119
3012 Bern
Switzerland

Emanuel Gautier, Dr med, PD
Stellvertretender Chefarzt
Orthopädische Klinik
Kantonsspital
1708 Freiburg
Switzerland

Stefan Greiner, Dr med
Assistenzarzt
Centrum für Muskuloskeletale Chirurgie
Campus Virchow-Klinikum
Augustenburger Platz 1
13353 Berlin
Germany

Norbert P. Haas, Prof Dr med
Klinik für Unfall- und
Wiederherstellungschirurgie
Charité – Universitätsmedizin Berlin
Centrum für Muskuloskeletale Chirurgie
Campus Virchow-Klinikum
Augustenburger Platz 1
13353 Berlin
Germany

Douglas P. Hanel, MD
Orthopedics and Sports Medicin
University of Washington
Medical Center
1959 N.E. Pacific Street
Box 356 470
Seattle, WA 98195
USA

David L. Helfet, MD, MBCHB
Professor of Orthopedic Surgery
Cornell University Medical College
535 East 70th Street
New York, NY 10021
USA

Jesse B. Jupiter, MD
Director, Orthopedic Hand Service
Massachusetts General Hospital
Hansjörg Wyss/AO Professor
Harvard Medical School
WAC 527, 15 Parkman Street
Boston, MA 02114
USA

Peter Kloen, Dr
Chief Orthopedic Traumatology
Academisch Medisch Centrum
Meibergdreef 9
1105 AZ Amsterdam
Netherlands

Tak Wing Lau, Dr
Department of Orthopedic and
Traumatology
Queen Mary Hospital
102 Pok Fu Lam Road
Pok Fu Lam
Hong Kong

Colaboradores (cont.)

Frankie Leung, Dr FRCS
Chief of Division of Orthopedic Trauma at
the University of Hong Kong
Queen Mary Hospital
102 Pok Fu Lam Road
Pok Fu Lam
Hong Kong

Ufuk Nalbantoğlu, MD
Acibadem University
Acibadem Faculty of Medicine
Department of Orthopedics and
Traumatology
Tekin Sokak. No: 8, Acibadem
Istanbul 34153
Turkey

Sean E. Nork, MD
Associate Professor
Department of Orthopedic Surgery
Harborview Medical Center
325 Ninth Avenue
Seattle, WA 98104
USA

Fiesky A. Nuñez Vásquez, MD
Chief Hand Surgery Service
Centro Médico Dr. Rafael Guerra Mendez
Dpto. De Traumatología y Ortopedia
Torre D, Mezzanina 001
Calle Rondón No 95-49
Valencia, 2001
Venezuela

Michael Plecko, Dr
Unfallkrankenhaus Graz
Göstingerstrasse 24
8021 Graz
Austria

Daniel A. Rikli, Dr med
Chirurgie FMH
Theaterstrasse 14
8001 Zürich
Switzerland

David C. Ring, MD
Instructor Harvard Medical School
Hand and Upper Extremity Service
Massachusetts General Hospital
Yawkey Building
55 Parkman Street
Boston MA, 02114
USA

Thomas P. Rüedi, Prof Dr FACS
Consultant AO Education
Schellenbergstrasse 20
7304 Maienfeld
Switzerland

Michael Schütz, Prof, MD
Director and Chair of Trauma
Princess Alexandra Hospital
Ipswich Road
Woolloongabba 4102
Queensland
Australia

Christoph Sommer, Dr med
Co-Chefarzt Chirurgie
Leiter Unfallchirurgie
Departement Chirurgie
Kantonsspital Graubünden
Loëstrasse 170
7000 Chur
Switzerland

Michael Wagner, Dr med
Universitätsprofessor
Wilhelminenspital der Stadt Wien
Montlearstrasse 37
1160 Wien
Austria

Apresentações

Marvin Tile, MD, FRCS(C)
Prof Emeritus
Surgery, University of Toronto
Orth Surgeon, Sunnybrook HSC
2075 Bayview Avenue
Toronto, Ontario M4N 3M5
Canada

Herald Tscherne, Prof Dr
Grosse Heide 9A
30657 Hannover
Germany

Agradecimentos

Eu gostaria de reconhecer e expressar agradecimentos aos autores dos seguintes módulos de Referência de Cirurgia da AO (http://www.aosurgery.org), cujo trabalho me inspirou de muitas maneiras:

Módulo do úmero distal:
Mariusz Bonczar, MD, PhD, Polônia
Daniel Rikli, Dr. med., Suíça
David Ring, MD, PhD, EUA

Módulo do antebraço proximal:
Peter G. Trafton, Prof., MD, EUA
Kodi Kojima, MD, Brasil
Steve Velkes, MD, Israel

Módulo do antebraço:
Dominik Heim, PD, Dr. med., Suíça
Rami Mosheiff, MD, Israel
Thomas Gross, PD, Dr. med., Suíça
Shai Luria, MD, Israel
Paul-Martin Sutter, Dr. med., Suíça
Yoram Weil, MD, Israel

Gostaria também de agradecer o grande esforço da Sra. Cristina Lusti, que impulsionou a produção deste livro e coordenou todos os colaboradores. Nossos ilustradores médicos foram sensacionais, e o Sr. Mike Redies e sua equipe no Serviço AO de conhecimento também contribuíram com muitas das ilustrações.

Jesse B. Jupiter

Apresentação

Este livro está sendo publicado no momento em que uma instituição de história lendária está celebrando seu 50º aniversário: a AO Foundation. Por meio século, cada cirurgião no mundo teve de considerar os princípios do tratamento de fraturas conforme postulados pela AO.

Um dos pilares dos princípios da AO é a educação. Os Manuais AO desempenham um papel fundamental desde os seus primórdios. Em minha carreira como cirurgião, que igualmente teve início em 1958, os Manuais AO eram parte indispensável da atividade clínica. Desde os "Folhetos de informação", escritos por Maurice Müller, e do primeiro "Manual AO – técnica do tratamento cirúrgico das fraturas" até este livro, as publicações da AO têm servido como bíblia para os cirurgiões do sistema locomotor. Elas tornaram-se cada vez mais sofisticadas, acompanhando o desenvolvimento progressivo das técnicas AO.

Desta vez, um "ícone" da cirurgia da extremidade superior, Jesse Jupiter, preparou este novo manual, que satisfaz por completo as mais exigentes demandas de qualquer cirurgião que procura aconselhamento relacionado a essa área. Este manual destaca-se por sua clara abordagem do trabalho e do diagnóstico pré-operatório, do planejamento pré-operatório, do equipamento, do momento certo, do posicionamento e da apresentação da técnica cirúrgica em seus mínimos detalhes. "Armadilhas" e "Dicas" são apresentadas para cada procedimento. É fornecida ao leitor uma valiosa informação sobre os métodos de fisioterapia precoce essencial. Os estudos de caso trabalham todos os possíveis problemas, desde uma fratura simples até as lesões mais complexas.

Este é um manual extraordinário, preparado para todo cirurgião de trauma que busca um rápido acesso a informação, orientação e apoio na tomada de decisão. Ele reflete a experiência de vários cirurgiões ilustres que trabalham nessa área específica, o que certamente ajudará tanto as gerações mais jovens de cirurgiões quanto os profissionais mais experientes a fornecer o tratamento adequado a seus pacientes. Os autores devem ser parabenizados por produzir tal obra; não há outra publicação que se compare a esta.

Prof. Harald Tscherne

Apresentação

É apropriado que este novo manual sobre fraturas do cotovelo e do antebraço seja publicado no ano do 50º aniversário da AO, grupo que promoveu o tratamento de fraturas de muitas maneiras. Este livro preenche uma lacuna em relação ao tratamento de fraturas dessa área anatômica.

Jesse Jupiter é o editor perfeito para esta obra. Ele é o principal cirurgião de problemas na extremidade superior, do cotovelo até o punho e a mão. Além disso, suas habilidades de ensino são únicas, habilidades que também são refletidas em suas publicações. Suas contribuições nessa área traduziram-se em cuidado melhorado para pacientes com lesões nessa extremidade, o principal objetivo de todos os educadores de cirurgiões.

Este livro é um prosseguimento do seu bem-sucedido *Manual AO de tratamento de fraturas: mão e punho*. O estilo é similar, baseado em uma progressão lógica, como mencionado por Jupiter na introdução a este livro. Nessa introdução, ele aborda os problemas observados no antebraço e no cotovelo, a anatomia, a classificação e as técnicas cirúrgicas, incluindo posicionamento e abordagens. Nos capítulos subsequentes, o autor reuniu um talentoso grupo de cirurgiões da extremidade superior, cada um abordando um tipo específico e diferente de fratura.

Sua cuidadosa disciplina editorial é evidente e resultou em um livro fácil de ler e acompanhar, e que ainda permite que os autores de caso apresentem sua própria experiência. Os casos são pequenos e concisos e conduzem o leitor através de indicações, equipamento e tratamento operatório, incluindo posicionamento, técnicas de redução e métodos de fixação. Cada capítulo termina com "Armadilhas" e "Dicas", preciosidades para o cirurgião profissional. Problemas difíceis de sepse, consolidação viciosa, falta de consolidação e artrose pós-traumática também são incluídos, um acréscimo muito útil. Além da organização cuidadosa dos capítulos, existem muitas ilustrações de casos, o que torna o livro bastante útil para cirurgiões e residentes.

Este novo acréscimo à série de Manuais AO feito por Jesse Jupiter é conciso, admiravelmente organizado e ilustrado e repleto de dicas e possíveis armadilhas com as quais o cirurgião, de fato, pode se defrontar. Estou certo de que ele encontrará seu lugar nas bibliotecas de todos os cirurgiões envolvidos com esses difíceis problemas, bem como em hospitais e universidades.

Dr. Marvin Tile

Prefácio

A AO Publishing está agora ampliando sua série de manuais sobre o tratamento de fraturas, abrangendo lesões que envolvem o antebraço e o cotovelo. Eu e meus coautores, Dr. Diego L. Fernandez e Dr. David C. Ring, reunimos uma ampla variedade de padrões de fraturas, simples e complexas, trazidas até nós por notáveis cirurgiões de trauma de todo o mundo.

Este livro fornecerá ao leitor uma abordagem minuciosa a indicações, padrões de fratura, exposições cirúrgicas, implantes contemporâneos e tratamento pós-operatório das fraturas no antebraço e no cotovelo. Ele pretende cobrir apenas aquelas indicações que requeiram fixação estável e não deve ser visto como o tratamento recomendado para todas as lesões. Consistente com o formato dos livros previamente publicados nessa série, cada caso clínico é concluído com a identificação de "armadilhas" e "dicas" relativas ao tratamento, refletindo a vasta experiência do cirurgião.

Acreditamos que os casos ilustrados por talentosos e dedicados profissionais ajudarão os cirurgiões de todo o mundo no tratamento dessas lesões complexas.

Jesse B. Jupiter

Sumário

Introdução	15
Abordagens cirúrgicas – princípios gerais	17
Úmero distal	25
Rádio e ulna, proximal	259
Rádio e ulna, diáfise	411

Introdução

Até recentemente, as lesões traumáticas no antebraço e no cotovelo recebiam pouca atenção em relação a sua importância na função do membro superior. A propensão do cotovelo de tornar-se rígido após o trauma produzia uma atmosfera de pessimismo quanto ao resultado do cuidado cirúrgico.

Fraturas no antebraço tendem à rápida consolidação, com o movimento sendo o principal parâmetro de resultado, sobretudo em fraturas intra-articulares.

Uma compreensão maior da anatomia funcional, das exposições cirúrgicas, da tecnologia do implante e do tratamento do tecido mole gerou um interesse substancial na melhora do cuidado relativo a essas áreas anatômicas. Neste livro, apresentamos vários padrões de lesões diferentes e ilustramos as tomadas de decisão, bem como o tratamento operatório, passo a passo. O leitor pode conhecer métodos alternativos bem-sucedidos e, certamente, o que está apresentado aqui não deve ser visto como "a única maneira" recomendada pela AO. Os padrões de lesão do antebraço abrangem fratura-luxação ulnocarpal e radiocarpal proximal, lesões diafisárias simples e complexas, bem como fraturas-luxações do terço distal. Tecnologias mais novas, como as placas de compressão bloqueadas (LCP – looking compression plates) estáveis angulares, são destacadas. O livro também aborda em detalhes problemas de reconstrução, tais como falha de consolidação, consolidação viciosa, instabilidade, perda óssea e infecção, cada um minuciosamente ilustrado.

Jesse B. Jupiter

1	**Abordagens cirúrgicas – princípios gerais**	**17**
	David A. Volgas, Yves Harder	

2	**Úmero distal**	**25**
2.1	Úmero distal – introdução	29
	Jesse B. Jupiter	
2.2–2.34	Casos ilustrados	45

3	**Rádio e ulna, proximal**	**259**
3.1	Fraturas-luxações do cotovelo	261
	Jesse B. Jupiter	
3.2–3.23	Casos ilustrados	273

4	**Rádio e ulna, diáfise**	**411**
4.1	Anatomia e função do antebraço	413
	Jesse B. Jupiter, Dominik Heim, John T. Capo	
4.2–4.23	Casos ilustrados	433

Autores   David A. Volgas, Yves Harder

1   Abordagens cirúrgicas – princípios gerais

"Exposição é a chave da cirurgia" – esse adágio antigo foi revisto na cirurgia ortopédica moderna. As grandes incisões na pele e as amplas exposições subcutâneas não são mais consideradas uma prática aceitável na cirurgia do trauma. A saúde dos tecidos moles que circundam a fratura, especialmente aqueles que se sobrepõem a ela, está cada vez mais sendo reconhecida como fundamental para a consolidação bem-sucedida da fratura. A extensão e o grau de lesão dos tecidos moles no momento da fratura desempenham um papel relevante na consolidação e são fatores importantes que determinam a "personalidade" da lesão. Fatores dos pacientes, incluindo idade avançada, tabagismo e doenças sistêmicas (diabete melito, hipertensão arterial, vasculite, etc.), também podem influenciar a cicatrização de tecidos moles, e a identificação cuidadosa das comorbidades existentes é essencial quando se trata de fraturas. A interpretação correta do dano de tecidos moles, um profundo conhecimento da anatomia e do suporte sanguíneo para esses tecidos, o planejamento cuidadoso das incisões, bem como o manuseio preciso desses tecidos podem ajudar a evitar dano adicional. Este capítulo foi formulado para descrever tal abordagem.

1   Anatomia e suporte sanguíneo de camadas de tecidos moles

O osso, o endósteo, o periósteo, os músculos com sua camada fascial adjacente, o tecido subcutâneo, incluindo sua camada fascial superficial (tela subcutânea) [1] e, por fim, a pele podem ser vistos como uma unidade anatômica.

■ O suporte sanguíneo para todas essas estruturas está intimamente relacionado e é interdependente; portanto, é importante compreender a complexa rede de vasos sanguíneos e o fluxo de sangue para planejar de forma bem-sucedida a exposição segura e correta de uma fratura.

O suporte sanguíneo para a pele é fornecido por duas fontes principais: um sistema vascular cutâneo direto e uma rede vascular musculocutânea [2]. O sistema vascular cutâneo corre através de estruturas como a fáscia ou os septos de músculos. O sistema vascular musculocutâneo é composto por três tipos de vasos:

- As artérias segmentares, que estão em continuidade com a aorta quanto à pressão de perfusão. Elas, em geral, correm sob os músculos e são acompanhadas por uma única veia grande e, muitas vezes, por um nervo periférico [3].
- Os vasos perfurantes, também conhecidos como perfuradores musculares verdadeiros, passam através do músculo ou dos septos e servem como conexões de vasos segmentares para a circulação cutânea. Esses condutos ou perfuradores têm o objetivo de fornecer suprimento sanguíneo aos músculos.
- Os vasos cutâneos, que consistem em
    - artérias musculocutâneas que correm perpendicularmente à superfície da pele;
    - vasos cutâneos diretos que correm paralelamente à pele.

Os últimos podem ser divididos em plexo fascial, subcutâneo e cutâneo (Fig. 1.1) [4].

A fáscia do músculo, constituída por um plexo pré-fascial dominante e um plexo subfascial, é bem vascularizada. Em contraste, o tecido subcutâneo é um tecido adiposo com pouca vascularização, que é separado por uma camada fascial superficial mecanicamente resistente [1], incluindo o plexo subcutâneo. Essa fáscia é bem desenvolvida no tronco e na coxa. A pele é bem vascularizada por um sistema complexo de vários plexos horizontais em diferentes níveis, incluindo os níveis subepidérmico, dérmico e subdérmico (Fig. 1.1).

■ Os diferentes plexos vasculares horizontais são interconectados por vasos verticalmente orientados que perfuram o músculo, os septos e os tecidos moles. Esses vasos originam-se dos sistemas vasculares cutâneo e musculocutâneo.

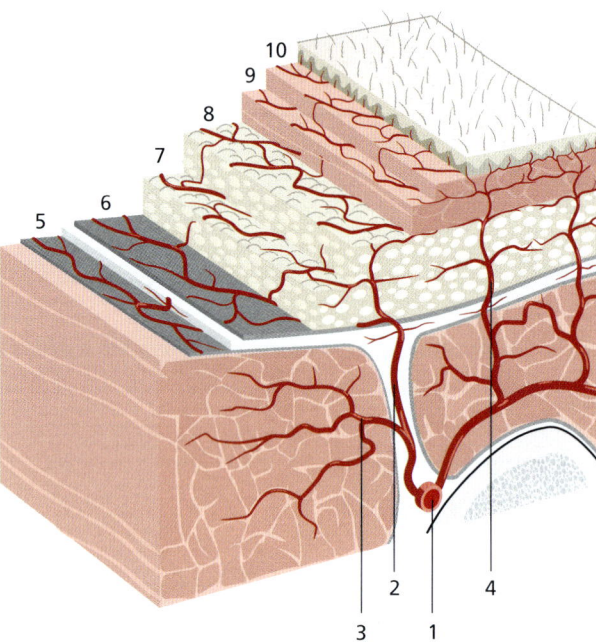

Fig. 1.1 A circulação cutânea.
A artéria segmentar (1) origina ramificações septocutâneas (2), musculares (3) e musculocutâneas (4). Os vasos septocutâneos e musculocutâneos perfuram a fáscia profunda (os "perfuradores").
Os vasos cutâneos são os perfuradores (2,4), que continuam correndo perpendicularmente à pele. Estes dão origem a três plexos arteriais horizontais: o fascial, que pode ser pré-fascial (5) e subfascial (6), o subcutâneo (7) e o cutâneo, que tem três elementos: subdérmico (8), dérmico (9) e subepidérmico (10).

Em uma extensão horizontal, esses plexos formam territórios vasculares, também conhecidos como angiossomas, que são unidades compostas de pele e do tecido profundo subjacente suprido por suas artérias de origem [5]. Eles são definidos pela extensão de ramificação do vaso de origem antes que se anastomosem com ramos de vasos de origem adjacente.

- ■ A fim de garantir perfusão para o tecido mole adjacente, o cirurgião tem de estar ciente de dois fatores importantes antes de expor um local de fratura:
    - o mecanismo de lesão e a energia envolvida;
    - as relações anatômicas dos vasos perfuradores, bem como aqueles do tecido subcutâneo e da pele.

Se esses fatores não forem considerados, há um risco de subestimar a extensão da lesão ao tecido mole, que pode incluir ruptura de vasos perpendiculares como, por exemplo, as lesões de desluvamento.

- ■ Um ferimento nunca deve ser fechado sob tensão, porque isso colocará o tecido mole adjacente em risco adicional.

1 Abordagens cirúrgicas – princípios gerais

2 Planejando a abordagem cirúrgica

A abordagem cirúrgica irá variar dependendo da localização anatômica da lesão (Fig. 1.2). Em áreas como o antebraço, onde a pele é frouxamente presa ao tecido subjacente e mobilizada com facilidade para cobrir uma placa, pode ser usada uma abordagem subcutânea. Em outras áreas, tais como a tíbia distal, a pele adere de forma muito firme às estruturas subjacentes e não pode ser mobilizada com facilidade. Portanto, uma abordagem subcutânea pode ser muito arriscada. Se a pele se romper, o implante será exposto, e tentativas de cobri-lo mobilizando o tecido local não serão bem-sucedidas. Onde for possível, as incisões de pele devem ser planejadas sobre o músculo. No caso de ruptura da pele com músculo subjacente exposto, pode-se cobrir com um enxerto de pele.

Também devem ser consideradas:

- Linhas de Langer (o resultado de fibras elásticas dentro da derme que servem para manter a pele em um estado de tensão constante. Elas são um guia útil para o planejamento e o delineamento de incisões de pele).
- Prevenção de contratura de tecido mole (incisões curvadas ou quebradas devem ser usadas sobre pregas cutâneas que se sobrepõem às articulações).
- Antecipação de cirurgia secundária potencial.

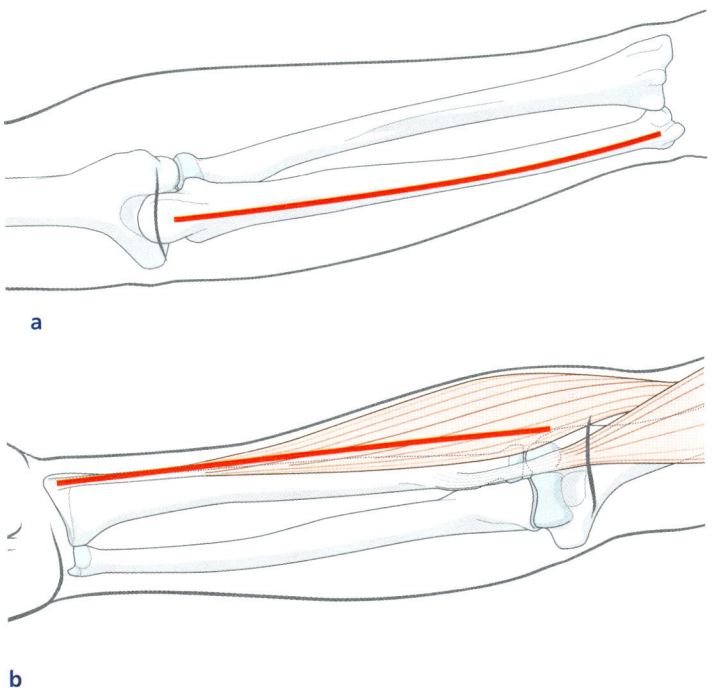

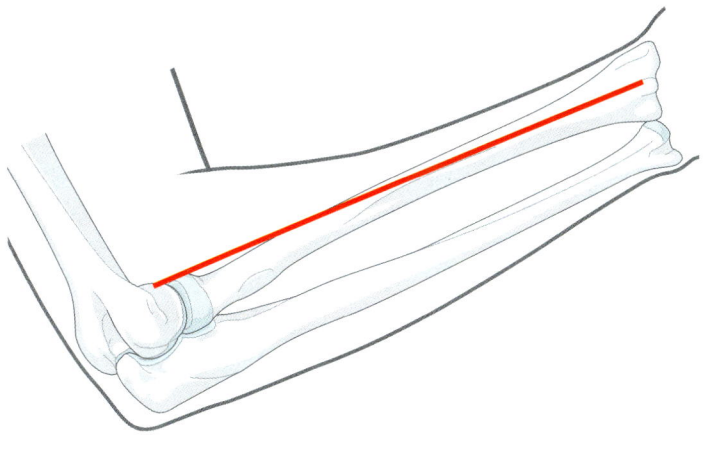

Fig. 1.2 a-c
a Abordagem da ulna.
b Abordagem anterior do rádio (abordagem de Henry).
c Abordagem dorsolateral do rádio.

3 Momento da cirurgia

Existem vários fatores que afetam o momento favorável de fixação da fratura, sendo os mais importantes:
- A condição geral do paciente, por exemplo, politrauma
- A lesão de tecido mole
- A redução de fratura
- A reabilitação planejada

Para cada um desses fatores, pode haver um tempo favorável diferente para a cirurgia, e muitas vezes eles estão em conflito significativo. A fixação precoce da fratura permite a mobilidade precoce do membro e do paciente, além de previnir muitas complicações, tais como trombose venosa profunda e rigidez articular, que estão associadas com a imobilização prolongada. A cirurgia precoce também facilita a redução da fratura antes que ela se torne "grudenta" por formação de calo e fibrose de tecido mole. Entretanto, a fixação precoce da fratura pode levar ao aumento de complicações do ferimento se realizada enquanto os tecidos moles ainda estiverem traumatizados e edemaciados. A quantidade de energia infligida aos tecidos determina a zona de lesão. Essa zona é caracterizada por distúrbio na microcirculação, que potencialmente põe em perigo a viabilidade dos tecidos moles [6]. Muitas vezes não é possível prever a extensão do dano no momento da lesão. Por isso, a área real de tecido mole traumatizado pode ser mais extensa que o estimado no início, sobretudo após trauma de alto impacto nas extremidades inferiores.

O retorno das pregas da pele é considerado um sinal favorável de que o edema do tecido mole diminuiu até o ponto necessário para que a cirurgia possa ser realizada com segurança. Mover uma articulação vizinha demonstrará a presença ou a ausência de pregas na pele.

As bolhas de fratura são um problema para os cirurgiões, porque elas representam uma lesão para a derme. Há pouca diferença histológica entre bolhas cheias de sangue e claras. Ambos os tipos são caracterizados por necrose da epiderme; no entanto, muitos cirurgiões estão mais preocupados com as bolhas cheias de sangue [7]. Existem muitas maneiras de tratar bolhas de fratura enquanto se espera por cirurgia. A extirpação da bolha é defendida por alguns, com a aplicação de várias pomadas antibióticas ou tintura de benzoína. Outros deixam a bolha intacta até a cirurgia, mas nenhum método é comprovadamente mais benéfico que o outro [8]. Existe um consenso de que a cirurgia deve ser retardada por 7 a 10 dias para esses tipos de lesões. Se possível, devem-se evitar incisões através de uma bolha e a retração excessiva próxima de uma área afetada.

As fraturas do úmero distal devem, de maneira ideal, ser reparadas em 10 dias. Muitas outras fraturas podem ser tratadas no período de três semanas de lesão se os tecidos moles não melhorarem antes disso. O paciente deve ser aconselhado sobre tabagismo [9] e nutrição enquanto os tecidos moles estiverem se adaptando.

Enquanto a cirurgia não ocorre, a fratura deve ser imobilizada por tala, tração ou preferivelmente por fixador externo temporário. Isso não apenas reduz a dor, mas contribui muito para a recuperação dos tecidos moles. Elevação moderada da extremidade, bem como aparelhos para compressão do pé – se aplicáveis –, ajudam a resolver o edema. Atenção especial deve ser dada para o desenvolvimento de síndrome de compartimento, sobretudo se uma tala circular ou um molde de gesso tiverem sido aplicados.

Ocasionalmente, o invólucro de tecido mole não retorna ao estado que permite cirurgia. O cirurgião então deve ponderar os riscos da cirurgia contra as possíveis complicações do tratamento não operatório. Existem momentos em que esse tratamento pode ser desejável, desde que uma fusão articular ou uma substituição sejam planejadas para o momento em que os tecidos moles e o paciente estiverem recuperados. Esse curso é mais apropriado em pacientes mais velhos ou naqueles com lesões múltiplas ou nutrição deficiente.

4   A incisão

A dissecção cirúrgica é uma arte. Ela pode ser mais bem aprendida analisando as técnicas daqueles que são mestres nessa arte. Contudo, atenção a detalhes e observação dos seguintes princípios básicos podem ajudar a evitar muitas complicações.

- **Lembre-se de que o suprimento sanguíneo para a pele vem dos tecidos moles adjacentes.** Qualquer dissecção entre os diferentes planos coloca em risco o suprimento sanguíneo. A dissecção em áreas de alto risco deve ocorrer em uma direção vertical. Instrumentos de dissecção devem ser orientados de forma adequada (Fig. 1.3). O deslocamento horizontal irá romper os vasos verticais perfurantes que suprem a pele adjacente. O risco de complicações na cicatrização da ferida aumenta se for feita dissecção extensa em uma área de tecido mole traumatizado.

- **Os retratores devem ser usados com cuidado.** Aplicar muita força aos retratores pode impedir que o sangue capilar flua para a pele e romper os vasos fasciais perfurantes da pele. O assistente deve ser instruído a retrair suavemente e apenas até um ponto em que o cirurgião possa ver a área de interesse. Uma técnica sem toque com fios K, como é comumente usada no calcâneo, pode ser adaptada também para outros locais. Os retratores devem ser colocados sobre o periósteo, não embaixo dele. Colocar um retrator sob o periósteo resultará em considerável deslocamento do mesmo, o que deve ser evitado.

- **O uso de fórceps para manter a pele deve ser evitado.** Se requerido, os dentes do fórceps podem ser usados para levantar a borda da pele, em vez de segurá-la. Isso previne compressão indevida da pele delicada.

- **A dissecção cortante leva a dano tecidual menor** que a causada por escalpelos cegos ou tesouras sem corte. A criação de múltiplos planos de dissecção por tentativas repetidas na exposição da fratura é desaconselhada.

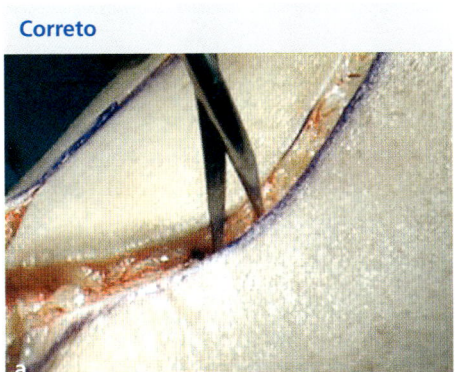
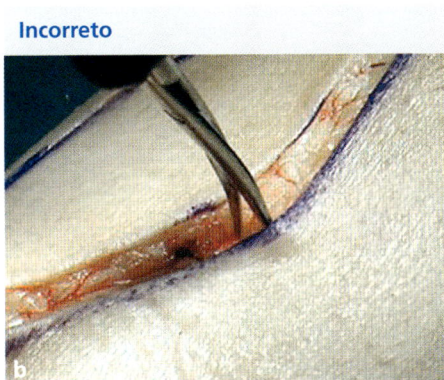

Fig. 1.3 a-b   Dissecção de tecido subcutâneo. Deve ser sempre realizada em uma direção vertical (a). A dissecção horizontal (b), que descola a pele, deve sempre ser evitada.

- **Usar hemostasia meticulosa.** Má hemostasia resultará em hematoma ou seroma e aumentará a incidência de ruptura e infecção do ferimento. Pressão do dedo sobre as bordas da pele perto de um sangrador irá controlar o sangramento e permitir hemostasia precisa focalizada no vaso real. Regulagem intensa com eletrocautérios que queimam as bordas da pele deve ser evitada. O uso de eletrocautério sobre a derme não é permitido, nem o uso indiscriminado de eletrocautério, que causa necrose no tecido e aumenta a incidência de ruptura e infecção do ferimento.
- **Procure sinais de dano de tecido mole durante a abordagem.** Contusão da gordura subcutânea ou da derme indica trauma importante para o invólucro do tecido mole. Tecido morto ou com viabilidade duvidosa deve ser debridado, visto que tais ferimentos têm risco de não cicatrizar em grande porcentagem de casos.

5 Tipo de incisão necessária com base na técnica de redução cirúrgica

O tipo de redução – direta ou indireta – determinará a extensão da incisão. Hoje em dia, há uma forte tendência para a escolha de cirurgias minimamente invasivas tanto em casos agudos como em casos eletivos. Deve-se cuidar para que a incisão planejada permita exposição satisfatória, enquanto se minimiza qualquer lesão cirúrgica adicional.

- O objetivo deve ser a cirurgia segura, não a menor incisão possível.

Cirurgia minimamente invasiva não é indicada se a fratura permanece desviada, não consolida ou consolida em mau alinhamento.

Fraturas diafisárias podem, muitas vezes, ser abordadas através de um forte invólucro muscular, que pode estar traumatizado de forma significativa por dentro da fratura. A abordagem ainda deve ser suave e respeitar o suprimento vascular para aquela área. No úmero, a fratura diafisária com frequência envolve partes importantes do invólucro muscular, o que pode facilitar a abordagem. Muitas vezes, o cirurgião deve estar preparado para modificá-la durante a cirurgia, dependendo da "dissecção" que foi produzida pela fratura. Muitos músculos recebem seu suprimento sanguíneo e inervação de um pedículo proximal, e deve-se tomar cuidado para não lesionar essas estruturas.

A abordagem para fraturas metafisárias e articulares deve ser planejada com cuidado. A reconstrução de uma fratura articular requer uma abordagem aberta, a fim de permitir uma visão direta da articulação para redução direta, ao passo que a cominuição metafisária associada pode ser reduzida de forma indireta e transposta por uma placa que é inserida subcutaneamente.

6 Fechamento da ferida

A importância do fechamento da ferida não deve ser subestimada. Portanto, essa parte fundamental da cirurgia de fratura não deve ser realizada pelos membros mais novos da equipe de trauma ortopédico. Técnica de sutura insatisfatória, opinião incorreta sobre como fechar a pele, bem como juízo errôneo da tensão sobre os tecidos moles após o fechamento são possíveis razões para que uma ferida saudável se abra. Atenção precária a detalhes na colocação de uma tala ou de um gesso também pode comprometer a ferida.

O fechamento da ferida envolve vários princípios básicos:
- A cicatrização depende da microcirculação mantida e do tecido viável nas bordas da ferida.
- O uso excessivo de eletrocautério pode levar a vascularidade insatisfatória nas bordas da pele.
- É de vital importância manter o uso mínimo de fórceps durante a sutura, visto que o esmagamento da borda da pele irá comprometer a vascularidade delicada.

O fechamento fascial na parte inferior da perna e no antebraço não é recomendado devido ao risco de síndrome de compartimento. O fechamento em uma camada também é preferível se o tecido subcutâneo estiver gravemente contundido ou for muito fino. Em geral, aumentar o número de suturas diminuirá a tensão em uma sutura simples. Contudo, à medida que o número de suturas aumenta, o dano local ao tecido subcutâneo também aumenta, visto existirem mais regiões isquêmicas. O cirurgião deve confiar na experiência para determinar a tensão favorável para o fechamento da ferida. Uma área isquêmica, esbranquiçada, de pele entre as suturas é um sinal de muita tensão. A maioria dos cirurgiões não defende o uso de uma incisão de relaxamento para permitir um fechamento de ferida com menos tensão. Se a pele não puder ser fechada sem tensão, então alguma forma de procedimento reconstrutor primário será necessária (p. ex., enxerto de pele ou retalho fasciocutâneo). De maneira alternativa, a ferida pode ser mantida aberta para fechamento primário retardado após o edema ter sido resolvido ou para um procedimento reconstrutor retardado. Essas decisões importantes exigem um cirurgião experiente.

A sutura de Allgöwer-Donati modificada (Fig. 1.4) é similar a uma sutura de canto, uma vez que entra na pele em um lado da ferida, prende um colchão horizontal do outro lado da incisão e avança de profundo para superficial no final. Ela oferece a vantagem de agarrar uma quantidade bastante ampla de tecido (expandindo, dessa forma, a força de tensão sobre uma grande área) ao mesmo tempo em que não rompe muito do fluxo sanguíneo vertical como um verdadeiro colchão horizontal. Ela é útil sempre que houver retalhos ou partes de uma incisão que pareçam menos vascularizadas que outras. Além disso, a técnica de sutura de Allgöwer-Donati – quando aplicada de forma adequada – resulta em cicatrizes esteticamente mais aceitas.

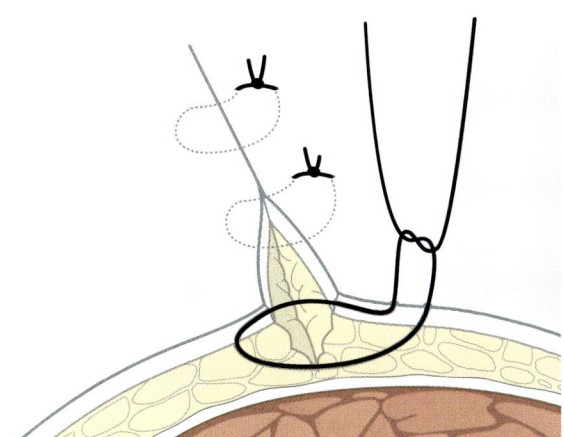

Fig. 1.4 Sutura de Allgöwer-Donati.

Outra técnica que pode ser útil em feridas que não possam ser fechadas primariamente sem tensão é o uso de alças de silicone para aproximar as bordas da ferida em estágios (Fig. 1.5) [10]. Elas previnem a retração da borda da pele e, à medida que o edema diminui, as alças aproximam as bordas da pele. O fechamento de ferida assistido a vácuo é muito útil em áreas de perda de pele e de fraturas abertas e promove a rápida formação de tecido de granulação. Ele pode ser combinado com a técnica da alça de silicone.

Os drenos são uma questão de preferência pessoal. Contudo, se forem usados, drenos de sucção ativa (vácuo) devem ser aplicados para aspirar qualquer acúmulo de líquido na ferida, reduzir o espaço morto subcutâneo ou submuscular e reduzir a contaminação bacteriana pelo sítio do dreno. Devido ao risco de infecção, esses drenos devem ser removidos em 24 a 48 horas. Os drenos não substituem a hemostasia adequada.

7 Referências

[1] **Nakajima H, Minabe T, Imanishi N** (1998) Three-dimensional analysis and classification of arteries in the skin and subcutaneous adipofascial tissue by computer graphics imaging. *Plast Reconstr Surg;* 102(3):748-760.

[2] **Daniel RK, Williams HB** (1973) The free transfer of skin flaps by microvascular anastomoses. An experimental study and a reappraisal. *Plast Reconstr Surg;* 52(1):16-31.

[3] **Daniel RK** (1975) The anatomy and hemodynamics of the cutaneous circulation and their influence on skin flap design. *Grabb WC, Myers MB (eds), Skin Flaps.* Boston: Little Brown.

[4] **Daniel RK, Kerrigan CL** (1990) Principles and Physiology of Skin Flap Surgery. *McCarthy JG (ed), Plastic Surgery.* Philadelphia: Saunders.

[5] **Taylor GI, Palmer JH** (1987) The vascular territories (angiosomes) of the body: experimental study and clinical applications. *Br J Plast Surg;* 40(2): 113-141.

[6] **Yaremchuk MJ, Brumback RJ, Manson PN, et al** (1987) Acute and definitive management of traumatic osteocutaneous defects of the lower extremity. *Plast Reconstr Surg;* 80(1):1-14.

[7] **Giordano CP, Koval KJ, Zuckerman JD, et al** (1994) Fracture blisters. *Clin Orthop Relat Res;* (307):214-221.

[8] **Giordano CP, Koval KF** (1995) Treatment of fracture blisters: a prospective study of 53 cases. *J Orthop Trauma;* 9(2):171-176.

[9] **Sorensen LT, Karlsmark T, Gottrup F** (2003) Abstinence from smoking reduces incisional wound infection: a randomized controlled trial. *Ann Surg;* 238(1):1-5.

[10] **Asgari MM, Spinelli HM** (2000) The vessel loop shoelace technique for closure of fasciotomy wounds. *Ann Plast Surg;* 44(2):225-229.

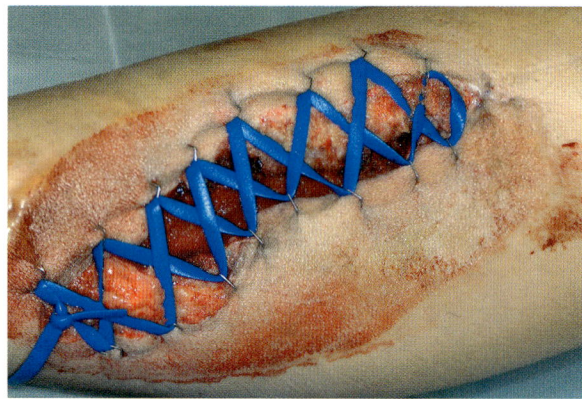

Fig. 1.5 Alças de silicone podem ser usadas para prevenir a retração da pele e facilitar o fechamento de ferida primário retardado.

2.1 Úmero distal – introdução

2	**Úmero distal**	
2.1	Úmero distal – introdução	29
	Jesse B. Jupiter	
2.2	Fratura apofisária por avulsão do epicôndilo medial (13-A1.2)	45
	Jesse B. Jupiter	
2.3	Fratura supracondilar (13-A2) com extensão para a diáfise do úmero (12-B1) e fratura da ulna proximal (21-B1)	51
	Michael Plecko	
2.4	Fratura extra-articular, metafisária simples, transversa, transcondilar (13-A2.3)	59
	Daniel A. Rikli	
2.5	Fratura multifragmentária, extra-articular com cunha intacta (13-A2.1)	65
	Jesse B. Jupiter	
2.6	Fratura extra-articular, metafisária multifragmentária (13.A3.3)	71
	Christoph Sommer	
2.7	Fratura articular parcial, côndilo lateral sagital (13-B1.1)	77
	Reto H. Babst	
2.8	Fratura articular parcial, côndilo lateral sagital, transtroclear (13-B1.2), ligamento colateral intacto	83
	Jesse B. Jupiter	
2.9	Fratura articular parcial, côndilo medial sagital, transtroclear multifragmentária (13-B2.3)	91
	Daniel A. Rikli	
2.10	Fratura articular parcial, côndilo medial sagital, transtroclear multifragmentária (13-B2.3)	95
	Jesse B. Jupiter, David C. Ring	

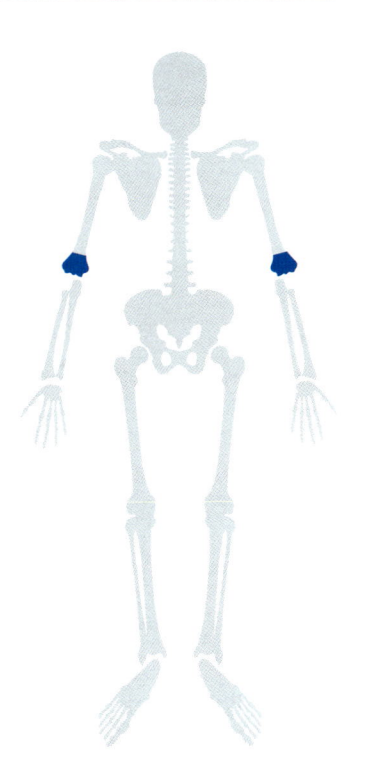

2 Úmero distal

2.11	Fratura articular parcial, frontal completa do capítulo (13-B3.1) Tak-Wing Lau, Frankie Leung	101
2.12	Fratura articular parcial, frontal da tróclea, simples (13-B3.2) David C. Ring	109
2.13	Fratura frontal, articular parcial da tróclea, fragmentada (13-B3.2) David C. Ring	115
2.14	Fratura frontal, articular parcial do capítulo e da tróclea (13-B3.3) Jesse B. Jupiter	121
2.15	Fratura articular completa, articular e metafisária simples (13-C1.1), com leve desvio Sean E. Nork	129
2.16	Fratura articular completa, articular e metafisária simples (13-C1.2), com desvio acentuado Sean E. Nork	137
2.17	Fratura articular completa, articular e metafisária simples (13-C1.3), com fratura epifisária em forma de T Reto H. Babst	145
2.18	Fratura articular completa, articular e metafisária simples (13-C1.3), com fratura epifisária em forma de T Sean E. Nork	151
2.19	Fratura articular completa, articular simples, metafisária multifragmentária (13-C2.1), com desvio Reto H. Babst	159

2.1 Úmero distal – introdução

2.20	Fratura articular completa, articular simples, metafisária multifragmentária (13-C2.1)	165
	Frankie Leung, Tak-Wing Lau	
2.21	Fratura articular completa, articular simples, metafisária multifragmentária (13-C2.2), com cunha fragmentada	171
	Sean E. Nork	
2.22	Fratura articular completa, articular simples, metafisária multifragmentária (13-C2.3)	179
	Peter Kloen, David L. Helfet	
2.23	Fratura articular completa, aberta, articular simples, metafisária multifragmentária (13-C2.3)	187
	Reto H. Babst	
2.24	Fratura articular completa, articular multifragmentária, metafisária simples (13-C3.1)	191
	Sean E. Nork	
2.25	Fratura articular completa, articular e metafisária multifragmentária (13-C3.3)	199
	Sean E. Nork, Daphne Beingessner, Douglas P. Hanel	
2.26	Fratura articular completa, articular multifragmentária, metafisária complexa (13-C3.3)	205
	Daniel A. Rikli	
2.27	Fratura articular completa, articular multifragmentária, metafisária complexa (13-C3.3)	209
	Sean E. Nork	
2.28	Fratura articular completa, deslocada, aberta (13-C3.2), em um paciente politraumatizado	217
	Michael Schütz	
2.29	Fratura articular completa, aberta, multifragmentária (13-C3.2), com fratura multifragmentada da ulna proximal	223
	Reto H. Babst	

2   Úmero distal

2.30	Pseudoartrose intra-articular	231
	Thomas P. Rüedi	
2.31	Pseudoartrose supracondilar	237
	Jesse B. Jupiter	
2.32	Osteotomia supracondilar	243
	Diego L. Fernandez	
2.33	Pseudoartrose infectada de uma fratura articular	247
	Jesse B. Jupiter	
2.34	Artrose pós-traumática	251
	Diego L. Fernandez	

Autor Jesse B. Jupiter

2.1 Úmero distal – introdução

1 Introdução

As lesões envolvendo o úmero distal são com frequência constituídas de uma variedade de lesões articulares complexas [1–6]. Enquanto as recomendações para o tratamento têm tradicionalmente variado [2,7,8], as vantagens do tratamento operatório são hoje em geral aceitas [9–34]. Avanços significativos foram obtidos em relação à compreensão da variedade de padrões de fratura, à utilidade da imagem pré-operatória, aos tipos de exposição cirúrgica e às técnicas e tecnologias requeridas para a fixação interna dessas fraturas difíceis. Contudo, permanece uma série de dificuldades e complicações reconhecidas [35–37]. Estas incluem perda de mobilidade no cotovelo, pseudartrose, consolidação viciosa, artrite pós-traumática e disfunção do nervo ulnar [38–44].

2 Anatomia

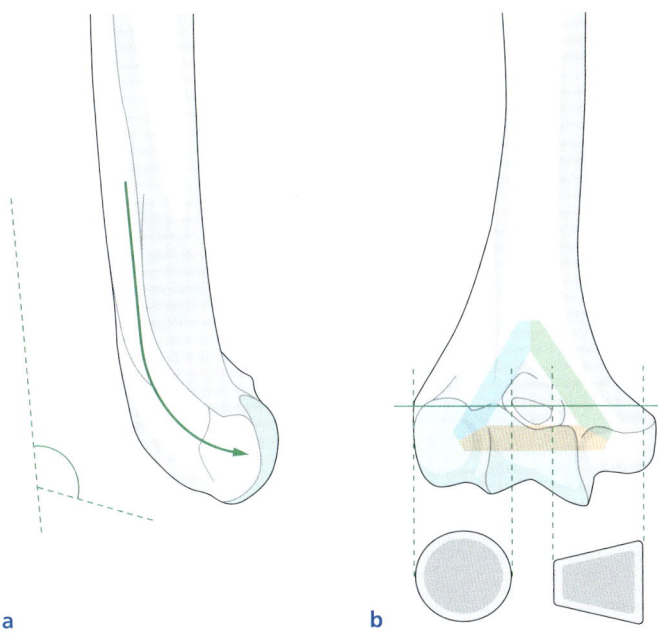

É essencial uma compreensão da anatomia da extremidade distal do úmero e sua correlação com os padrões de fratura resultantes e a fixação cirúrgica [45–47]. O úmero distal é composto de duas colunas ósseas, uma medial e uma lateral, que são expandidas distalmente e separadas pelo olécrano e pela fossa coronoide e, em posição ainda mais distal, pela tróclea (Fig. 2.1-1).

Fig. 2.1-1 a–b
a O terço distal do úmero achata-se no plano sagital e curva-se anteriormente.
b Por vezes, a fossa do olécrano e a fossa coronoide oposta se comunicam por uma abertura, o forame supratroclear. A estabilidade do terço distal do úmero depende de duas colunas separadas, lateral e medial. Qualquer rotação que cause perda de contato ósseo diminui a estabilidade da fratura.

2 Anatomia (cont.)

O objetivo na reconstrução cirúrgica da anatomia articular e do suporte ósseo do úmero distal é reconstruir um triângulo equilátero, composto pelas colunas e pela tróclea interveniente. A instabilidade na fixação de qualquer um desses três elementos enfraquecerá de forma drástica todo o reparo cirúrgico.

É importante entender a relação relevante dos nervos ulnar e radial para o aspecto posterior do úmero distal. Aproximadamente a 10 cm proximal ao epicôndilo medial, o nervo ulnar atravessa o septo intermuscular medial do compartimento anterior para o posterior [42]. O nervo passa distal e posteriormente ao epicôndilo medial encravado em uma bainha fibrosa, que é o topo do túnel cubital. Na saída, ele passa entre as duas cabeças do flexor ulnar do carpo, seguindo distalmente pelo compartimento anterior do antebraço.

O nervo radial cruza o aspecto posterior do úmero cerca de 20 cm proximal ao epicôndilo medial. Ele divide-se em uma ramificação em direção à cabeça medial do tríceps, o nervo cutâneo braquial lateral inferior, e nos nervos interósseo posterior e sensitivo radial superficial. O nervo interósseo posterior atravessa o septo intermuscular lateral cerca de 10 cm proximal ao epicôndilo lateral [48] (Fig. 2.1-2).

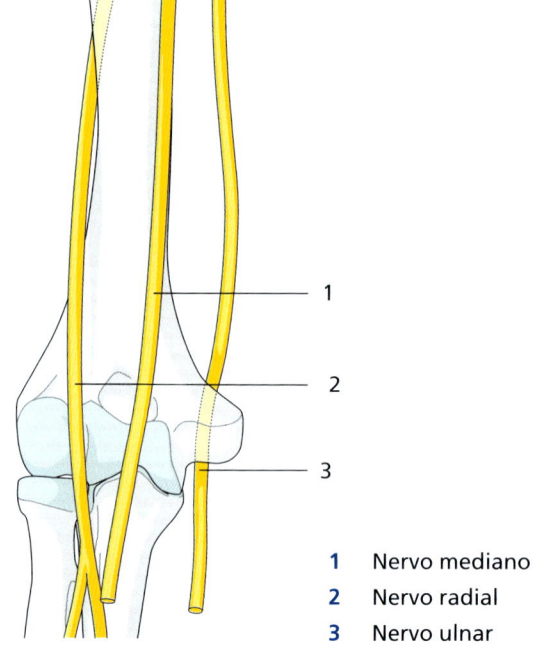

1 Nervo mediano
2 Nervo radial
3 Nervo ulnar

Fig. 2.1-2 Os nervos em ambos os lados do úmero distal correm muito próximos do osso, em especial o nervo ulnar, que perfura o septo intermuscular medial e segue em seu sulco sobre o aspecto posterior do epicôndilo medial. Ele pode ser diretamente comprimido nas fraturas do úmero distal. O nervo radial perfura o septo intermuscular lateral, saindo de seu sulco e correndo anterior e distalmente. No nível da cabeça radial, ele divide-se em ramificações. O nervo mediano cruza a cápsula anterior da articulação do cotovelo, seguindo para o antebraço entre as duas cabeças do músculo pronador redondo.

3 Imagem

Com exceção de padrões de fratura "mais simples", tais como fraturas em "T" ou em "Y", as fraturas de fragmentação múltipla mais complexas ou "esmagadas", ou aquelas que apresentam componentes de cisalhamento condral, não são facilmente avaliadas a partir de raios X-padrão, mesmo aqueles obtidos após a tração ter sido aplicada ao braço. A evolução do exame de TC, sobretudo reconstruções 3-D, tem contribuído de modo imensurável à avaliação pré-operatória cada vez mais precisa dos padrões de fratura [49].

4 Classificação

Mehne e Matta basearam suas classificações na anatomia cirúrgica, bem como no envolvimento das colunas ósseas do úmero distal [50]. Duas categorias básicas foram identificadas – intra-articular e extra-articular. As fraturas intra-articulares são divididas em lesões simples ou bicolunares, fraturas capitulares ou fraturas trocleares. As bicolunares podem ser vistas pela inclinação e pela localização das linhas de fratura e a orientação dos componentes intra-articulares. O tipo "H" representa os padrões intra-articulares mais complexos, com os fragmentos articulares separados com suporte ósseo adequado.

A Classificação AO das fraturas de ossos longos, de Müller, representa um sistema alfanumérico com três tipos principais, incluindo fraturas extra-articulares (A), articulares parciais (B) e articulares completas (C) [51–53]. Cada tipo é dividido em três grupos (estendendo-se de padrões de fraturas simples para mais complexos) (Tab. 2.1-1) e três subgrupos.

O reconhecimento e a classificação das lesões articulares do úmero distal [54–59] continuam evoluindo. Um grupo de padrões de fraturas de cisalhamento articular foi identificado, com seu aspecto básico sendo pouco ou nenhum osso subcondral metafisário de apoio [60–63]. A compreensão das características específicas dos padrões de fratura desempenha um importante papel na tomada de decisão e na tática operatória. Enquanto alguns padrões foram identificados no grupo de classificação abrangente B3, a extensão total da variação e a complexidade foram apenas recentemente descritas. Com o advento da reconstrução do exame de TC tridimensional, uma representação pré-operatória mais precisa do padrão de fratura permite um melhor planejamento pré-operatório da abordagem cirúrgica e do método de fixação interna. Os tipos de fratura específicos refletem uma progressão da gravidade da lesão, estendendo-se desde um capítulo isolado (B3.1), uma fratura troclear (B3.2) ou uma fratura da tróclea capitular combinada (cisalhamento coronal) desviada no plano frontal, até combinações de lesão de cisalhamento e de impactação da superfície articular e do osso metafisário distal [27,64]. Aquelas lesões associadas com impactação podem ser as mais difíceis de reduzir anatomicamente, a menos que a impactação óssea metafisária seja reconhecida e elevada [65,66] (Fig. 2.1-3).

4 Classificação (cont.)

Tabela 2.1-1 Classificação AO das fraturas de ossos longos, de Müller: úmero distal

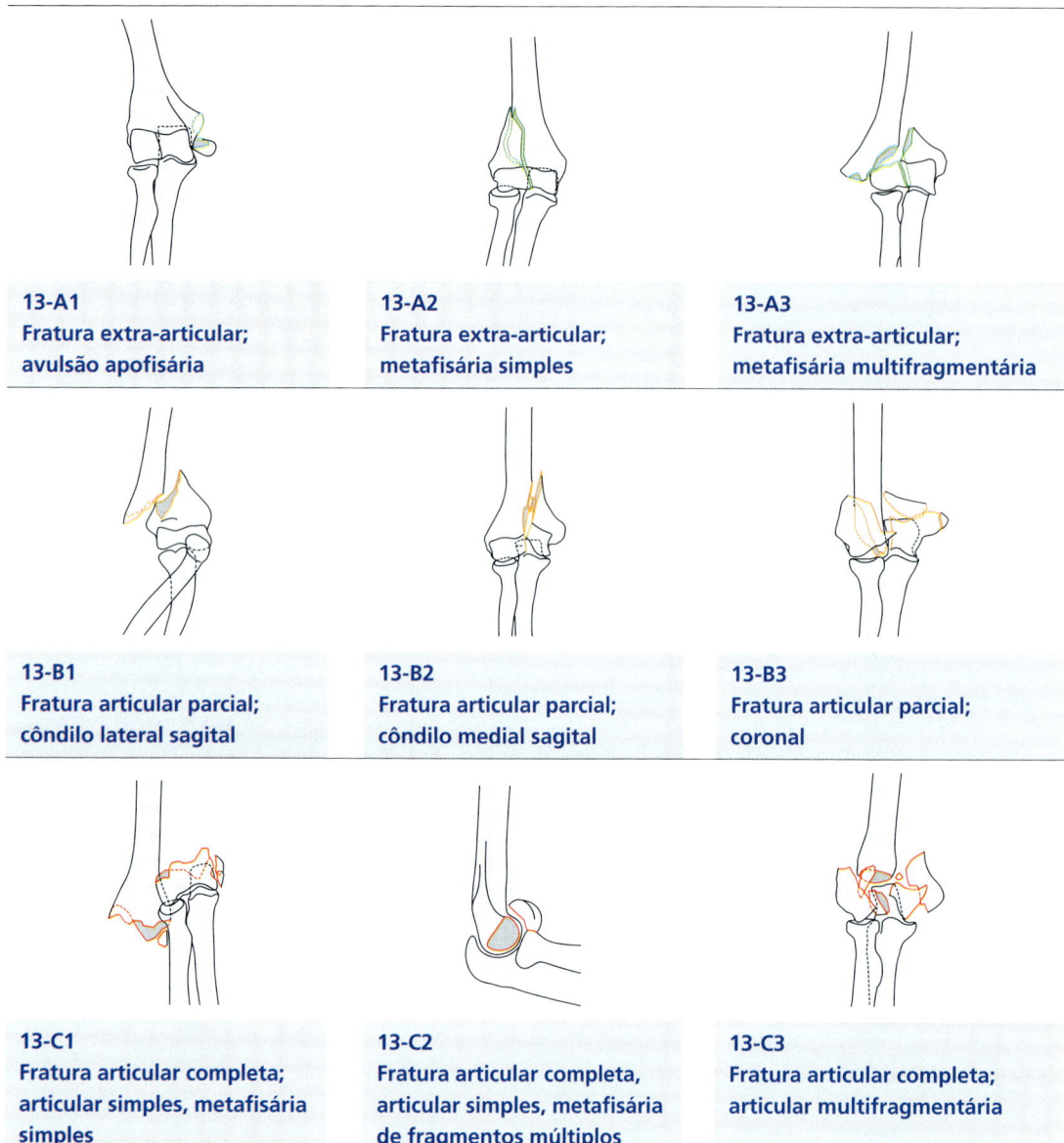

13-A1 Fratura extra-articular; avulsão apofisária

13-A2 Fratura extra-articular; metafisária simples

13-A3 Fratura extra-articular; metafisária multifragmentária

13-B1 Fratura articular parcial; côndilo lateral sagital

13-B2 Fratura articular parcial; côndilo medial sagital

13-B3 Fratura articular parcial; coronal

13-C1 Fratura articular completa; articular simples, metafisária simples

13-C2 Fratura articular completa, articular simples, metafisária de fragmentos múltiplos

13-C3 Fratura articular completa; articular multifragmentária

5 Posicionamento do paciente

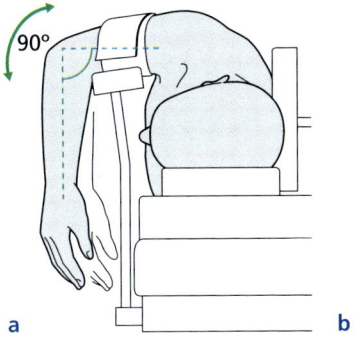 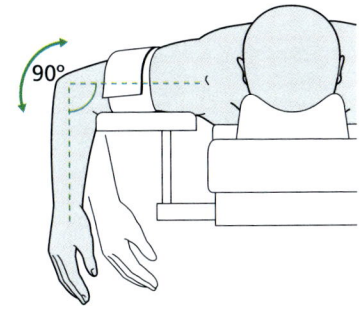

Fig. 2.1-3 a–b Posicionamento do paciente para fixação de fraturas do úmero distal.
a   Posição lateral. A fratura é facilmente abordada a partir do aspecto posterior.
b   Posição em decúbito ventral. O cotovelo é colocado pendendo em uma mesa curta de braço. O antebraço deve estar livre para ser flexionado a 120° durante o procedimento.

6 Abordagens cirúrgicas

Para fraturas mais complexas do úmero distal, o posicionamento do paciente e a exposição cirúrgica são cruciais para a obtenção de um resultado bem-sucedido. A posição do paciente irá depender em parte da preferência do cirurgião, bem como da natureza da fratura e/ou das lesões associadas. Com exceção de algumas fraturas de cisalhamento condral, que podem ser abordadas por meio de uma incisão lateral com o paciente em decúbito dorsal e o braço estendido na mesa de mão, a posição de preferência é em decúbito lateral ou em decúbito ventral. A crista ilíaca ipsilateral pode ser preparada e coberta no caso de um enxerto ósseo autógeno ser requerido. Como o reparo dessas fraturas pode ser tecnicamente difícil e demorado, a anestesia geral será preferida, além do uso de um torniquete estéril [67].

Sob o controle de um torniquete estéril, uma incisão dorsal reta é feita dissecando-se os retalhos cutâneos medial e lateral [68].

O modo como abordar e proteger o nervo ulnar também é um assunto de discussão constante. Enquanto é bem razoável expor o nervo e talvez protegê-lo com uma fita vascular, a tração contínua sobre o nervo durante o procedimento arrisca uma neurite de tração [69,70]. Justamente por isso, é questionável se a mobilização do nervo de forma proximal, até o septo intermuscular medial, e distal, através das duas cabeças do flexor ulnar do carpo, para terminar em uma posição subcutânea, irá de fato prevenir uma disfunção pós-cirúrgica do nervo [71].

As abordagens mais usadas têm sido tradicionalmente feitas por meio de uma osteotomia do olécrano ou de uma exposição de divisão do tríceps, no entanto, hoje existe uma série de opções adicionais que podem ser úteis para problemas específicos de fraturas.

A abordagem transolécrano proporciona excelente exposição [72,73], mas o entusiasmo com essa técnica tem sido moderado pelos relatos que identificam as complicações associadas, tais como a falta de consolidação, a proeminência dos implantes e a migração proximal de fios K longitudinais, que podem inibir a extensão do cotovelo [74]. Além disso, quando houver fraturas multifragmentárias em paciente idoso, para o qual a artroplastia total do cotovelo é uma opção viável, uma exposição alternativa será necessária [75,76].

2 Úmero distal

6 Abordagens cirúrgicas (cont.)

Ao se realizar a osteotomia do olécrano, vários aspectos técnicos ajudarão a minimizar as complicações potenciais [40]. A osteotomia é realizada, de preferência, no meio do olécrano, onde há menos cartilagem. Ao elevar parte do ancôneo, isso pode ser diretamente visualizado. A criação de uma osteotomia "chevron", com o ápice apontado na direção distal, melhorará, mais tarde, o realinhamento e a fixação (Fig. 2.1-4).

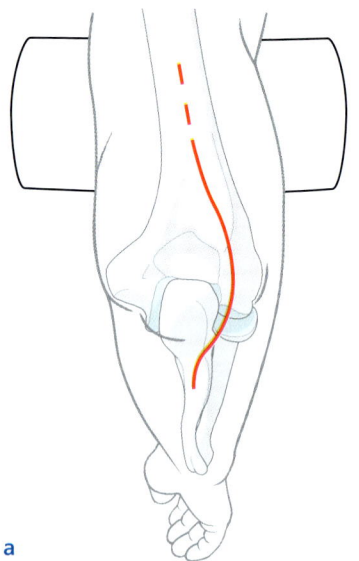

Fig. 2.1-4 a–e Osteotomia "chevron".

a Uma incisão dorsal-padrão é realizada: uma incisão reta é feita começando entre o terço médio e o distal da diáfise umeral e centrada nesta. A incisão é radialmente curvada ao redor do olécrano e continua para a diáfise ulnar. Um retalho subcutâneo em direção à porção ulnar é criado.

b O nervo ulnar é visualizado. A preparação é iniciada proximalmente e continua em direção ao sulco ulnar. As fibras retinaculares do túnel cubital são dissecadas para mobilizar o nervo para fora do sulco. A preparação do nervo ulnar termina no nível em que a ramificação motora para o músculo flexor ulnar do carpo deixa o nervo ulnar. Deve-se tomar cuidado para preservar os vasos perineurais. O nervo é laçado com uma fita vascular e protegido durante todo o procedimento.

1 Nervo ulnar
2 Epicôndilo medial
3 Retináculo do túnel cubital
4 Primeira ramificação motora
5 Epicôndilo lateral
6 Ancôneo
7 Olécrano

2.1 Úmero distal – introdução

6 Abordagens cirúrgicas (cont.)

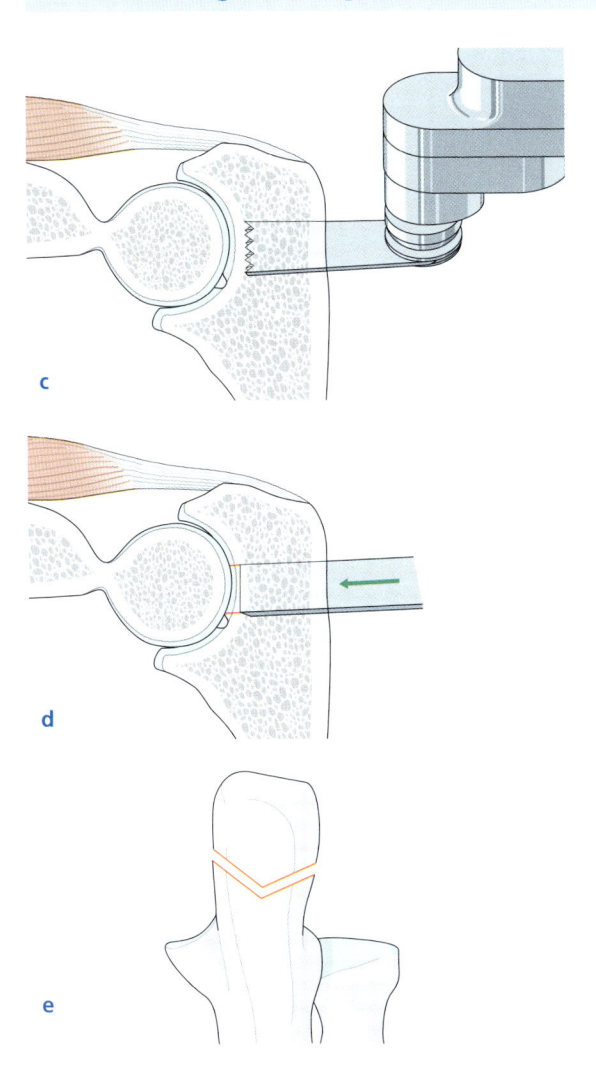

Fig. 2.1-4 a–e (cont.) Osteotomia "chevron".
c Devido à forma do olécrano, uma serra deve ser usada apenas até três quartos do osso.
d Use um cinzel na última porção do osso e quebre-o.
e A osteotomia "chevron" é preferida, na medida em que fornece um contato ósseo mais estável e melhor durante a redução. A superfície maior melhora a consolidação do osso.

Exposições cirúrgicas alternativas incluem abordagem posterior paratricipital, exposição transtricipital, pedículo tricipital com reflexão do ancôneo (TRAP), elevação poupando o tríceps e/ou exposição lateral estendida [77]. A abordagem paratricipital posterior envolve mobilização do tríceps a partir dos septos intermusculares medial e lateral, bem como do aspecto posterior do úmero [78,79]. Essa exposição pode ser mais aplicável a fraturas no nível supracondilar, lesões articulares simples ou àquelas fraturas complexas nas quais a artroplastia deve ser feita. A abordagem paratricipital será menos favorável às lesões articulares mais complexas, sobretudo aquelas no sulco do olécrano ou distais a ele.

A abordagem através do tríceps envolve fendê-lo na linha média, a partir do terço distal do úmero, até o quarto proximal do comprimento da ulna [80,81]. Essa abordagem pode ser vantajosa para fraturas abertas nas quais a extremidade distal da diáfise do úmero penetre a aponeurose do tríceps. É crucial que o tríceps seja fixado de volta à ulna proximal com sutura transóssea, visto que um reparo inadequado pode afetar de maneira adversa a extensão do cotovelo e inibir a reabilitação pós-operatória. Quando essa abordagem foi realizada com cuidado, McKee e colaboradores não encontraram diferença alguma na força da extensão do cotovelo em comparação a pacientes tratados com uma osteotomia do olécrano [82].

A exposição TRAP preserva o suprimento neurovascular para o músculo ancôneo e fornece uma exposição extensível do úmero distal [83]. A dissecção começa distalmente, elevando o ancôneo a partir da ulna e estendendo proximalmente em direção ao epicôndilo lateral e à coluna lateral do úmero distal. Na porção medial, a dissecção estende-se distalmente para se fundir com a extensão distal da exposição lateral, seguida por deslocamento cortante da inserção do tríceps a partir da ulna. Todo o retalho pode ser mobilizado proximalmente para expor o úmero distal e a fratura articular, incluindo esses tipos de fratura multifragmentária complexa, muito distais.

6 Abordagens cirúrgicas (cont.)

A abordagem de elevação do tríceps tem sido tradicionalmente usada quando se executa a artroplastia total do cotovelo [64, 76, 84–91]. Ela pode ser usada nas fraturas em que a fixação interna é impossível e a artroplastia deve ser considerada [92]. A dissecção do tríceps começa medialmente a partir da ulna como um retalho osteoperiosteal e continua até que esse músculo e o ancôneo possam ser retraídos sobre o côndilo umeral lateral. Assim como em outros procedimentos de elevação do tríceps, o reparo meticuloso de seu mecanismo com suturas transósseas é obrigatório (Fig. 2.1-5).

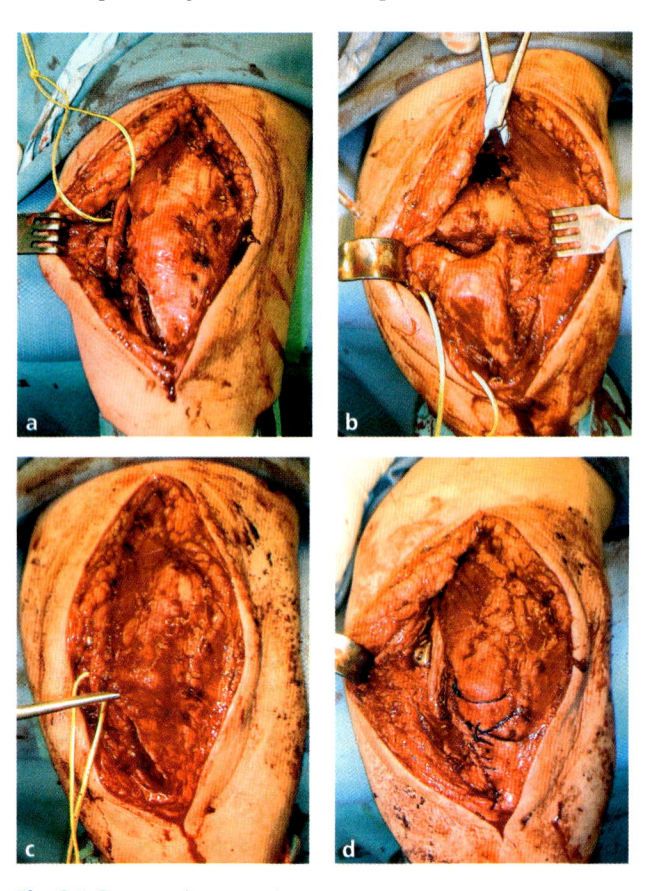

1 Músculo tríceps
2 Olécrano

Fig. 2.1-5 a–e Elevação do tríceps.
a–d O nervo ulnar é visualizado. A preparação é iniciada proximalmente e continua em direção ao sulco ulnar. As fibras do retináculo do túnel cubital são dissecadas para mobilizar o nervo para fora do sulco. A preparação do nervo ulnar termina no nível em que a ramificação motora para o músculo flexor ulnar do carpo deixa o nervo ulnar. É preciso tomar cuidado para que os vasos perineurais sejam preservados. O nervo é reparado com uma fita vascular e protegido durante todo o procedimento.
e A fáscia é destacada de modo subperiosteal, a partir da ulna, em direção à porção radial. No nível do olécrano, o aparato do extensor é destacado com uma lasca óssea usando um cinzel.

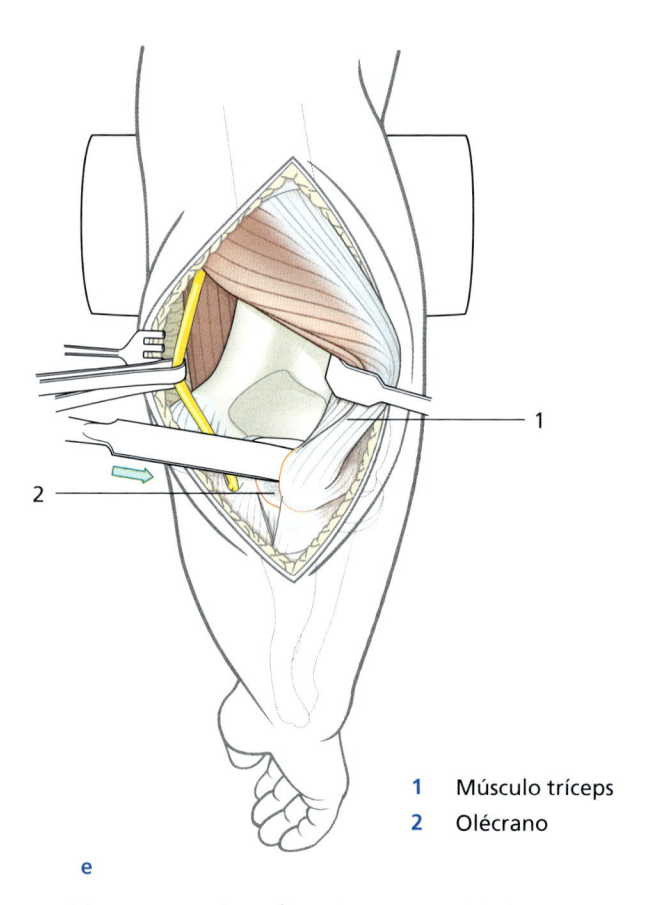

2.1 Úmero distal – introdução

6   Abordagens cirúrgicas   (cont.)

A exposição alternativa final é a abordagem lateral [48, 93]. Essa exposição é mais útil para fraturas da coluna lateral, bem como para fraturas condrais de cisalhamento articular. Para fraturas capitulares mais simples ou unicondilares, o complexo do ligamento colateral lateral pode ser poupado ou elevado com uma osteotomia do epicôndilo lateral, estendendo a dissecção para elevar a inserção do tríceps lateral a partir da ulna proximal. O cotovelo pode ser "aberto em dobradiça", apoiado apenas nos tecidos moles mediais, permitindo uma excelente exposição de toda a superfície anterior do capítulo e da tróclea. Na conclusão do procedimento, os tecidos moles laterais e/ou o epicôndilo devem ser cuidadosamente reparados com suturas transósseas (Fig. 2.1-6).

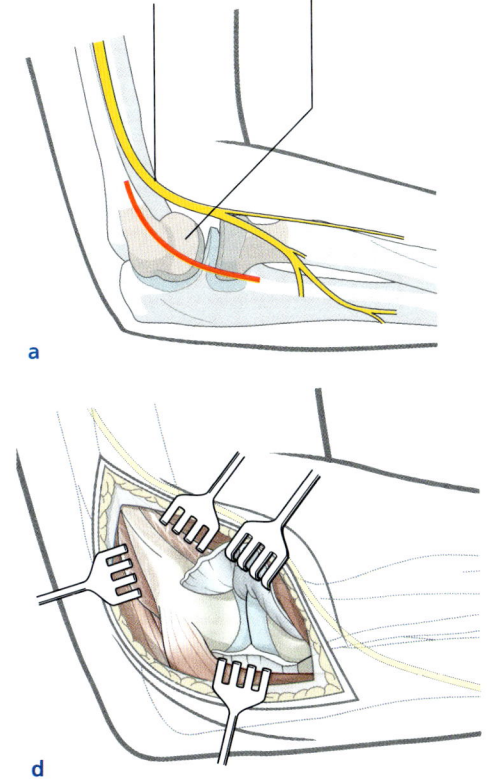

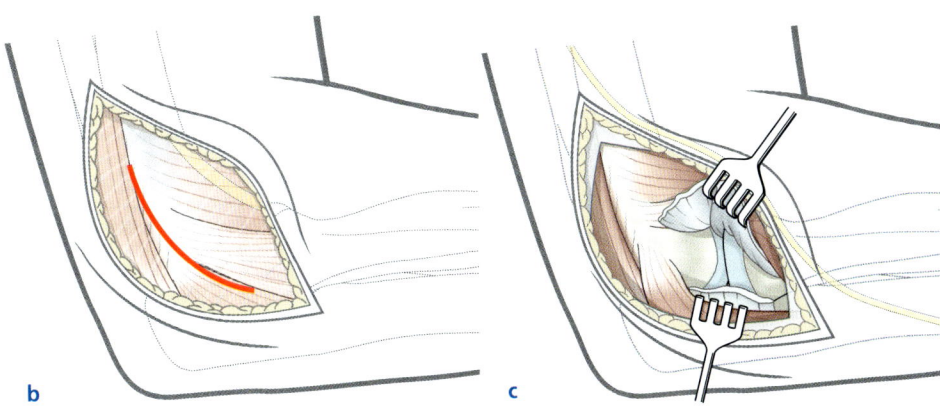

Fig. 2.1-6 a–d   Abordagem lateral.
a   A incisão inicia sobre a borda supracondilar lateral, 5 cm proximal à articulação do cotovelo. Ela continua distalmente para a superfície lateral do antebraço proximal, posterior à cabeça radial. Observação: deve-se tomar cuidado para proteger o nervo radial, que corre próximo à cabeça radial, porque ele se divide em ramificações no nível da cabeça radial.
b   A fáscia profunda é cortada em linha com a incisão.
c   A cápsula articular é cortada longitudinalmente sobre o aspecto lateral posterior da cabeça radial e a extremidade inferior do epicôndilo umeral lateral e o capítulo. De maneira alternativa, a cápsula pode ser cortada em forma de U.
d   Descolamento subperiosteal do braquiorradial, do extensor radial longo do carpo anteriormente, e do tríceps melhorará posteriormente a exposição articular.

7 Técnicas de fixação interna

Enquanto os princípios gerais da fixação interna definitiva de fraturas intra-articulares do úmero distal são bastante reconhecidos, a tarefa se torna bem mais complexa quando em face de fraturas articulares multifragmentárias no sulco do olécrano ou distais a ele. Independentemente do padrão da fratura, o objetivo básico gira ao redor do realinhamento da tróclea o mais próximo possível de sua largura original. Ao fazer isso, a estabilidade inerente do cotovelo é aumentada.

Vários pontos técnicos facilitam a fixação interna das fraturas articulares mais complexas. Com fraturas articulares muito cominuídas, é benéfico o reajuste provisório do fragmento articular maior para uma das colunas ósseas usando fios K lisos de 1,6 mm. O uso de uma broca oscilante é muito útil quando se aplicam esses fios, visto que ela impedirá o risco de lesão no nervo ulnar próximo (Fig. 2.1-7-a).

Quando a lesão articular envolve um plano de fratura não apenas sagital, mas também coronal, a fixação definitiva pode requerer o uso de parafusos sem cabeça e/ou pequenos fios K rosqueados, que podem igualmente ser colocados por baixo da superfície articular. Os últimos, contudo, estão sujeitos a migração [54, 94].

Há uma série de lesões complexas em que a tróclea não apenas é fragmentada como também estruturalmente defeituosa devido à impactação [95]. Nesses casos, o objetivo é manter a largura anatômica da tróclea usando enxertos compactos de osso esponjoso para preservar a estabilidade do cotovelo. Quando for utilizada fixação com parafuso para estabilizar a tráclea, a compressão interfragmentária deve ser evitada de modo que sua largura seja mantida.

Em geral, tem sido aceito que a estabilidade mecânica da fixação da reconstrução articular às colunas ósseas requer a colocação de duas placas, com uma relação de 90° entre ambas [46, 96, 97]. Em época mais recente, esse conceito tem sido desafiado com o desenvolvimento de placas umerais moldadas, modeladas para ajustarem-se nas colunas lateral e medial, a 180° uma da outra [56, 98, 99] (Fig. 2.1-7b).

Apesar de os avanços tecnológicos terem produzido implantes pré-moldados para fraturas do úmero distal, muitas fraturas com padrões ainda muito complexos podem ser estabilizadas de modo adequado usando implantes do tipo reconstrução-padrão. Uma tática especial é baseada na moldagem da placa medial para dobrar-se, abraçando o epicôndilo medial. Os dois parafusos mais distais são colocados a 90° um do outro, melhorando sua estabilidade.

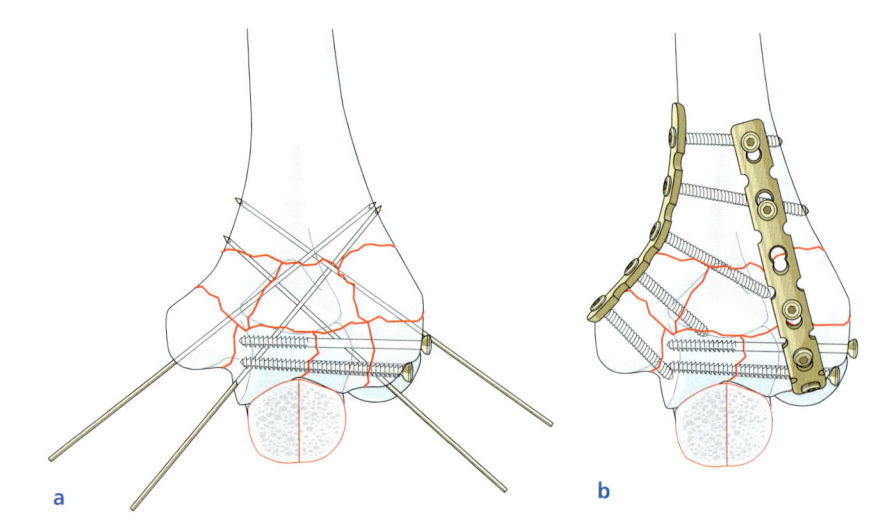

Fig. 2.1-7a–b
a   O bloco articular é reduzido à metáfise, e os fios K são usados para fixação preliminar.
b   Colocar uma placa medialmente sobre a crista do osso, em ângulo reto à placa lateral, para aumentar a estabilidade. É recomendado colocar parafusos distais dentro da tróclea, abaixo do epicôndilo medial.

7 Técnicas de fixação interna (cont.)

Uma técnica alternativa, utilizada sobretudo quando o epicôndilo medial está fragmentado, é direcionar um parafuso longo da dobra para que se estenda proximalmente e se encaixe na coluna óssea lateral.

Na região lateral, existem duas opções para fixação da placa lateral de fraturas articulares complexas localizadas no sulco do olécrano ou abaixo dele. Uma opção envolve a colocação de uma placa sobre a superfície dorsal para estender-se distalmente até o limite posterior da superfície articular do capítulo. O parafuso mais distal deve ser direcionado proximal e lateralmente para encaixar no osso cortical mais firme da crista lateral da coluna óssea. Uma segunda opção, que pode ser usada como a única fixação da coluna lateral ou junto à placa lateral posterior, envolve a colocação de uma placa junto da coluna bem lateral, com o parafuso mais distal direcionado através da reconstrução troclear para dentro do osso esponjoso subcondral firme.

Em uma tentativa de melhorar a estabilidade da fixação da placa para fraturas cominuídas mais difíceis, sobretudo quando associadas com osteoporose, implantes pré-moldados customizados foram desenvolvidos. Estes incluem placas específicas à anatomia singular do úmero distal, a colocação de placas moldadas sobre as cristas ósseas medial e lateral, uma de frente para a outra, e o desenvolvimento de parafusos bloqueados, de estabilidade angular, para melhorar a estabilidade da fixação da placa.

8 Fraturas de cisalhamento condral

Com exceção daquelas fraturas de cisalhamento que se estendem sobre a superfície articular para envolver também o epicôndilo medial, a maioria das fraturas de cisalhamento condral é abordada de maneira efetiva usando uma exposição lateral estendida [59]. Aquelas que envolvem o epicôndilo medial são mais bem abordadas pela osteotomia do olécrano.

Quando a fratura envolve o epicôndilo lateral, a exposição lateral é facilitada pela elevação do epicôndilo com seus tecidos moles inseridos, o que inclui os extensores do carpo e dos dedos e o complexo do ligamento colateral lateral. De modo alternativo, uma osteotomia do epicôndilo lateral pode ser realizada.

Em geral, os fragmentos de fratura são encontrados medial e proximalmente deslocados, com nenhuma ou poucas inserções de tecidos moles. Uma vez realinhados, a fixação temporária é obtida usando-se fios K lisos de 1,4 ou 1,6 mm. Contudo, um importante aspecto para se ter em mente quando a redução anatômica não for possível é o fato de que isso pode ser resultado da impactação do aspecto posterior da coluna óssea lateral e/ou impactação de parte ou de toda a tróclea posterior.

Na maioria dos casos, a fixação definitiva é atingida com a utilização de parafusos de compressão sem cabeça, colocados através da cartilagem, de anterior a posterior. Um fragmento epicondilar lateral grande pode ser fixado com uma placa pequena moldada e parafusos ou com a técnica de fio de banda de tensão (Fig. 2.1-8).

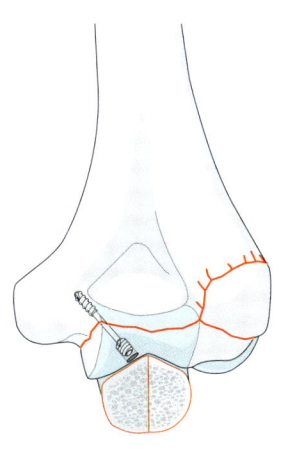

Fig. 2.1-8 Parafusos de compressão sem cabeça são ideais para a fixação das fraturas articulares de cisalhamento.

9 Tratamento pós-operatório

No melhor dos casos, a estabilidade suficiente pode ser atingida pela fixação interna a fim de permitir a mobilização pós-operatória precoce do cotovelo reparado de forma cirúrgica. A imobilização prolongada aumenta os riscos de perda permanente de movimento. Do mesmo modo, existirão algumas situações, tais como as fraturas de cisalhamento condrais complexas que podem ser estabilizadas apenas com pequenos parafusos de compressão sem cabeça, rosqueados, que poderão se beneficiar da imobilização por 14 a 21 dias pós-operatórios, sendo aceita a possibilidade de alguma perda residual de movimento.

O movimento ativo usando manobras auxiliadas pela gravidade deve ser iniciado nas primeiras 48 horas pós-operatórias. A supervisão de um fisioterapeuta é aconselhada; contudo, é vital que o paciente entenda o protocolo de exercícios e possa executá-los independentemente do terapeuta. Uma vez que o edema tenha diminuído nas 4 a 6 semanas pós-operatórias subsequentes, o aumento gradual na amplitude de movimento do cotovelo deve ser esperado. Quando a limitação de movimento é reconhecida, férulas articuladas, bem como suportes de extensão para usar à noite, devem ser empregadas.

10 Referências

[1] **Anglen J** (2005) Distal humerus fractures. *J Am Acad Orthop Surg;* 13(5):291–297.

[2] **Borrelli J Jr** (2000) Fractures of the Distal Humerus. 2nd ed. *American Academy of Orthopaedic Surgeon.* Rosemont, IL: 33–38.

[3] **Dietz SO, Müller LP, Korner J, et al** (2005) [Surgical treatment of type I capitellar-humeral fractures using the Henry ventral approach. Short- and medium-term results.] *Unfallchirurg;* 200–205. German.

[4] **Lill H, Josten C** (2000) [Proximal and distal humerus fractures in advanced age.] *Orthopäde;* 29(4):327–341. German.

[5] **Palvanen M, Kannus P, Niemi S, et al** (1998) Secular trends in the osteoporotic fractures of the distal humerus in elderly women. *Eur J Epidemiol;* 14(2):159–164.

[6] **Palvanen M, Niemi S, Parkkari J, et al** (2003) Osteoporotic fractures of the distal humerus in elderly women. *Ann Intern Med;* 139(3):W–W61.

[7] **Armstrong AD, Yamaguchi K** (2004) Total elbow anthroplasty and distal humerus elbow fractures. *Hand Clin;* 20(4):475–483.

[8]] **Zagorski JB, Jennings JJ, Burkhalter WE, et al** (1986) Comminuted intraarticular fractures of the distal humeral condyles: Surgical vs. nonsurgical treatment. *Clin Orthop Relat Res;* 202:197–204.

[9] **Allende CA, Allende BT, Allende BL, et al** (2004) Intercondylar distal humerus fractures-surgical treatment and results. *Chir Main;* 23(2):85–95.

[10] **Aslam N, Willett K** (2004) Functional outcome following internal fixation of intraarticular fractures of the distal humerus (AO type C). *Acta Orthop Belg;* 70(2):118–122.

[11] **Caja VL, Moroni A, Vendemia V, et al** (1994) Surgical treatment of bicondylar fractures of the distal humerus. *Injury;* 25(7):433–438.

[12] **Corcaci R, Cozma T, Pencu D, et al** (2002) Treatment of the displaced distal humeral fractures- the original AO procedure by means of two reconstructive plates. *Rev Med Chir Soc Med Nat Iasi;* 106(1):178–183.

[13] **Durak K, Sariozen B, Ozturk C** (2002) Results of surgical treatment of intra-articular (ao-c3) distal humeral fractures in adults. *Ulus Travma Derg;* 8(4):233–236.

[14] **Elhage R, Maynou C, Jugnet PM, et al** (2001) Long term results of the surgical treatment of bicondylar fractures of the distal humerus extremity in adults. *Chir Main;* 20(2):144–154.

[15] **Eralp L, Kocaoglu M, Sar C, et al** (2001) Surgical treatment of distal intraarticular humeral fractures in adults. *Int Orthop;* 25(1):46–50.

[16] **Gabel GT, Hanson G, Bennett JB, et al** (1987) Intraarticular fractures of the distal humerus in the adult. *Clin Orthop Relat Res;* 216:99–198.

2.1 Úmero distal – introdução

10 Referências (cont.)

[17] Gofton WT, Macdermid JC, Patterson SD, et al (2003) Functional outcome of AO type C distal humeral fractures. *J Hand Surg Am*; 28(2):294–308.

[18] Gupta R, Khanchandani P (2002) Intercondylar fractures of the distal humerus in adults: a critical analysis of 55 cases. *Injury*; 33(6):511–515.

[19] Helfet DL, Schmeling GJ (1993) Bicondylar intraarticular fractures of the distal humerus in adults. *Clin Orthop Relat Res*; 292:26–36.

[20] Henley MB, Bone LB, Parker B (1987) Operative management of intra-articular fractures of the distal humerus. *J Orthop Trauma*; l(1):24–35.

[21] Holdsworth BJ, Mossad MM (1990) Fractures of the adult distal humerus: Elbow function after internal fixation. *J Bone Joint Surg Br*; 72(3):362–365.

[22] Huang TL, Chiu FY, Chuang TY, et al (2004) Surgical treatment of acute displaced fractures of adult distal humerus with reconstruction plate. *Injury*; 35(11):1143–1148.

[23] John H, Rosso R, Neff U, et al (1994) Operative treatment of distal humeral fractures in the elderly. *J Bone Joint Surg Br*; 76(5):793–796.

[24] Jupiter JB, Neff U, Holzach P, et al (1985) Intercondylar fractures of the humerus: An operative approach. *J Bone Joint Surg Am*; 67(2):226–239.

[25] Kömürcü M, Yanmis I, Atesalp AS, et al (2003) Treatment results for open comminuted distal humerus intra-articular fractures with Ilizarov circular external fixator. *Mil Med*; 168(9):694–697.

[26] Kundel K, Braun W, Wieberneit J, et al (1996) Intraarticular distal humerus fractures: Factors affecting functional outcome. *Clin Orthop Relat Res*; 332:200–208.

[27] McCarty LP, Ring D, Jupiter JB (2005) Management of distal humerus fractures. *Am J Orthop*; 34(9):430–438.

[28] Pajarinen J, Bjorkenheim JM (2002) Operative treatment of type C intercondylar fractures of the distal humerus: results after a mean follow-up of 2 years in a series of 18 patients. *J Shoulder Elbow Surg*; ll(1):48–52.

[29] Pereles TR, Koval KJ, Gallagher M, et al (1997) Open reduction and internal fixation of the distal humerus: Functional outcome in the elderly. *J Trauma*; 43(4):578–584.

[30] Robinson CM, Hill RM, Jacobs N, et al (2003) Adult distal humeral metaphyseal fractures: epidemiology and results of treatment. *J Orthop Trauma*; 17(1):38–47.

[31] Soon JL, Chan BK, Low CO (2004) Surgical fixation of intra-articular fractures of the distal humerus in adults. *Injury*; 35(1):44–54.

[32] Tyllianakis M, Panagopoulos A, Papadopoulos AX, et al (2004) Functional evaluation of comminuted intra-articular fractures of the distal humerus (AO type C). Long term results in twenty-six patients. *Acta Orthop Belg*; 70(2):123–130.

[33] Waddell JP, Hatch J, Richards R (1988). Supracondylar fractures of the humerus–results of surgical treatment. *J Trauma*; 28(12):1615–1621.

[34] Zhao J, Wang X, Zhang Q (2000) Surgical treatment of comminuted intra-articular fractures of the distal humerus with double tension band osteosynthesis. *Orthopedics*; 23(5):449–452.

[35] Jupiter JB (2002) The Surgical Management of Intraarticular Fractures of the Distal Humerus. *Morrey BF (ed), The Elbow. Master Techniques in Orthopaedic Surgery*. 2nd ed. Philadelphia: Lippincott Williams & Wilkins, 65–81.

[36] Kim HT, Song MB, Conjares JN, et al (2002) Trochlear deformity occurring after distal humeral fractures: magnetic resonance imaging and its natural progression. *J Pediatr Orthop*; 22(2):188–193.

[37] Ring D, Jupiter JB (1999) Complex fractures of the distal humerus and their complications. *J Shoulder Elbow Surg*; 8(1):85–97.

[38] Ackerman G, Jupiter JB (1988) Non-union of fractures of the distal end of the humerus. *J Bom Joint Surg Am*; 70(1):75–83.

[39] Hotchkiss RN (1996) Fractures and dislocations of the elbow. *Rockwood CA Jr, Green DP, Bucholz RW (eds), Rockwood and Green's Fractures in Adults*. 4th ed. Philadelphia: Lippincott-Raven, 929–1024.

[40] Jupiter JB (1995) Complex fractures of the distal part of the humerus and associated complications. *Instr Course Lect:* 44:187–198.

[41] Jupiter JB, Goodman LF (1992) The management of complex distal humerus nonunions in the elderly by elbow capsulectomy, triple plating, and ulnar nerve neurolysis. *J Shoulder Elbow Surg*; 1:37–46.

[42] Khoo D, Carmichael SW, Spinner RJ (1996) Ulnar nerve anatomy and compression. *Orthop Clin North Am*; 27(2):317–338.

[43] Södergard J, Sandelin J, Böstman O (1992) Postoperative complications of distal humeral fractures: 27/96 adults followed up for 6 (2–10) years. *Acta Orthop Scand*; 63(1):85–89.

[44] Srinivasan K, Agarwal M, Matthews SJ, et al (2005) Fractures of the distal humerus in the elderly: is internal fixation the treatment of choice? *Clin Orthop Relat Res*; (434):222–230.

10 Referências (cont.)

[45] **An KN, Morrey BF** (2005) Biomechanics of the elbow. *Morrey BF (ed) The elbow and its disorders*. 3rd ed. Philadelphia: WB Saunders, 43–60.

[46] **Hefet DL, Hotchkiss RN** (1990) Internal fixation of the distal humerus: A biomechanical comparison of methods. *J Orthop Trauma*; 4(3):260–264.

[47] **London JT** (1981) Kinematics of the elbow. *J Bone Joint Surg Am*; 63(4):529–535.

[48] **Gerwin M, Hotchkiss RN, Weiland AJ** (1996) Alternative operative exposures of the posterior aspect of the humeral diaphysis with reference to the radial nerve. *J Bone Joint Surg Am*; 78(11):1690–1695.

[49] **Martin J, Marsh JL, Nepola JV, et al** (2000) Radiographic fracture assessments: which ones can we reliably make? *J Orthop Trauma*; 14(6):379–385.

[50] **McKee M, Jupiter JB** (2003) Fractures of the distal humerus. *Browner BD, Jupiter JB, Levine AM (eds), Skeletal Trauma: Basic Science, Management, and Reconstruction*. 3rd ed. Philadelphia: WB Saunders, 1436–1480.

[51] **Müller ME, Nazarian S, Koch P, et al** (1990) *The Comprehensive Classification of Fractures of Long Bones*. Berlin: Springer Verlag.

[52] **Schatzker J** (2000) AO Philosophy and Principles. *Rüedi TP, Murphy WM (eds), AO Principles of Fracture Management*. Stuttgart: Georg Thieme, 1–6.

[53] **Wainwright AM, Williams JR, Carr AJ** (2000) Interobserver and intraobserver variation in classification systems for fractures of the distal humerus. *J Bone Joint Surg Br*; 82(5):636–642.

[54] **Jupiter JB, Barnes KA, Goodman LJ, et al** (1993) Multiplane fracture of the distal humerus. *J Orthop Trauma*; 7(3):216–220.

[55] **Jupiter JB, Neff U, Regazzoni P, et al** (1988) Unicondylar fractures of the distal humerus: An operative approach. *J Orthop Trauma*; 2(2):102–109.

[56] **O'Driscoll SW, Jupiter JB, Cohen MS, et al** (2003) Difficult elbow fractures: pearls and pitfalls. *Instr Course Lect*; 53:113–134.

[57] **Oppenheim W, Davlin LB, Leipzig JM, et al** (1989) Concomitant fractures of the capitellum and trochlea. *J Orthop Trauma*; 3(3):260–262.

[58] **Ring D, Jupiter JB** (2000) Fractures of the distal humerus. *Orthop Clin North Am*; 31(1):103–113.

[59] **Ring D, Jupiter JB, Gulotta L** (2003) Articular fractures of the distal part of the humerus. *J Bone Joint Surg Am*; 85–A(2):232–238.

[60] **Imatani J, Morito Y, Hashizume H, et al** (2001) Internal fixation for coronal shear fracture of the distal end of the humerus by the anterolateral approach. *J Shoulder Elbow Surg*; 10(6):554–556.

[61] **McKee MD, Jupiter JB, Bamberger HB** (1996) Coronal shear fractures of the distal end of the humerus. *J Bone Joint Surg Am*; 78(1):49–54.

[62] **Mehdian H, McKee MD** (2000) Fractures of capitellum and trochlea. *Orthop Clin North Am*; 31(1):115–127.

[63] **Poynton AR, Kelly IP, O'Rourke SK** (1998) Fractures of the capitellum-a comparison of two fixation methods. *Injury*; 29(5):341–343.

[64] **Frankle MA, Herscovici D Jr, DiPasquale TG, et al** (2003) A comparison of open reduction and internal fixation and primary total elbow arthroplasty in the treatment of intraarticular distal humerus fractures in women older than age 65. *J Orthop Trauma*; 17(7):473–480.

[65] **Dubberley JH, Faber KJ, Macdermid JC, et al** (2006) Outcome after open reduction and internal fixation of capitellar and trochlear fractures. *J Bone Joint Surg Am*; 88(1):46–54.

[66] **Stamatis E, Paxinos O** (2003) The treatment and functional outcome of type IV coronal shear fractures of the distal humerus: A retrospective review of five cases. *J Orthop Trauma*; 17(4):279–284.

[67] **Patterson SD, Bain GI, Mehta JA** (2000) Surgical approaches to the elbow. *Clin Orthop Relat Res*; 370:19–33.

[68] **Dowdy PA, Bain GI, King GJ** (1995) The midline posterior elbow incision: An anatomical appraisal. *J Bone Joint Surg Br*; 77(5):696–699.

[69] **Krkovic M, Kordas M, Tonin M et al** (2006) Subperiosteal elevation of the ulnar nerve during internal fixation for fractures of the distal humerus assessed by intra-operative neurophysiological monitoring. *J Bone Joint Surg Br*; 88(2):220–226.

[70] **Wang KC, Shih HN, Hsu KY, et al** (1994) Intercondylar fractures of the distal humerus: Routine anterior subcutaneous transposition of the ulnar nerve in a posterior operative approach. *J Trauma*; 36(6):770–773.

[71] **Ristic S, Strauch RJ, Rosenwasser MP** (2000) The assessment and treatment of nerve dysfunction after trauma around the elbow. *Clin Orthop Relat Res*; 370:138–152.

2.1 Úmero distal – introdução

10 Referências (cont.)

[72] **Gainor BJ, Moussa F, Schott T** (1995) Healing rate of transverse osteotomies of the olecranon used in reconstruction of distal humerus fractures. *J South Orthop Assoc*; 4(4):263–268.

[73] **Ring D, Gulotta L, Chin K** (2004) Olecranon osteotomy for exposure of fractures and nonunions of the distal humerus. *J Orthop Trauma*; 18(7):446–449.

[74] **Coles CP, Barei DP, Nork SE, et al** (2006) The olecranon osteotomy: a six-year experience in the treatment of intraarticular fractures of the distal humerus. *J Orthop Trauma*; 20(3):164–171.

[75] **Morrey BF** (2000) Fractures of the distal humerus: role of elbow replacement. *Orthop Clin North Am*; 31(1):145–154.

[76] **Morrey BF** (2002) Limited and extensile triceps reflecting and exposures of the elbow. Morrey BF (ed), *The Elbow: Master Techniques in Orthopaedic Surgery*. 2nd ed. Philadelphia: Lippincott Williams & Wilkins, 3–25.

[77] **Wilkinson JM, Stanley D** (2001) Posterior surgical approaches to the elbow: A comparative anatomic study. *J Shoulder Elbow Surg*; 10(4):380–382.

[78] **Alonso-Llames M** (1972) Bilaterotricipital approach to the elbow: Its application in the osteosynthesis of supracondylar fractures of the humerus in children. *Acta Orthop Scand*; 43(6):479–490.

[79] **Schildhauer TA, Nork SE, Mills WJ, et al** (2003) Extensor mechanism-sparing paratricipital posterior approach to the distal humerus. *J Orthop Trauma*; 17(5):374–378.

[80] **Ziran BH, Smith WR, Balk ML, et al** (2005) A true triceps-splitting approach for treatment of distal humerus fractures: a prelimary report. *J Trauma*; 58(1):70–74.

[81] **Kamineni S, Morrey BF** (2004) Distal humeral fractures treated with noncustom total elbow replacement. *J Bone Joint Surg Am*; 86(5):940–947.

[82] **McKee MD, Kim J, Kebaish K, et al** (2000) Functional outcome after open supracondylar fractures of the humerus: The effect of the surgical approach. *J Bone Joint Surg Br*; 82(5):646–651.

[83] **O'Driscoll SW** (2000) The triceps-reflecting anconeus pedicle (TRAP) approach for distal humeral fractures and nonunions. *Orthop Clin North Am*; 31(1):91–101.

[84] **Cobb TK, Morrey BF** (1997) Total elbow arthroplasty as primary treatment for distal humerus fractures in elderly patients. *J Bone Joint Surg Am*; 79(6):826–832.

[85] **Gambirasio R, Riand N, Stern R, et al** (2001) Total elbow replacement for complex fractures of the distal humerus: An option for the elderly patient. *J Bone Joint Surg Br*; 83(7):974–978.

[86] **Garcia JA, Mykula R, Stanley D** (2002) Complex fractures of the distal humerus in the elderly: The role of total elbow replacement as primary treatment. *J Bone Join Surg Br*; 84(6):812–816.

[87] **Kamineni S, Morrey BF** (2005) Distal humeral fractures treated with noncustom total elbow replacement. Surgical technique. *J Bone Joint Surg Am*; 87 Suppl 1 (Pt 1):41–50.

[88] **Müller LP, Kamineni S, Rommens PM, et al** (2005) Primary total elbow replacement for fractures of the distal humerus. *Oper Orthop Traumatol*; 17(2):119–142.

[89] **Obremskey WT, Bhandari M, Dirschl DR, et al** (2003) Internal fixation versus arthroplasty of comminuted fractures of the distal humerus. *J Orthop Trauma*; 17(6):463–465.

[90] **Ozer H, Solak S, Turanli S, et al** (2005) Intercondylar fractures of the distal humerus treated with the triceps-reflecting anconeus pedicle approach. *Arch Orthop Trauma Surg*; 125(7):469–474.

[91] **Ray PS, Kakarlapudi K, Rajsekhar C, et al** (2000) Total elbow arthroplasty as primary treatment for distal humeral fractures in elderly patients. *Injury*; 31(9):687–692.

[92] **Mills WJ, Hanel DP, Smith DG** (1996) Lateral approach to the humeral shaft: An alternative approach for fracture treatment. *J Orthop Trauma*; 10(2):81–86.

[93] **Kamineni S, Morrey BF** (2004) Distal humeral fractures treated with noncustom total elbow replacement. *J Bone Joint Surg Am*; 86(5):940–947.

[94] **Liberman N, Katz T, Howard CB, et al** (1991) Fixation of the capitellar fractures with the Herbert screw. *Arch Orthop Trauma Surg*; 110(3):155–157.

[95] **O'Driscoll SW, Sanchez-Sotelo J, Torchia ME** (2002) Management of the smashed distal humerus. *Orthop Clin North Am*; 33(1):19–33.

[96] **Imatani J, Ogura T, Morito Y** (2005) Custom AO small T plate for transcondylar fractures of the distal humerus in the elderly. *J Shoulder Elbow Surg*; 14(6):611–615.

10 Referências (cont.)

[97] **Schemitsch EH, Tencer AF, Henley MB** (1994) Biomechanical evaluation of methods of internal fixation of the distal humerus. *J Orthop Trauma*; 8(6):468–475.

[98] **Korner J, Lill H, Muller LP, et al** (2003) The LCP-concept in the operative treatment of distal humerus fractures-biological, biomechanical and surgical aspects. *Injury*; 34 Suppl 2:20–30.

[99] **Sanchez-Sotelo J, Torchia ME, O'Driscoll SW** (2001) Principle-based internal fixation of distal humerus fractures. *Tech Hand Up Extrem Surg*; 5(4):179–187.

Autor   Jesse B. Jupiter

2.2   Fratura apofisária por avulsão do epicôndilo medial (13-A1.2)

1   Descrição de caso

Um jogador de futebol de 27 anos caiu sobre seu cotovelo não dominante, ocasionando uma fratura por avulsão do epicôndilo medial (13-A1.2).

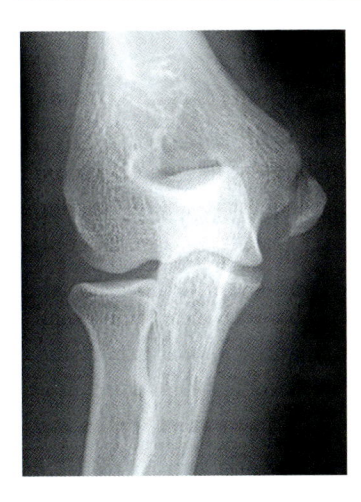

Fig. 2.2-1   Raio X AP de uma fratura do epicôndilo medial desviada.

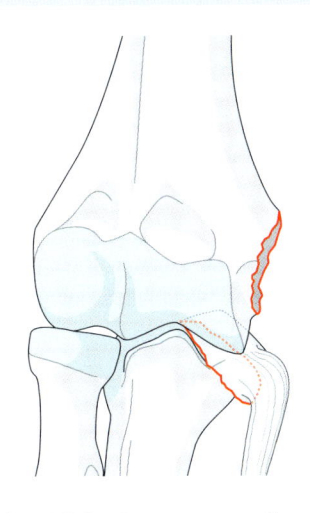

Fig. 2.2-2   Raramente o fragmento epicondilar medial é encontrado impactado dentro da articulação do cotovelo (13-A1.3).

Indicação

O fragmento origina-se do grupo muscular de flexão/pronação. O desvio, como observado no raio X, pode resultar em uma pseudartrose sintomática, juntamente com fraqueza desses importantes músculos do antebraço.

Planejamento pré-operatório

Equipamento

- Torniquete pneumático
- Parafusos de 3,5 mm canulados e não canulados
- Fios K
- Braço-C

(O tamanho do sistema, dos instrumentos e dos implantes varia de acordo com a anatomia.)

Preparação e posicionamento do paciente

Antibióticos profiláticos são administrados.

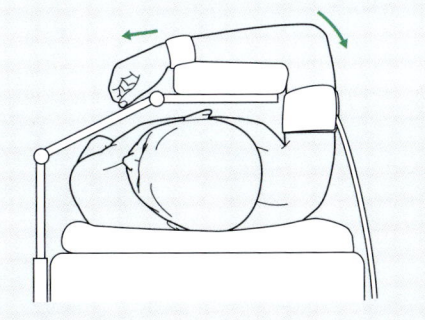

Fig. 2.2-3   O paciente é colocado em decúbito dorsal com o braço afetado sobre uma mesa de mão.

2 Úmero distal

2 Abordagem cirúrgica

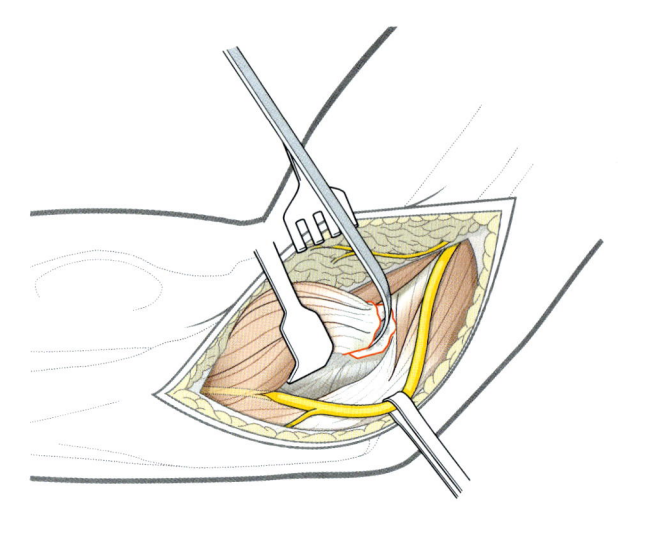

Fig. 2.2-4 Uma incisão medial é feita diretamente sobre o epicôndilo medial. Toma-se cuidado para identificar e proteger as ramificações atravessadoras do nervo cutâneo antebraquial medial. O nervo ulnar também deve ser identificado e protegido por meio de elevação local do túnel cubital.

3 Redução e fixação

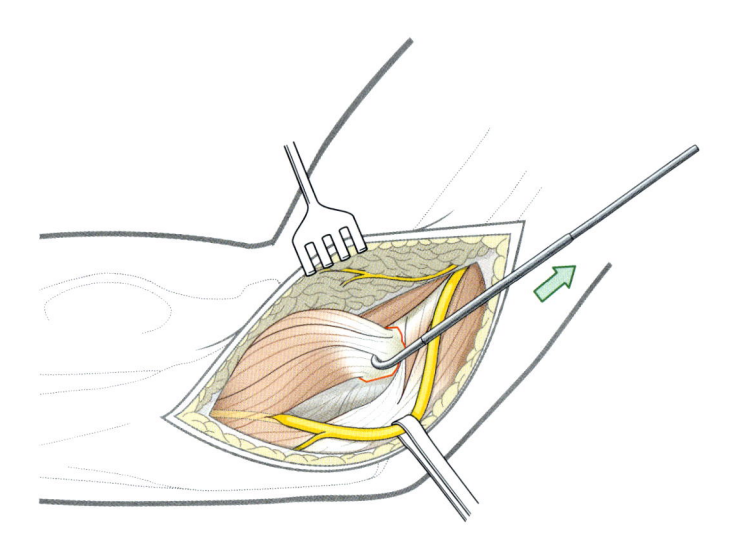

O local da fratura é aberto pela mobilização do fragmento. Coágulos soltos e fragmentos ósseos são removidos, bem como o tecido interposto. É importante assegurar-se de que nenhum fragmento tenha sido deslocado para dentro da articulação.

Fig. 2.2-5 A fratura é reduzida, realinhando-se as linhas da fratura anterior e posteriormente.

2.2 Fratura apofisária por avulsão do epicôndilo medial (13-A1.2)

3 Redução e fixação (cont.)

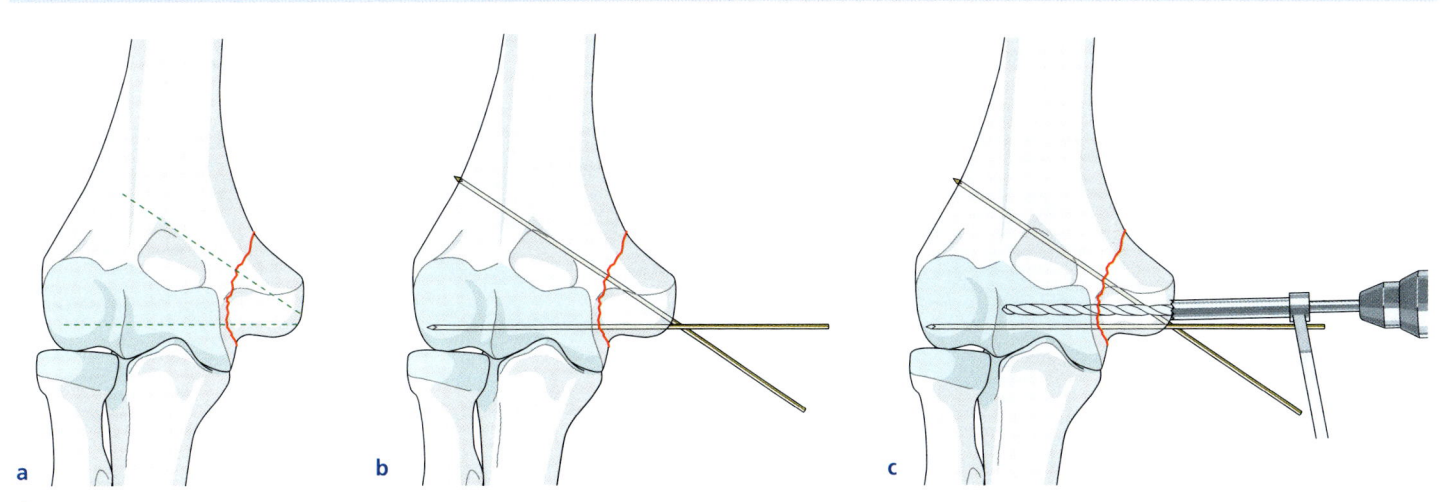

Fig. 2.2-6 a–c

a Ao determinar a colocação definitiva dos parafusos de fixação, estes devem evitar a fossa do olécrano e a superfície articular. Um parafuso deve ser colocado dentro do componente articular e o outro, para cima, dentro da coluna óssea lateral.

b Dois fios K lisos podem ser colocados nessas direções. Os fios devem ter no mínimo 1,5 mm de diâmetro. A posição deve ser verificada sob um intensificador de imagem.

c Se os parafusos-padrão forem utilizados, perfure ambos os fragmentos com uma broca de 2,5 mm e utilize um parafuso parcialmente rosqueado.

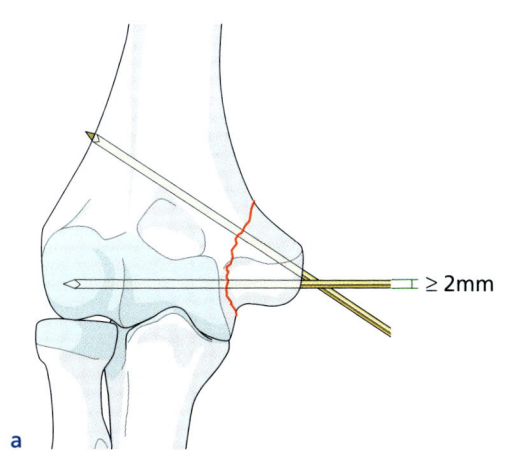

Fig. 2.2-7 a–b

a Uma abordagem alternativa é colocar fios K lisos de 2,0 mm na direção planejada dos parafusos.

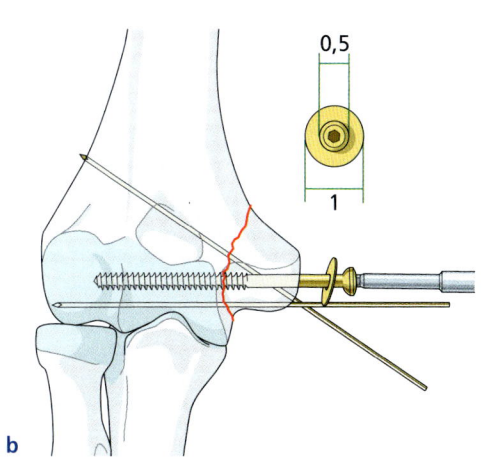

b Se o osso for osteoporótico, será útil usar um parafuso com arruela.

3 Redução e fixação

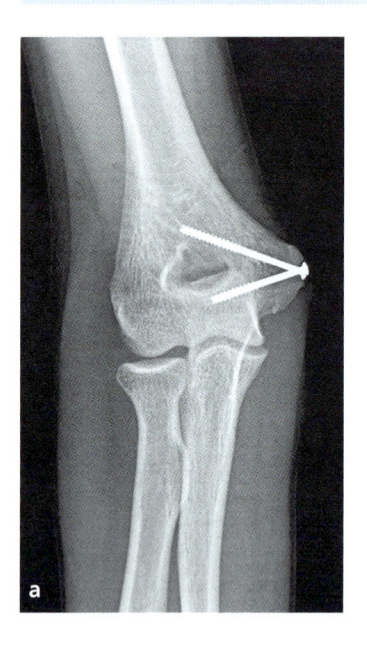

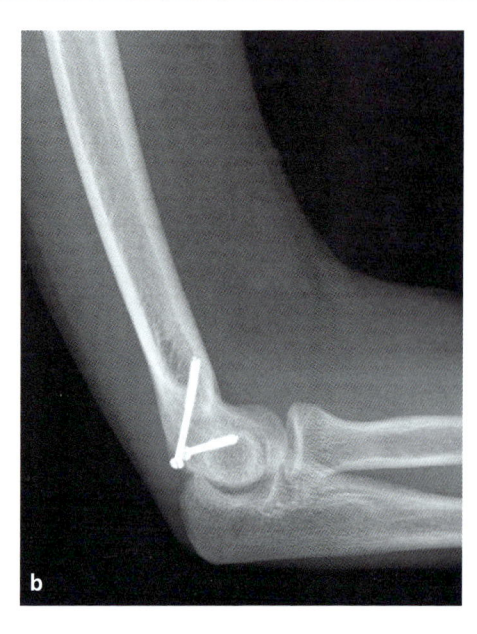

Fig. 2.2-8 a–b Dois parafusos podem ser colocados. Se canulados, eles podem prosseguir sobre os fios-guia de 2,0 mm.

4 Reabilitação

A mobilização total começou poucos dias após a cirurgia, e o movimento ativo-assistido do cotovelo também foi iniciado. A utilização ativa do ombro e da mão foi encorajada.

Os raios X de seguimento foram efetuados para confirmação da consolidação, ocasião na qual iniciou-se o retorno às atividades normais.

Remoção do implante

A remoção do parafuso raramente é necessária, mas, se ocorrerem sintomas, a remoção do implante não deve ser considerada antes de 6 meses após a operação.

2.2 Fratura apofisária por avulsão do epicôndilo medial (13-A1.2)

5 Armadilhas −

Equipamento
O pequeno fragmento requer aquisição de imagem cuidadosa para confirmar a posição dos fios e dos parafusos.

Abordagem cirúrgica
A lesão nas ramificações do nervo cutâneo antebraquial medial pode resultar em dor e mesmo em uma síndrome de dor complexa.

Redução e fixação
Quando houver fragmentos pequenos, deve-se ter cuidado para não fendê-los com parafusos muito grandes.

Reabilitação
Para fixação instável, pode ser necessária imobilização.

6 Dicas +

Equipamento
Um braço-C é crucial. Adicionalmente, vários tamanhos de parafusos canulados devem estar disponíveis, dependendo do tamanho do fragmento do epicôndilo medial. Arruelas podem ser usadas para pacientes com osteoporose.

Abordagem cirúrgica
Uma vez que a pele tenha sido cortada, as ramificações mais verticais dos nervos cutâneos devem ser identificadas e cuidadosamente protegidas. O nervo ulnar deve ser identificado; contudo, uma fita de tração, que irá forçar o nervo, deve ser evitada.

Redução e fixação
Deve-se ter cuidado para confirmar a posição dos fios K. Parafusos canulados menores podem ser usados com igual efetividade. Se existirem preocupações sobre a possibilidade de fragmentação do epicôndilo, uma cerclagem de fração poderá ser colocado ao redor das cabeças dos parafusos após terem sido parafusados.

Reabilitação
A mobilização controlada pós-operatória cuidadosa pode minimizar o risco de perda de movimento no cotovelo.

Autor   Michael Plecko

2.3 Fratura supracondilar (13-A2) com extensão para a diáfise do úmero (12-B1) e fratura da ulna proximal (21-B1)

1   Descrição de caso

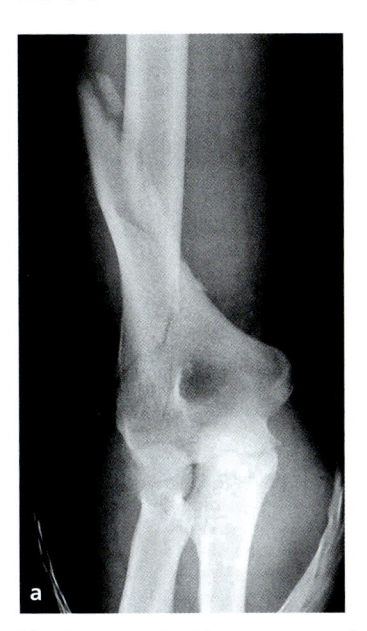

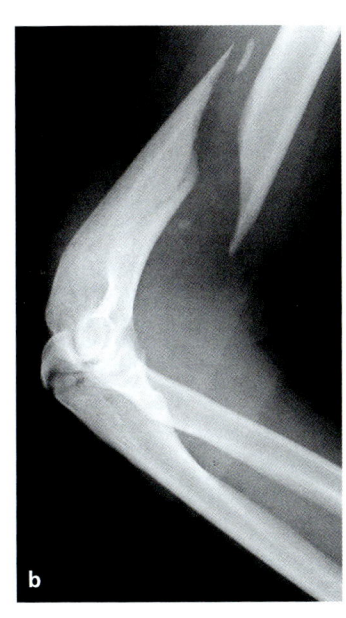

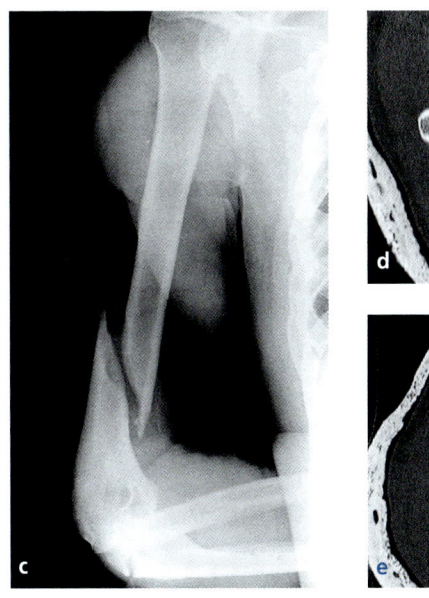

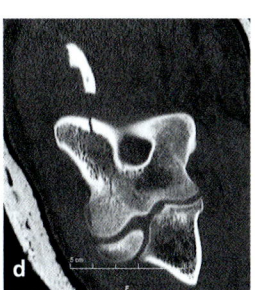

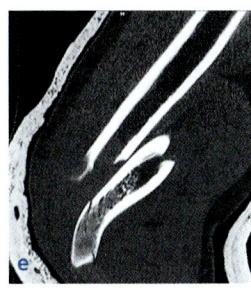

Um homem de 41 anos, mentalmente incapacitado, lesionou seu braço direito dominante em um acidente automobilístico. Ele apresentou uma fratura desviada da diáfise umeral (12-B1), uma fratura supracondilar extra-articular do úmero (13-A2) e uma fratura da ulna proximal com cominuição (21-B1). Após o acidente, ocorreu paralisia imediata do nervo radial.

O paciente recebeu os primeiros socorros em um pequeno hospital. Manobras de redução foram feitas, mas mostraram-se ineficazes, e o braço foi estabilizado em um molde de gesso para efeitos de transporte.

Observação: nas fraturas oblíquas desviadas do terço distal do úmero, há um alto risco de que o nervo radial fique preso entre os fragmentos da fratura e seja lesado.

Fig. 2.3-1 a–e
a   Incidência anteroposterior (AP).
b   Incidência lateral.
c   Incidência oblíqua.
d   Exame de TC do úmero distal, plano frontal.
e   Exame de TC da fratura da diáfise, plano sagital.

2　Úmero distal

Indicação

Fratura desviada instável no meio do terço distal da diáfise do úmero. Algumas linhas de fratura minimamente desviadas na região supracondilar que se estendem para dentro do côndilo lateral. Fratura da ulna proximal com zona de cominuição. Paralisia do nervo radial primária logo após o acidente. Sem dano vascular. Trauma de tecido mole fechado de grau I, de acordo com Tscherne e Oestern.

O tratamento conservador não é uma opção devido ao risco de o tecido mole e o nervo radial ficarem presos no traço da fratura. Além disso, uma fratura cominuída do olécrano apresenta um padrão instável. A fixação estável de todas as fraturas parece ser a melhor opção em razão da baixa complacência do paciente devido a sua incapacidade mental. A estabilização minimamente invasiva não é considerada em virtude da necessária exploração do nervo radial. Além disso, o fragmento do úmero distal é muito curto para proporcionar ancoragem suficiente para um dispositivo intramedular. É tomada a decisão de executar um procedimento aberto; a exploração e a descompressão do nervo radial, redução e fixação estável da fratura do úmero com fios de cerclagem e parafuso cortical interfragmentário (compressão interfragmentária). Uma osteossíntese de placa dupla, com duas LCPs 3,5 presas com parafusos de cabeça bloqueada, deve ser feita para aumentar a estabilidade.

Na ulna proximal, a redução aberta e a osteossíntese com placa angular estável são feitas para estabilizar a fratura do olécrano.

Planejamento pré-operatório

Equipamento

- LCP 3,5, 12 furos
- LCP placa metafisária 3,5 para o úmero medial distal, 13 furos
- LCP placa do olécrano 3,5 (direita), 8 furos (cortar para 5 furos)
- Parafusos de cabeça bloqueada autorrosqueante de 3,5 mm (LHS)
- Parafusos corticais de 3,5 mm
- Fios de cerclagem

(O tamanho do sistema, dos instrumentos e dos implantes pode variar de acordo com a anatomia.)

Preparação e posicionamento do paciente

Antibióticos: dose única de cefalosporina de segunda geração.
Profilaxia de trombose: nenhuma.

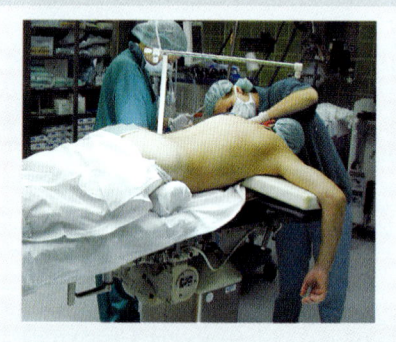

Fig. 2.3-2 O paciente é colocado em decúbito ventral. O braço é deixado livre, coberto e posicionado em uma mesa de braço radiotransparente. Não é usado qualquer torniquete nessa situação de fratura, embora ele possa ser útil em uma fratura umeral mais distal.

2.3 Fratura supracondilar (13-A2) com extensão para a diáfise do úmero (12-B1) e fratura da ulna proximal (21-B1)

2 Abordagem cirúrgica

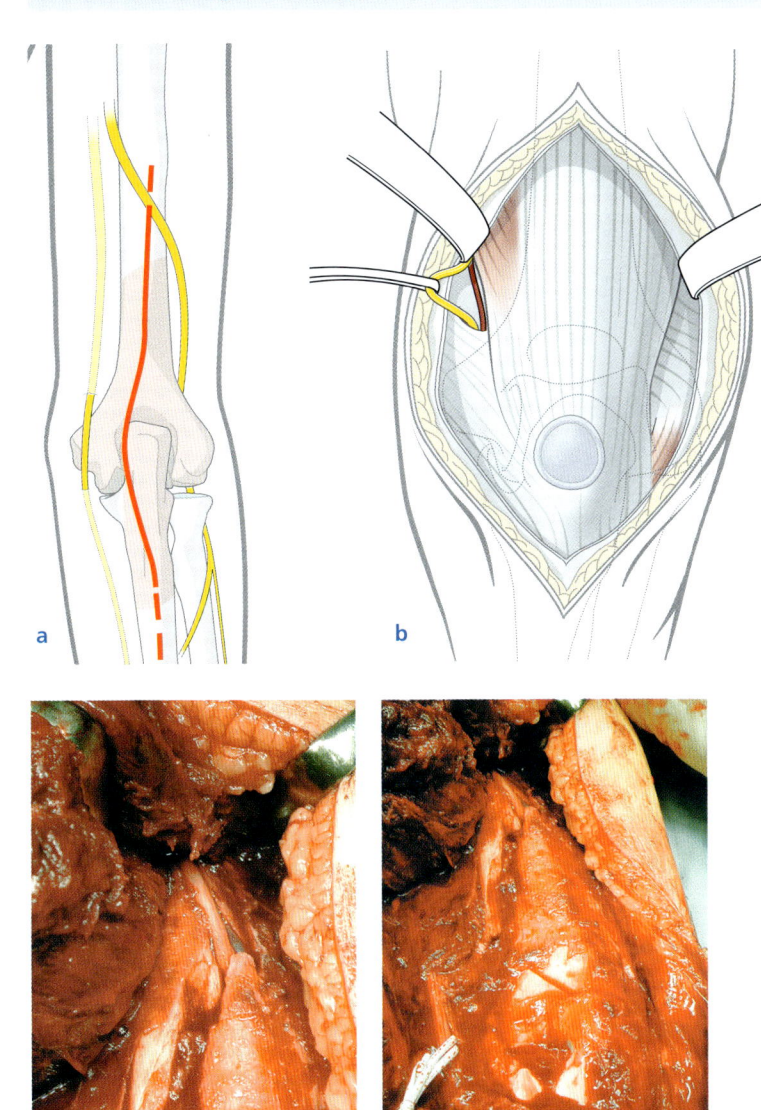

Fig. 2.3-3 a–d

a Uma incisão posterior reta é feita a partir do terço médio do úmero, medial à ponta do olécrano, para baixo em direção ao antebraço. De modo alternativo, a incisão pode ser curvada ao redor da ponta do olécrano sobre a porção radial ou ulnar. O hematoma na bolsa do olécrano é removido; nesse caso, a bolsa foi ressecada.

b O nervo ulnar é identificado, liberado até a primeira ramificação motora e protegido. O músculo tríceps é mobilizado. Em situações de fratura complexa do olécrano, o músculo é refletido para proximal com um ou mais fragmentos do olécrano em continuidade com o tendão.

c-d O nervo radial é identificado e, como esperado, verifica-se que sofreu dano entre os dois principais fragmentos da diáfise umeral. Todas as linhas de fratura são identificadas, mas não são completamente expostas de modo a preservar o suprimento sanguíneo periosteal.

2 Úmero distal

3 Redução e fixação

Reduzir os fragmentos da fratura com fórceps de redução pontiagudos sem causar dano adicional ao suprimento sanguíneo periosteal. Quando a redução é perfeita, fios de cerclagem e parafusos de compressão corticais interfragmentários são inseridos para estabilizar a fratura. Isso leva a compressão interfragmentária e a uma boa consolidação óssea.

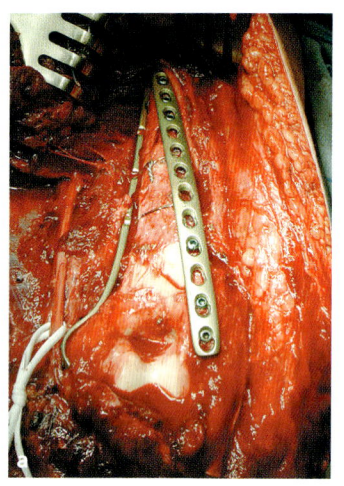

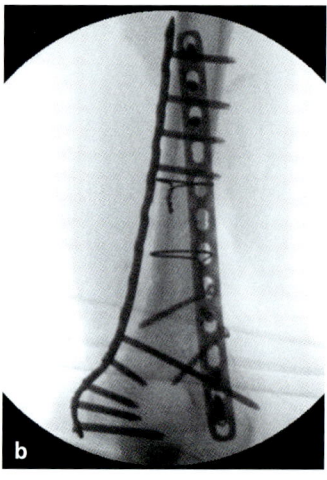

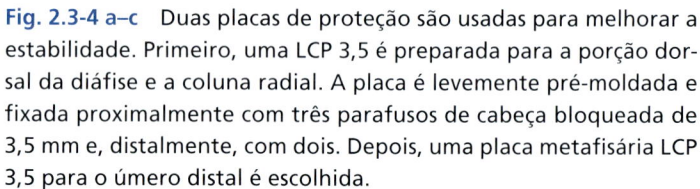

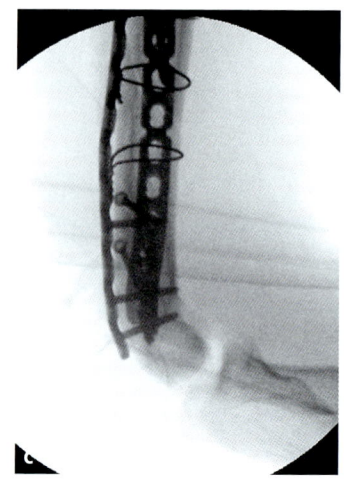

Fig. 2.3-4 a–c Duas placas de proteção são usadas para melhorar a estabilidade. Primeiro, uma LCP 3,5 é preparada para a porção dorsal da diáfise e a coluna radial. A placa é levemente pré-moldada e fixada proximalmente com três parafusos de cabeça bloqueada de 3,5 mm e, distalmente, com dois. Depois, uma placa metafisária LCP 3,5 para o úmero distal é escolhida. Essa placa é fixada com parafusos de cabeça bloqueada na porção lateral da coluna medial, como uma placa de proteção. Essa placa sem contato não é pressionada contra o osso, de modo a preservar o suprimento sanguíneo periosteal. O intensificador de imagem mostra um hiato de alguns milímetros entre a placa e o córtex medial. O nervo ulnar é retraído com uma fita branca.

2.3 Fratura supracondilar (13-A2) com extensão para a diáfise do úmero (12-B1) e fratura da ulna proximal (21-B1)

3 Redução e fixação (cont.)

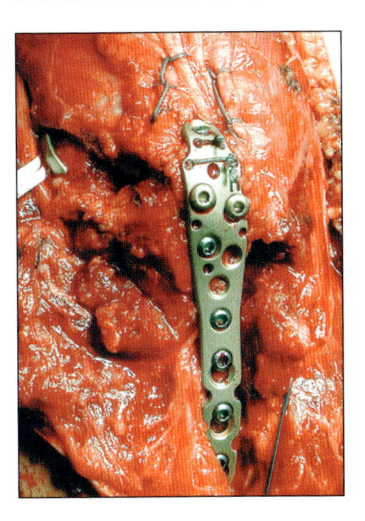

Fig. 2.3-5 O procedimento final, após a irrigação, é a redução dos fragmentos do olécrano sem qualquer degrau na superfície articular. A fixação temporária com fio K pode ser útil. Para a estabilização definitiva dessa fratura multifragmentada, a fixação com uma placa de olécrano de compressão com bloqueio angular é a preferida. Se os fragmentos na ponta do olécrano forem pequenos, suturas adicionais pesadas, não absorvíveis, para fixar o tendão do tríceps à placa podem ajudar a melhorar a estabilidade.

O nervo ulnar é transposto para a porção anterior do epicôndilo ou reposicionado em seu leito no túnel cubital. Após irrigação adicional e drenagem, deve ser feito um cuidadoso fechamento da ferida e aplicada uma bandagem macia.

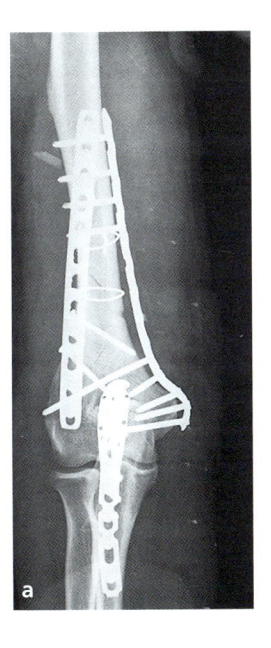

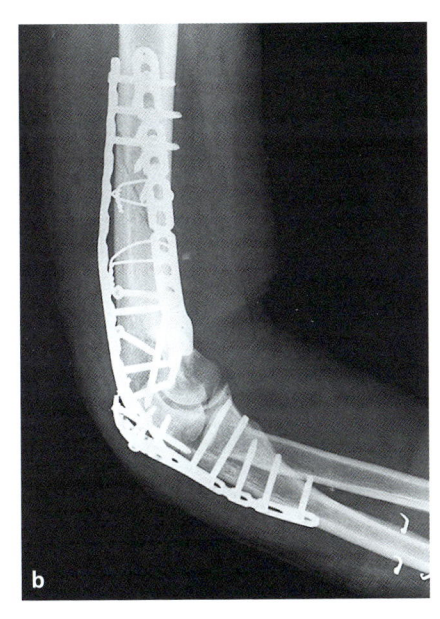

Fig. 2.3-6 a–b Os raios X pós-operatórios mostram uma boa redução da fratura do úmero e da ulna e bom posicionamento dos implantes.
a Incidência AP.
b Incidência lateral.

4 Reabilitação

Nenhuma fixação externa adicional foi usada. Após a remoção dos drenos, o paciente começou a mobilização ativa. Ele usou o braço até o limiar do conforto para atividades da vida diária. Uma tala especial estendendo seu punho e seus dedos foi usada devido à paralisia do nervo radial. Nenhum protocolo especial de reabilitação foi prescrito em razão da obediência reduzida do paciente devido a sua incapacidade mental.

Tratamento farmacêutico: analgésicos no período pós-operatório inicial; depois disso, quando requerido.

As fraturas permaneceram estáveis, e os raios X depois de oito semanas mostraram uma boa consolidação e nenhum afrouxamento dos implantes.

A tala ainda era necessária e nenhum sinal de regeneração do nervo radial pôde ser observado em oito semanas. O paciente não se queixou de dor e teve uma amplitude de movimento satisfatória com flexão até 110° e um déficit de extensão de 30°.

Em geral, fisioterapia ativo-assistida e ativa é executada para melhorar a amplitude de movimento da articulação do cotovelo. Os exercícios passivos ajudam a mobilizar a articulação do punho e as articulações dos dedos. Um exame neurológico, uma velocidade de condução nervosa e uma EMG (eletromiografia) foram planejados em três meses após a lesão para avaliar a recuperação da função do nervo. Seis meses após a operação, a recuperação total do déficit neurológico foi observada e uma melhora adicional da amplitude de movimento com flexão até 130° e uma pequena perda da extensão até 15° pôde ser obtida.

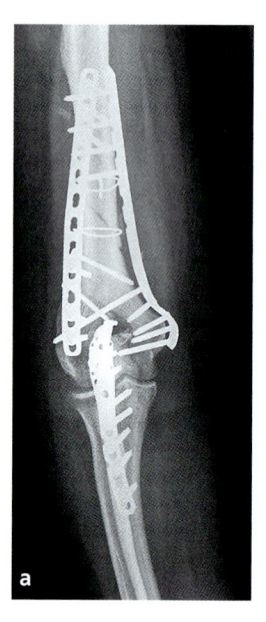

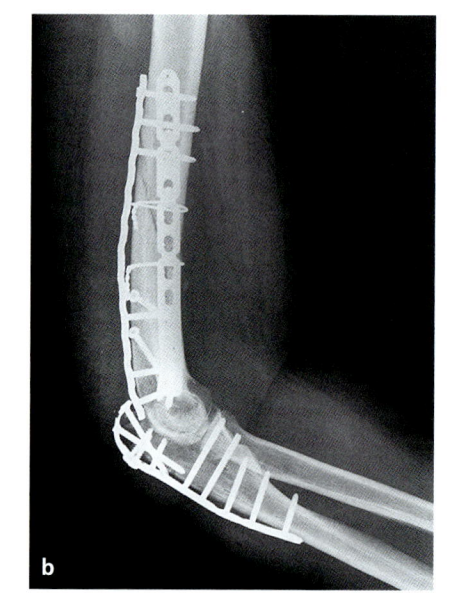

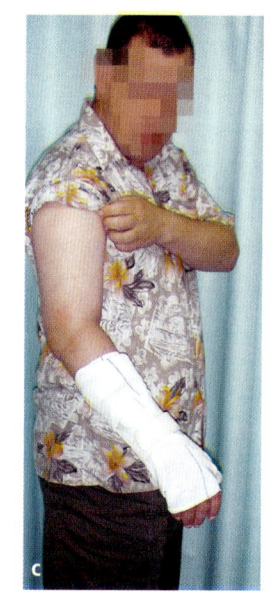

Fig. 2.3-7 a–c Oito semanas de acompanhamento.
a Incidência AP.
b Incidência lateral.
c Resultado funcional com flexão até 110° e um déficit de extensão de 30°.

2.3 Fratura supracondilar (13-A2) com extensão para a diáfise do úmero (12-B1) e fratura da ulna proximal (21-B1)

5 Armadilhas −

Abordagem cirúrgica

A exposição extensiva da fratura leva a um dano adicional para o suprimento sanguíneo periosteal do úmero. Os nervos ulnar e radial correm perigo. Há uma grande quantidade de cicatrizes após tal abordagem extensiva, levando a alguma restrição na amplitude de movimento.

Redução

A redução insuficiente e a diastase residual entre os fragmentos da fratura levarão a consolidação viciosa ou pseudartrose em uma grande porcentagem dos casos, especialmente nas fraturas do úmero.

Nas fraturas oblíquas ou espirais do terço distal da diáfise do úmero, as manobras de redução fechada podem danificar o nervo radial, porque, em grande parte dos casos, o nervo ficará situado entre os fragmentos da fratura.

6 Dicas +

Abordagem cirúrgica

Embora essa seja uma abordagem extensiva, a preservação cuidadosa do periósteo ajudará a evitar danos adicionais ao suprimento sanguíneo do osso. Uma abordagem aberta para essa fratura umeral, além de identificação e preservação cuidadosa dos nervos ulnar e radial, ajudará a evitar o agravamento da lesão nervosa.

Nesse exemplo de fratura do olécrano desviada, multifragmentária, os fragmentos proximais estão ainda presos à inserção do tendão e podem ser retraídos proximalmente como uma estrutura única, expondo, assim, a fratura umeral.

Redução

A redução precisa dos fragmentos de fratura é importante na osteossíntese aberta das fraturas umerais, de modo especial na região supracondilar. As manobras de redução devem ser feitas respeitando o suprimento sanguíneo periosteal por tração, rotação e o uso de fórceps de redução pontiagudo para aplicar compressão interfragmentária.

5 Armadilhas – (cont.)

Fixação

Embora o implante-padrão para fraturas da diáfise do úmero seja uma LCP 4,5/5,0 larga ou estreita, o uso desse tipo de placa como um implante posterior único não estabilizará suficientemente uma fratura que se estenda para dentro da região condilar do úmero distal.

A fixação com fio K e a osteossíntese de banda de tensão não serão adequadas para fraturas ulnares proximais com zona de cominuição.

6 Dicas + (cont.)

Fixação

As fraturas do terço distal da diáfise do úmero e a região supracondilar devem ser fixadas pelos princípios da estabilidade absoluta. A compressão interfragmentária é necessária, sendo implementada por meio de parafusos de compressão corticais interfragmentários ou fios de cerclagem. Duas placas de proteção são vantajosas para melhorar a estabilidade. O uso de placas de compressão bloqueadas, como a placa metafisária LCP 3,5 para o úmero medial distal, fixada com parafusos de cabeça bloqueada, torna desnecessária a pré-moldagem precisa das placas. Não existe risco de perda primária de redução.

Usando a LCP como uma placa sem contato, um pequeno hiato é deixado entre a placa e o osso para melhor preservação do suprimento sanguíneo periosteal.

A placa de estabilidade angular na ulna proximal leva a uma estabilidade maior mesmo em situações de fratura multifragmentária. Isso permite que seja seguido um programa de reabilitação ativa precoce.

Autor   Daniel A. Rikli

2.4 Fratura extra-articular, metafisária simples, transversa, transcondilar (13-A2.3)

1 Descrição de caso

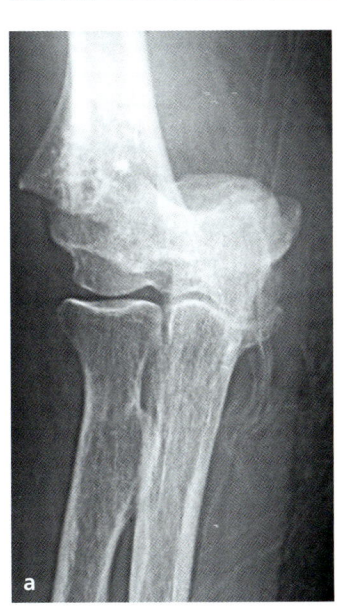

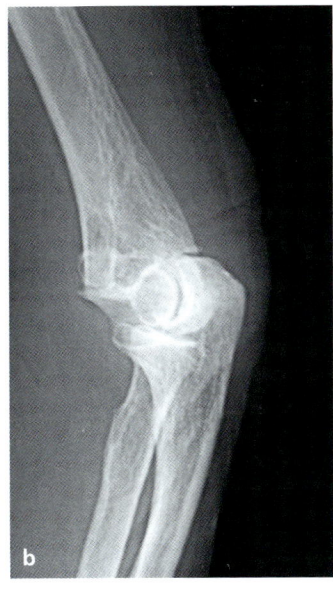

Uma mulher de 80 anos caiu sobre seu cotovelo e teve um trauma único, resultando em uma lesão fechada do úmero distal.

Fig. 2.4-1 a–b
a   Incidência AP.
b   Incidência lateral.

Indicação

No exame, uma fratura transversa, transcondilar, extra-articular é identificada. Lateralmente, uma deformidade rotacional e de extensão do curto fragmento distal é evidente. A paciente também apresenta-se com osteoporose acentuada. Redução aberta e mobilização precoce da articulação do cotovelo são necessárias para restaurar a função. Contudo, os implantes-padrão podem não funcionar em tais casos, com um fragmento distal muito curto e uma qualidade óssea pobre. As placas do úmero distal LCP pré-moldadas têm três vantagens principais: as placas pré-moldadas ajudam a restaurar os ângulos extra-articulares; as placas ulnar e radial permitem que três parafusos de 2,7 mm sejam colocados no fragmento distal curto, em ambos os lados; parafusos de cabeça bloqueada têm melhor ponto de apoio no osso osteoporótico.

2 Úmero distal

Planejamento pré-operatório

Equipamento

- Seleção de placas de úmero distal LCP
- Fios K de 2,0 mm

(O tamanho do sistema, dos instrumentos e dos implantes pode variar de acordo com a anatomia.)

Preparação e posicionamento do paciente

Antibióticos: dose única de cefalosporina de segunda geração.

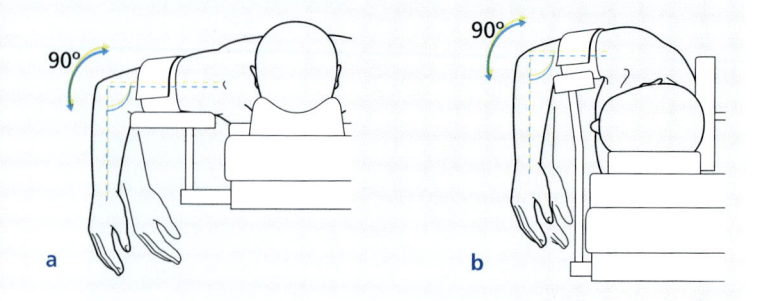

Fig. 2.4-2 a–b A paciente é posicionada em decúbito ventral (a) ou em decúbito lateral (b). O braço é colocado em uma mesa de braço curta, com o cotovelo pendendo. O antebraço deve estar livre para ser flexionado a 120° durante o procedimento.

2 Abordagem cirúrgica

Inúmeras variações de abordagem posterior podem ser adequadas para essa fratura. Uma vez que ela é extra-articular, optamos por um procedimento de preservação do mecanismo extensor; nesse caso, uma abordagem de Bryan-Morrey.

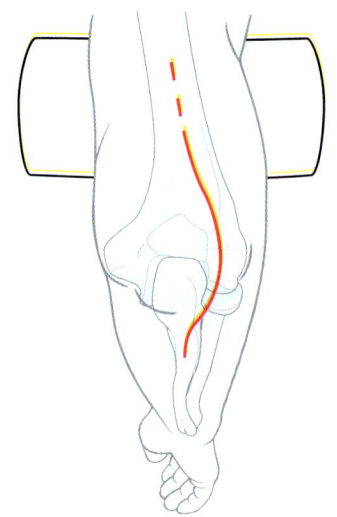

Fig. 2.4-3 Incisão de Bryan-Morrey.

2.4 Fratura extra-articular, metafisária simples, transversa, transcondilar (13-A2.3)

2 Abordagem cirúrgica (cont.)

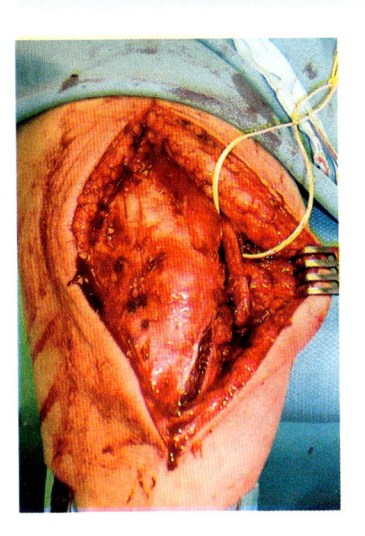

Fig. 2.4-4 Aspecto intraoperatório. Como primeira etapa, o nervo ulnar é identificado no nível do úmero distal e preservado com uma fita vascular. O nervo é então suavemente liberado do sulco, para baixo, até a primeira ramificação motora. Deve-se ter cuidado para preservar os vasos nervosos concomitantes. A fáscia ao longo da borda medial da ulna é, então, cortada.

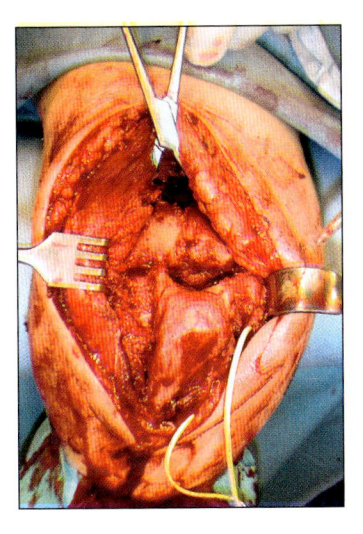

Fig. 2.4-5 A cápsula ulnar posterior é cortada, e o mecanismo extensor é destacado da ulna proximal com um pequeno pedaço de osso cortical. Todo o mecanismo extensor é agora refletido em direção à porção radial. O retalho é baseado no músculo ancôneo, que é destacado da inserção ulnar, mas preservado em sua origem umeral. Uma grande pinça de Weber, que ajuda a controlar a rotação da diáfise umeral e serve como um retrator, pode ser posicionada na borda superior da incisão do úmero. Deve-se cuidar para não comprimir o nervo ulnar com a pinça. Para melhorar a exposição, a ponta do olécrano pode ser removida. Contudo, se o cotovelo for flexionado além de 90°, a exposição é em geral suficiente, sobretudo em fraturas extra-articulares.

2 Úmero distal

3 Redução e fixação

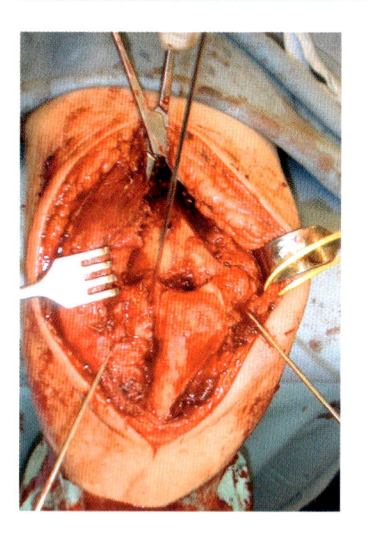

Fig. 2.4-6 Redução do fragmento articular para as colunas radial e ulnar. Um fio K no fragmento distal pode ajudar a corrigir a deformidade rotacional no plano sagital. A redução é primariamente presa colocando-se dois fios K axiais, a partir do fragmento articular para as colunas radial e ulnar.

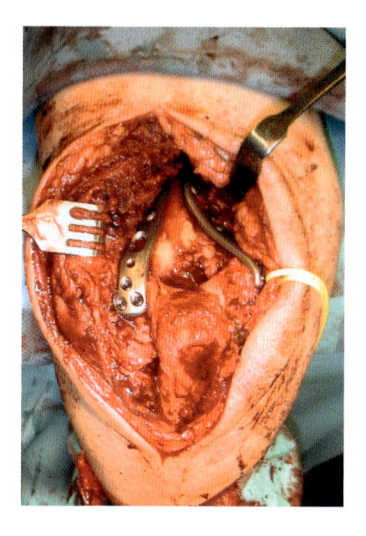

Fig. 2.4-7 Fixação interna definitiva com as placas do úmero distal pré-moldadas. Nesse caso, primeiro são colocados os parafusos bloqueados distais. Um parafuso-padrão excêntrico é então colocado dentro do furo de placa mais proximal para produzir compressão no local da fratura.

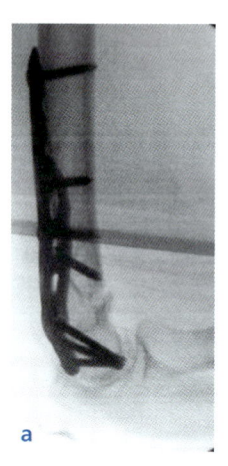

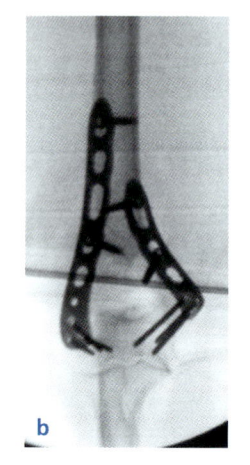

Fig. 2.4-8 a–b Fluoroscopia intraoperatória para verificar a redução e a posição de placa corretas. O comprimento do parafuso deve ser cuidadosamente verificado para assegurar que não penetre a articulação.

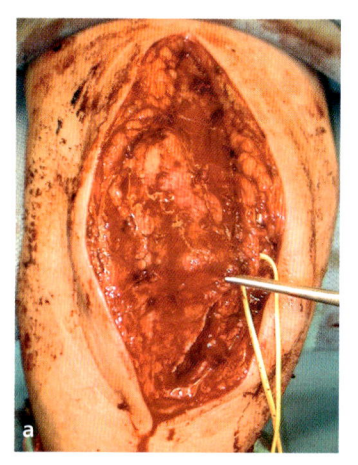

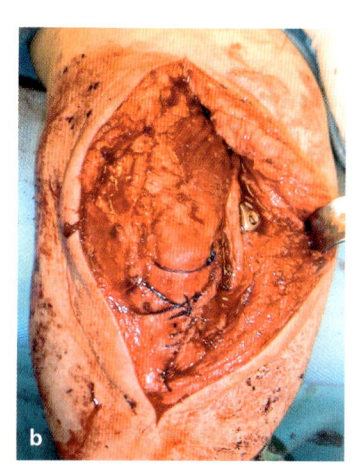

Fig. 2.4-9 a–b
a   Para fechamento, o retalho radialmente baseado do mecanismo extensor é reduzido.
b   O retalho é preso com suturas transósseas no nível do olécrano. A fáscia é distalmente fechada com suturas. O nervo ulnar, em geral, adquire sua posição anatômica de forma automática, e não precisa de transposição anterior. O retalho de pele é adaptado com suturas subcuticulares. Um dreno de sucção é opcional. Segue-se o fechamento da pele e uma tala gessada dorsolateral é aplicada.

2.4 Fratura extra-articular, metafisária simples, transversa, transcondilar (13-A2.3)

4 Reabilitação

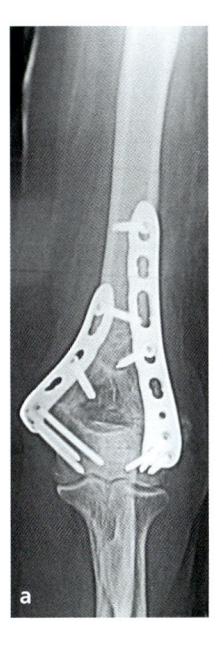

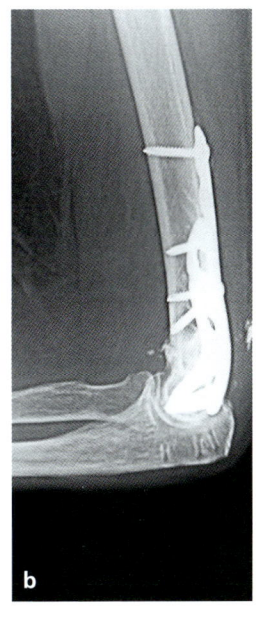

A mobilização precoce de toda a extremidade superior, incluindo a articulação do cotovelo, foi iniciada a partir do primeiro dia. Atividades sem carga foram permitidas pelas primeiras seis semanas. Controle com raio X após 6 e 12 semanas. A carga foi permitida em 12 semanas pós-operatórias, quando a consolidação definitiva foi documentada por meio de raios X.

Fig. 2.4-10 a–b   Raios X em 12 semanas mostrando a consolidação definitiva da fratura e do *chip* ósseo. Houve formação mínima de osso ectópico.

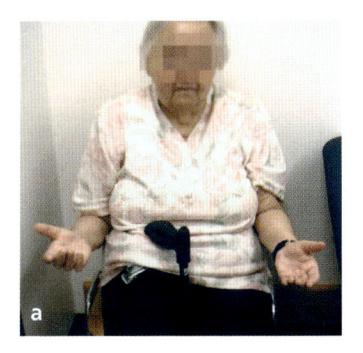

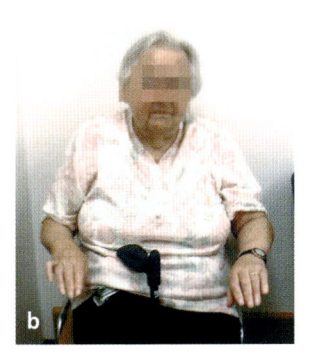

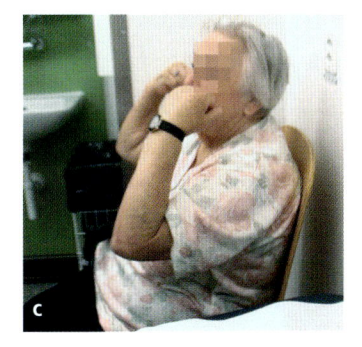

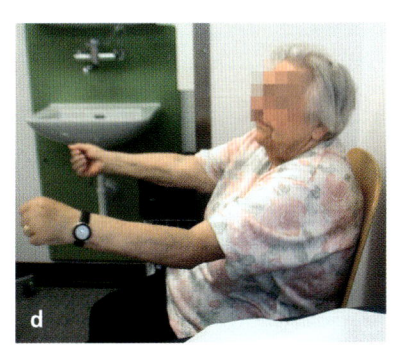

Fig. 2.4-11 a–d   Resultado funcional após três meses.

Remoção do implante

A remoção do implante não é realizada rotineiramente.

5 Armadilhas –	6 Dicas +
Equipamento De modo a evitar o surgimento de estresse, as duas placas de coluna não devem terminar no mesmo nível proximalmente na diáfise umeral.	**Equipamento** A placa do úmero distal LCP permite uma fixação confiável mesmo de fragmentos distais muito curtos. Os parafusos de cabeça bloqueada melhoram o ponto de apoio mesmo quando a qualidade óssea é pobre.
Abordagem cirúrgica O nervo ulnar deve ser manuseado suavemente, e sua vascularização deve ser preservada. Não use cauterização monopolar na adjacência do nervo; é melhor usar apenas cauterização bipolar durante todo o procedimento.	**Abordagem cirúrgica** Uma abordagem conservadora do mecanismo extensor pode facilitar a reabilitação e evitar as complicações da osteotomia do olécrano.
Redução e fixação A deformidade rotacional no plano sagital pode ser difícil de corrigir devido à cominuição metafisária. Muito cuidado deve ser tomado para não penetrar a articulação com os parafusos de cabeça bloqueada distais.	**Redução e fixação** Fig. 2.4-12 Fio K introduzido na tróclea pode ser usado como um *joystick* para girar o fragmento distante e reconstruir o ângulo de Baumann. As placas pré-moldadas podem ajudar na restauração da anatomia extra-articular.
Reabilitação As atividades de carga devem ser evitadas até que a consolidação seja documentada. Em pacientes idosos com sinais de demência, pode ser aconselhável proteger a extremidade com um molde de gesso removível e mobilizar a articulação do cotovelo apenas sob supervisão de um fisioterapeuta.	**Reabilitação** O membro pode ser usado para atividades diárias pós-operatórias sem carga, incluindo higiene pessoal, a partir do primeiro dia.

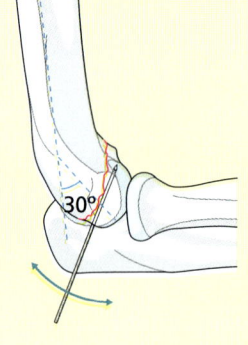

Autor Jesse B. Jupiter

2.5 Fratura multifragmentária, extra-articular com cunha intacta (13-A2.1)

1 Descrição de caso

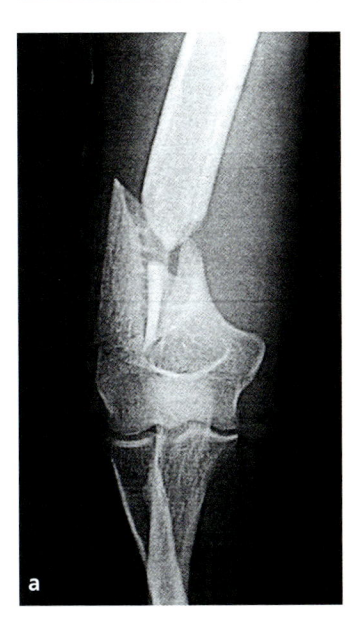

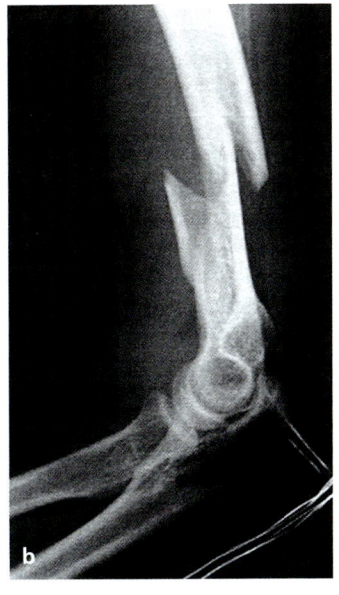

Um homem de 42 anos apresentou uma lesão no cotovelo direito dominante após cair de um cavalo. A pele estava intacta, assim como a função neurovascular.

Os raios X mostraram uma fratura do úmero distal extra-articular com alguma cominuição metafisária e um grande fragmento em cunha. A fratura foi primariamente no terço distal do úmero, com extensão para a fossa do olécrano.

Fig. 2.5-1 a–b Raios X AP e lateral da lesão. Ambas as colunas estão cominuídas com uma cunha em ambos os lados. Portanto, ambas precisam ser estabilizadas com placa individual.

Indicação

Uma vez que a fratura se estende para dentro da inserção da cápsula do cotovelo, é preferível tratá-la como uma fratura do úmero distal. O grande fragmento em cunha combinado com a cominuição metafisária representa um padrão mais instável e requerirá a fixação de dupla coluna.

Planejamento pré-operatório

Equipamento

- Placas-padrão 2,5, incluindo placas de reconstrução
- Placas pré-moldadas do conjunto do úmero distal
- Moldes maleáveis
- Ferramentas de dobras de placas
- Torniquete estéril
- Braço-C

(O tamanho do sistema, dos instrumentos e dos implantes pode variar de acordo com a anatomia.)

Preparação e posicionamento do paciente

O procedimento pode ser feito em uma posição semilateral ou com o paciente deitado em decúbito ventral. Pode ser feita anestesia local ou geral.

2 Abordagem cirúrgica

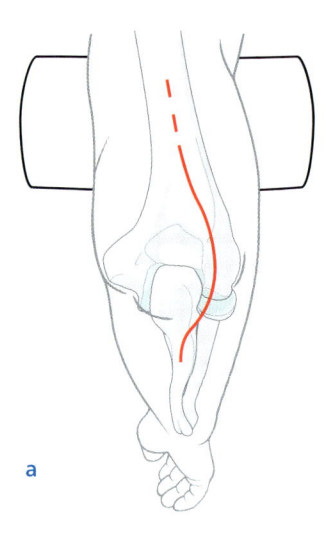

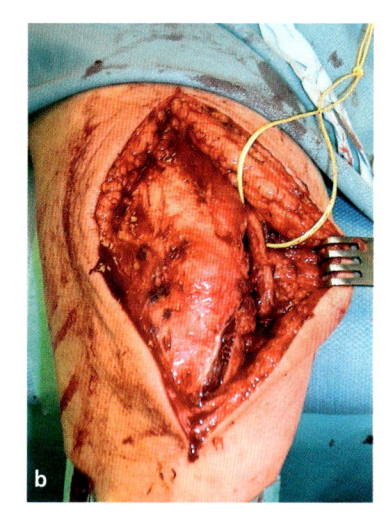

A fratura pode ser exposta por meio de uma abordagem de transtricipital ou pela exposição das colunas umerais de qualquer lado do tríceps.

Fig. 2.5-2 a–b
a Incisão de Bryan-Morrey.
b Aspecto intraoperatório. Como primeira etapa, o nervo ulnar é identificado no nível do úmero distal e protegido com uma fita vascular. O nervo é então suavemente liberado do sulco, para baixo, até a primeira ramificação motora. Deve-se tomar cuidado para preservar os vasos nervosos concomitantes. A fáscia ao longo da borda ulnar da ulna é então cortada.

3 Redução e fixação

A fratura é limpa de coágulos sanguíneos e de qualquer tecido mole interposto. O plano deve envolver a reconstrução de cada coluna óssea, colocando o grande fragmento em cunha contra a coluna radial e mantendo a redução com pinças de Weber pontiagudas.

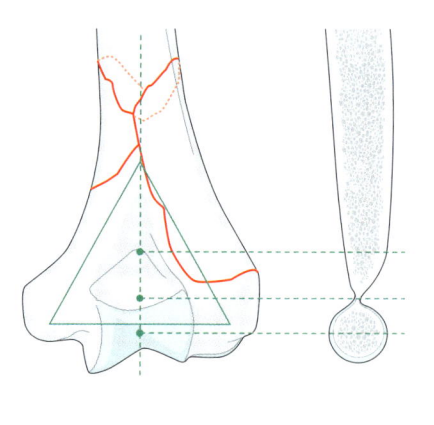

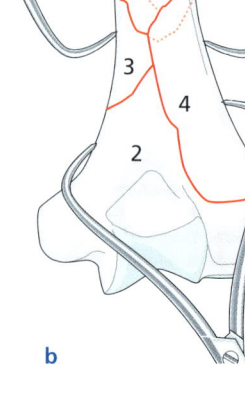

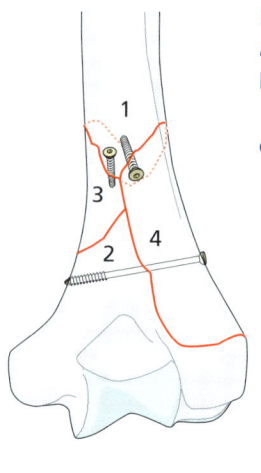

Fig. 2.5-3 a–c
a A estratégia de redução.
b Segurar a redução com pinças de Weber pontiagudas.
c As pinças de Weber são gradualmente substituídas por parafusos interfragmentários, criando uma estrutura óssea única reagrupada. As cunhas ulnar e radial (3, 4) são fixadas na diáfise (1). A diáfise é então fixada no primeiro (2) e no segundo fragmentos distais (4). Toda a fratura é agora presa com parafusos de compressão.

2.5 Fratura multifragmentária, extra-articular com cunha intacta (13-A2.1)

3 Redução e fixação (cont.)

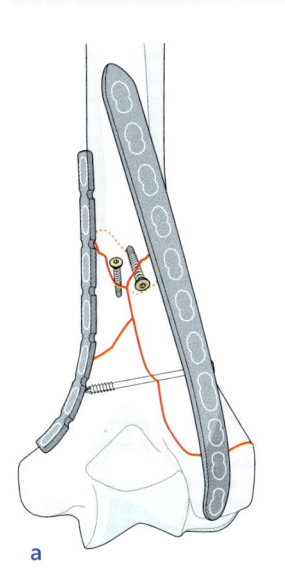

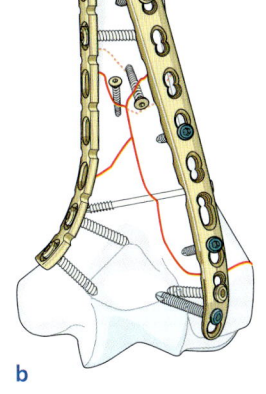

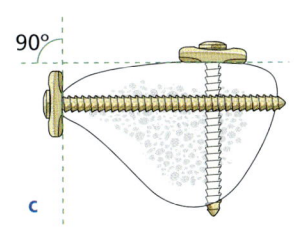

Fig. 2.5-4 a–c

a   Para facilitar a moldagem da placa, moldes maleáveis são aplicados sobre as colunas ósseas.

b-c   As placas devem ser moldadas antes da aplicação, de modo a permitir pega do parafuso nos fragmentos principais distal e proximal. A placa da coluna lateral é colocada dorsalmente, enquanto a da coluna medial é colocada ao longo da borda medial do úmero distal. Elas formam um ângulo de cerca de 90° uma com a outra, melhorando, assim, a estabilidade da montagem. Um mínimo de dois parafusos deve ser inserido dentro de cada fragmento principal. Deve-se tomar cuidado para evitar que ambas as placas terminem proximalmente no mesmo nível. Uma delas deve estender-se mais adiante para evitar o efeito "causador de estresse".

2 Úmero distal

4 Reabilitação

O paciente foi instruído a fazer leves movimentos do cotovelo começando 48 horas após a operação.

Fig. 2.5-5 a–c Exercícios de movimento ativo-assistido do cotovelo.
a O paciente flexiona o cotovelo o máximo possível, usando seus músculos, enquanto usa simultaneamente o braço oposto para pressionar o braço em flexão adicional (a seta apontando para cima). Esse esforço deve ser sustentado por vários minutos; quanto mais tempo, melhor.
b Depois, um exercício similar é feito para extensão (cotovelo sobre a mesa, a seta indicando pressão para baixo).
c Quando possível, o paciente deve erguer o braço afetado acima da cabeça, usando-a para sustentar a mão, flexionar o cotovelo, sendo auxiliado pela gravidade.

Contudo, nenhum exercício de carga ou de fortalecimento foi permitido até que a consolidação inicial da fratura fosse estabelecida, em um mínimo de 6 a 8 semanas após a lesão.

Após a remoção da sutura, duas semanas depois da operação, o paciente foi observado a cada 4 a 6 semanas, para exames de acompanhamento e raios X, até que a consolidação fosse confirmada e sua amplitude de movimento e força tivessem retornado.

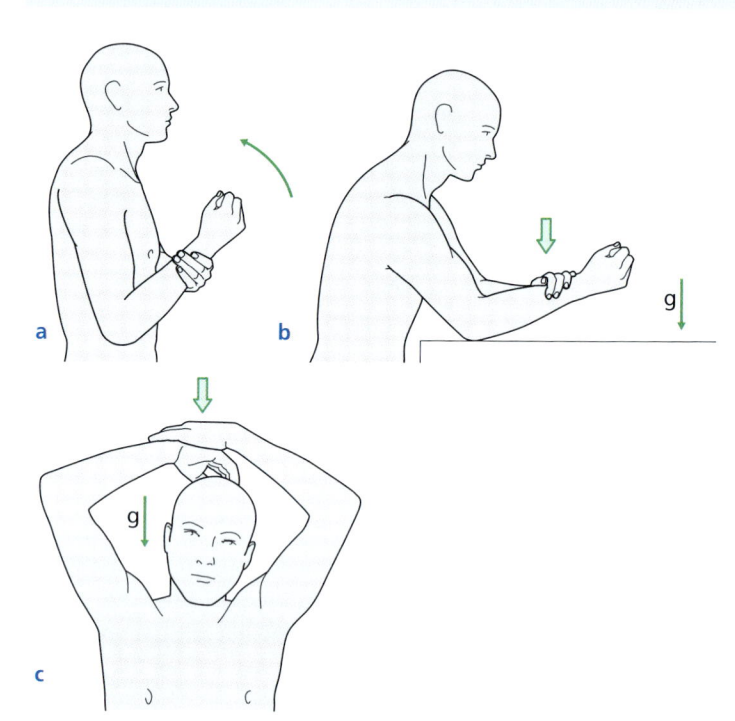

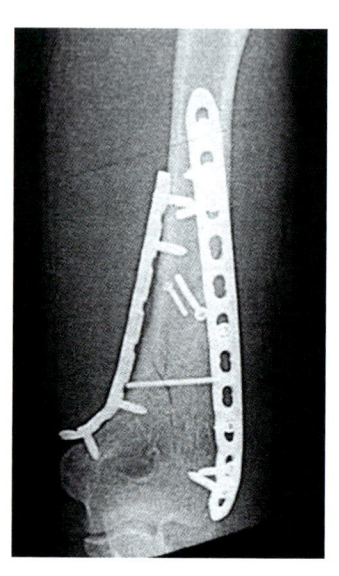

Fig. 2.5-6 Excelente consolidação da fratura um ano após a cirurgia.

2.5 Fratura multifragmentária, extra-articular com cunha intacta (13-A2.1)

Remoção do implante

A remoção rotineira do implante é, em geral, desnecessária, mas, se sintomático, sua remoção não deve ser considerada por no mínimo 6 a 8 meses após a operação. O risco de uma nova fratura indica a necessidade de modificação significativa da atividade durante alguns meses após a remoção do implante.

5 Armadilhas –

Equipamento
De modo a evitar um efeito "causador de estresse", as duas placas nas colunas não devem terminar no mesmo nível proximalmente na diáfise umeral.

Abordagem cirúrgica
O nervo ulnar deve ser suavemente manuseado, e sua vascularização deve ser preservada. Não use cautério monopolar na adjacência do nervo; é melhor usar apenas cautério bipolar durante todo o procedimento.

Redução e fixação
A deformidade rotacional no plano sagital pode ser difícil de corrigir devido à cominuição metafisária. Deve-se tomar muito cuidado para não penetrar a articulação com os parafusos de cabeça bloqueada distais.

6 Dicas +

Equipamento
As placas de úmero distal LCP permitem uma fixação confiável até mesmo de fragmentos distais muito curtos. Os parafusos de cabeça bloqueada melhoram a pega mesmo em estoque ósseo ruim.

Abordagem cirúrgica
Uma abordagem conservadora do mecanismo do extensor pode facilitar a reabilitação e evita as complicações da osteotomia do olécrano.

Redução e fixação

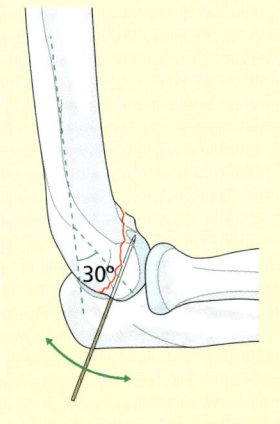

Fig. 2.5-7   Um fio K introduzido na tróclea pode ser usado como um *joystick* para girar o fragmento distante e reconstruir o ângulo de Baumann.

As placas pré-moldadas podem ajudar na restauração da anatomia extra-articular.

2 Úmero distal

5 Armadilhas – (cont.)	6 Dicas + (cont.)
Reabilitação	**Reabilitação**
As atividades com carga devem ser evitadas até que a consolidação seja demonstrada. Em pacientes idosos com sinais de demência, pode ser aconselhável proteger a extremidade com um molde de gesso removível e mobilizar o cotovelo apenas sob a supervisão de um fisioterapeuta.	O membro pode ser usado para atividades diárias pós-operatórias sem carga, incluindo higiene pessoal, a partir do primeiro dia.

2.6 Fratura extra-articular, metafisária multifragmentária (13.A3.3)

1 Descrição de caso

Uma mulher de 89 anos sofreu uma queda simples sobre seu cotovelo direito, ocasionando um trauma único que resultou em uma fratura fechada. A paciente tinha diagnóstico de osteopenia secundária a um hiperparatireoidismo primário.

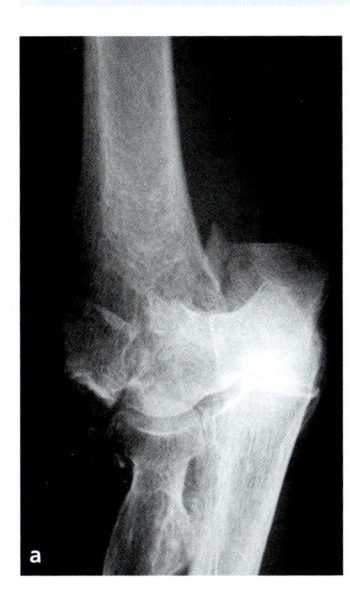

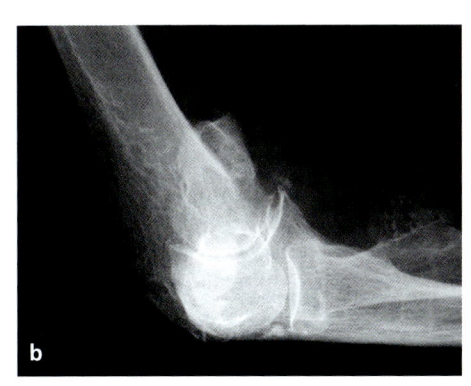

Fig. 2.6-1 a–b Raios X AP e lateral pré-operatórios.

Indicação

No exame, descobriu-se que a paciente tinha uma fratura instável com nítida indicação para redução aberta e fixação interna, fixação com placa estável para permitir a mobilização precoce e a preservação da função do cotovelo. É preciso realizar uma técnica de placa dupla; a osteotomia do olécrano não parece necessária. Um sistema de fixação com parafusos estáveis angulares fornece melhor estabilidade nesse caso, devido à osteoporose grave da paciente.

2 Úmero distal

Planejamento pré-operatório

Equipamento

- Sistema de LCP 3,5 (reconstrução e/ou placa-T/s)
- Parafusos de cabeça bloqueada de 3,5 mm
- Fios K de 1,6 mm

(O tamanho do sistema, dos instrumentos e dos implantes pode variar de acordo com a anatomia.)

Preparação e posicionamento do paciente

Antibióticos: dose única de cefalosporina de segunda geração.
Profilaxia da trombose: heparina de baixo peso molecular.

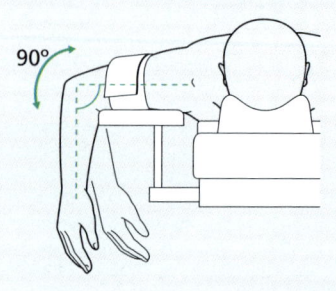

Fig. 2.6-2 A paciente é colocada em decúbito ventral, com o braço lesionado repousando em uma mesa de braço radiotransparente curta, antebraço pendendo verticalmente, com todo o braço preparado. Um torniquete é usado.

2 Abordagem cirúrgica

Uma abordagem reta na linha média é escolhida. Uma incisão no tríceps é feita paramediana ao rádio, de modo a acessar a coluna radial. A separação entre o tríceps e o septo intermuscular no lado ulnar permite a exploração do nervo ulnar, que permanece conectado ao músculo tríceps (ver Fig. 2.6-4).

2.6   Fratura extra-articular, metafisária multifragmentária (13.A3.3)

3   Redução e fixação

O bloco articular intacto é alinhado de forma correta com a diáfise por meio de manobra direta, usando um fórceps grande de redução, pontiagudo, e temporariamente retido com dois fios K de 1,6 mm, cruzando um sobre o outro acima da linha principal da fratura. Deve-se tomar cuidado para preservar os fragmentos metafisários, assegurando que não sejam manipulados em excesso.

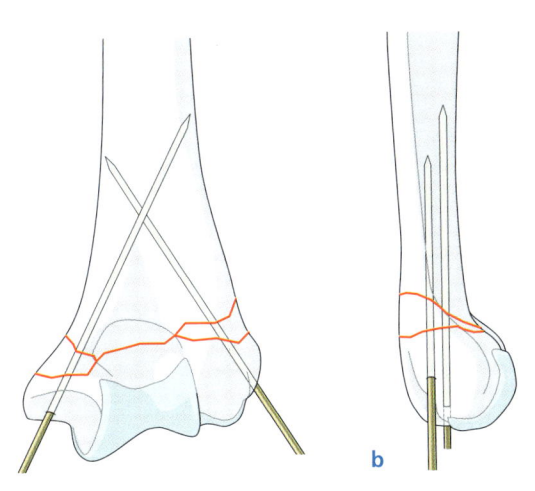

Fig. 2.6-3 a–b   Após redução e alinhamento do bloco articular para a diáfise, a fratura é temporariamente fixada com dois fios K antes da aplicação da placa.
A fratura é, então, estabilizada com uma técnica de dupla placa-padrão, sendo uma colocada dorsalmente sobre o pilar radial e a outra sobre o pilar ulnar, diretamente sobre a crista ulnar do úmero distal, garantindo um ângulo de 90° entre ambas. Parafusos de cabeça bloqueada são necessários devido à fraca qualidade óssea. Na porção radial, uma placa-T LCP foi escolhida para permitir a colocação de dois parafusos no bloco articular curto.

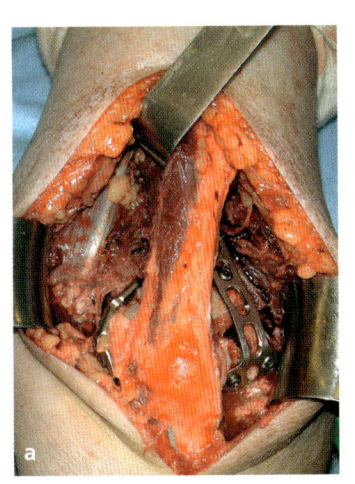

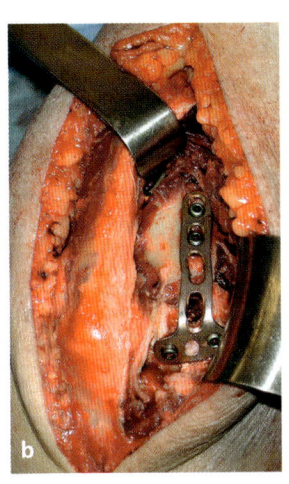

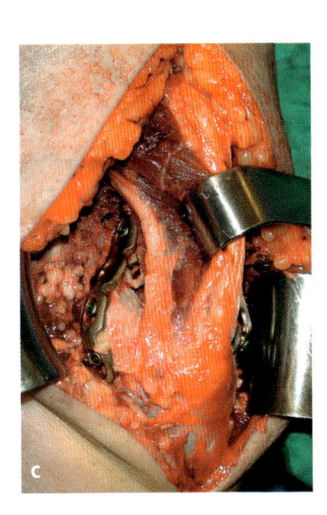

Fig. 2.6-4 a–c
a   Aspecto dorsal mostrando ambas as placas colocadas em um ângulo de 90° uma em relação a outra.
b   Placa-T LCP 3,5 moldada e colocada sobre a coluna radial. O parafuso distal age como um longo "ferrolho" de bloqueio interfragmentário, aumentando a estabilidade.
c   Placa de reconstrução LCP 3,5, na crista ulnar, não interferindo com o nervo ulnar, que permanece conectado ao músculo tríceps.

2 Úmero distal

3 Redução e fixação (cont.)

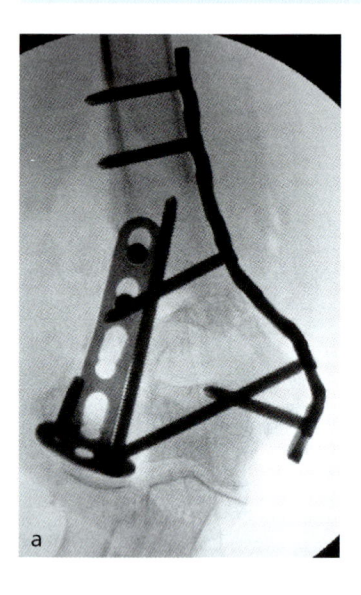

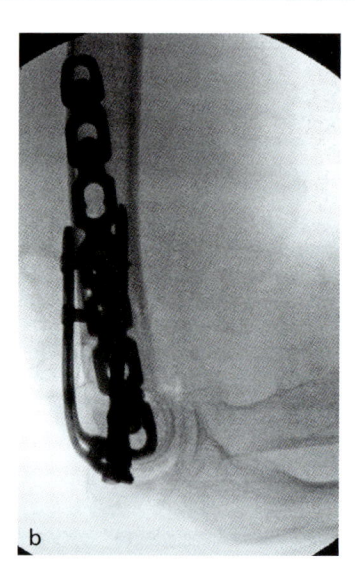

Fig. 2.6-5 a–b Raios X intraoperatórios AP e lateral.

4 Reabilitação

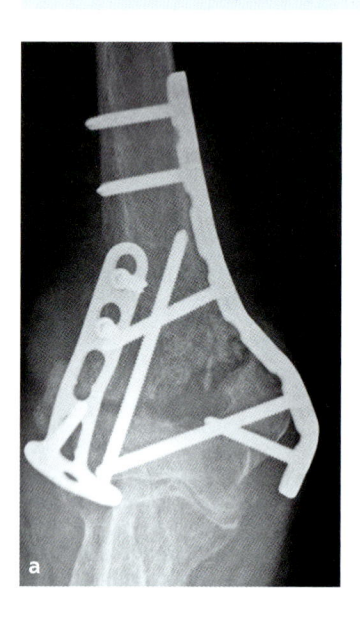

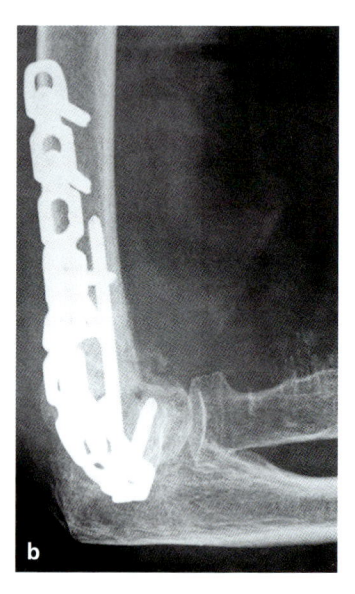

A reabilitação consistiu em um acompanhamento funcional, com o movimento ativo-assistido começando no primeiro dia pós-operatório. A carga não foi recomendada pelas primeiras seis semanas pós-operatórias. Contudo, após cinco dias, a paciente de 89 anos pôde retornar para casa, onde vive com independência. A carga total foi permitida após três meses. Depois de sete meses, a fratura estava completamente consolidada, com uma leve formação de calo na área metafisária; porém, a remodelagem ainda estava em andamento, e a paciente tinha boa função do cotovelo com boa amplitude de movimento (ADM) de 0-25-135.

Fig. 2.6-6 a–b Raios X AP e lateral, seis semanas após a operação.

2.6 Fratura extra-articular, metafisária multifragmentária (13.A3.3)

4 Reabilitação (cont.)

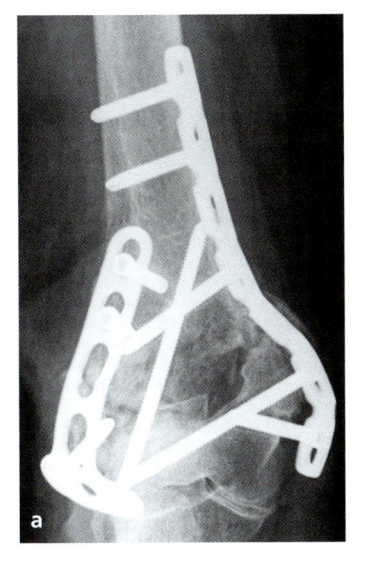

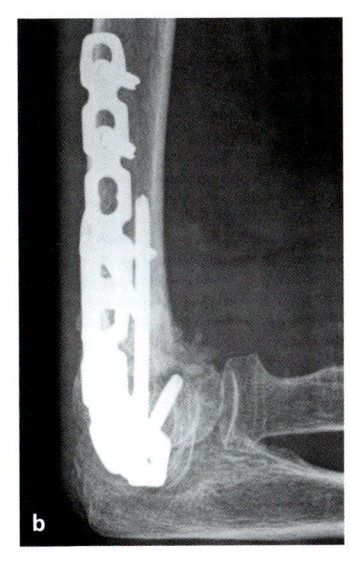

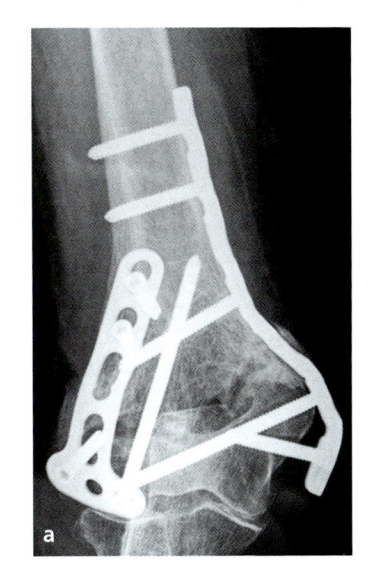

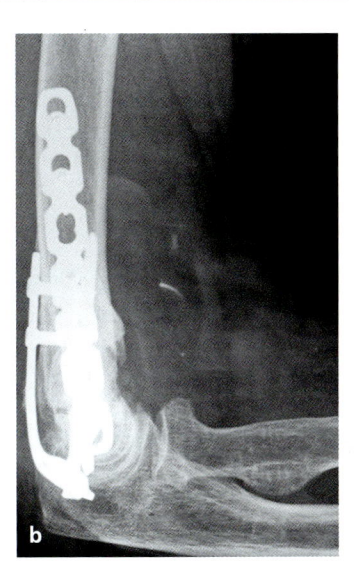

Fig. 2.6-7 a–b   Raios X AP e lateral, três meses após a operação.

Fig. 2.6-8 a–b   Raios X AP e lateral, sete meses após a operação.

Remoção do implante

A remoção do implante raramente é indicada.

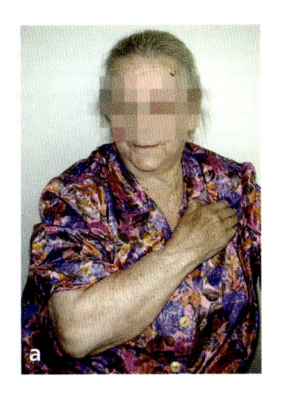

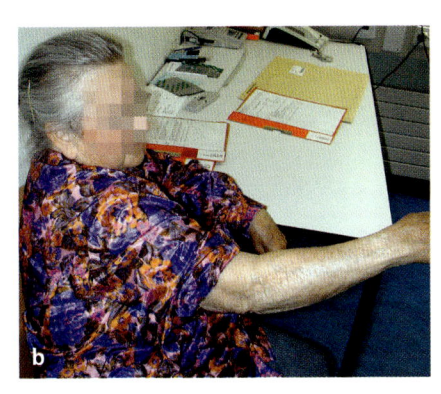

Fig. 2.6-9 a–b   Fotos clínicas pós-operatórias demonstram ADM de 0-25-135, 7 meses após cirurgia.

2 Úmero distal

5 Armadilhas –

Equipamento
Dobrar a placa nos orifícios combinados leva ao bloqueio impróprio do parafuso de cabeça bloqueada.

Abordagem cirúrgica
A exploração inadequada do nervo ulnar pode levar a dano no nervo.

O descolamento excessivo do tecido mole dos fragmentos metafisários pode levar a sequestros de osso avascular com união retardada.

Redução e fixação
A fixação em ponte da região metafisária em distração (muito longa) pode levar a consolidação retardada.

O posicionamento da placa radial muito longe distalmente leva a impacto da cabeça radial, com déficit acentuado da extensão.

Reabilitação
A imobilização pós-operatória prolongada desnecessária pode levar a cotovelo rígido com função pobre.

6 Dicas +

Equipamento
O sistema de placa de parafuso estável angular (LCP) oferece grandes vantagens para o osso osteoporótico (não há afrouxamento do parafuso, os implantes agem como uma montagem, há versatilidade com diferentes placas e tamanhos, etc.).

Abordagem cirúrgica
O procedimento descrito permite uma abordagem adequada para ambos os pilares, sem auxílio de uma osteotomia do olécrano.

Redução e fixação
O sistema LCP fornece excelente estabilidade, mesmo no osso osteoporótico.

Reabilitação
Mobilização precoce, em vez de imobilização, leva a resultado funcional melhorado.

Autor   Reto H. Babst

2.7   Fratura articular parcial, côndilo lateral sagital (13-B1.1)

1   Descrição de caso

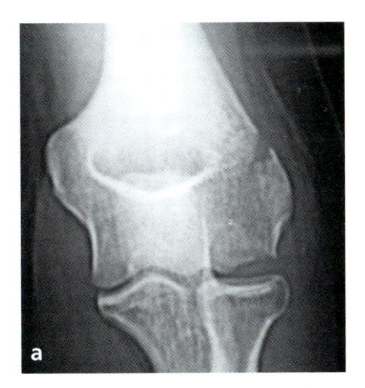

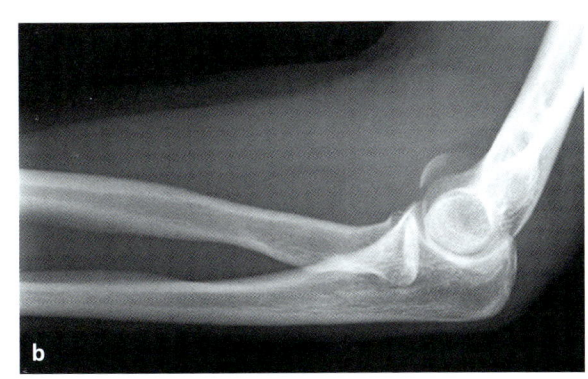

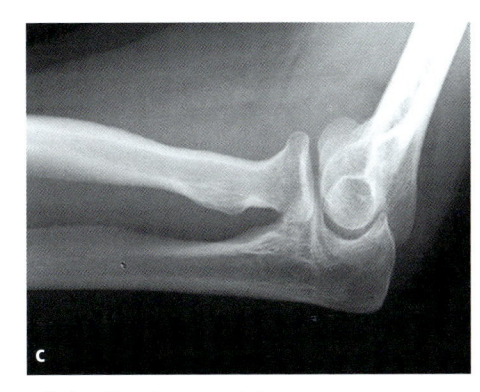

Uma mulher de 25 anos caiu de sua bicicleta, sobre a mão, e lesionou o cotovelo esquerdo. Ela teve um trauma único, resultando em uma fratura fechada.

Fig. 2.7-1 a–c   Raios X pré-operatórios.
a   Incidência AP.
b   Incidência lateral.
c   Incidência oblíqua.

Indicação

No exame, um fragmento capitular desviado com um degrau entre a tróclea e o capítulo estava evidente. A paciente tinha uma amplitude de movimento limitada (flexão/extensão 90-60-0), com pronação/supinação impossível devido à dor. O tratamento operatório para reconstruir a articulação e preservar a função desta foi escolhido quando se percebeu que o tratamento conservador resultaria em deslocamento do capítulo, levando a bloqueio articular e artrite.

2 Úmero distal

Planejamento pré-operatório

Equipamento

- Parafusos de osso esponjoso de 4,0 mm
- Parafusos absorvíveis
- Fio K

(O tamanho do sistema, dos instrumentos e dos implantes pode variar de acordo com a anatomia.)

Preparação e posicionamento do paciente

Antibióticos: dose única de cefalosporina de segunda geração.
Profilaxia da trombose: heparina de baixo peso molecular.
Um torniquete é colocado para o procedimento cirúrgico, mas deve ser inflado antes do fechamento da ferida para obter a hemostasia.

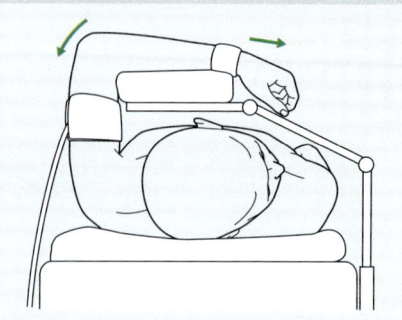

Fig. 2.7-2   A paciente é colocada em decúbito dorsal, com o braço sobre um apoio de braço e descoberto para permitir a flexão livre do cotovelo.

2   Abordagem cirúrgica

Uma abordagem de Kocher é feita a partir do côndilo radial, entre os músculos extensor radial do carpo e ancôneo.

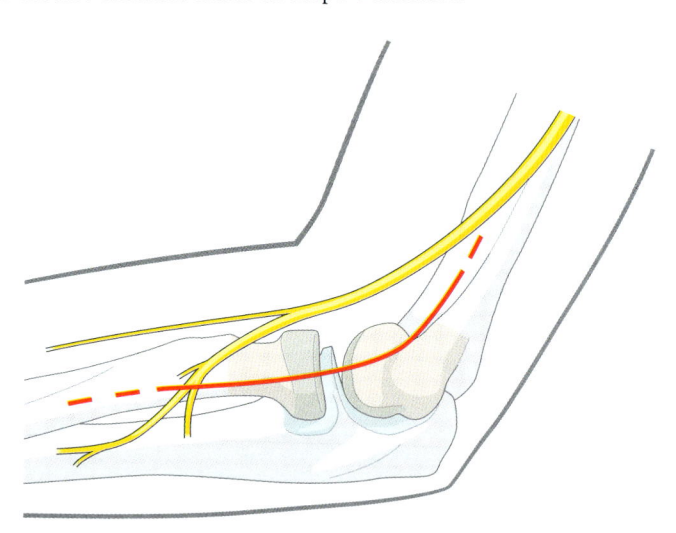

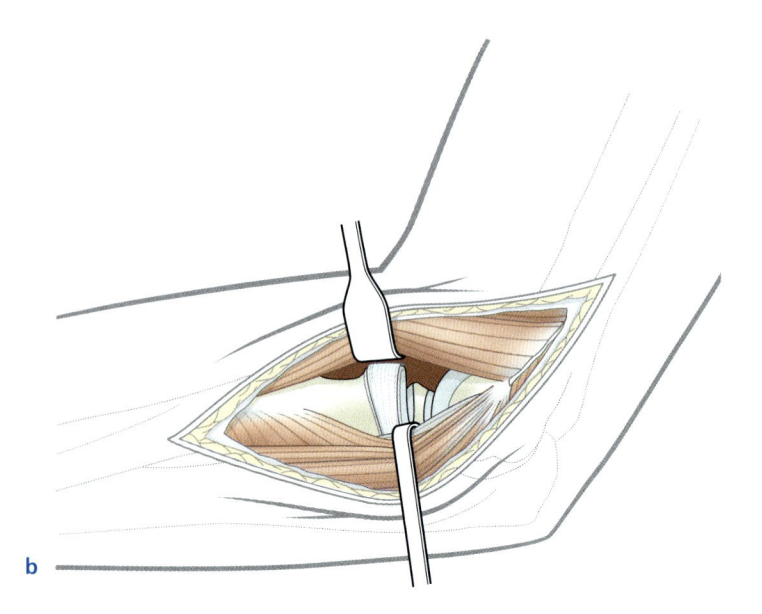

Fig. 2.7-3 a–b
a   Incisão da pele.
b   Dissecção da fáscia entre os músculos extensor radial do carpo e ancôneo.

2.7 Fratura articular parcial, côndilo lateral sagital (13-B1.1)

3 Redução e fixação

Um fragmento osteocartilagíneo é reduzido e temporariamente fixado com um fio K. A fixação permanente é, então, atingida com um parafuso bioabsorvível, e o fio K é removido. A porção lateral do capítulo também é reduzida e temporariamente fixada com um fio K. O fragmento é, então, fixado de forma definitiva, usando dois parafusos de osso esponjoso de 4,0 mm.

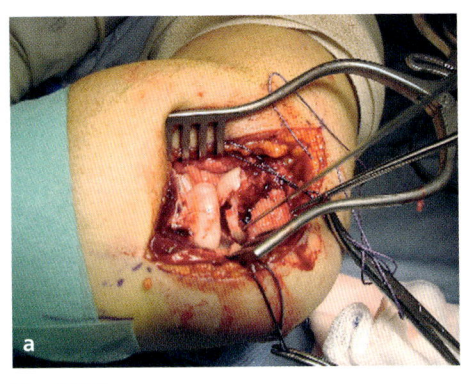

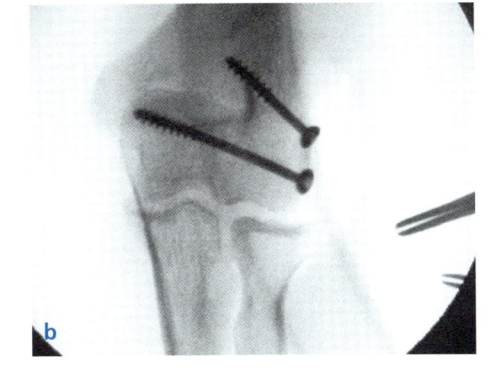

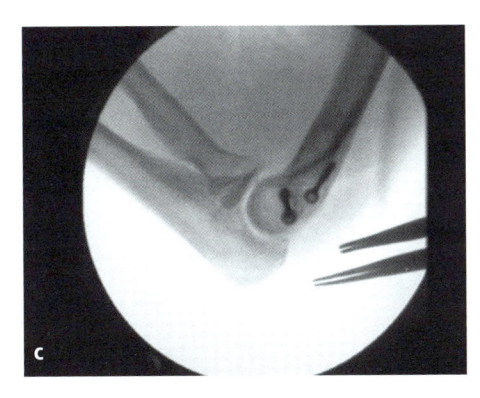

Fig. 2.7-4 a–c
a Fratura de duas partes do capítulo do úmero com uma lâmina osteocartilagínea intermediária. O fragmento intermediário é temporariamente fixado com um fio K.
b-c Fixação do fragmento articular com um parafuso bioabsorvível antes que o fragmento lateral fosse fixado com dois parafusos de osso esponjoso de 4,0 mm.

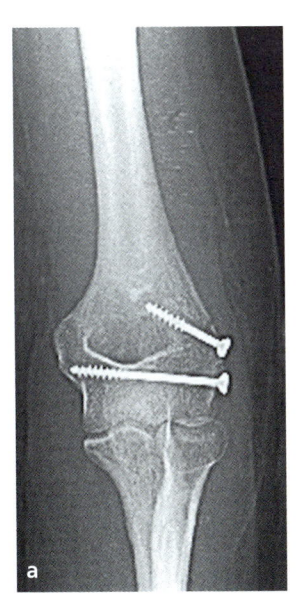

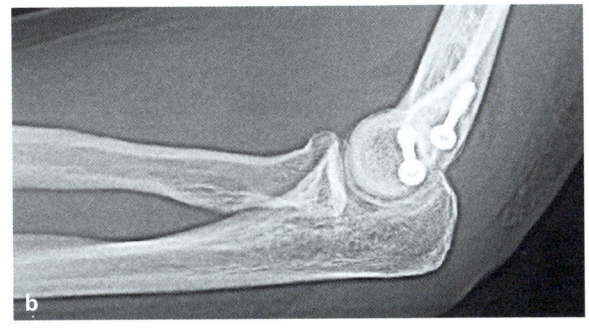

Fig. 2.7-5 a–b Raios X pós-operatórios imediatos.

4 Reabilitação

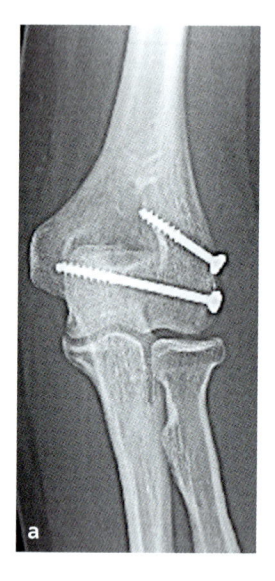

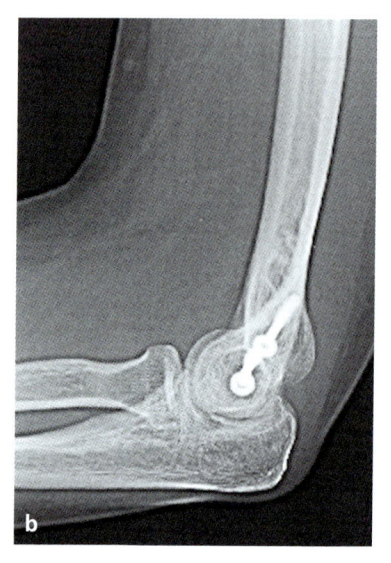

Fig. 2.7-6 a–b   Raios X pós-operatórios após seis semanas.

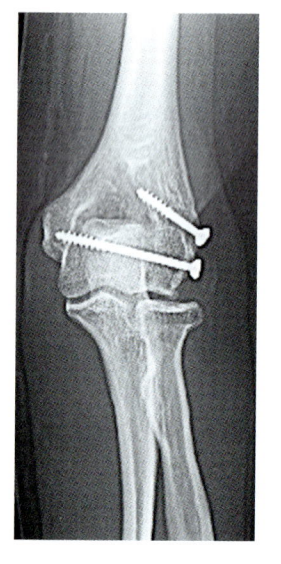

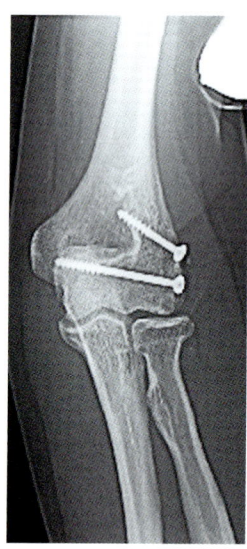

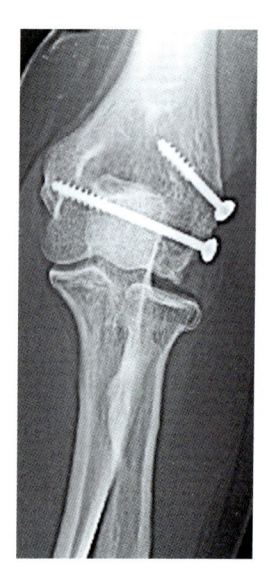

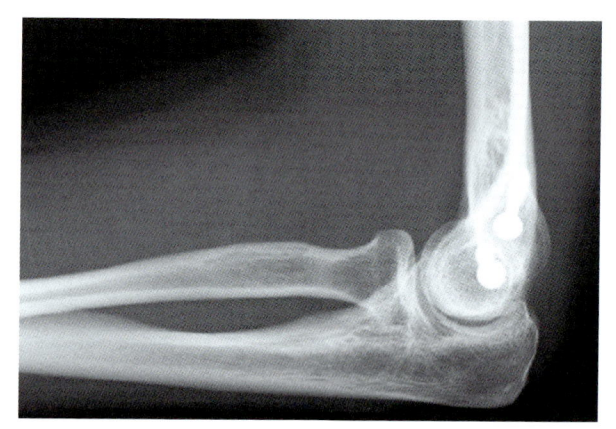

Fig. 2.7-7 a–d   Raios X, um ano após a operação.

2.7 Fratura articular parcial, côndilo lateral sagital (13-B1.1)

4 Reabilitação (cont.)

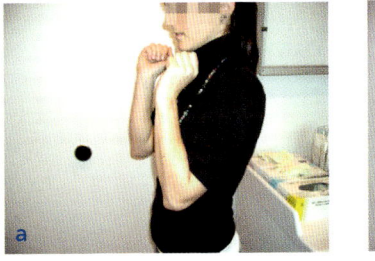

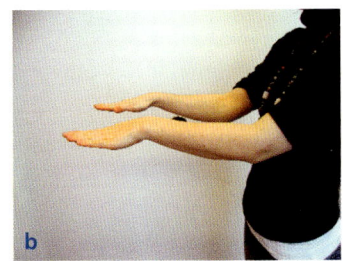

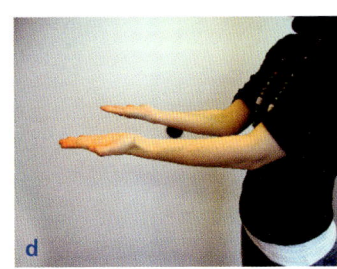

Fig. 2.7-8 a–d Fotografias funcionais, um ano após a operação.

Remoção do implante

A remoção do implante não é necessária devido aos parafusos únicos na extremidade superior.

Se for requisitada pelo paciente em virtude de irritação local, a remoção do implante pode ser feita sob anestesia local.

5 Armadilhas −

Redução e fixação

O fragmento intermediário pode afrouxar e começar a se fragmentar.

6 Dicas +

Redução e fixação

A fixação pode ser aumentada adicionando-se uma cola de colágeno a um pino bioabsorvível.

Os fragmentos intermediários também podem ser fixados com miniparafusos de 1,5 mm, com a cabeça do parafuso escareada por baixo do nível da cartilagem.

Fragmentos capitulares maiores também podem ser fixados com parafuso de osso esponjoso inserido de modo posteroanterior.

Autor Jesse B. Jupiter

2.8 Fratura articular parcial, côndilo lateral sagital, transtroclear (13-B1.2), ligamento colateral intacto

1 Descrição de caso

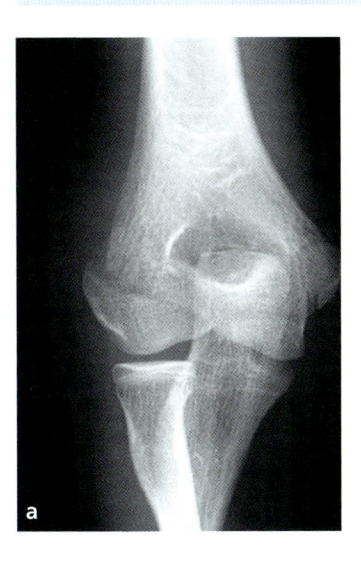

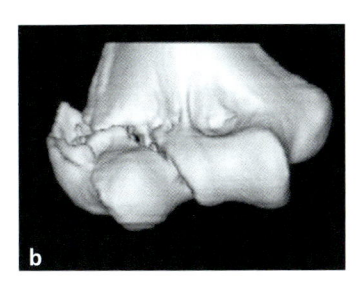

Uma fratura intra-articular complexa em um estudante universitário de 19 anos.

Fig. 2.8-1 a–b
a O raio X AP pré-operatório mostrou uma fratura da coluna lateral transtroclear.
b O exame de TC tridimensional definiu nitidamente a lesão, que envolvia o aspecto lateral da tróclea.

Indicação

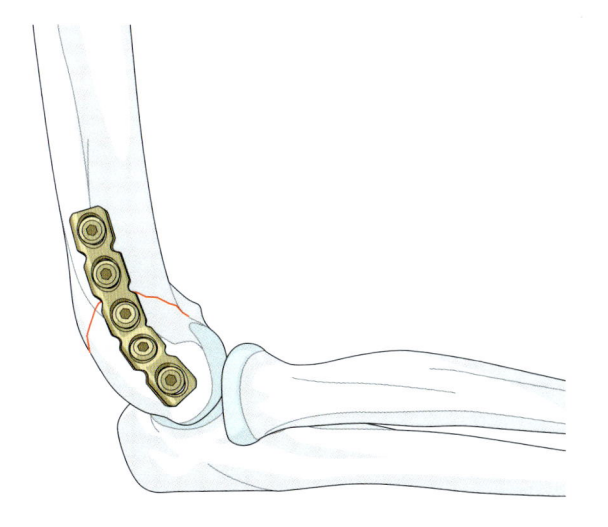

Esse tipo de fratura é incomum. Imagens pré-operatórias, incluindo exames de TC, podem ser usadas para identificar as fraturas articulares associadas. A fixação isolada com parafuso apenas fornecerá estabilidade adequada para exercícios ativos imediatos se a qualidade do osso for excelente e a fratura for simples e não fragmentada. Na prática, a fixação apenas com parafuso é usada principalmente em pacientes com o esqueleto imaturo, que podem ser imobilizados por 3 a 4 semanas com um gesso. A maioria das fraturas do côndilo lateral em adultos é fixada com placa e parafusos para permitir uma mobilização ativa imediata e mais confiável.

Fig. 2.8-2 A placa pode ser aplicada diretamente, lateral ou posteriormente, como uma placa de neutralização para o parafuso de compressão. Neste caso, uma placa lateral direta foi usada.

2 Úmero distal

Planejamento pré-operatório

Equipamento

- Placa lateral direta
- Parafusos de osso esponjoso de 4,0 mm
- Parafusos absorvíveis
- Fios K (com no mínimo 1,5 mm de diâmetro)

(O tamanho do sistema, dos instrumentos e dos implantes pode variar de acordo com a anatomia.)

Preparação e posicionamento do paciente

Antibióticos: dose única de cefalosporina de segunda geração.
Profilaxia da trombose: heparina de baixo peso molecular.
Um torniquete é colocado para o procedimento cirúrgico, mas deve ser inflado antes do fechamento da ferida para que se obtenha hemostasia.
O paciente é colocado em decúbito dorsal, com o braço em um apoio de braço e descoberto para permitir a livre flexão do cotovelo.

2 Abordagem cirúrgica

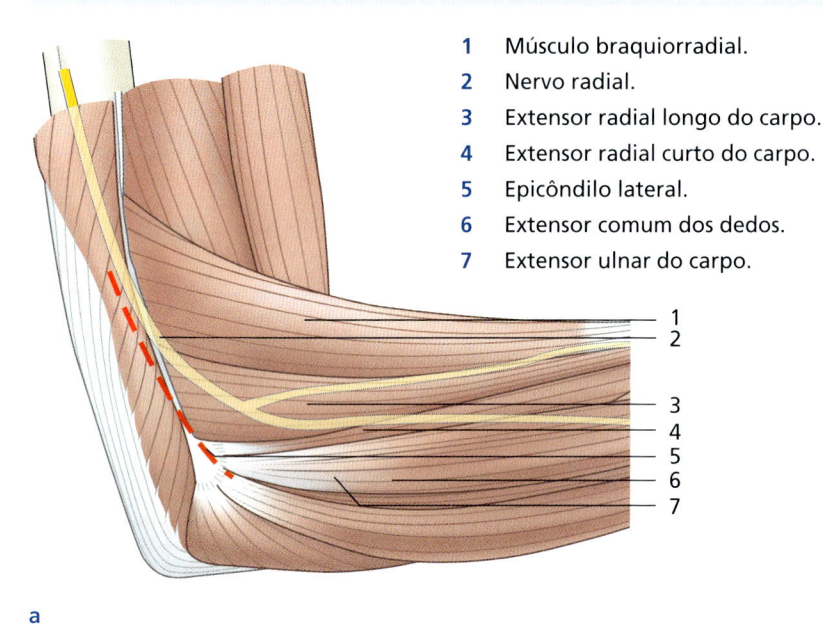

1. Músculo braquiorradial.
2. Nervo radial.
3. Extensor radial longo do carpo.
4. Extensor radial curto do carpo.
5. Epicôndilo lateral.
6. Extensor comum dos dedos.
7. Extensor ulnar do carpo.

Fig. 2.8-3 a–c

a   Uma abordagem lateral reta entre o braquiorradial e o extensor radial do carpo longo e curto e o tríceps lateral expõe a coluna lateral.

b-c   As placas laterais que se estendem a menos de 10 cm da superfície articular têm menor probabilidade de colocar o nervo radial em risco, mas deve ser tomado cuidado especial em pacientes mais baixos.

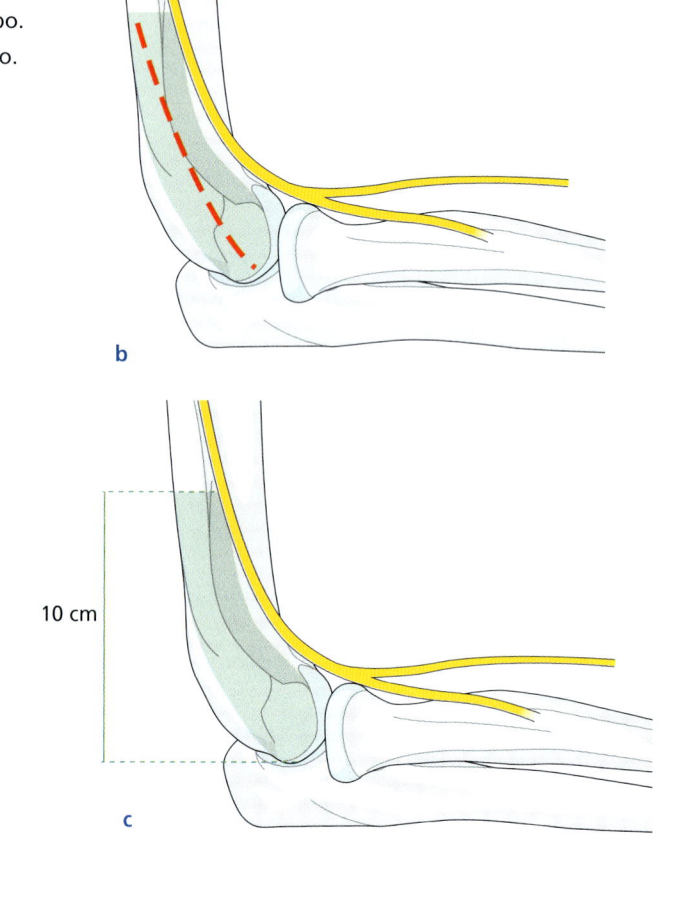

2.8 Fratura articular parcial, côndilo lateral sagital, transtroclear (13-B1.2), ligamento colateral intacto

3 Redução e fixação

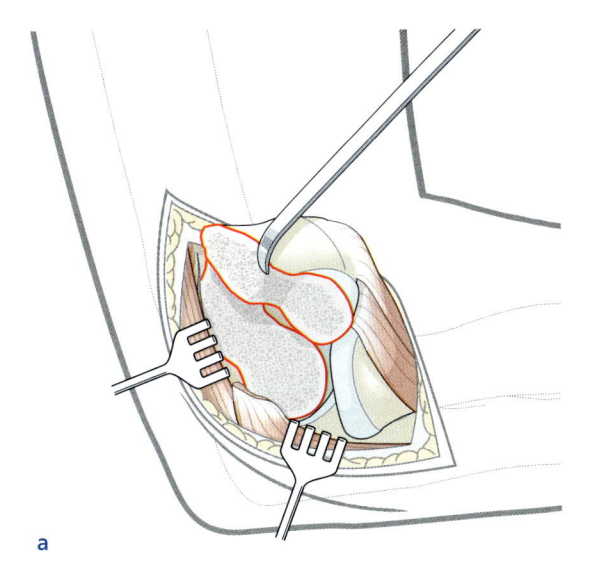

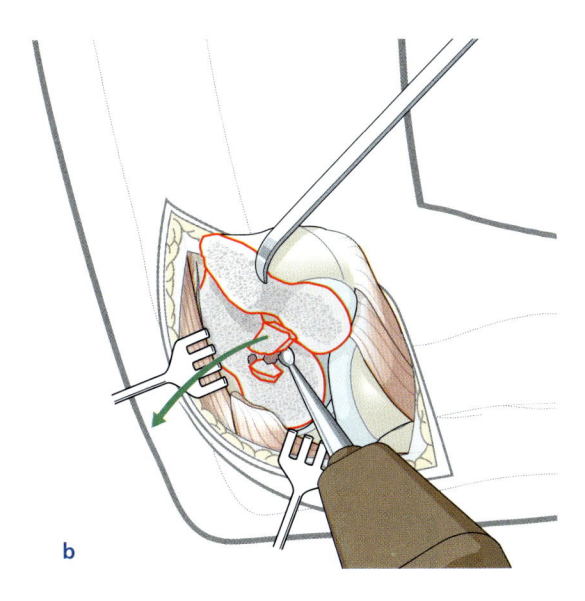

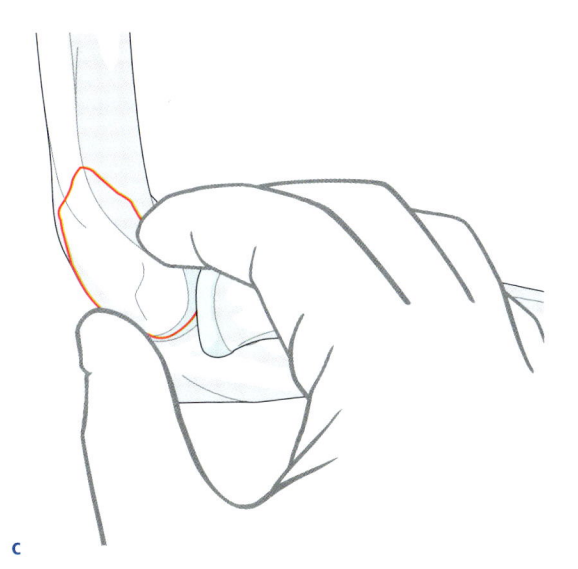

Fig. 2.8-4 a–c

a   O tríceps e o ancôneo são deslocados para fora do aspecto posterior da coluna lateral. O local da fratura é aberto, mobilizando o fragmento.
b   A fratura é limpa, sendo removidos os coágulos sanguíneos, os pedaços soltos de osso e o tecido interposto. A articulação é inspecionada para garantir que nenhum componente de fratura intra-articular tenha passado despercebido.
c   A fratura é realinhada. Sua redução é monitorada por meio do realinhamento das linhas de fratura metafisárias. Dependendo da extensão da exposição, as linhas de fratura anterior e posterior e a superfície articular podem ser verificadas.

2　Úmero distal

3　Redução e fixação　(cont.)

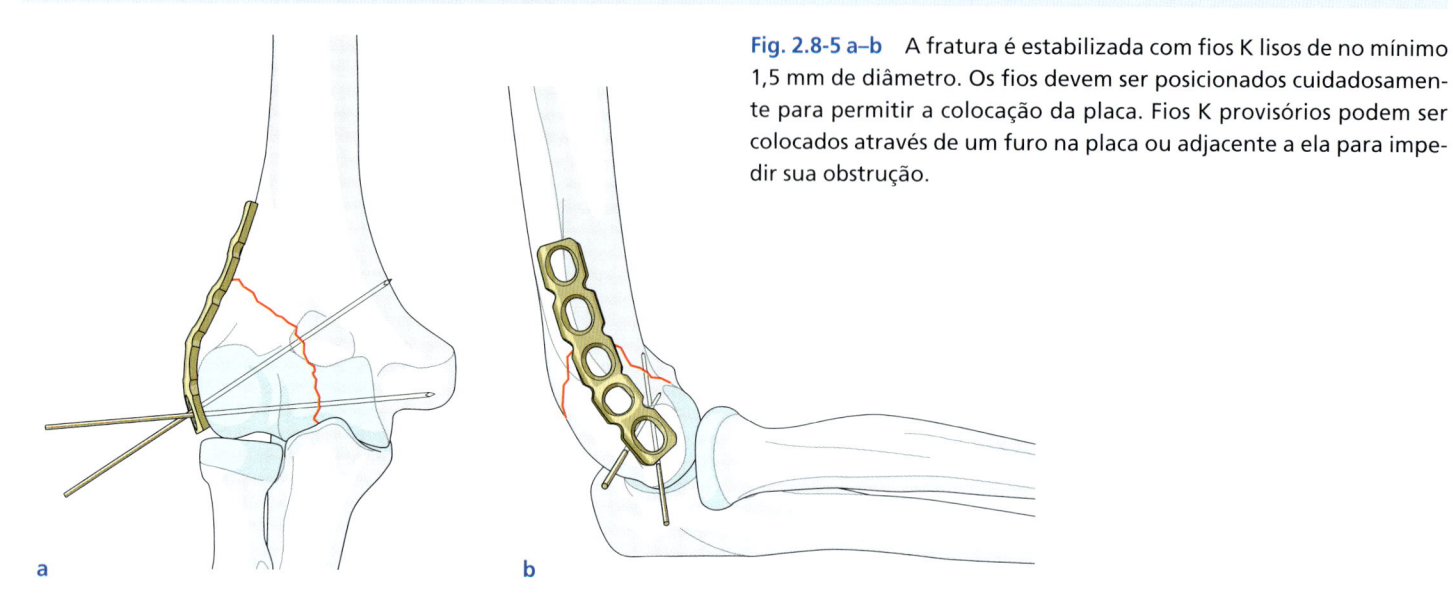

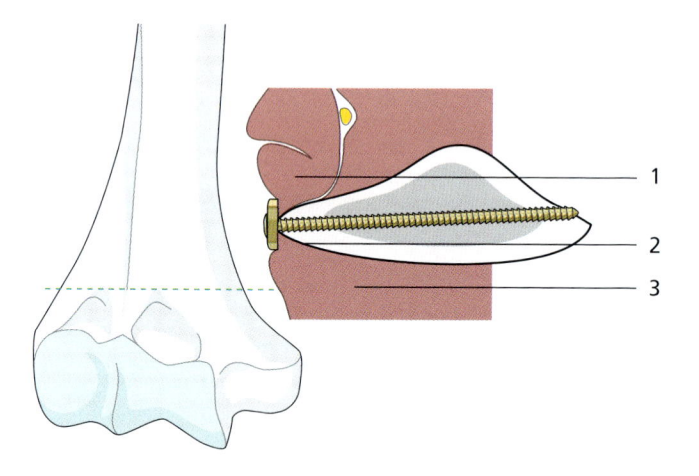

Fig. 2.8-5 a–b　A fratura é estabilizada com fios K lisos de no mínimo 1,5 mm de diâmetro. Os fios devem ser posicionados cuidadosamente para permitir a colocação da placa. Fios K provisórios podem ser colocados através de um furo na placa ou adjacente a ela para impedir sua obstrução.

Fig. 2.8-6　Uma placa lateral direta colocada no ápice da crista supracondilar. Contanto que haja uma boa pega de parafuso, não é necessário que a placa seja colocada em uma parte plana do osso.

1　Extensor radial longo do carpo
2　Crista supercondilar lateral
3　Músculo tríceps

2.8 Fratura articular parcial, côndilo lateral sagital, transtroclear (13-B1.2), ligamento colateral intacto

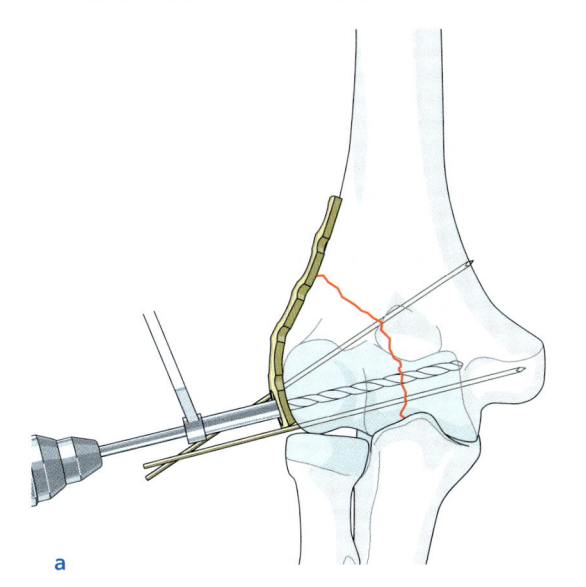

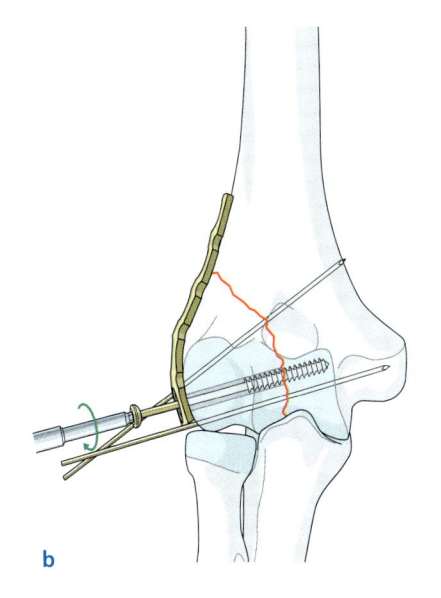

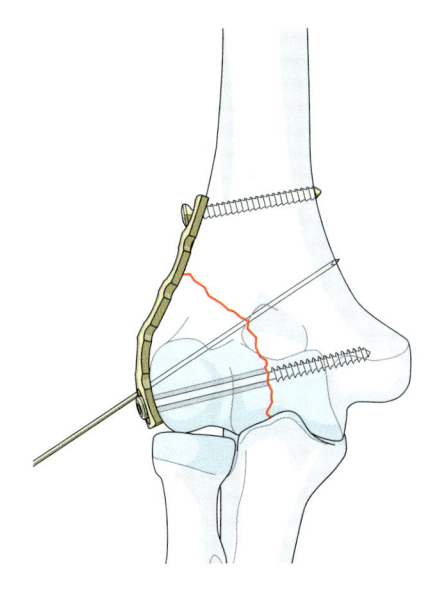

3 Redução e fixação (cont.)

Fig. 2.8-7 a–c

a A ordem da inserção do parafuso pode variar. Em geral, é melhor colocar o primeiro parafuso mais distal. Uma broca de 2,5 mm é usada para perfurar um orifício na tróclea através do local da fratura.

b O comprimento do parafuso é medido, o orifício é rosqueado, se necessário, e o parafuso inserido. Os parafusos que cruzam o local da fratura podem ser colocados como parafusos de compressão, parafusos parcialmente rosqueados ou parafusos de posição.

c Depois, um dos parafusos proximais é inserido para ancorar a placa. Esse é do tipo cortical de 3,5 mm; então, uma broca de 2,5 mm é usada. Após a fixação inicial dos parafusos proximal e distal, o alinhamento da fratura e a colocação do implante são confirmados usando intensificador de imagem.

2 Úmero distal

4 Reabilitação

O braço foi imobilizado em uma férula para conforto, com o cotovelo estendido, por 12 a 24 horas.

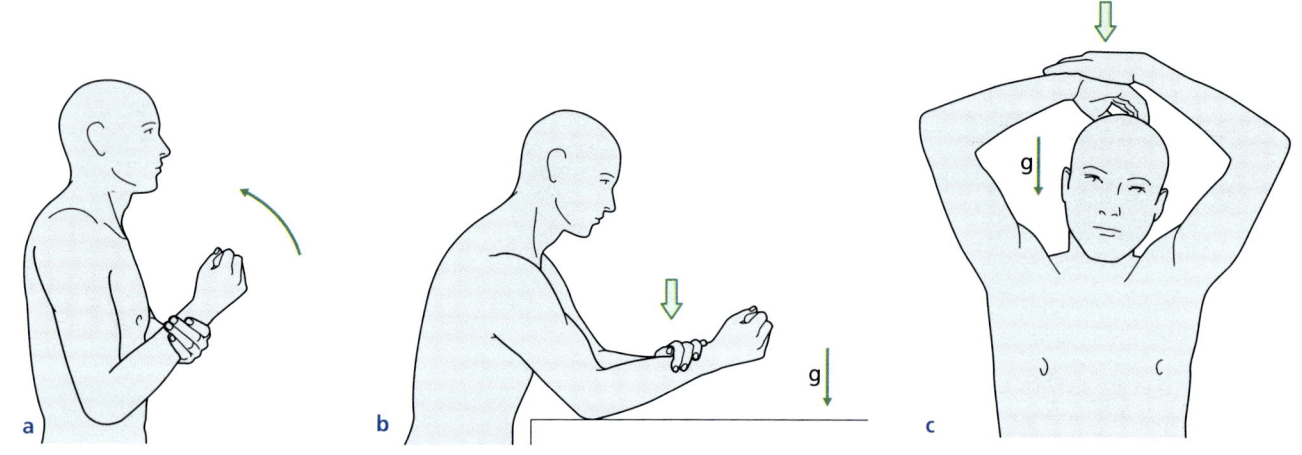

Fig. 2.8-8 a–c Exercícios ativos do cotovelo devem ser iniciados em poucos dias. O cotovelo é propenso a rigidez, e é importante a fixação adequada para permitir o uso funcional do braço para tarefas leves. Evitar a abdução do ombro limitará o estresse do cotovelo em varo. Exercícios de movimento ativo-assistidos do cotovelo são realizados.

a O paciente inclina o cotovelo, o máximo que pode, usando seus músculos, enquanto usa simultaneamente o braço oposto para pressionar o braço em flexão adicional (seta apontando para cima). Esse esforço deve ser sustentado por vários minutos; quanto mais tempo, melhor.
b Depois, um exercício similar é feito para extensão (cotovelo sobre a mesa, seta indicando pressão para baixo).
c Quando possível, o paciente deve elevar o braço afetado acima da cabeça e, usando esta para apoiar a mão, flexionar o cotovelo, auxiliado pela gravidade.

Não são permitidos exercícios de carga ou de fortalecimento até que a consolidação inicial da fratura seja estabelecida em um mínimo de 6 a 8 semanas após a lesão.

Após a remoção da sutura, em duas semanas de pós-operatório, o paciente deve ser observado a cada 4 a 6 semanas, para exames de acompanhamento e raios X, até que a consolidação seja confirmada e sua amplitude de movimento e sua força tenham retornado.

2.8 Fratura articular parcial, côndilo lateral sagital, transtroclear (13-B1.2), ligamento colateral intacto

4 Reabilitação (cont.)

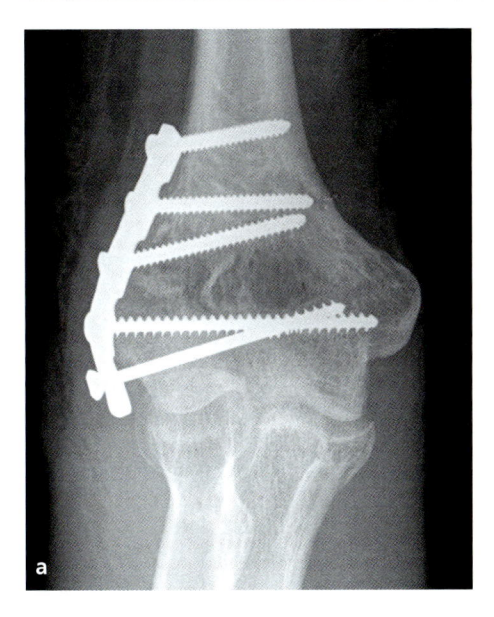

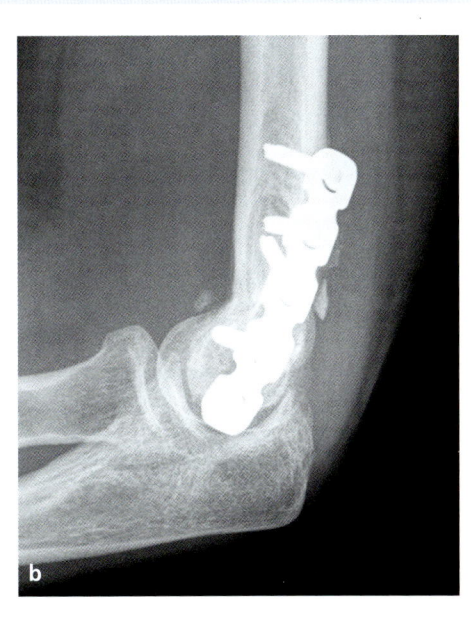

Fig. 2.8-9 a–b Raios X em 16 semanas após a operação.

Remoção do implante

Em geral, os implantes são permanentes. Se sintomáticos, a remoção do dispositivo pode ser considerada após a consolidação madura, geralmente em pelo menos seis meses após a operação para fraturas metafisárias. O risco de nova fratura requer a limitação da atividade durante alguns meses após a remoção do implante.

2　Úmero distal

5　Armadilhas −

Redução e fixação

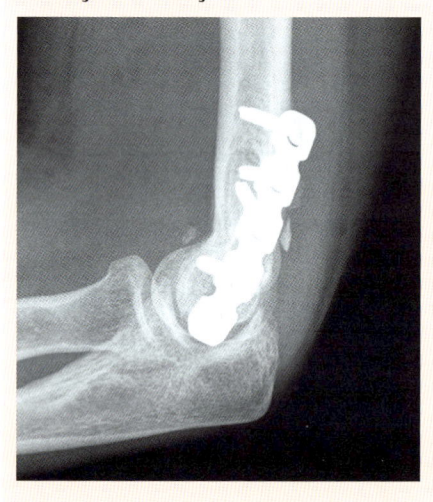

Fig. 2.8-10　Uma placa reta aplicada de maneira incorreta se desprenderá do osso proximalmente.

A falha em expor a superfície articular pode resultar em má redução.

6　Dicas +

Equipamento
Placas maleáveis, como a placa de reconstrução 3,5, permitirão que o implante seja corretamente moldado.

Abordagem cirúrgica
Deve-se tomar cuidado para preservar a origem do complexo do ligamento colateral no fragmento da fratura. Uma artrotomia é essencial para confirmar a precisão da redução.

Redução e fixação
Devido à linha oblíqua da fratura e às forças deformantes dos músculos inseridos, uma fixação com placa é necessária com no mínimo dois parafusos na coluna lateral proximal à linha da fratura.

Autor Daniel A. Rikli

2.9 Fratura articular parcial, côndilo medial sagital, transtroclear multifragmentária (13-B2.3)

1 Descrição de caso

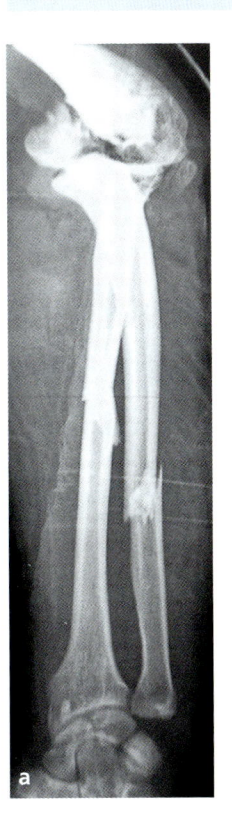

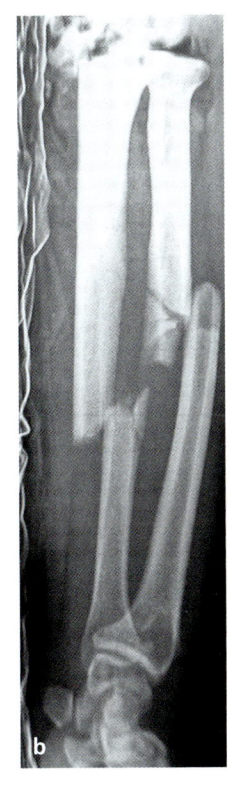

Um homem de 25 anos esteve envolvido em um acidente automobilístico em alta velocidade. Ele sofreu uma fratura-luxação posterior do quadril esquerdo, uma fratura de patela cominuída, uma fratura-luxação exposta do seu cotovelo esquerdo e uma fratura ipsilateral na ulna e no rádio do antebraço esquerdo. Ele estava hemodinamicamente estável.

Fig. 2.9-1 a–b   Raios X pré-operatórios.
a   Incidência AP do cotovelo/antebraço esquerdo.
b   Incidência lateral do cotovelo/antebraço esquerdo.

Indicação

Os raios X iniciais mostram uma fratura cominuída da ulna e do rádio e uma fratura-luxação transarticular anterior, com uma fratura de cisalhamento intra-articular multifragmentária do côndilo medial. A articulação radioumeral parece estar subluxada. A lesão no cotovelo é aberta medialmente, a fratura no antebraço é fechada. Após a redução fechada do quadril, a lesão na extremidade superior esquerda aberta é tratada como uma emergência.

2 Úmero distal

Planejamento pré-operatório

Equipamento

- Placas de úmero distal LCP 3,5
- LC-DCP 3,5
- Parafusos de compressão
- Sistema de irrigação de jato de ar comprimido
- Fios K de 2,0 mm

(O tamanho do sistema, dos instrumentos e dos implantes pode variar de acordo com a anatomia.)

Preparação e posicionamento do paciente

Antibióticos: intravenosos, durante cinco dias, devido à lesão aberta.

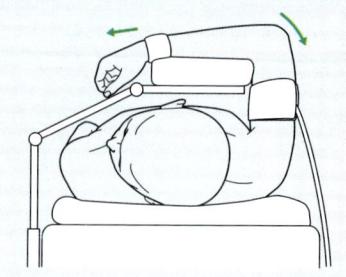

Fig. 2.9-2 O paciente é colocado em decúbito dorsal, com o braço apoiado em uma mesa de braço.

2 Abordagem cirúrgica

A abordagem cirúrgica usada é, muitas vezes, definida pela lesão da pele, como neste caso. A lesão é aberta no nível do epicôndilo medial. A incisão é aumentada em direção à diáfise ulnar para abordar a fratura do olécrano. As fraturas da diáfise da ulna e do rádio são abordadas por incisões separadas. O nervo ulnar está envolvido na lesão e deve ser manuseado com cuidado. A transposição primária anterior do nervo pode ser aconselhável.

3 Redução e fixação

Após limpeza completa e irrigação da ferida aberta, a fratura multifragmentária da tróclea é tratada em primeiro lugar. A superfície articular é reconstruída com pequenos parafusos de compressão (1,5–2,00 mm). Com um parafuso de compressão de 3,5 mm único, a tróclea é fixada ao bloco articular restante (isto é, o capítulo do úmero). A coluna medial é sustentada com uma placa de úmero distal LCP pré-moldada. A fratura do olécrano mostra uma grande área de perda óssea. A incisura troclear do olécrano é reconstruída e fixada com uma técnica-padrão de banda de tensão. Enxerto ósseo e fixação com placa são planejados após a consolidação da grave lesão do tecido mole.

2.9 Fratura articular parcial, côndilo medial sagital, transtroclear multifragmentária (13-B2.3)

3 Redução e fixação (cont.)

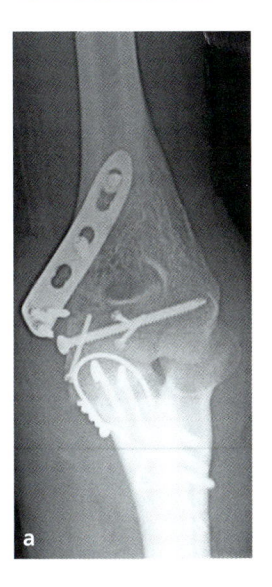

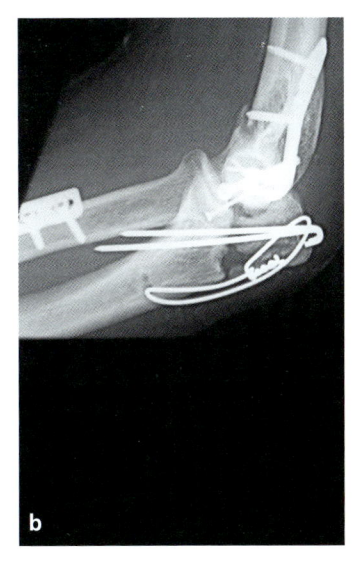

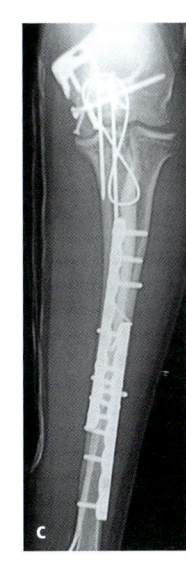

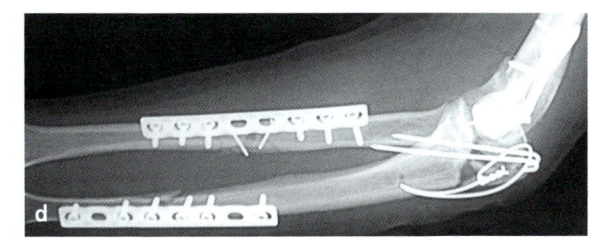

Fig. 2.9-3 a–d Raios X pós-operatórios imediatos.

O envelope da pele foi reconstruído com sutura primária e enxerto de malha e cicatrizou sem infecção. Depois de seis semanas, foi feito o enxerto ósseo da crista ilíaca para preencher o defeito ósseo no olécrano, combinado com a fixação de placa definitiva. A consolidação ocorrer sem intercorrências.

4 Reabilitação

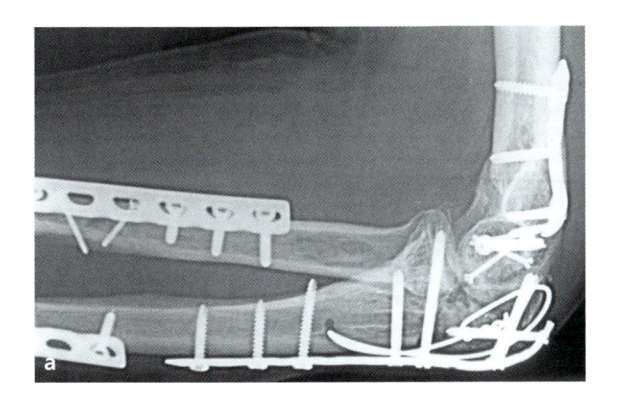

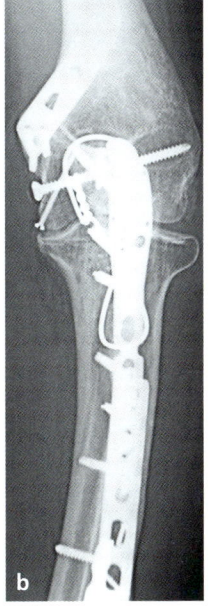

Fig. 2.9-4 a–b Consolidação da fratura, três meses depois do enxerto ósseo e da fixação da placa do olécrano. A articulação foi preservada. O paciente teve livre rotação do antebraço, um déficit de extensão de 30°, e 120° de flexão ativa.

2 Úmero distal

Remoção do implante

As placas da ulna levam, muitas vezes, a queixas devido a sua posição superficial por baixo da pele. Um ano após a operação, o paciente solicitou remoção das placas ulnares, bem como a remoção da placa da coluna ulnar combinada com transposição anterior do nervo ulnar.

5 Armadilhas –

Equipamento
A fixação com banda de tensão ou com placas menores (p. ex., placa de um terço de tubo, placa de reconstrução) pode ser muito fraca para fixação definitiva nas fraturas-luxações transolecranianas, sobretudo quando há perda óssea.

Abordagem cirúrgica
Deve-se tomar cuidado para proteger o nervo ulnar.

Redução e fixação
A fixação deve ser estável o suficiente para permitir o movimento precoce da articulação do cotovelo.

Reabilitação
O cuidado e o tratamento do tecido mole não devem impedir a mobilização ativa do cotovelo.

6 Dicas +

Equipamento
A placa de coluna ulnar pré-moldada ajuda a reduzir essa coluna, sobretudo nos casos com cominuição e uma falta de referências ósseas.

Abordagem cirúrgica
A transposição anterior primária do nervo pode ser aconselhável.

Redução e fixação
Como regra geral, o bloco articular deve ser reconstruído primeiro, seguido pela fixação da coluna.

Reabilitação
A mobilização ativa precoce é pré-requisito para que se obtenha um resultado funcional satisfatório após tão grave lesão óssea e de tecido mole combinada.

Autores Jesse B. Jupiter, David C. Ring

2.10 Fratura articular parcial, côndilo medial sagital, transtroclear multifragmentária (13-B2.3)

1 Descrição de caso

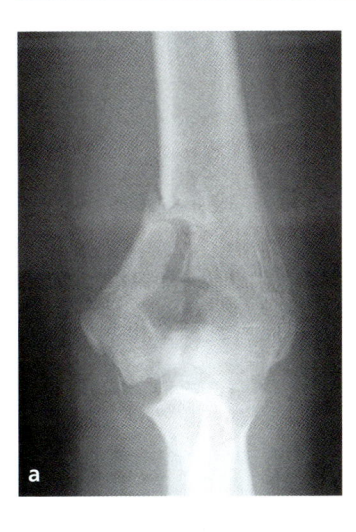

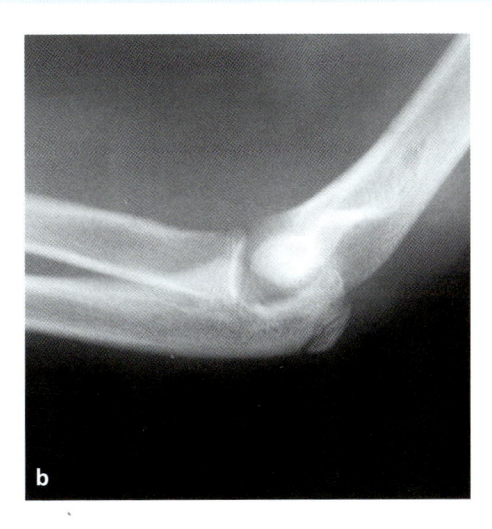

Uma menina de 15 anos caiu de um lance de escadas sofrendo uma fratura do úmero distal.

Fig. 2.10-1 a–b Os raios X mostram uma fratura do côndilo medial.

Indicação

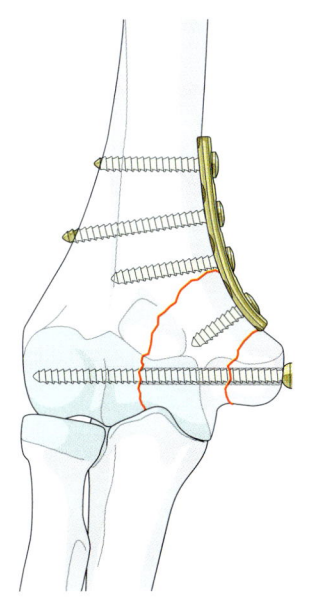

Essa fratura articular desviada requer fixação interna.

Fig. 2.10-2 Se a placa não se estender para baixo do epicôndilo medial, não será necessário transpor o nervo ulnar. Um parafuso pode ser colocado separadamente da placa ou, de forma alternativa, todos os parafusos podem passar por ela. A placa deve ser moldada para encaixar-se na coluna medial.

2   Úmero distal

Planejamento pré-operatório

Equipamento

- LC-DCP 3,5
- Parafusos de 3,5 mm

(O tamanho do sistema, dos instrumentos e dos implantes pode variar de acordo com a anatomia.)

Preparação e posicionamento do paciente

Antibióticos: cefalosporina intravenosa de primeira geração.
Posicionamento em decúbito dorsal, com o braço apoiado em uma mesa de mão.
Torniquete estéril.

2   Abordagem cirúrgica

É feita uma incisão da pele direta medial ou na linha média posterior. Incisões mais posteriores irão evitar o nervo cutâneo antebraquial medial.

3   Redução e fixação

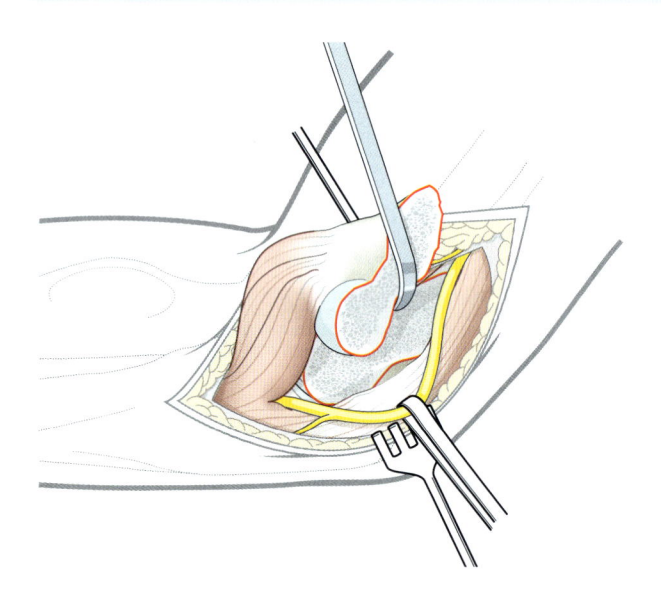

Fig. 2.10-3   O nervo ulnar é isolado e protegido. O local da fratura é aberto, mobilizando os fragmentos. A fratura é limpa, sendo removidos coágulos sanguíneos, pedaços soltos de osso e tecido interposto. A articulação é, então, inspecionada para garantir que nenhum componente da fratura intra-articular passe despercebido quando a imagem for examinada.

2.10 Fratura articular parcial, côndilo medial sagital, transtroclear multifragmentária (13-B2.3)

3 Redução e fixação (cont.)

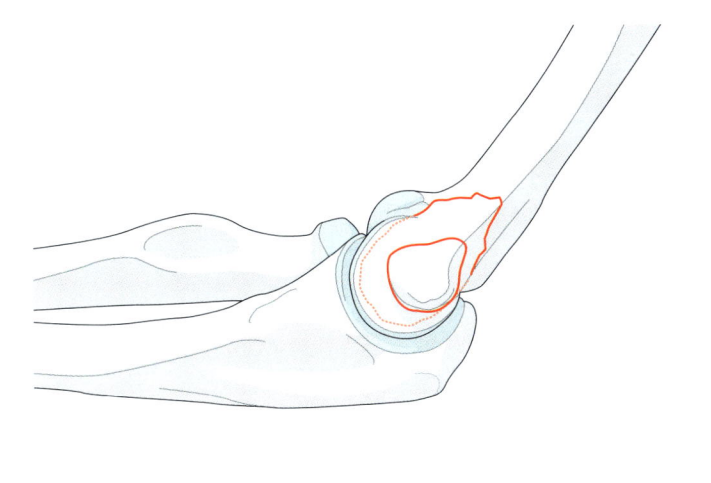

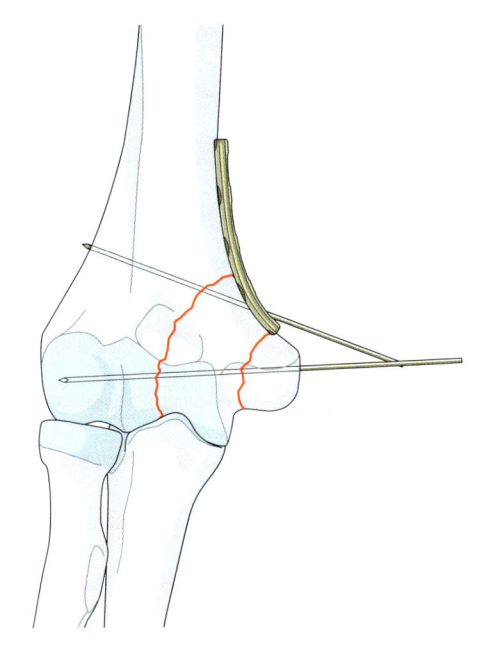

Fig. 2.10-4 Reduzindo a fratura: a redução é monitorada pelo realinhamento das linhas da fratura metafisária. Dependendo da extensão da exposição, as linhas de fratura anterior e posterior, incluindo a superfície articular, podem ser verificadas.

Fig. 2.10-5 A fratura é estabilizada com fios K lisos de no mínimo 1,5 mm de diâmetro. Esses fios devem ser colocados cuidadosamente, de modo a não obstruir a colocação da placa. Fios K temporários podem ser colocados através de um furo de parafuso da placa ou adjacentes a ela para evitar que sua colocação seja obstruída.

2   Úmero distal

3   Redução e fixação   (cont.)

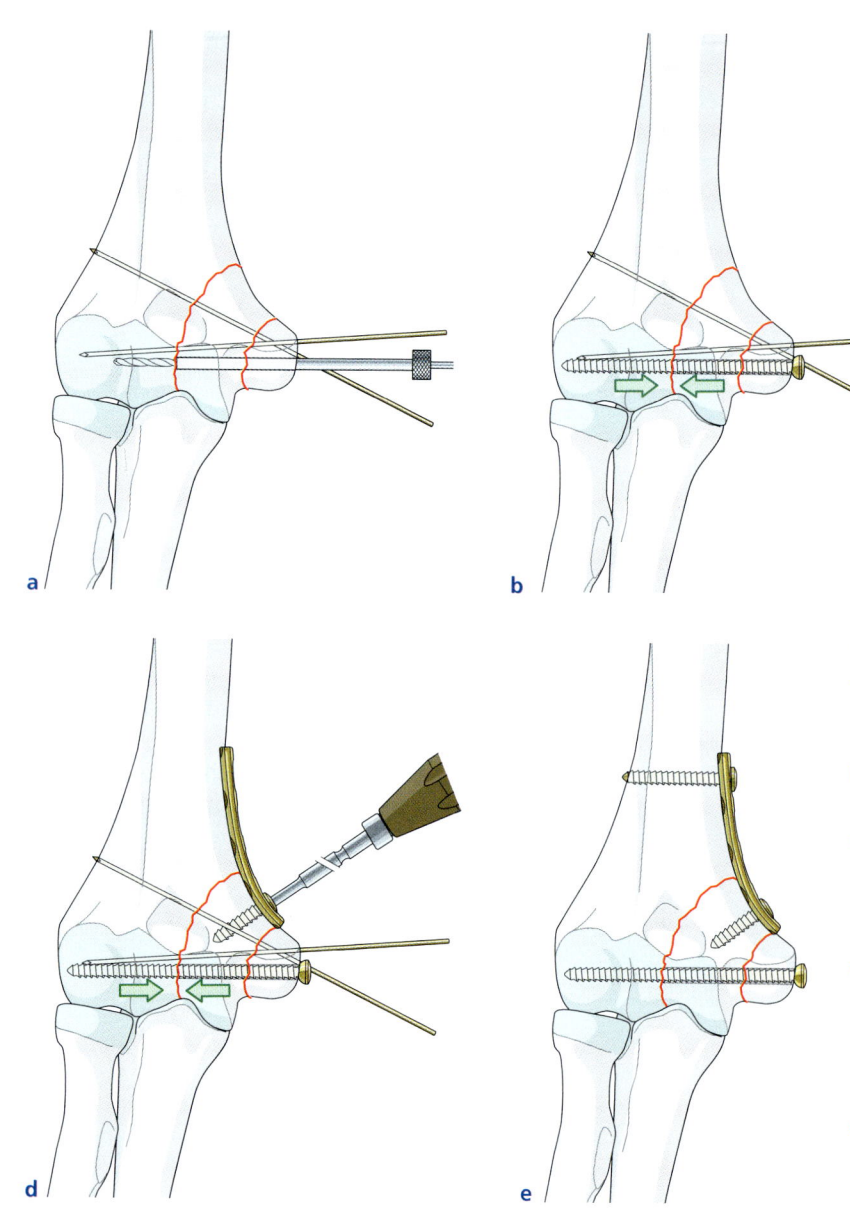

Fig. 2.10-6 a–e

a   O fragmento proximal é perfurado com uma broca de 3,5 mm para criar um furo deslizante. O fragmento distal é então perfurado com uma broca de 2,5 mm.

b   O parafuso é inserido e apertado de modo a comprimir os fragmentos.

c   A ordem da inserção dos parafusos através da placa pode variar. Em geral, é melhor colocar primeiro o parafuso mais distal. Uma broca de 2,5 mm é usada para perfurar um canal dentro da tróclea sobre o local da fratura.

d   O comprimento do parafuso é mensurado, o canal é rosqueado, se necessário, e o parafuso, inserido. Os parafusos que cruzam o local da fratura podem ser colocados como parafusos de compressão, parafusos parcialmente rosqueados ou parafusos de posição.

e   Depois, um dos parafusos proximais é inserido para ancorar a placa. Este é um parafuso cortical de 3,5 mm; então, uma broca de 2,5 mm é necessária. Após a fixação inicial dos parafusos proximal e distal, o alinhamento da fratura e a colocação do implante são confirmados usando intensificador de imagem.

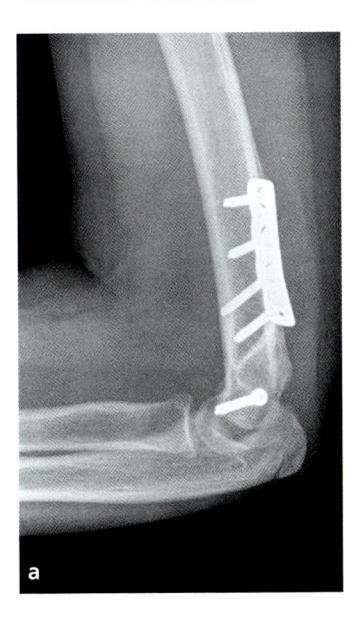

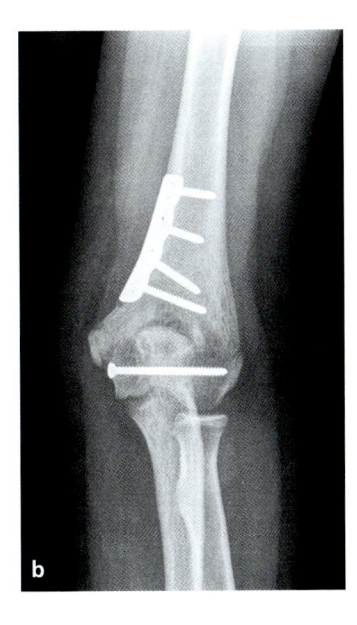

2.10 Fratura articular parcial, côndilo medial sagital, transtroclear multifragmentária (13-B2.3)

3 Redução e fixação (cont.)

Fig. 2.10-7 a–b   Raios X mostrando a fixação final.

4 Reabilitação

Para conforto, o braço foi imobilizado em uma tala que será descartada, e exercícios ativo-assistidos do cotovelo iniciados em alguns dias. O uso ativo do braço para atividades diárias leves deve ser encorajado. Os exercícios frequentes para a mão limitarão o edema.

Se, devido à complexidade da fratura ou à qualidade fraca do osso, a fixação for tênue, pode ser aconselhável imobilizar o cotovelo durante duas semanas antes de iniciar os exercícios.

Nenhum exercício de carga ou de fortalecimento foi permitido até que a consolidação incial da fratura fosse estabelecida, em um mínimo de 6 a 8 semanas após a fratura.

Depois da remoção da sutura, duas semanas após a operação, a paciente foi observada a cada 4 a 6 semanas, para exames e raios X, até que a consolidação fosse confirmada e a amplitude de movimento e a força tivessem retornado.

2 Úmero distal

4 Reabilitação (cont.)

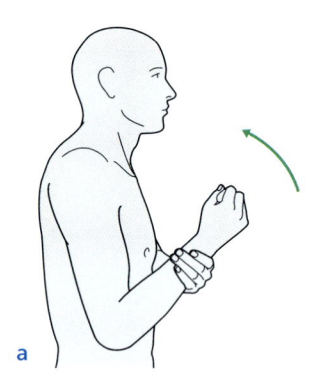

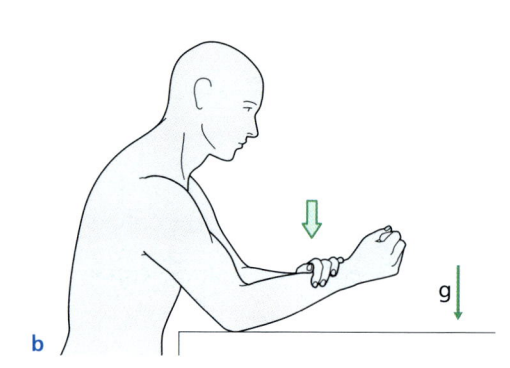

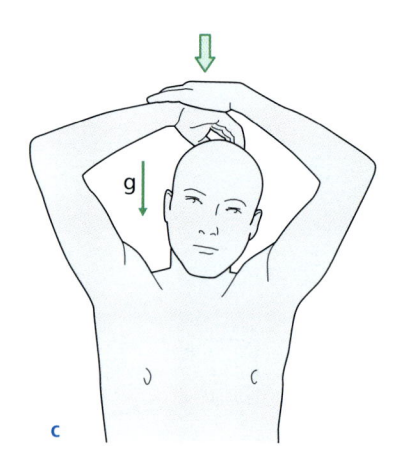

Fig. 2.10-8 a–c Exercícios de movimento ativo-assistido do cotovelo.
a   A paciente deve inclinar o cotovelo, o máximo possível, enquanto usa simultaneamente o braço oposto para empurrar o braço em flexão adicional (seta apontando para cima). Esse esforço deve ser mantido durante vários minutos; quanto mais tempo, melhor.
b   Depois, um exercício similar é feito para extensão (cotovelo sobre a mesa, a seta indicando pressão para baixo).
c   Quando possível, a paciente deve elevar o braço afetado acima da cabeça e, usando esta para apoiar a mão, flexionar o cotovelo, com o auxílio da gravidade.

Remoção do implante

A remoção do implante só é realizada se os sintomas forem atribuídos aos implantes e a paciente achar que os riscos valham a pena.

5 Armadilhas –

Redução e fixação
Lesão articular não reconhecida.

Fragmentos articulares impactados.

6 Dicas +

Redução e fixação
Usar TC para ajudar a definir as fraturas articulares.

Quando as linhas das fraturas articulares e metafisárias não puderem ser simultaneamente realinhadas, considere que uma parte do úmero distal pode estar fraturada e impactada em uma posição estável.

Autores   Tak-Wing Lau, Frankie Leung

2.11 Fratura articular parcial, frontal completa do capítulo (13-B3.1)

1 Descrição de caso

Uma mulher de 33 anos sofreu um trauma único, resultando em uma fratura fechada do cotovelo esquerdo.

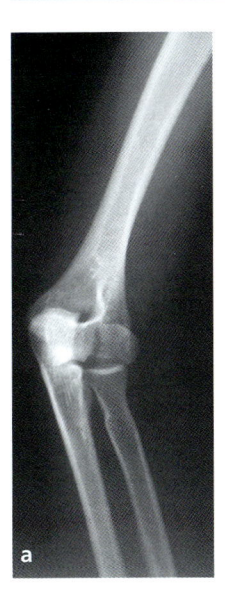

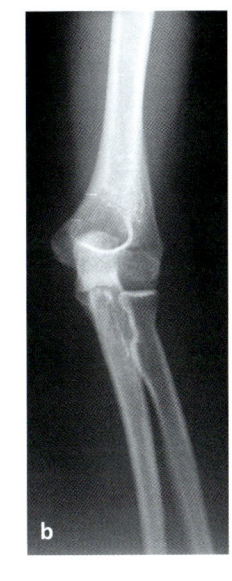

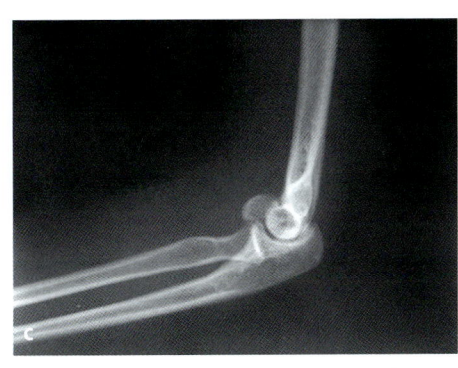

Fig. 2.11-1 a–c   Raios X pré-operatórios.

Indicação

A paciente apresentou-se com uma fratura completamente desviada do capítulo. O capítulo fraturado estava desviado e alojou-se no aspecto anterior da cabeça radial, tornando a redução fechada impossível. A redução anatômica e a fixação rígida eram necessárias. O exercício de amplitude de movimento total precoce do cotovelo foi muito importante para a reabilitação e futura função da articulação do cotovelo.

2 Úmero distal

Planejamento pré-operatório

Equipamento

- Fios K de 1,2 mm
- Miniparafusos corticais de 2,0 mm ou parafusos de Herbert

(O tamanho do sistema, dos instrumentos e dos implantes pode variar de acordo com a anatomia.)

Preparação e posicionamento do paciente

A paciente é colocada em decúbito dorsal, com o braço repousando confortavelmente em uma mesa de braço radiotransparente. Um torniquete de braço é usado. O uso de um intensificador de imagem é opcional.

Antibióticos: dose única de cefalosporina de segunda geração.
Profilaxia de trombose: nenhuma.

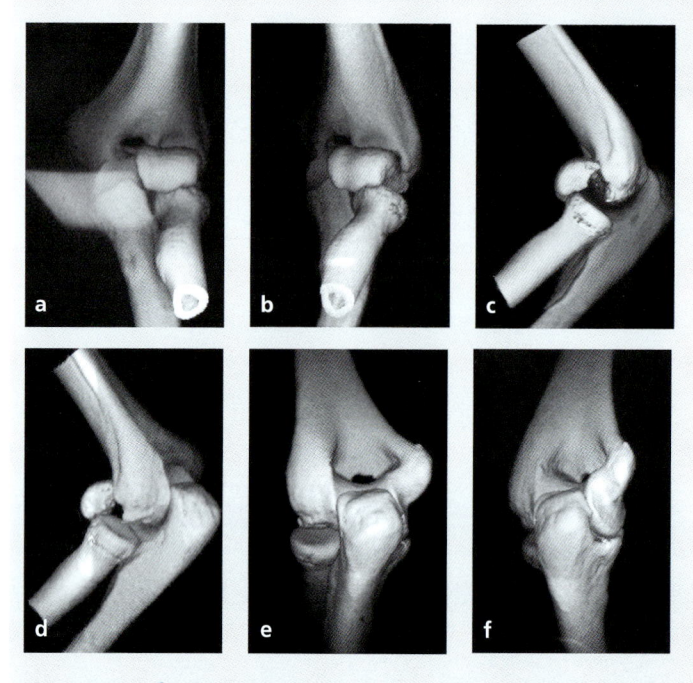

Fig. 2.11-2 a–f Exame de TC com reconstrução tridimensional muitas vezes é útil para delinear o padrão da fratura mais nitidamente, sobretudo nas fraturas do capítulo.

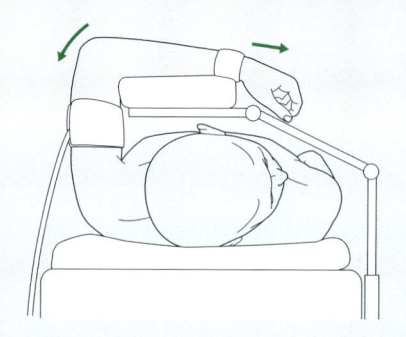

Fig. 2.11-3 A paciente é colocada em decúbito dorsal, com o braço afetado repousando sobre a mesa de braço.

2.11 Fratura articular parcial, frontal completa do capítulo (13-B3.1)

2 Abordagem cirúrgica

Uma incisão de 5 cm proximal à crista supracondilar lateral do úmero é estendida distalmente ao longo dessa crista e prossegue para a articulação radiocapitular. O intervalo entre o músculo tríceps posteriormente e os músculos braquiorradial e extensor radial longo do carpo anteriormente é dissecado para expor o côndilo lateral e a cápsula sobre a superfície da cabeça radial. O intervalo entre o extensor ulnar do carpo e o ancôneo é dissecado. A origem do músculo extensor comum é refletida anteriormente, a partir do côndilo lateral, pela dissecção subperiosteal. O córtex posterior do côndilo lateral deve ser limpo de tecido mole na preparação para a inserção do parafuso. A cápsula articular é cortada no sentido longitudinal para expor a articulação. Distalmente, ela não precisa estender-se até o colo do rádio.

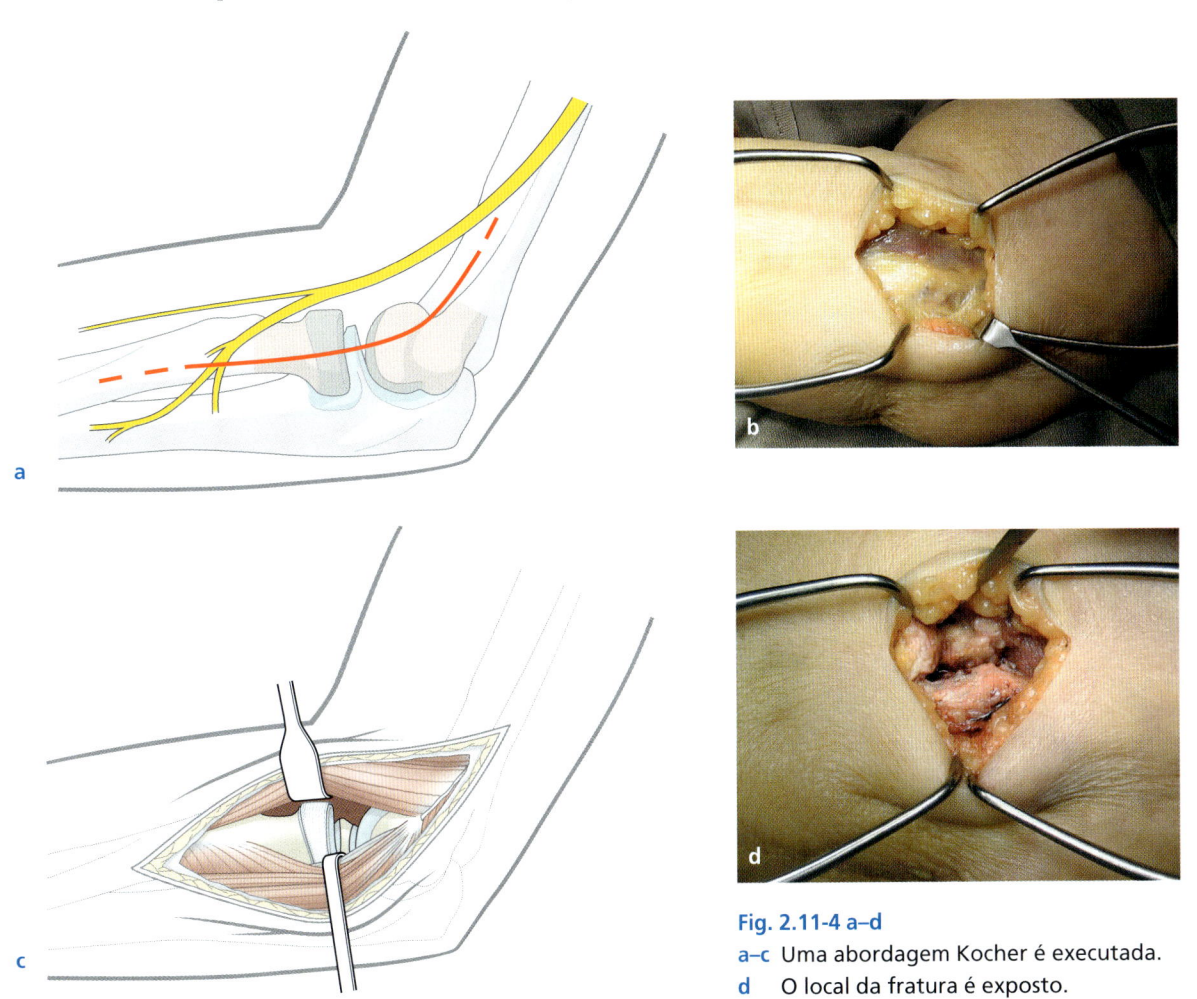

Fig. 2.11-4 a–d
a–c Uma abordagem Kocher é executada.
d O local da fratura é exposto.

2 Úmero distal

2 Abordagem cirúrgica (cont.)

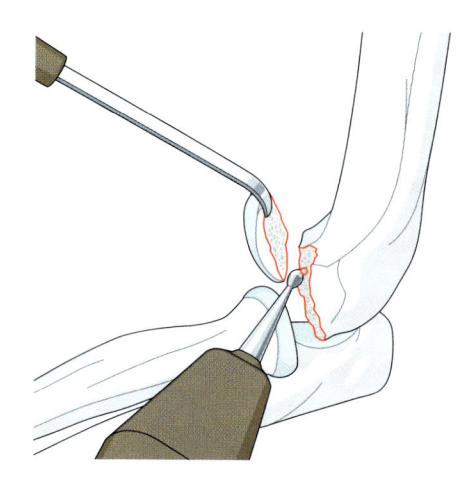

Fig. 2.11-5 Limpeza do local da fratura pela remoção dos coágulos sanguíneos, dos pedaços soltos de osso e de tecido interposto. Inspecione a articulação para garantir que nenhum componente da fratura intra-articular tenha passado despercebido.

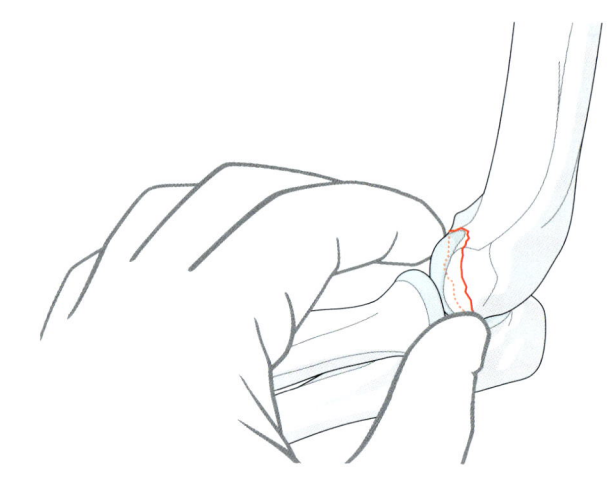

Fig. 2.11-6 Realinhamento da fratura. Monitore a redução, realinhando as linhas de fratura metafisárias e articulares.

3 Redução

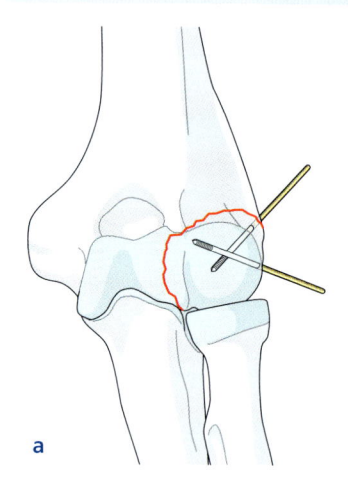

Uma força leve em varo e extensão do cotovelo podem ajudar a reduzir o capítulo desviado de volta para a posição anatômica. Após o capítulo ter sido reduzido, a flexão do cotovelo pode ajudar a manter a redução.

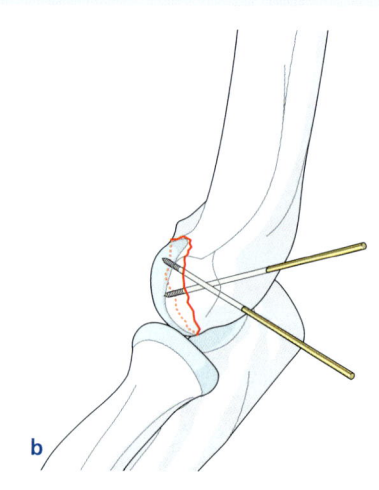

Fig. 2.11-7 a–c
a-b Se forem usados parafusos canulados, fios-guias são inseridos através do local da fratura.

2.11 Fratura articular parcial, frontal completa do capítulo (13-B3.1)

3 Redução (cont.)

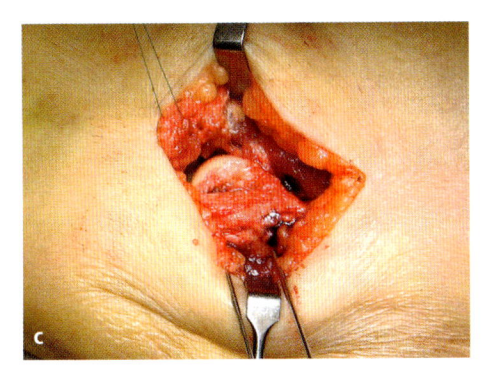

Fig. 2.11-7 a–c (cont.)
c. Se forem usados parafusos não canulados, um par de fios K de 1,2 mm será inserido com motor, a partir do córtex posterior, para fixar o capítulo. A redução pode ser confirmada sob um intensificador de imagem.

4 Fixação

Uma broca de 1,5 mm é usada para perfurar o canal do parafuso a partir do córtex posterior do úmero distal. A perfuração deve ser suave e lenta para sentir o ponto final no osso subcondral. Uma broca de 2,0 mm é usada para perfurar o córtex proximal do canal. O comprimento apropriado do parafuso é mensurado. O canal não é rosqueado. O miniparafuso cortical de 2,0 mm escolhido é lentamente inserido no canal até o aperto com o dedo. Um segundo parafuso é inserido da mesma maneira, mas em uma direção diferente. As pontas dos parafusos não devem ser vistas através da superfície articular do capítulo por visão direta.

Os fios K podem, então, ser removidos. A posição final é verificada com intensificador de imagem. Um dreno a vácuo é inserido na articulação. A cápsula e a fáscia intermuscular são reparadas com suturas absorvíveis. A pele é suturada com pontos de sutura subcuticulares.

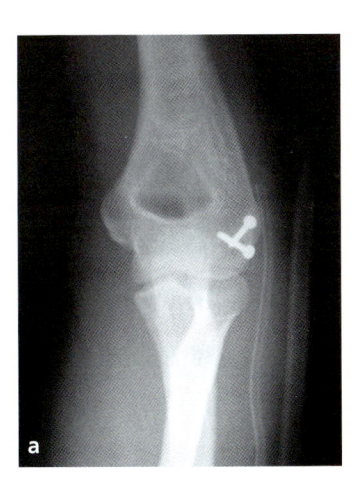

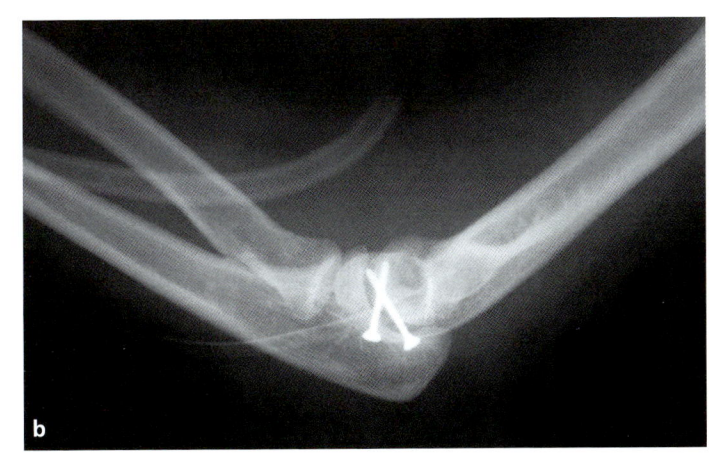

Fig. 2.11-8 a-c Raios X pós-operatórios imediatos.

5 Reabilitação

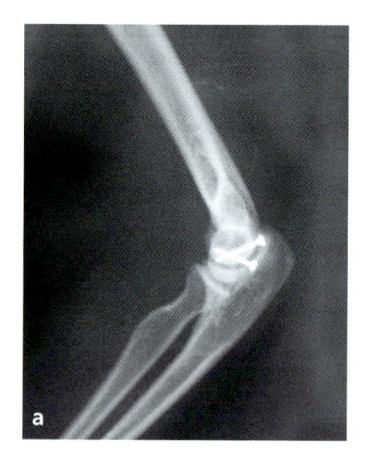

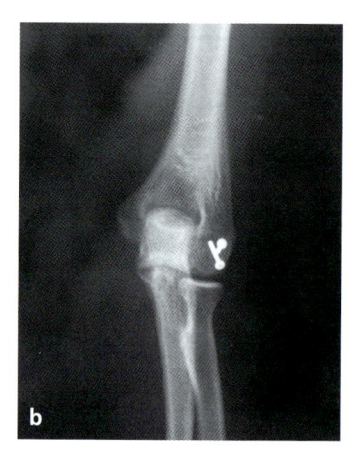

O dreno foi removido um dia após a operação. A indometacina (25 mg, três vezes ao dia), junto com antiácido, é prescrita de forma rotineira por seis semanas de pós-operatório para diminuir as chances de ossificação heterotrófica, contanto que a paciente não tenha história de ulceração péptica ou alergia à droga.

A paciente foi aconselhada a mobilizar o cotovelo livremente tão logo possível.

Fig. 2.11-9 a–b Raios X AP e lateral, três meses após a operação.

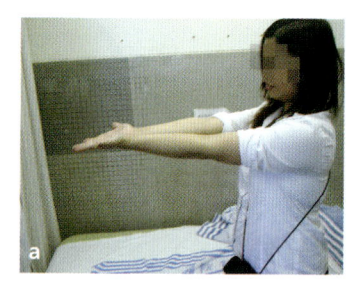

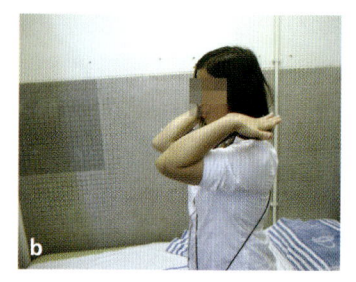

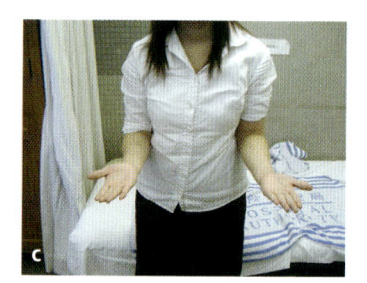

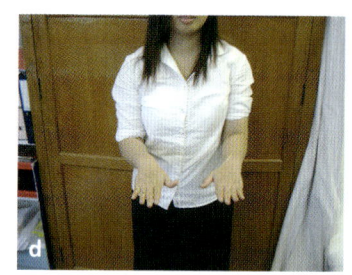

Fig. 2.11-10 a–d Movimento total, três meses após a operação.

Remoção do implante

A remoção do implante não é aconselhável.

2.11 Fratura articular parcial, frontal completa do capítulo (13-B3.1)

6   Armadilhas −

Equipamento
O planejamento pré-operatório efetivo é crucial para assegurar que o equipamento correto (isto é, parafusos com diâmetro e comprimento apropriados) esteja disponível durante a operação. Parafusos de diâmetro ou comprimento inapropriados devido a planejamento pré-operatório inadequado podem levar a lesão nas superfícies articulares radiocapitulares.

Abordagem cirúrgica
O ligamento colateral radial pode ser inadvertidamente cortado.

Redução e fixação
A redução forçada do fragmento esmagado pode causar fratura iatrogênica do capítulo e lesão na cartilagem. Um hematoma ou um pequeno fragmento osteocondral podem resultar em uma difícil redução anatômica. Parafusos corticais podem produzir um resultado pobre se o osso for osteoporótico ou o fragmento for muito pequeno.

Reabilitação
Rigidez pode ocorrer com facilidade se o movimento do cotovelo for retardado devido à dor ou à instabilidade da fratura.

7   Dicas +

Equipamento
Parafusos de Herbert podem ser usados em vez de parafusos corticais. Esses parafusos sem cabeça podem fornecer uma melhor fixação no osso osteoporótico ou quando o fragmento for muito pequeno.

Abordagem cirúrgica
A dobradiça de tecido mole, especialmente na parte superior do capítulo, não deve ser perturbada a fim de proporcionar uma melhor biologia de consolidação.

Redução e fixação
Um clipe de redução às vezes é útil na manutenção da redução.

Uma reversão do mecanismo da lesão, extensão com leve força em varo do cotovelo pode ser útil na redução de um capítulo encravado na região anterior.

Todos os hematomas ou fragmentos ósseos devem ser removidos antes da tentativa de redução.

O rosqueamento do canal perfurado às vezes é desnecessário para a obtenção de um melhor ponto de apoio dos parafusos no osso osteoporótico ou esponjoso.

Reabilitação
A mobilização precoce é a chave da recuperação total.

Autor David C. Ring

2.12 Fratura articular parcial, frontal da tróclea, simples (13-B3.2)

1 Descrição de caso

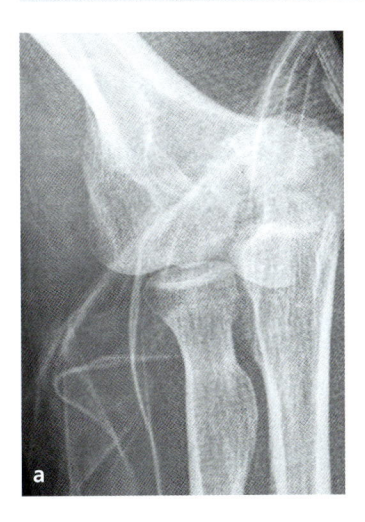

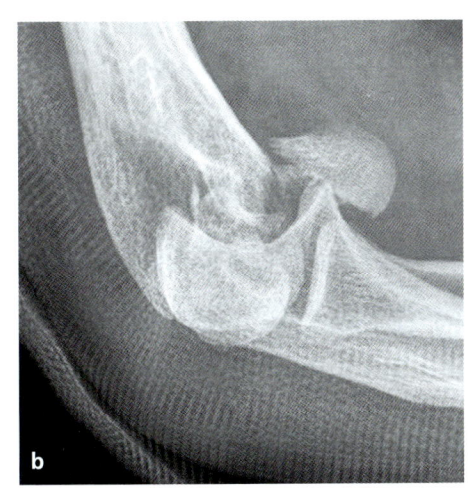

Uma mulher de 50 anos fraturou seu úmero distal após escorregar no gelo.

Fig. 2.12-1 a–b Os raios X oblíquos da lesão mostram uma fratura do úmero distal, mas a natureza precisa da lesão é difícil de interpretar a partir deles.

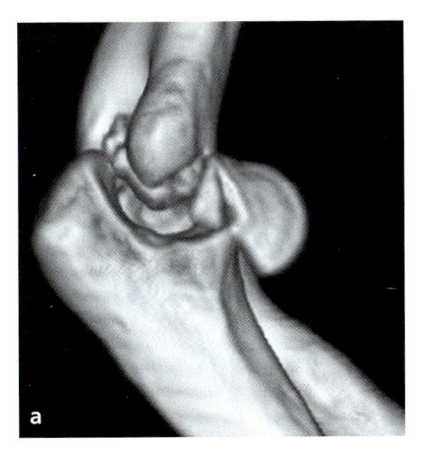

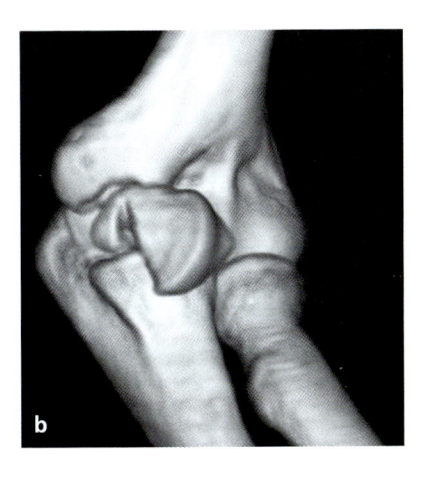

Fig. 2.12-2 a–b Exames de TC com reconstrução tridimensional forneceram uma visão mais nítida da fratura.

Indicação

A articulação ulnotroclear é a chave para a articulação do cotovelo. É evidente neste caso que o cotovelo não funcionará com a tróclea nesta condição.

2   Úmero distal

Planejamento pré-operatório

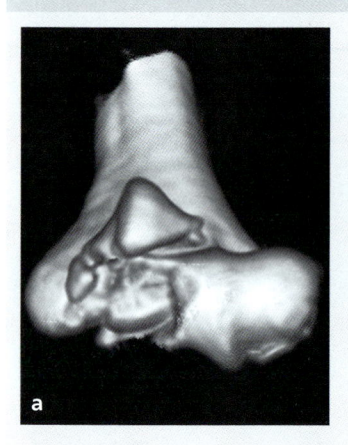

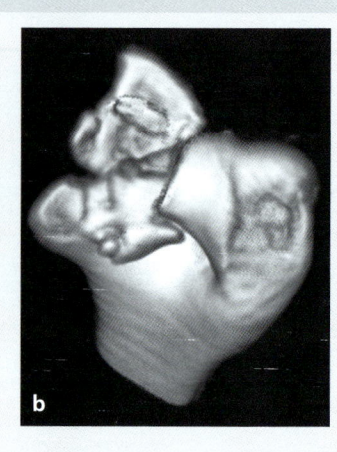

Fig. 2.12-3 a–b   O exame de TC tridimensional revela a impactação do fragmento da fratura troclear posterior. Ele precisará ser desimpactado para que os fragmentos desviados se encaixem de volta no local.

Equipamento

Prender os fragmentos:
- Parafusos sem cabeça
- Fios K rosqueados e outros implantes que possam ser sepultados

Osteotomia:
- Serra oscilante
- Osteótomos

Reparo da osteotomia do olécrano:
- Fios K
- Fio de aço inoxidável

(O tamanho do sistema, dos instrumentos e dos implantes pode variar de acordo com a anatomia.)

Preparação e posicionamento do paciente

Antibióticos: cefalosporina intravenosa de primeira geração.

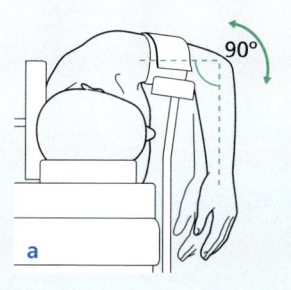

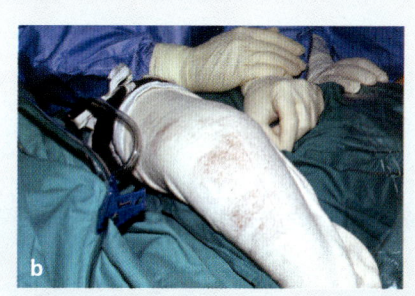

Fig. 2.12-4 a–b   A paciente é colocada em posição de decúbito lateral, e o braço preparado sobre um travesseiro ou suporte. Um torniquete estéril é usado.

2.12 Fratura articular parcial, frontal da tróclea, simples (13-B3.2)

2 Abordagem cirúrgica

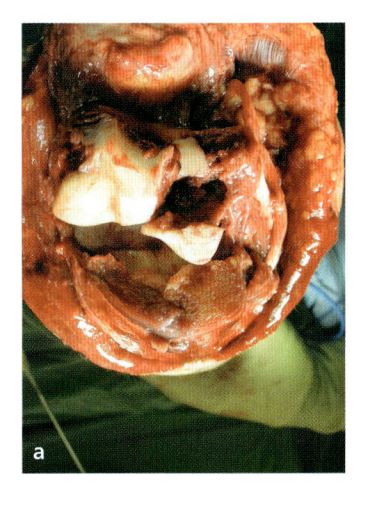

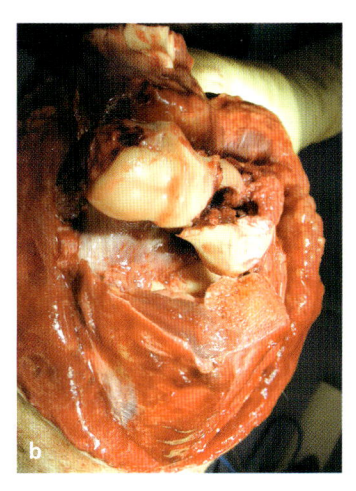

Fig. 2.12-5 a–b É realizado uma exposição por osteotomia do olécrano.

3 Redução e fixação

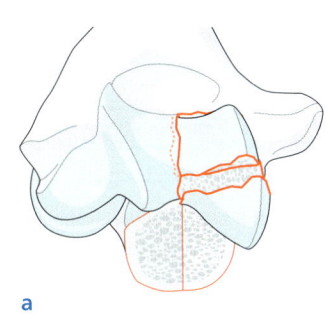

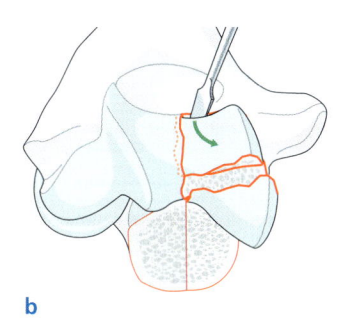

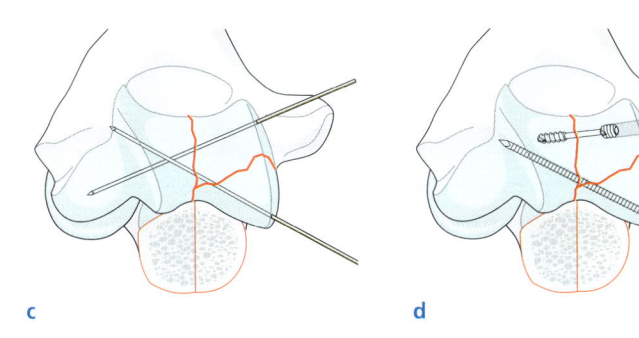

Fig. 2.12-6 a–d

a O local da fratura é limpo, sendo removidos coágulos sanguíneos, pedaços soltos de osso e tecido interposto. A articulação é inspecionada para garantir que nenhum componente de fratura intra-articular tenha passado despercebido.

b O pedaço troclear posterior impactado, estável, deve ser desimpactado usando força, mas com controle considerável para evitar a perda de quaisquer fragmentos importantes da fratura. Usando um osteótomo, o fragmento é desimpactado e trazido em alinhamento com as partes intactas do osso.

c A fratura é reduzida e provisoriamente presa com fios K pequenos, lisos.

d Parafusos sem cabeça são usados para prender os fragmentos articulares maiores com qualidade óssea adequada.
Os fragmentos menores e aqueles com osso subcondral limitado são presos com pequenos fios K rosqueados, atingindo a fixação através do osso subcondral adjacente.

2 Úmero distal

3 Redução e fixação (cont.)

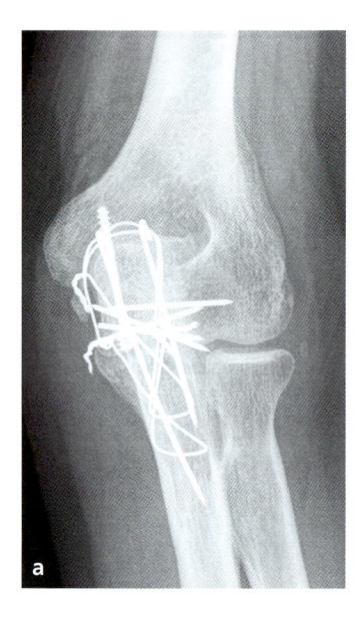

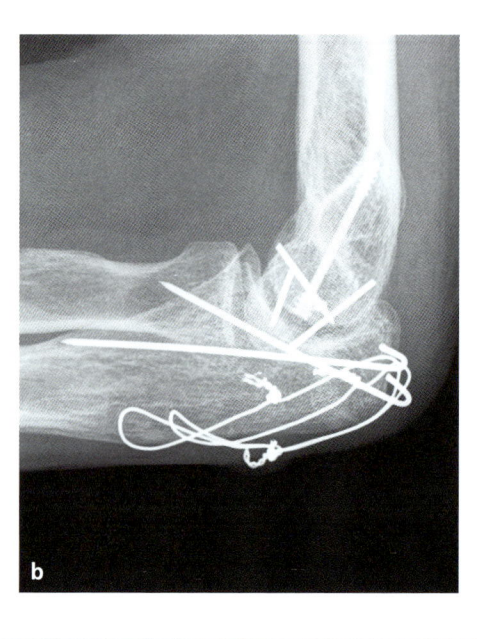

Fig. 2.12-7 a–b A osteotomia do olécrano é reparada com um mecanismo de fio de banda de tensão.

4 Reabilitação

O braço foi imobilizado em uma tala, para conforto. A tala foi então descartada, e os exercícios ativo-assistidos para o cotovelo, iniciados alguns dias após a operação. O uso ativo do braço e as atividades diárias leves foram encorajados. Exercícios de mão frequentes limitaram o edema.

Se a fixação for tênue devido à complexidade da fratura ou à qualidade fraca do osso, pode ser aconselhável imobilizar o cotovelo por quatro semanas antes de começarem os exercícios.

Nenhum exercício de carga ou de fortalecimento foi permitido até que a consolidação inicial da fratura fosse estabelecida, em um mínimo de 6 a 8 semanas após a fratura.

Depois da remoção da sutura, duas semanas após a operação, a paciente foi observada a cada 4 a 6 semanas, para exames de acompanhamento e raios X, até que a consolidação fosse segura e a amplitude de movimento e a força tivessem retornado.

Remoção do implante

Parafusos encravados são permanentes a menos que sejam sintomáticos. Uma vez que a fratura tenha consolidado, será destrutivo tentar remover os parafusos.

2.12 Fratura articular parcial, frontal da tróclea, simples (13-B3.2)

5   Armadilhas −

Redução e fixação
Falha em identificar a impactação.

Os fragmentos estáveis podem, às vezes, parecer estar na posição correta. Se não forem desimpactados e reposicionados, os fragmentos de fratura desviados (instáveis) não se encaixarão de modo apropriado.

Pequenos fragmentos articulares podem ser importantes, mas não são reparáveis com parafusos.

Reabilitação
A mobilização imediata não é aconselhável, dada a tênue fixação que muitas vezes é atingida nessas fraturas.

A rigidez disfuncional pode ser tratada com exercícios, imobilização e cirurgia, mas a perda da fixação dos fragmentos da fratura pode levar a dano irreversível da articulação do cotovelo.

6   Dicas +

Redução e fixação
Antecipar, identificar e corrigir qualquer impactação da fratura.

Prender um pequeno fragmento articular ao osso intacto, muitas vezes, requer fixação a um fragmento adjacente, usando pequenos fios K rosqueados no osso subcondral, paralelamente à superfície articular.

Reabilitação
Os pacientes muitas vezes readquirem o movimento funcional apesar de um período de imobilização de um mês.

Autor David C. Ring

2.13 Fratura frontal, articular parcial da tróclea, fragmentada (13-B3.2)

1 Descrição de caso

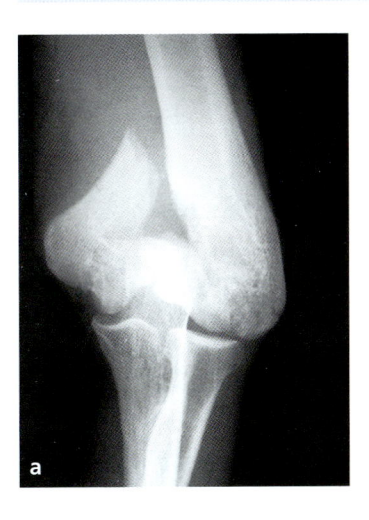

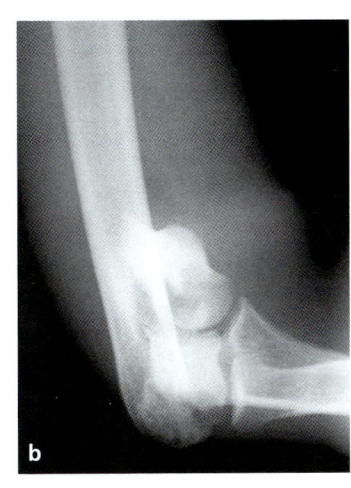

Um homem de 50 anos fraturou o cotovelo após escorregar em uma escada coberta de gelo.

Fig. 2.13.1 a-b Raios X AP e lateral mostram uma fratura da coluna medial. O capítulo e a tróclea lateral foram impactados para cima, em uma posição estável. Uma lesão articular complexa é evidente.

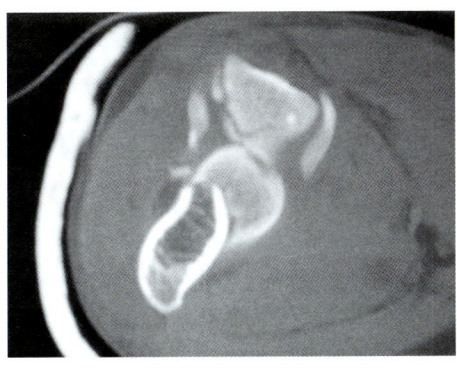

Fig. 2.13.2 Os exames de TC sugerem a complexidade da lesão, mas o plano de exame foi oblíquo e os resultados foram um pouco difíceis de interpretar.

A reconstrução em 3-D teria sido útil, mas não estava disponível na época em que o paciente foi tratado, há vários anos.

Indicação

Essa fratura desviada complexa do úmero distal compromete gravemente a função do cotovelo e requer tratamento operatório.

2   Úmero distal

Planejamento pré-operatório

Os pequenos fragmentos de fratura inteiramente articulares visíveis nos raios X requerem parafusos pequenos sem cabeça, que possam ser colocados sob a superfície da cartilagem, bem como pequenos fios K rosqueados. A reconstrução da TC em 3-D é útil para fins de planejamento dos objetivos. A cominuição complexa será mais bem visualizada por meio de uma osteotomia do olécrano.

Equipamento

- Torniquete estéril
- Pequenos parafusos sem cabeça
- Pequenos fios K rosqueados
- Fios K lisos de vários tamanhos
- Placa de reconstrução 3,5 ou equivalente

(O tamanho do sistema, dos instrumentos e dos implantes pode variar de acordo com a anatomia.)

Preparação e posicionamento do paciente

Antibióticos: cefalosporina intravenosa de segunda geração.

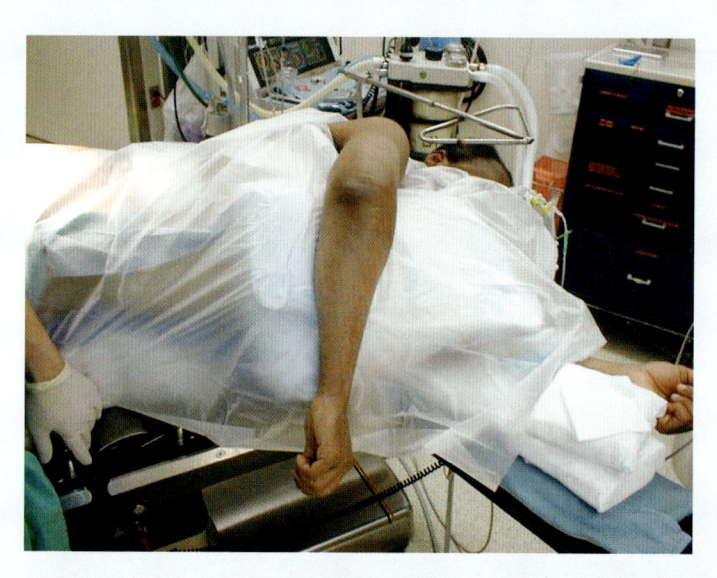

Fig. 2.13.3   O paciente é colocado em posição lateral, com o braço apoiado sobre um travesseiro em forma de rolo.
Um torniquete estéril é usado.

2   Abordagem cirúrgica

Uma exposição por osteotomia do olécrano é realizada.

2.13 Fratura frontal, articular parcial da tróclea, fragmentada (13-B3.2)

3   Redução e fixação

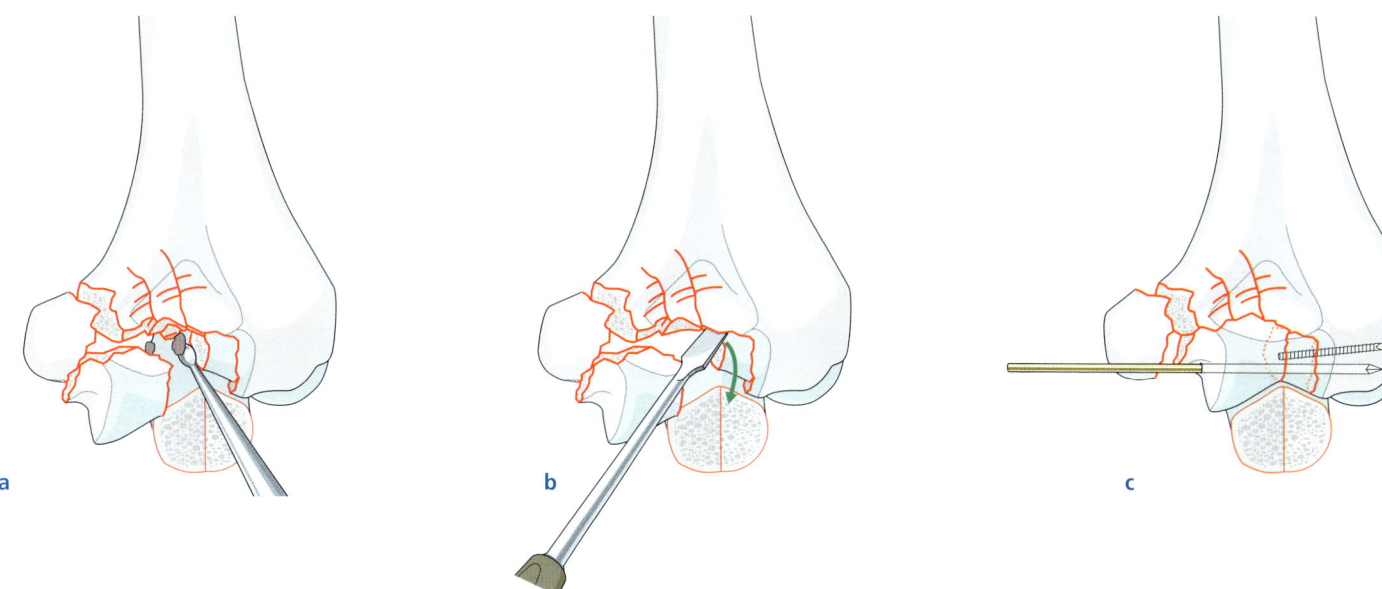

Fig. 2.13.4 a-c
a   O local da fratura é limpo, sendo removidos coágulos sanguíneos, pedaços frouxos de osso e tecido interposto. A articulação é inspecionada para assegurar que nenhum componente de fratura intra-articular adicional tenha passado despercebido.
b   Usando alguma força, os fragmentos de fratura impactados estáveis são desimpactados e colocados em linha com os outros fragmentos, mas com considerável controle, a fim de evitar perder quaisquer fragmentos importantes de fratura.
c   Fixação com fio K provisório (liso) e às vezes definitivo (rosqueado) é então aplicada.

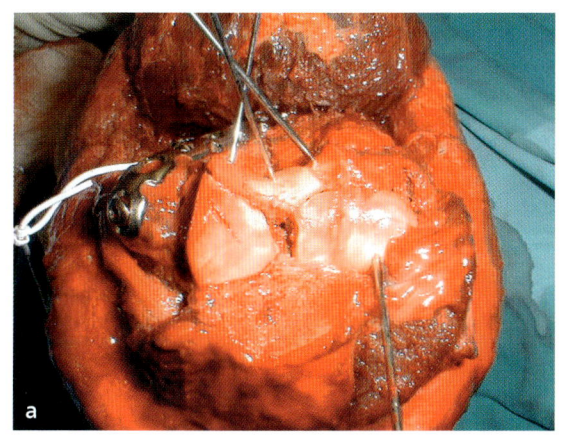

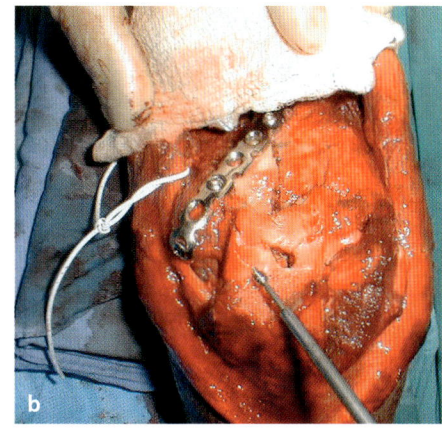

Fig. 2.13.5 a-b   Os fragmentos articulares são presos com fios K lisos de 2,0 mm. O côndilo medial é preso à diáfise do úmero com uma placa de reconstrução de 3,5 dobrada ao redor do epicôndilo medial para obter maior fixação.

2 Úmero distal

3 Redução e fixação (cont.)

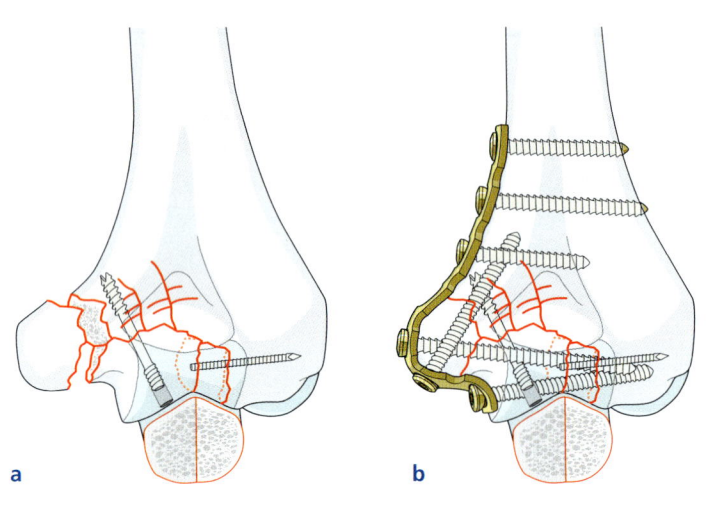

Fig. 2.13.6 a-b
a Os fragmentos articulares em geral são presos primeiro, seja à coluna lateral intacta ou a outros fragmentos grandes de fratura na coluna medial. Fragmentos articulares grandes podem ser presos com parafusos sem cabeça escondidos sob a superfície articular.
b O principal fragmento da coluna medial é então preso com uma placa de reconstrução de 3,5. Inicie com um parafuso distal para assegurar a colocação adequada da placa.

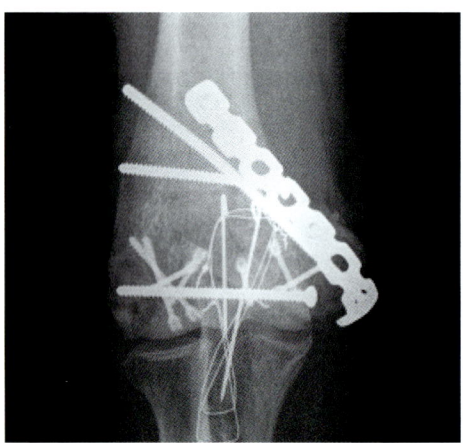

Fig. 2.13.7 Cada fio K é então substituído por um parafuso sem cabeça escondido. Alternativamente, podem ser usados parafusos canulados sem cabeça.

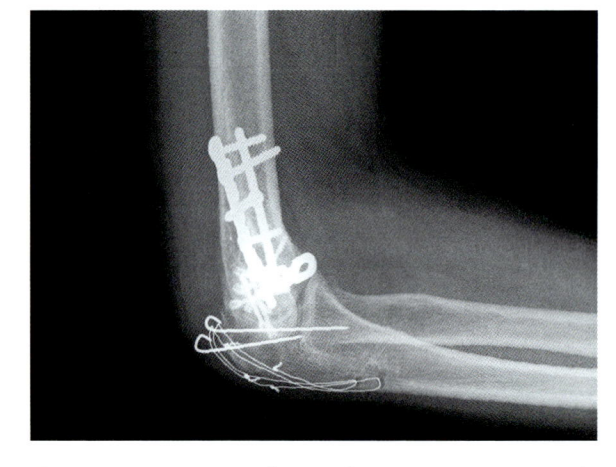

Fig. 2.13.8 Após completar a fixação, a osteotomia do olécrano é reparada e a ferida, fechada.

2.13 Fratura frontal, articular parcial da tróclea, fragmentada (13-B3.2)

4 Reabilitação

O braço foi imobilizado em uma tala, para conforto, que depois foi retirada, e exercícios ativo-assistidos do cotovelo foram iniciados em poucos dias. O uso ativo do braço em atividades diárias leves deve ser estimulado. Exercícios frequentes de mão irão limitar o edema. Se, devido à complexidade da fratura ou à má qualidade do osso, a fixação for tênue, pode ser aconselhável imobilizar o cotovelo por quatro semanas antes de iniciar os exercícios.

Nenhum exercício de sustentação de peso ou de fortalecimento foi permitido até que a consolidação inicial da fratura fosse estabelecida, em um mínimo de 6 a 8 semanas pós-trauma.

Depois da remoção da sutura, duas semanas após a operação, o paciente foi visto a cada 4 a 6 semanas para exames e raios X, até que a consolidação fosse confirmada e a amplitude de movimento e a força retornassem.

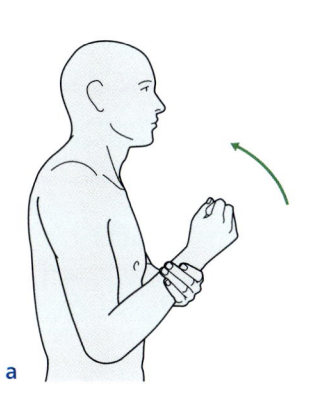

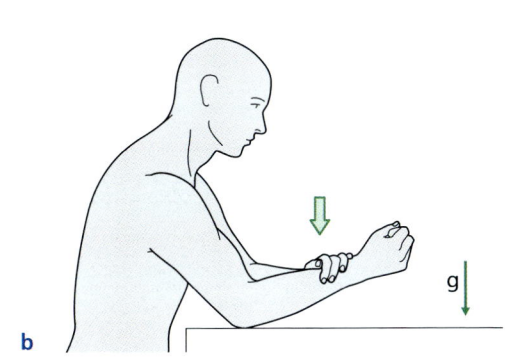

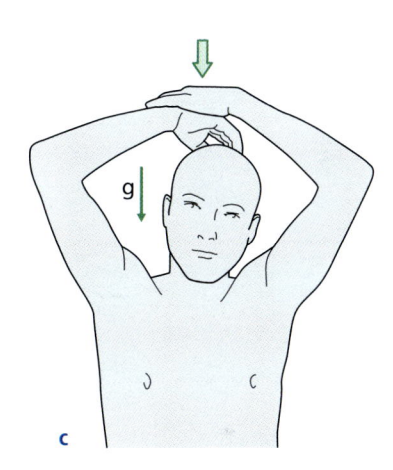

Fig. 2.13.9a-c Exercícios de movimento ativo-assistidos do cotovelo.
a O paciente deve flexionar o cotovelo, o máximo possível, usando seus músculos enquanto usa simultaneamente o braço oposto para empurrar o braço em flexão adicional (seta apontando para cima). Esse esforço deve ser mantido por vários minutos; quanto mais tempo, melhor.
b Depois, um exercício similar é feito para extensão (cotovelo sobre a mesa, seta indicando pressão para baixo).
c Quando possível, o paciente deve elevar o braço afetado acima da cabeça e, usando-a para apoiar a mão, flexionar o cotovelo com auxílio da gravidade.

Remoção do implante

Parafusos escondidos são permanentes, a menos que sejam sintomáticos. Contudo, uma vez que a fratura esteja consolidada, seria destrutivo tentar removê-los.

2 Úmero distal

5 Armadilhas –

Redução e fixação

Fragmentos estáveis podem parecer estar na posição correta. Se eles não forem desimpactados e reposicionados, os fragmentos de fratura desviados (instáveis) não se ajustarão de forma adequada.

Fragmentos articulares pequenos podem ser importantes, mas não reparáveis com parafusos.

Movimento imediato não é aconselhável devido à tênue fixação muitas vezes atingida nessas fraturas.

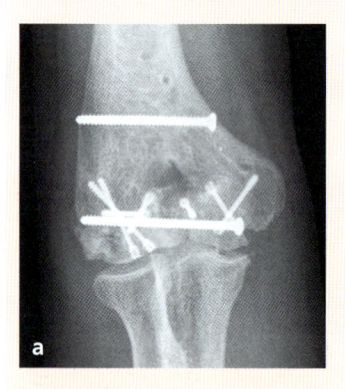

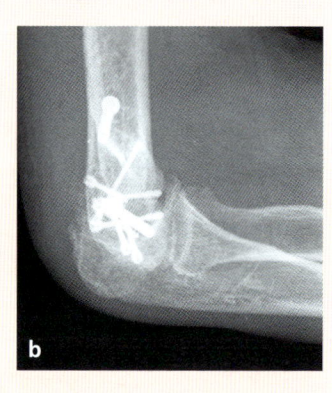

Fig. 2.13.10 a-b Em fraturas complexas pode ser difícil restaurar a translação anterior normal da tróclea, como ocorreu no caso ilustrado. Isso resulta em flexão limitada.

Reabilitação

Rigidez disfuncional pode ser tratada com exercícios, imobilização e cirurgia, mas perda de fixação dos fragmentos da fratura pode levar a dano irreversível para a articulação do cotovelo.

6 Dicas +

Redução e fixação

Antecipar, identificar e corrigir qualquer impactação de fratura.

Prender um pequeno fragmento articular ao osso intacto com frequência requer fixação a um fragmento adjacente, usando pequenos fios K rosqueados, no osso subcondral, paralelos à superfície articular.

Deve-se ter cuidado em restaurar a translação anterior normal da tróclea com relação à diáfise do úmero. Uma placa medial reta deve ser situada posteriormente, na superfície medial da tróclea.

Reabilitação

Os pacientes muitas vezes recuperam o movimento apesar do período de um mês de imobilização.

Autor Jesse B. Jupiter

2.14 Fratura frontal, articular parcial do capítulo e da tróclea (13-B3.3)

1 Descrição de caso

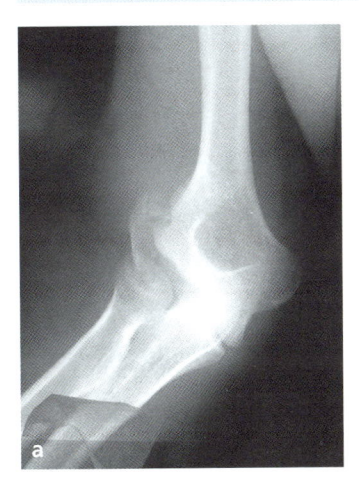

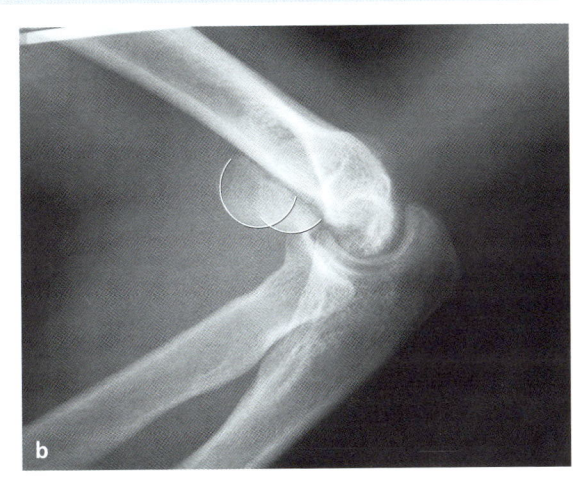

Um homem de 36 anos, programador de computador, caiu no gelo e teve uma fratura desviada por cisalhamento articular envolvendo o capítulo e a tróclea. As estruturas neurológicas estavam intactas, e, portanto, o paciente apresentou-se para tratamento apenas 10 dias após o trauma.

Fig. 2.14-1 a-b   Raios X AP e lateral iniciais. As linhas sombreadas descrevem a fratura articular desviada, conforme vista no raio X lateral.

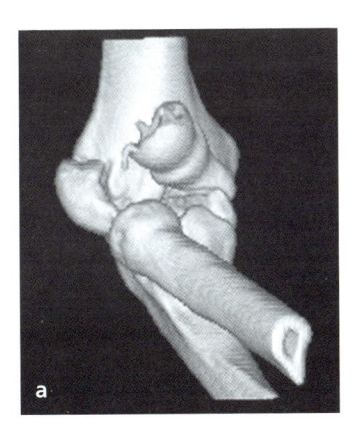

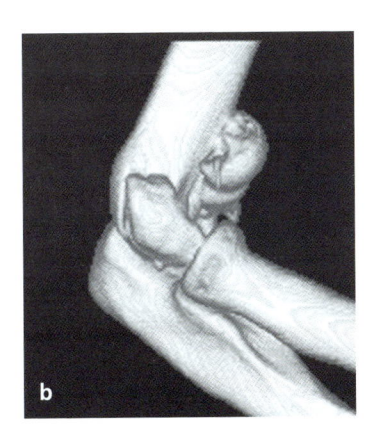

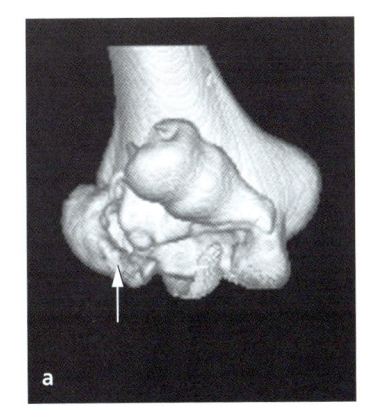

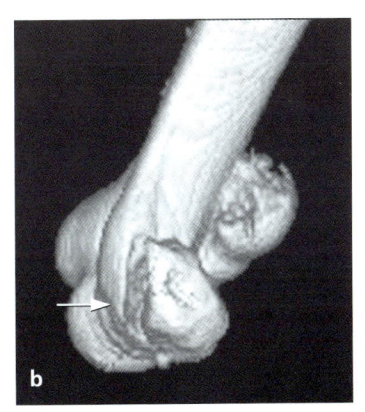

Fig. 2.14-2 a-b   O exame de TC em 3-D mostrou a fratura de forma mais clara.

Fig. 2.14-3 a-b   O exame foi enfatizado com redução do rádio e da ulna. Observe a sugestão de impactação e a fratura do epicôndilo lateral (setas).

121

2 Úmero distal

Indicação

Esse tipo de fratura é extremamente difícil de diagnosticar com raios X comuns. Também é problemático tratá-la como uma fratura capitular isolada. Se consolidada na posição desviada, resultará em movimento de cotovelo bloqueado.

Planejamento pré-operatório

Equipamento

- Parafusos sem cabeça
- Fio de aço inoxidável
- Minibraço-C
- Torniquete pneumático estéril

(O tamanho do sistema, dos instrumentos e dos implantes pode variar de acordo com a anatomia.)

Preparação e posicionamento do paciente

O paciente é colocado em decúbito dorsal, com o braço afetado em uma mesa de mão.
Antibióticos: dose única de cefalosporina de segunda geração.

2 Abordagem cirúrgica

Existem duas opções: uma incisão medial e lateral ou uma incisão dorsal reta elevando os retalhos de pele medial e lateral.

Devido ao trauma local da lesão, bem como à dobradiça do cotovelo sobre as estruturas de tecido mole mediais, recomenda-se descompressão profilática do nervo ulnar.

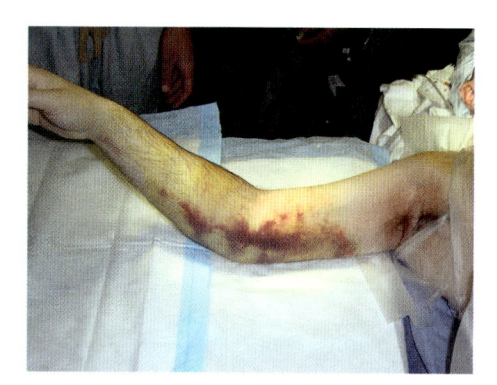

Fig. 2.14-4 A aparência do membro antes da incisão cirúrgica.

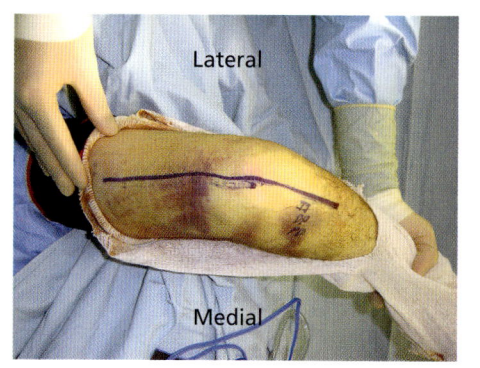

Fig. 2.14-5 A incisão proposta na linha média dorsal.

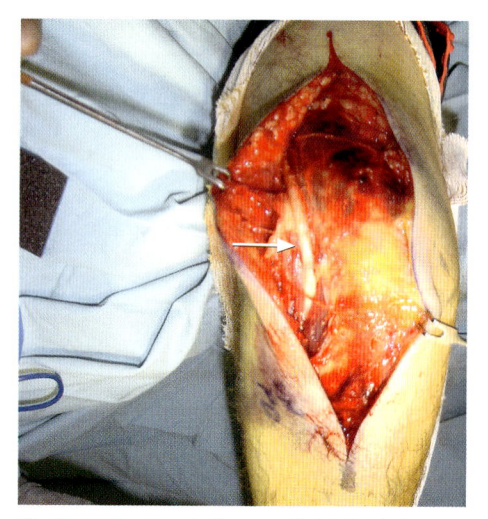

Fig. 2.14-6 O retalho medial é inicialmente elevado para descompressão do nervo ulnar (seta).

2.14 Fratura frontal, articular parcial do capítulo e da tróclea (13-B3.3)

2 Abordagem cirúrgica (cont.)

O retalho lateral de pele é elevado, e o epicôndilo lateral fraturado é identificado.

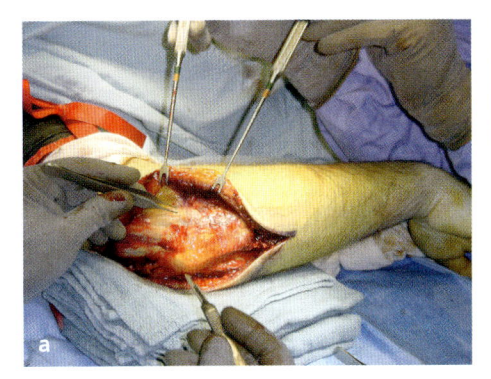

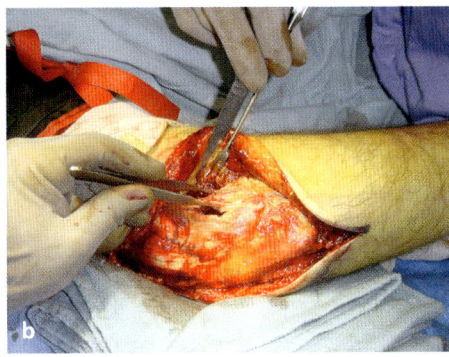

O cotovelo pode ser aberto em dobradiça para expor a fratura articular.

Fig. 2.14-7 a-b
a As pinças estão tocando o epicôndilo lateral.
b O epicôndilo lateral, com seus músculos inseridos, é elevado distalmente, criando um intervalo entre esses músculos e o tendão do tríceps lateral.

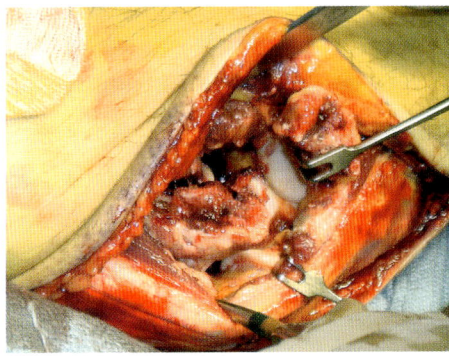

Fig. 2.14-8 Um retrator é colocado posterior à coluna lateral, e um retrator em gancho, sobre o tríceps lateral e o epicôndilo lateral desviado. A cabeça radial é visível na ferida.

3 Redução e fixação

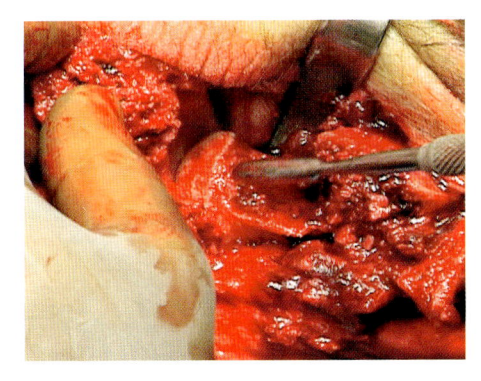

Fig. 2.14-9 Primeiro, o local da fratura é limpo para retirar hematoma residual.

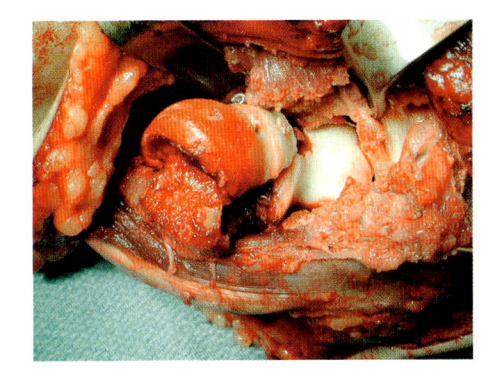

Fig. 2.14-10 A redução do fragmento articular pode ser impedida devido à impactação da coluna óssea lateral e, às vezes, da tróclea posterior.

2 Úmero distal

3 Redução e fixação (cont.)

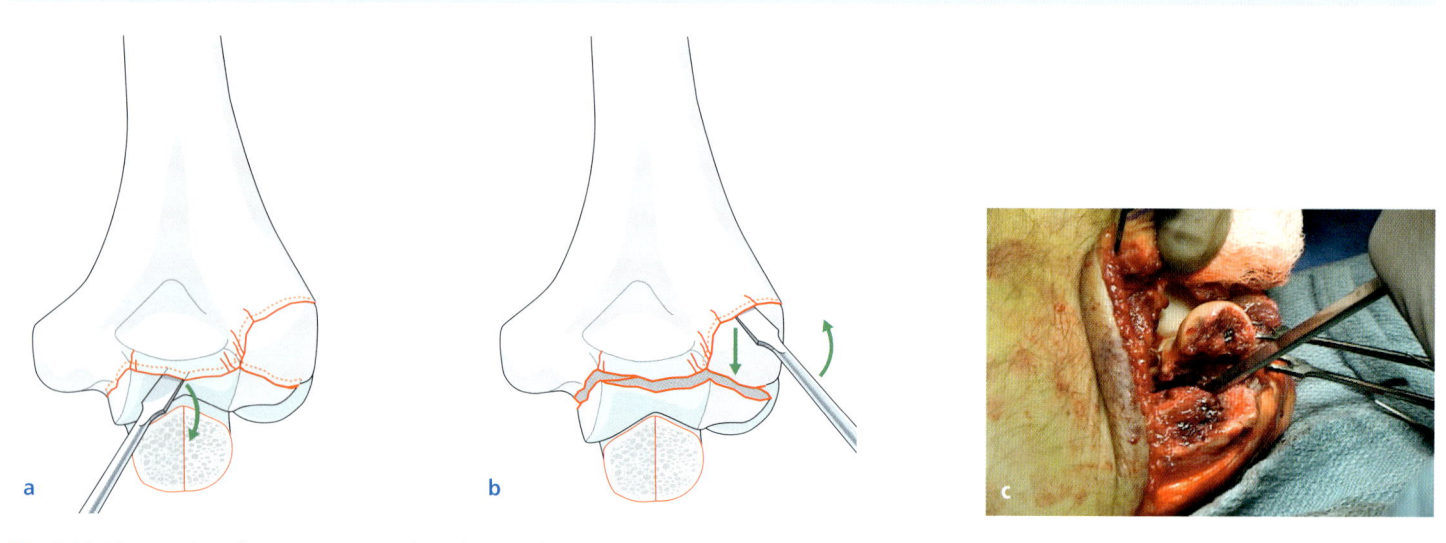

Fig. 2.14-11 a-c   Usando um pequeno elevador, a coluna umeral posterior e a tróclea posterior são cuidadosamente desimpactadas.

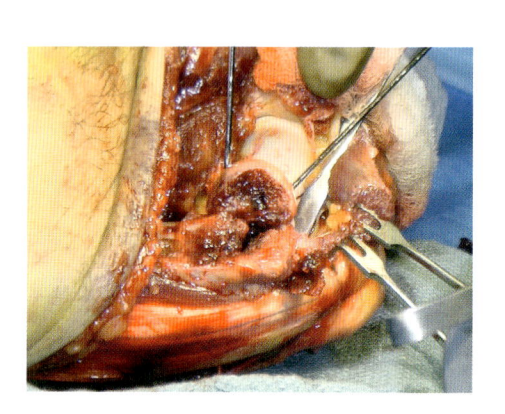

Fig. 2.14-12   Fixação temporária com fios K. Observe a parede posterior desimpactada.

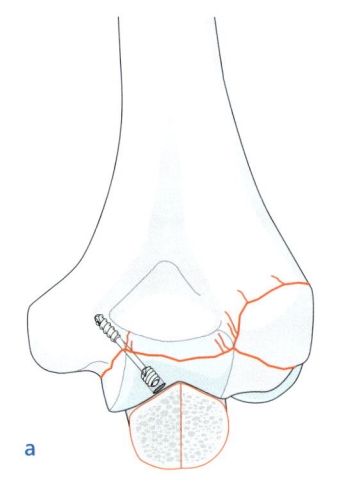

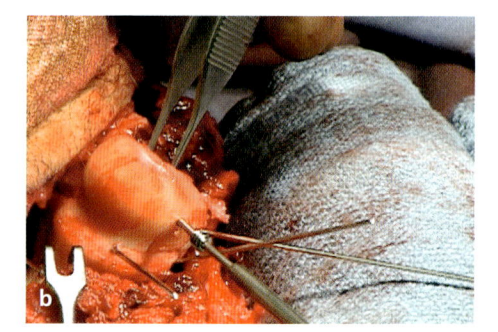

Fig. 2.14-13 a-b   A fixação definitiva é realizada com parafusos sem cabeça colocados do sentido anterior para posterior.

2.14 Fratura frontal, articular parcial do capítulo e da tróclea (13-B3.3)

3 Redução e fixação (cont.)

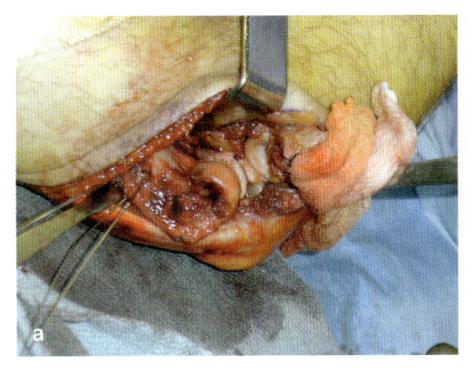

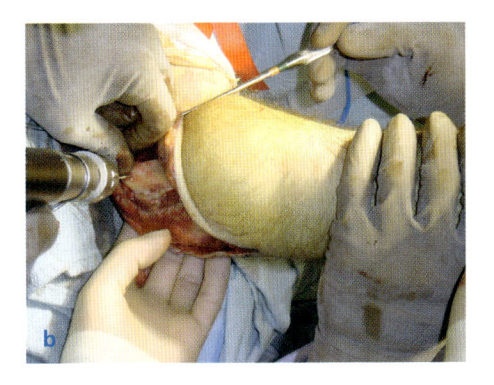

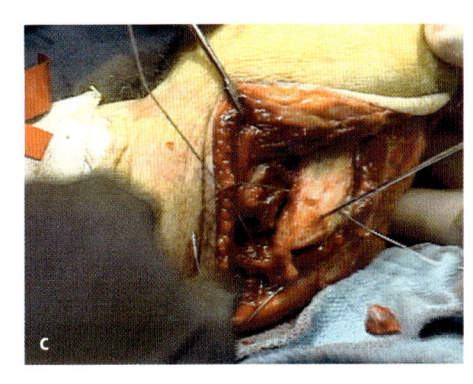

Fig. 2.14-14 a-c

a-b Através de furos de broca na coluna umeral lateral, fios de aço inoxidável de calibre fino são passados para fixação do epicôndilo lateral e de sua musculatura inserida.

c O epicôndilo lateral é reduzido de volta a sua localização original e preso com um fio K liso.

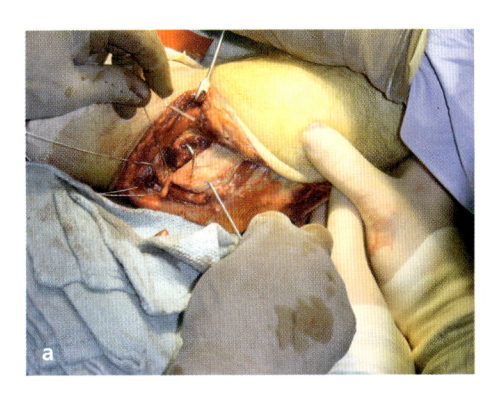

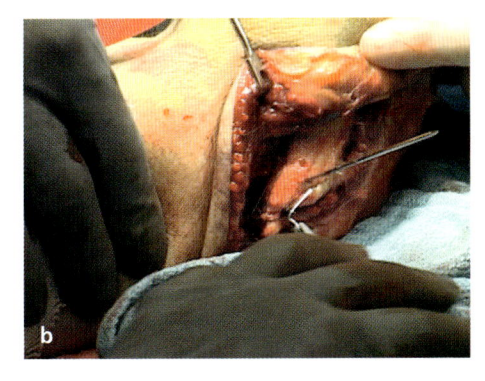

Fig. 2.14-15 a-b A fixação usando fios de aço inoxidável é atingida passando-os por dentro das fibras de Sharpey dos músculos inseridos e apertando-os em forma de oito.

2 Úmero distal

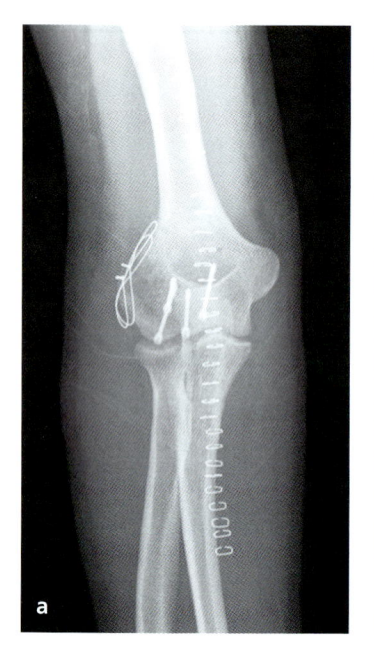

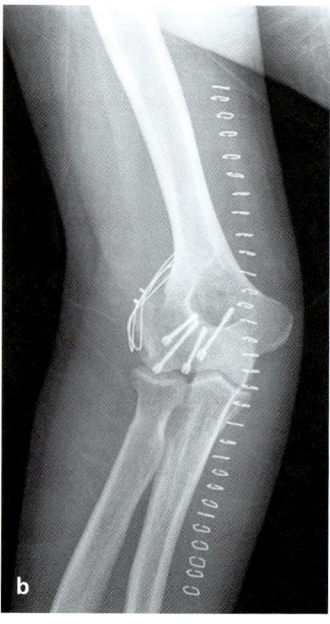

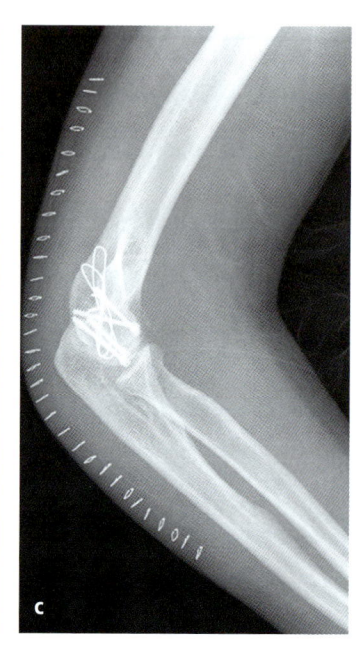

3 Redução e fixação (cont.)

Fig. 2.14-16 a-c Raios X pós-operatórios mostram a fixação final.

4 Reabilitação

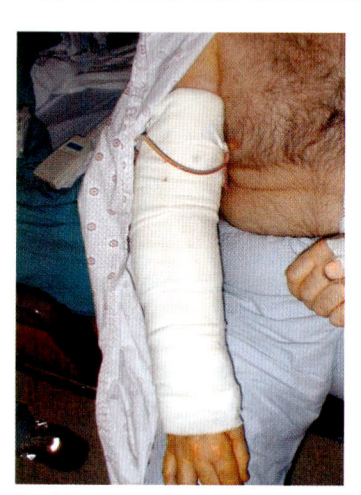

A mobilização foi iniciada precocemente, com base na precisão da fixação.

Fig. 2.14-17 Quando houver risco de instabilidade da fixação, é preferível imobilizar o cotovelo em extensão, por 7 a 10 dias, em uma tala, antes de começar a mobilização ativa.

2.14 Fratura frontal, articular parcial do capítulo e da tróclea (13-B3.3)

4 Reabilitação (cont.)

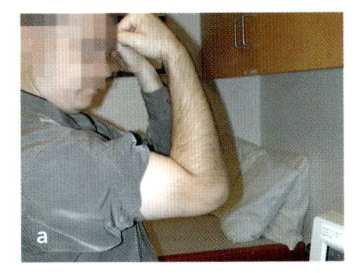

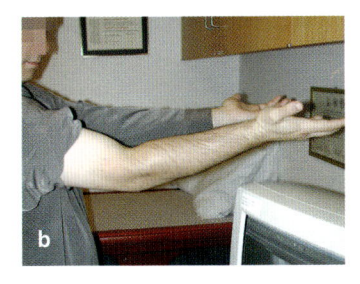

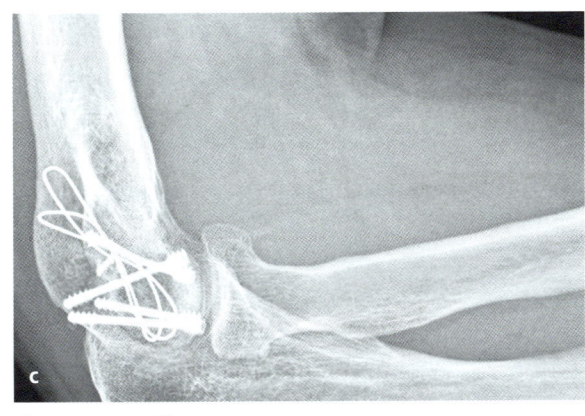

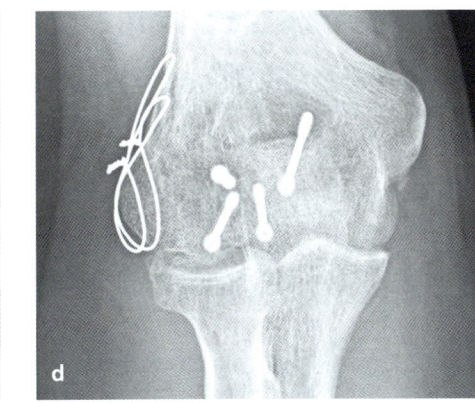

Fig. 2.14-18 a-d
a-b Movimento funcional, um ano após a cirurgia.
c-d Raios X, um ano após a cirurgia.

Remoção do implante

A remoção do implante raramente é necessária.

2 Úmero distal

5 Armadilhas −

Equipamento
Pode ser difícil atingir a fixação estável dos pequenos fragmentos articulares com parafusos-padrão colocados de posterior para anterior.

Abordagem cirúrgica
A exposição por abordagem posterior, com ou sem osteotomia de olécrano, pode não permitir a exposição adequada da superfície articular.

Raios X-padrão isolados podem não fornecer informação suficiente para a tomada de decisões cirúrgicas.

Redução e fixação
A incapacidade de reduzir anatomicamente o fragmento articular pode ser causada pela impactação não reconhecida da coluna óssea posterior do úmero distal.

A fixação interna por parafusos de posterior para anterior pode não fornecer a estabilidade suficiente.

Reabilitação
A mobilização iniciada cedo demais ou forçada demais, quando a fixação interna ainda não é estável, pode resultar em falência da fixação.

6 Dicas +

Equipamento
Parafusos sem cabeça, tais como o de 3,0 mm, são ideais, assim como os fios K rosqueados pequenos (ver Fig. 2.14-12).

Abordagem cirúrgica
A abordagem lateral estendida é ideal para exposição de fragmento articular anterior pequeno, mas ela irá aumentar a compressão no nervo ulnar quando o cotovelo for aberto em dobradiça; assim, a liberação profilática do nervo ulnar é recomendada.

Um exame de TC com reconstrução em 3-D é fortemente recomendado para entender a anatomia da fratura em sua totalidade. (ver Figs. 2.14.2 e 2.14.3).

Redução e fixação
A coluna umeral lateral posterior pode ser impactada, requerendo elevação cuidadosa a fim de reduzir com precisão a fratura articular.

Para fraturas do epicôndilo lateral mais complexas, uma pequena placa é eficaz.

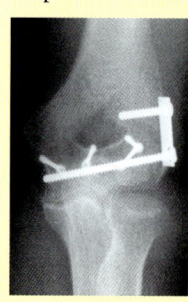

Fig. 2.14.19 Fixação alternativa da coluna lateral com uma placa pequena.

Reabilitação
Não há urgência em iniciar mobilização ativa se existir qualquer preocupação quanto à estabilidade da fixação interna.

Autor   Sean E. Nork

2.15 Fratura articular completa, articular e metafisária simples (13-C1.1), com leve desvio

1 Descrição de caso

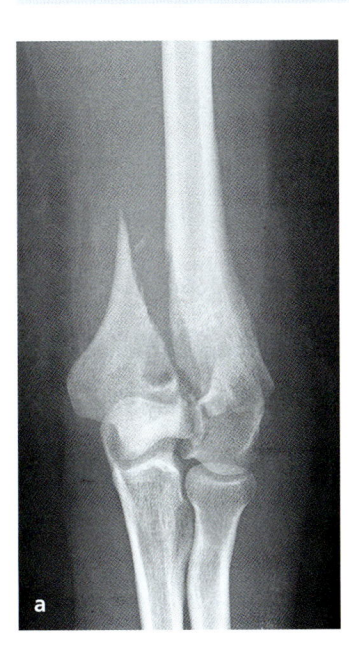

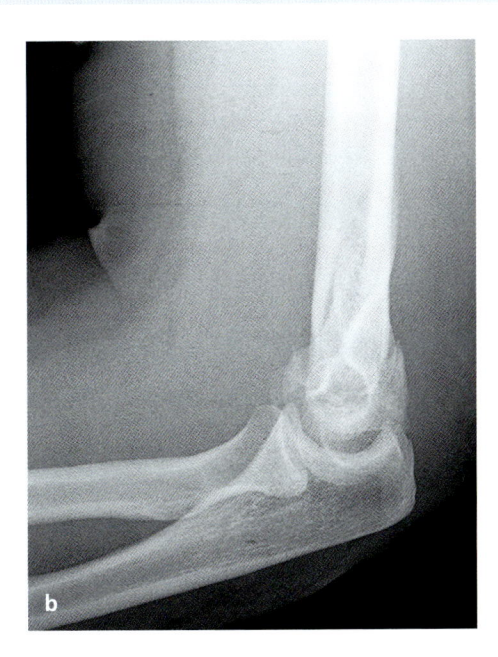

Uma mulher de 34 anos teve um trauma único após uma queda, resultando em fratura fechada no cotovelo não dominante.

Fig. 2.15-1 a-b   Raios X pré-operatórios.

Indicação

Fratura intra-articular e desviada em uma paciente jovem. Para minimizar a recuperação funcional do cotovelo e permitir mobilização precoce, o tratamento operatório é necessário para reconstrução anatômica da superfície articular, a fim de prevenir deformidade e minimizar a artrite.

2　Úmero distal

Planejamento pré-operatório

Equipamento

- Placas(s) de reconstrução 2,7 e/ou 3,5
- DCP 2,7 ou 3,5 ou LC-DCP (Placas bloqueadas podem ser consideradas em casos de osteopenia ou fraturas abertas.)
- Parafusos corticais de 2,4, 2,7 e 3,5 mm
- Fios K de 1,5, 1,8 e 2,0 mm
- Pinças de redução pontiagudas (grandes e pequenas)
- Gancho de dentista

(O tamanho do sistema, dos instrumentos e dos implantes pode variar de acordo com a anatomia.)

Preparação e posicionamento do paciente

Antibióticos: dose única de cefalosporina de primeira geração.
Profilaxia da trombose: heparina de baixo peso molecular.

A paciente é colocada em uma posição lateral, com 90° de flexão do cotovelo afetado. Uma prancha de braço radiotransparente é utilizada. Posicionando o braço-C paralelo ao corpo da paciente, é possível a aquisição livre de imagem fluoroscópica nos planos AP e lateral. De maneira alternativa, a posição em decúbito ventral pode ser usada para apresentar o cotovelo em uma condição similar. Posicionamento e aquisição de imagem muitas vezes são mais fáceis nessa posição, mas isso aumenta os potenciais riscos anestésicos. Ambas as posições (lateral e em decúbito ventral) permitem que o cirurgião sente ou permaneça em pé enquanto visualiza a superfície dorsal do úmero distal.

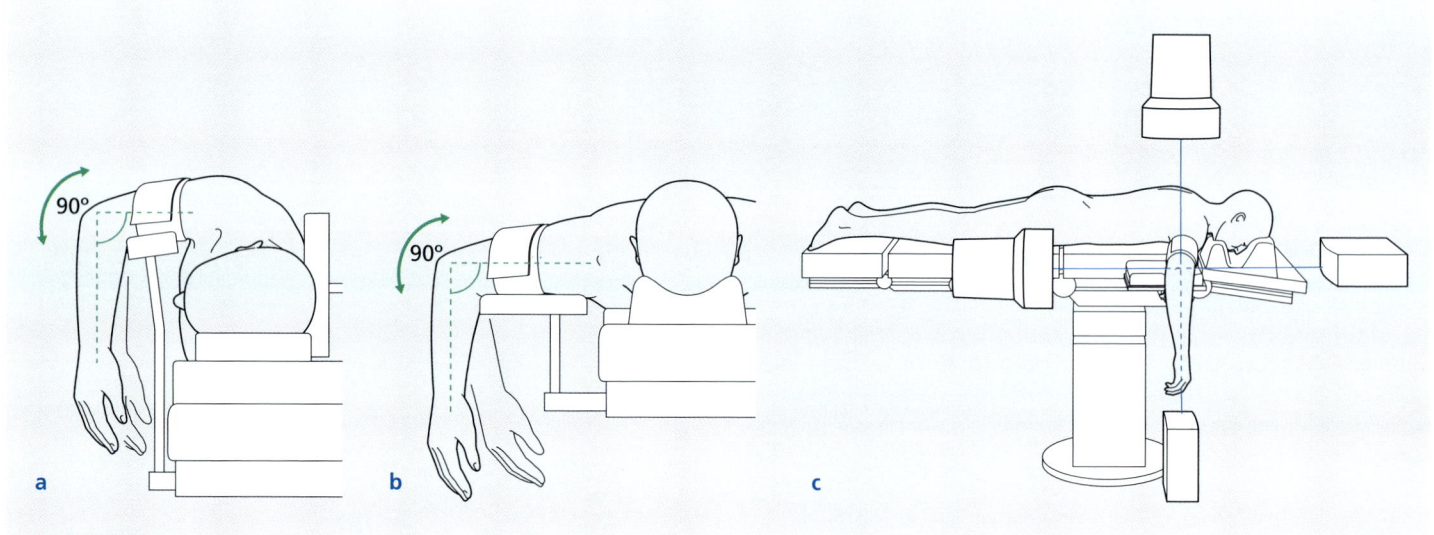

Fig. 2.15.2 a–c
a　Posição lateral.
b　Posição em decúbito ventral.
c　Braço-C, com a paciente posicionada em decúbito ventral.

2.15 Fratura articular completa, articular e metafisária simples (13-C1.1), com leve desvio

2 Abordagem cirúrgica

Uma incisão dorsal extensível, evitando a ponta do olécrano, é usada. Retalhos de pele de espessura total são criados medial e lateralmente, expondo a fáscia do tríceps dorsal e ancôneo e a ulna proximal. O nervo ulnar é preservado distalmente a partir do túnel cubital e exposto proximalmente para permitir mobilização e proteção adequadas. Em uma fratura articular simples, a osteotomia do olécrano pode não ser necessária. Uma abordagem paratricipital pode ser usada, permitindo acesso à superfície dorsal do úmero distal com extensão do cotovelo. Lateral e distalmente, o ancôneo é mobilizado a partir do extensor ulnar do carpo. Proximalmente, o tríceps é dissecado a partir do septo intermuscular, medial e lateralmente.

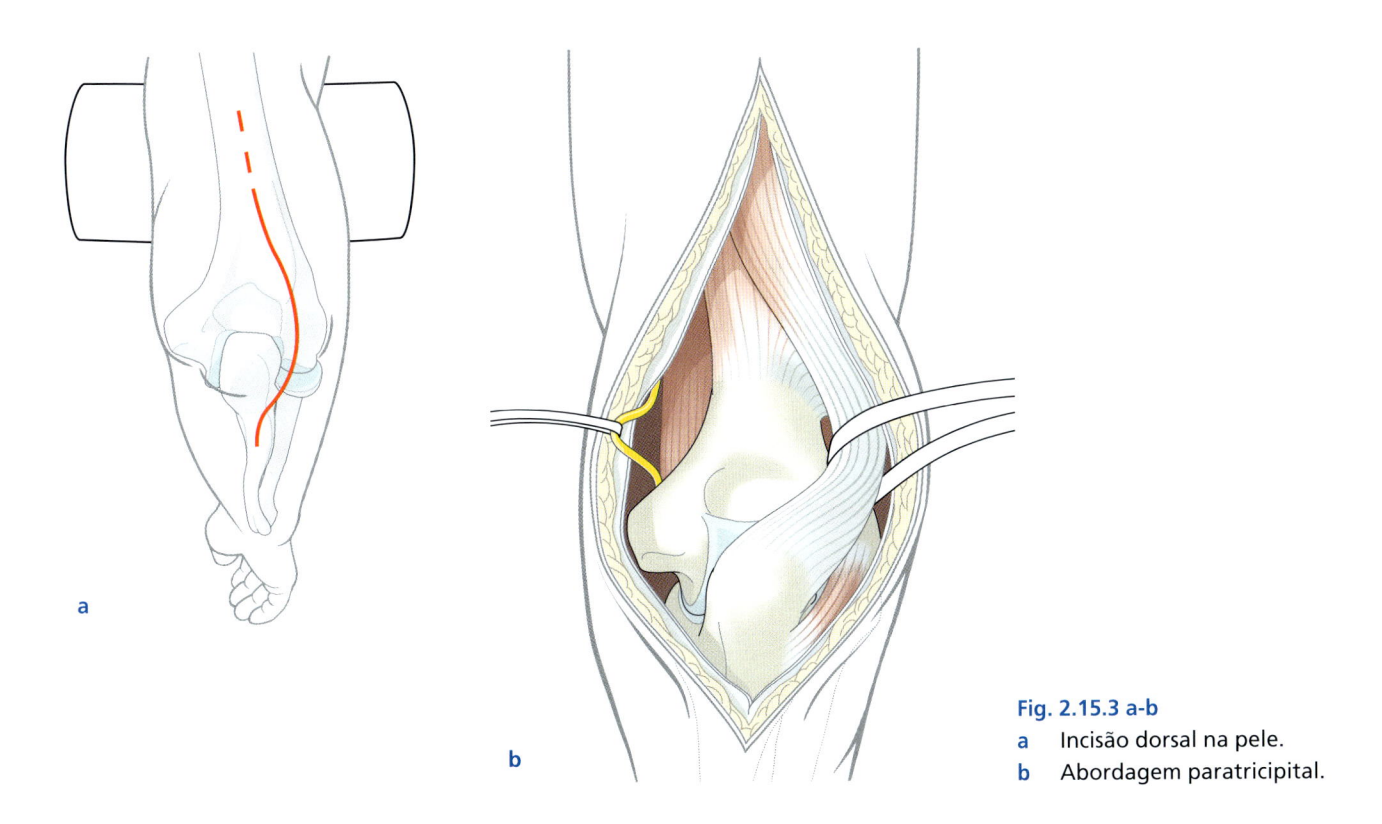

Fig. 2.15.3 a-b
a   Incisão dorsal na pele.
b   Abordagem paratricipital.

2 Úmero distal

3 Redução e fixação

A superfície articular em geral é anatomicamente reconstruída primeiro, seguida por redução do segmento articular para o úmero intacto. Contudo, se o fragmento articular medial for grande, com extensão proximal, poderá ser fixado primeiro ao úmero intacto. Os dois fragmentos articulares são mantidos juntos, com uma pinça de redução pontiaguda, para fornecer compressão e permitir inspeções visuais e radiográficas da redução. O segmento articular pode, então, ser reduzido ao úmero intacto e preso com pinças e/ou fios K. A fixação com parafuso de compressão, usando múltiplos parafusos de 2,4, 2,7 ou 3,5 mm, pode ser usada para estabilizar os fragmentos articulares. Neste caso, devido à configuração simples da fratura e à grande área de superfície de interdigitação, quatro parafusos de 2,4 mm foram usados para fixar simultaneamente a superfície articular e o componente supracondilar. Uma placa posterolateral costuma ser combinada com uma placa medial para transpor do segmento articular até o úmero intacto. Para padrões simples de fratura, deve ser usada compressão no traço da fratura.

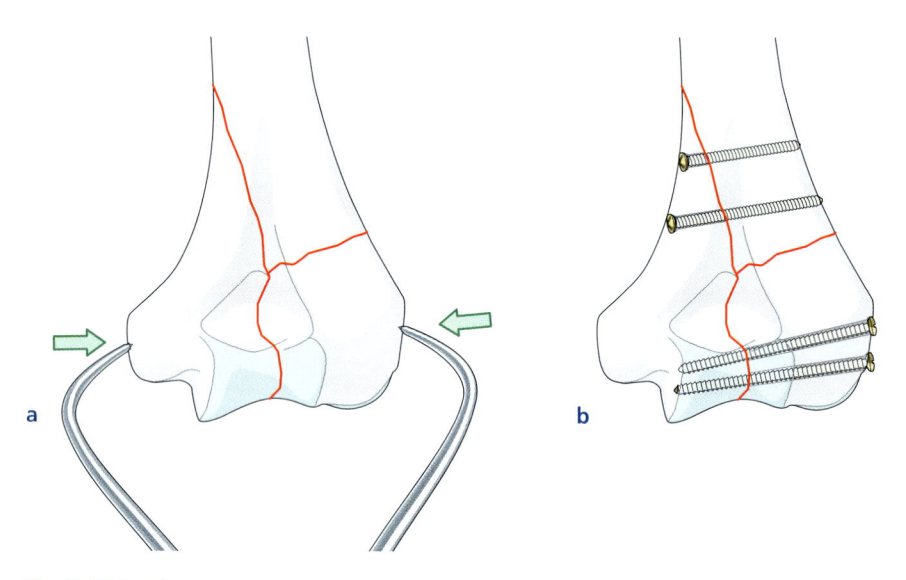

Fig. 2.15-4 a-f
a-b Redução, com pinça, da superfície articular e do fragmento medial para a diáfise.

2.15 Fratura articular completa, articular e metafisária simples (13-C1.1), com leve desvio

3 Redução e fixação (cont.)

c

d

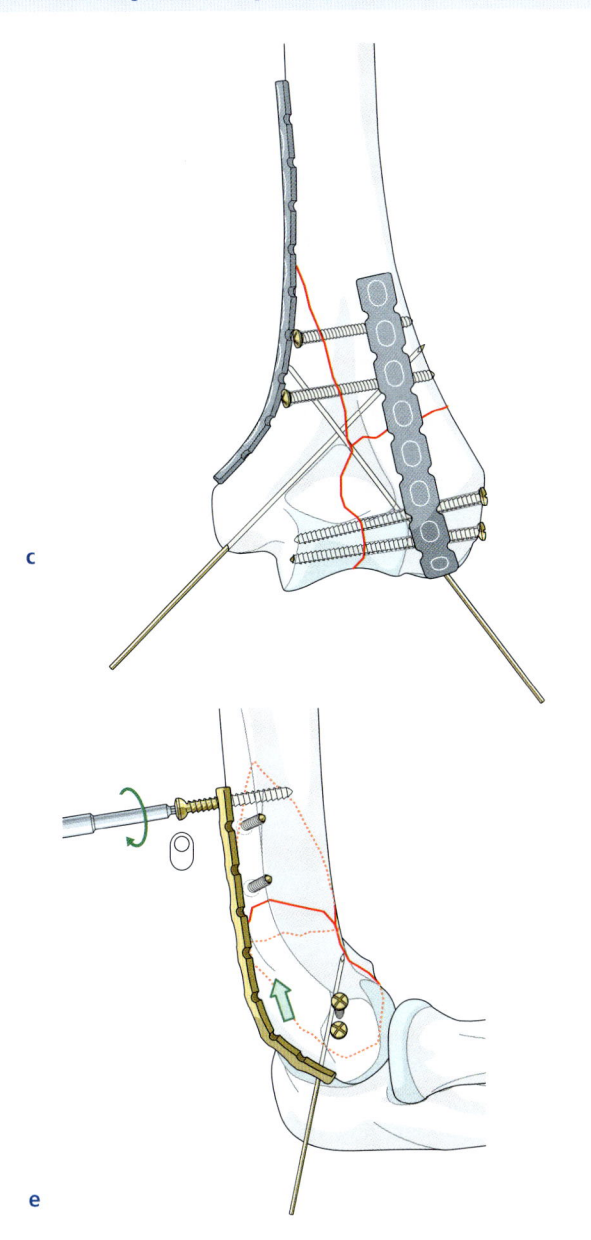

e

f

Fig. 2.15-4 a-f (cont.)
c-f Aplicação de placas à fratura reduzida com parafusos em posição.

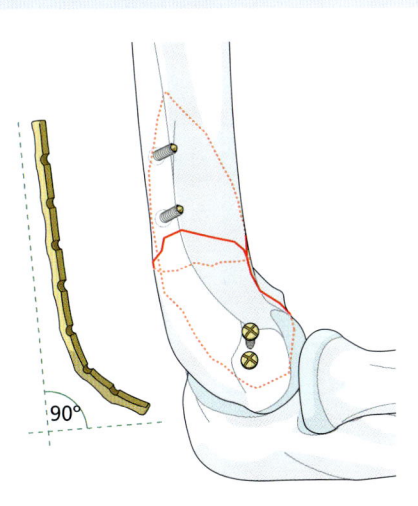

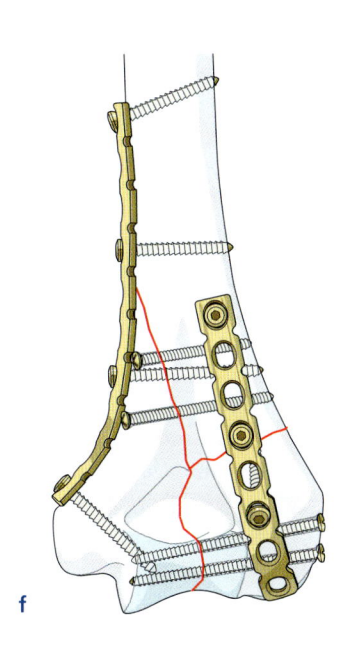

133

4 Reabilitação

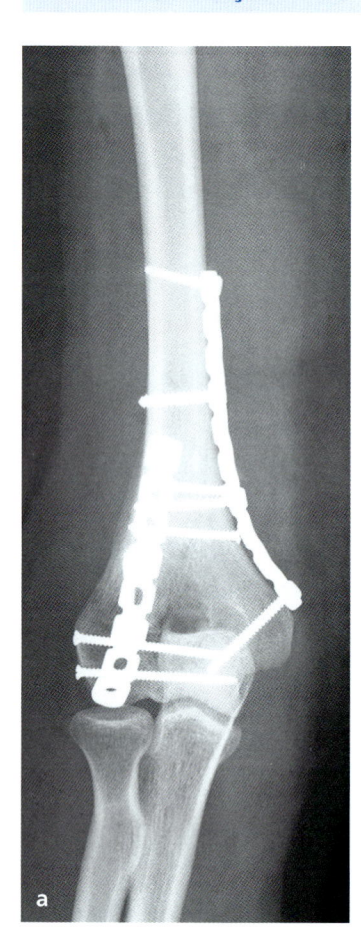

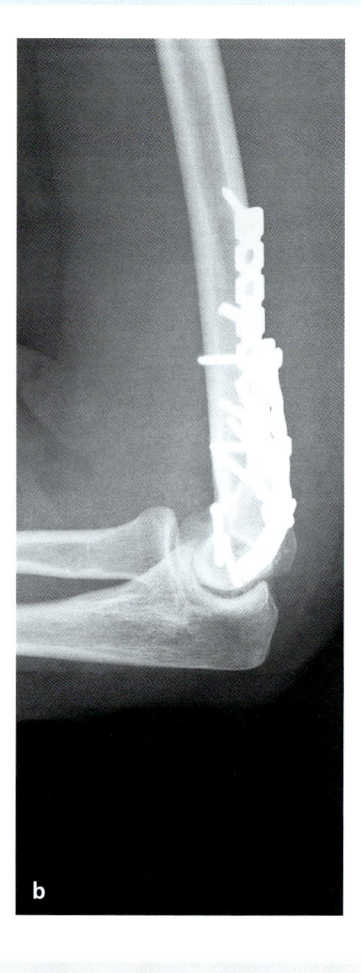

A imobilização em extensão e a imobilização noturna devem ser consideradas inicialmente, até a fisioterapia ser iniciada. A sustentação de peso não foi permitida até pelo menos seis semanas de pós-operatório e até que houvesse evidência radiográfica de consolidação. A fisioterapia começou no segundo dia pós-operatório. Exercícios de amplitude de movimento ativos e passivos foram recomendados. O tratamento farmacêutico incluiu medicamentos apropriados para dor.

Fig. 2.15-5 a-b   Raios X finais, 28 semanas de pós-operatório.

Remoção do implante

A remoção do implante em geral não é necessária se eles estiverem corretamente posicionados. Contudo, se sintomáticas, as placas podem ser removidas após ter ocorrido a consolidação da fratura.

Como a consolidação óssea primária domina, a remoção da placa deve ser adiada por pelo menos 12 a 18 meses. É necessária exposição cirúrgica total para remover os implantes.

2.15 Fratura articular completa, articular e metafisária simples (13-C1.1), com leve desvio

5 Armadilhas −

Equipamento
As placas devem ser de comprimento adequado para maximizar a fixação proximal.

Abordagem cirúrgica
Se a redução de fratura não puder ser avaliada com precisão por meio de uma exposição de divisão do tríceps, a osteotomia do olécrano deve ser realizada.

Se existir extensão de fratura proximal, poderá ser necessário identificar o nervo radial ao longo do úmero posterior.

Redução e fixação
Uma redução incorreta da fratura metafisária diminui a estabilidade da montagem.

Os parafusos distais devem estar completamente contidos no osso, evitando o osso unicortical da fossa do olécrano.

6 Dicas +

Equipamento
Placas de reconstrução podem ser moldadas à forma complexa do úmero distal medial, incluindo o epicôndilo medial e a tróclea. Placas menores (2,7 mm) podem ser usadas em pacientes menores e são moldadas com mais facilidade.

A pré-moldagem das placas em um modelo ósseo de plástico pode ajudar muito na colocação desses implantes no intraoperatório.

Abordagem cirúrgica
A incisão deve evitar a pele que sobrepõe a ponta do olécrano para diminuir o desconforto futuro.

A exposição adequada e o isolamento do nervo ulnar, incluindo a liberação do túnel cubital, em fraturas distais, garante segurança intraoperatória e minimiza a lesão iatrogênica.

Redução e fixação
Os fios K podem ser usados como *joysticks* para controlar a rotação e a posição dos dois fragmentos articulares durante a redução.

Se o final da fratura medial for cefálico ao epicôndilo medial, poderá ser desnecessário estender a placa distalmente ao redor do epicôndilo.

A placa lateral pode ser estendida distal e anteriormente até um ponto perto da superfície articular do capítulo.

Placas mediais menores (placa de reconstrução de 2,7 mm) combinadas com o cuidado para a dissecção e o reparo de tecido mole medial permitem a reposição do nervo ulnar sem transposição em um grande número de casos, apesar das aplicações distais de placa medial.

5   Armadilhas – (cont.)

Reabilitação

A sustentação de peso e as atividades físicas vigorosas prematuras antes da consolidação podem comprometer a fixação.

6   Dicas + (cont.)

Reabilitação

A mobilização precoce é encorajada, com exercícios de amplitude de movimento ativo e passivo do cotovelo. A sustentação de peso é restrita até que a consolidação esteja evidente.

Autor Sean E. Nork

2.16 Fratura articular completa, articular e metafisária simples (13-C1.2), com desvio acentuado

1 Descrição de caso

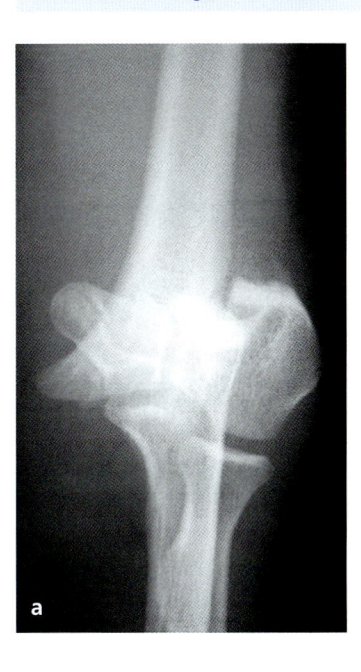

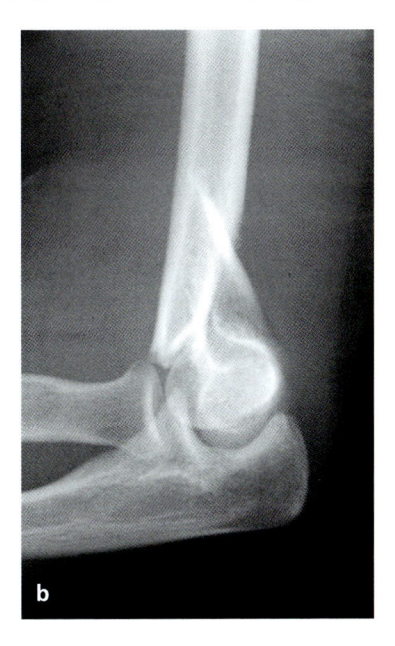

Uma mulher de 23 anos sofreu um trauma simples após uma queda, resultando em uma fratura fechada no cotovelo não dominante.

Fig. 2.16-1 a-b Raios X pré-operatórios.

Indicação

Fratura intra-articular e desviada em uma paciente jovem. A fim de permitir mobilização precoce e maximizar a recuperação funcional do cotovelo, o tratamento operatório é necessário para a reconstrução anatômica da superfície articular, bem como para prevenir a deformidade e minimizar a artrite.

Planejamento pré-operatório

Raios X de tração são úteis para que haja um entendimento do padrão da fratura. Eles permitem identificação da cominuição intra-articular e metafisária, bem como do tamanho e da localização dos dois fragmentos articulares principais.

Equipamento

- Placa(s) de reconstrução 2,7 e/ou 3,5
- DCP 2,7 ou 3,5 ou LC-DCP (Placas de bloqueio podem ser consideradas em casos de osteopenia ou de fraturas abertas.)
- Parafusos corticais de 2,4, 2,7 e 3,5 mm
- Fios K de 1,5, 1,8 e 2,0 mm
- Pinças de redução pontiagudas (grandes e pequenas)
- Gancho de dentista

(O tamanho do sistema, dos instrumentos e dos implantes pode variar de acordo com a anatomia.)

Preparação e posicionamento do paciente

Antibióticos: dose única de cefalosporina de primeira geração.
Profilaxia de trombose: heparina de baixo peso molecular.

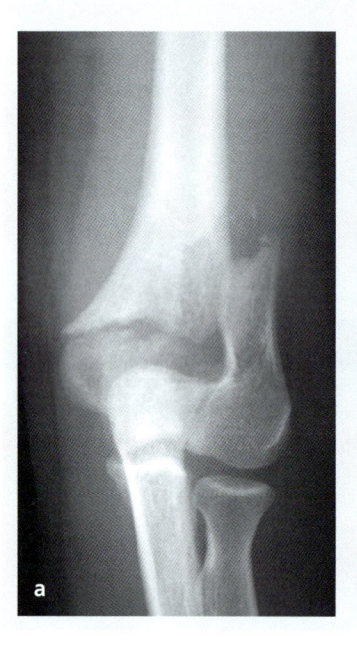

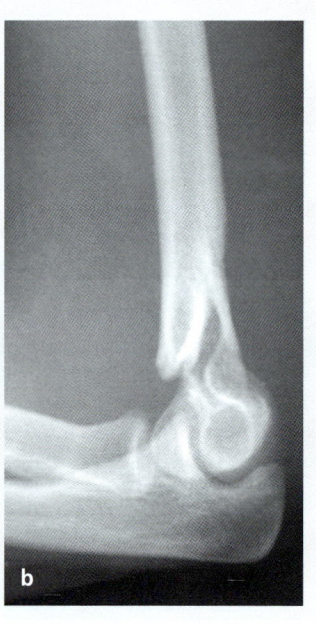

Fig. 2.16-2 a-b   Raios X de tração.

2.16 Fratura articular completa, articular e metafisária simples (13-C1.2), com desvio acentuado

Planejamento pré-operatório (cont.)

O paciente é colocado em posição lateral, com 90° de flexão do cotovelo afetado. Uma prancha de braço radiotransparente é usada. Posicionando-se o braço-C paralelo ao corpo do paciente, a imagem fluoroscópica livre nos planos AP e lateral é possível. Alternativamente, a posição em decúbito ventral pode ser usada para apresentar o cotovelo em uma condição similar. Posicionamento e aquisição de imagem, muitas vezes, são mais fáceis nessa posição, mas aumentam os riscos anestésicos potenciais. As duas posições (lateral e em decúbito ventral) permitem que o cirurgião sente ou fique em pé de frente para a superfície dorsal do úmero distal.

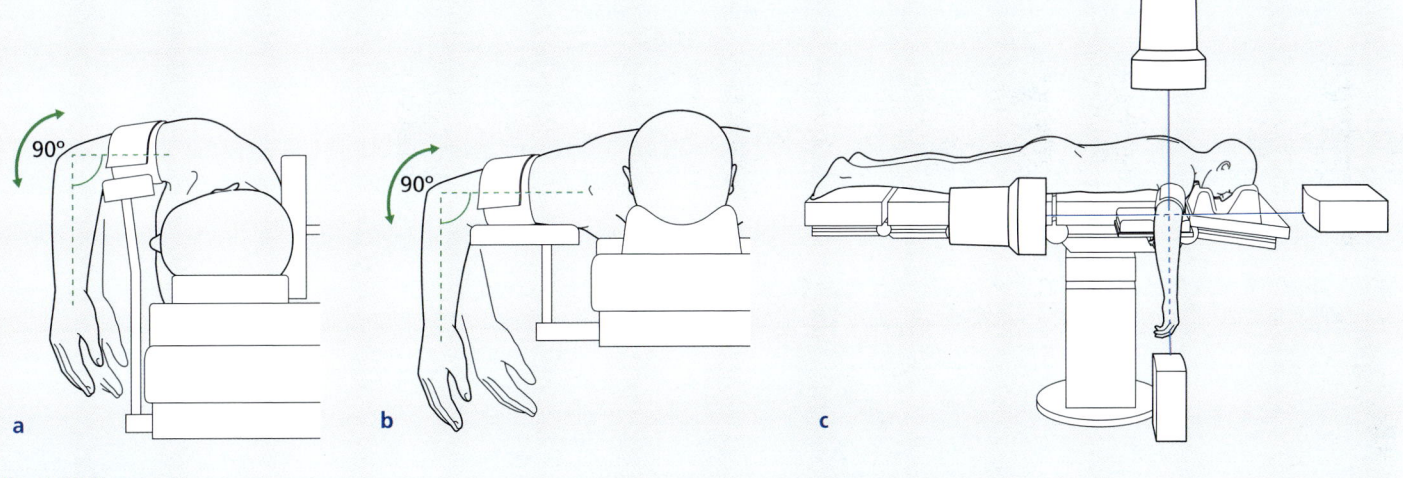

Fig. 2.16-3 a-c
a   Posição lateral.
b   Posição em decúbito ventral.
c   Braço-C, com o paciente em em decúbito ventral.

2 Abordagem cirúrgica

É usada uma incisão dorsal extensível, evitando a ponta do olécrano. Retalhos de pele de espessura total são criados medial e lateralmente, expondo a fáscia do tríceps dorsal e o ancôneo e a ulna proximal. O nervo ulnar é preservado a partir do túnel cubital distalmente, e exposto proximalmente para permitir mobilização adequada e proteção. Em uma fratura articular simples, a osteotomia do olécrano pode não ser necessária. Uma abordagem paratricipital pode ser usada, permitindo acesso à superfície dorsal do úmero distal com extensão do cotovelo. Lateral e distalmente, o ancôneo é mobilizado a partir do extensor ulnar do carpo. Proximalmente, o tríceps é dissecado medial e lateralmente a partir do septo intermuscular.

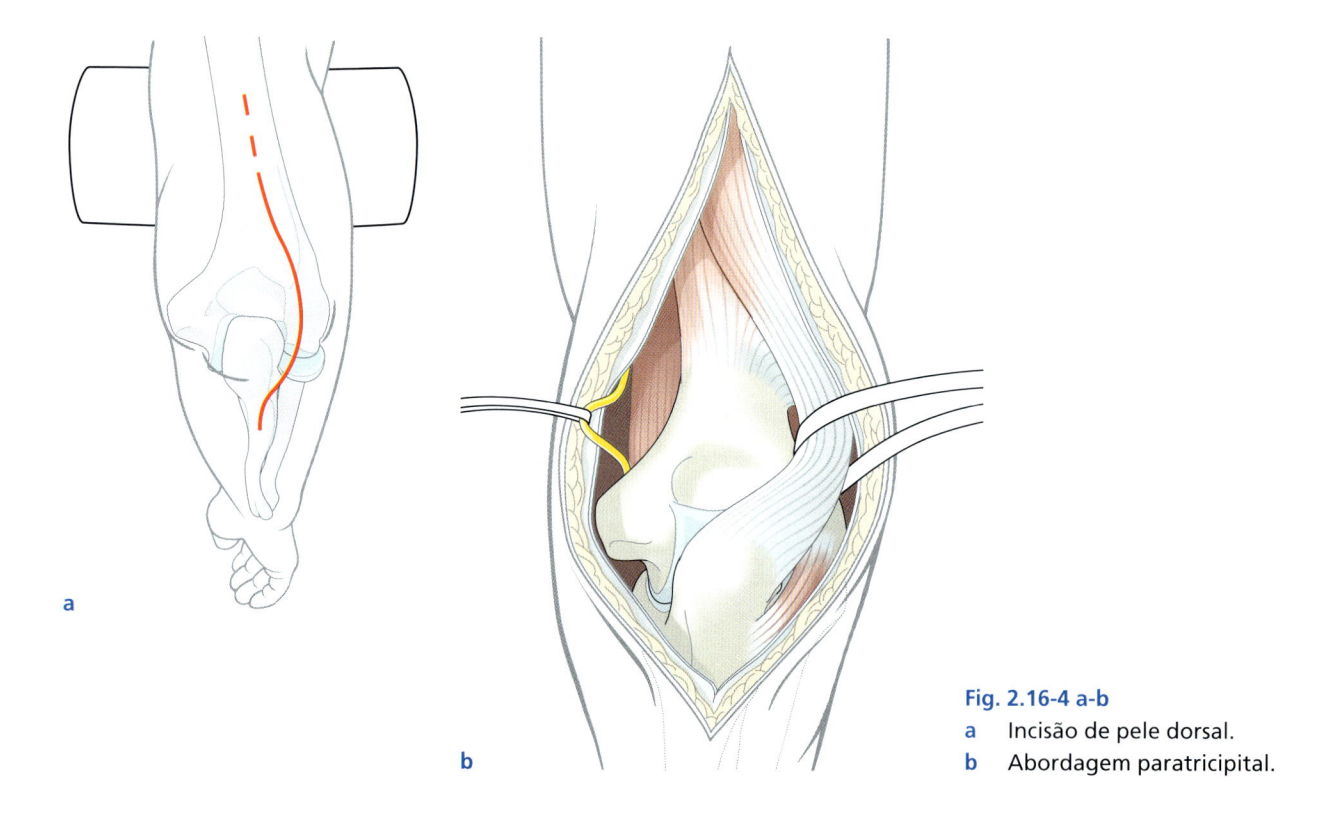

Fig. 2.16-4 a-b
a   Incisão de pele dorsal.
b   Abordagem paratricipital.

2.16 Fratura articular completa, articular e metafisária simples (13-C1.2), com desvio acentuado

3 Redução e fixação

A superfície articular, em geral, é anatomicamente reconstruída primeiro, seguida da redução do segmento articular para o úmero intacto. Contudo, se o fragmento articular medial for grande, com extensão proximal, poderá ser fixado primeiro ao úmero intacto. Os dois fragmentos articulares são mantidos juntos, com uma pinça de redução pontiaguda, para fornecer compressão e para permitir inspeções radiográficas e visuais da redução. O segmento articular pode, então, ser reduzido ao úmero intacto e mantido com pinças e/ou fios K. A fixação com parafuso de compressão, usando múltiplos parafusos de 2,4, 2,7 ou 3,5 mm, pode ser usada para estabilizar os fragmentos articulares. Neste caso, devido à configuração simples da fratura e à grande área de superfície de interdigitação, dois parafusos de compressão de 2,7 mm são usados para comprimir e estabilizar a superfície articular. Uma placa posterolateral costuma ser combinada com uma placa medial para envolver desde o segmento articular até o úmero intacto. Para padrões simples de fratura, deve ser usada compressão no traço da fratura.

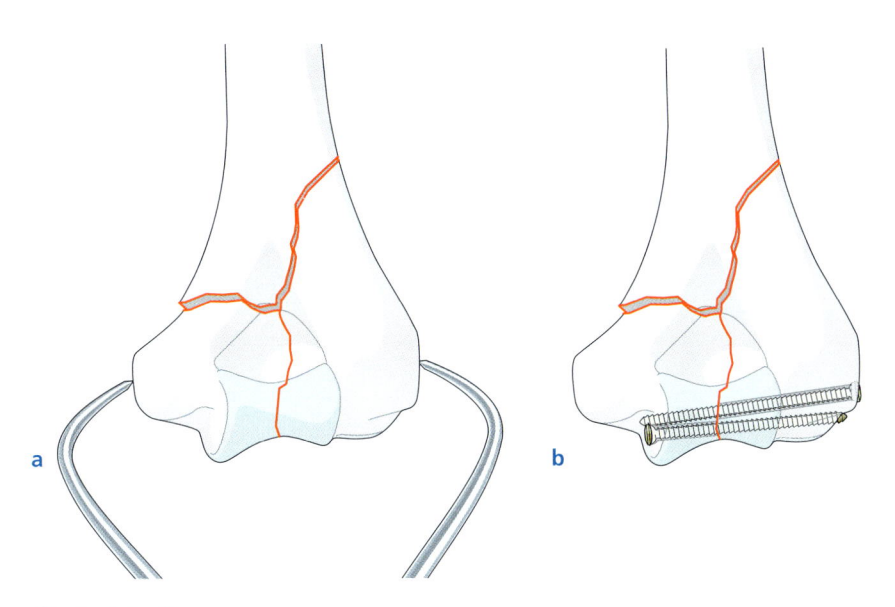

Fig. 2.16-5 a-f
a-b Redução, com pinça, da superfície articular e do fragmento medial até a diáfise.

2 Úmero distal

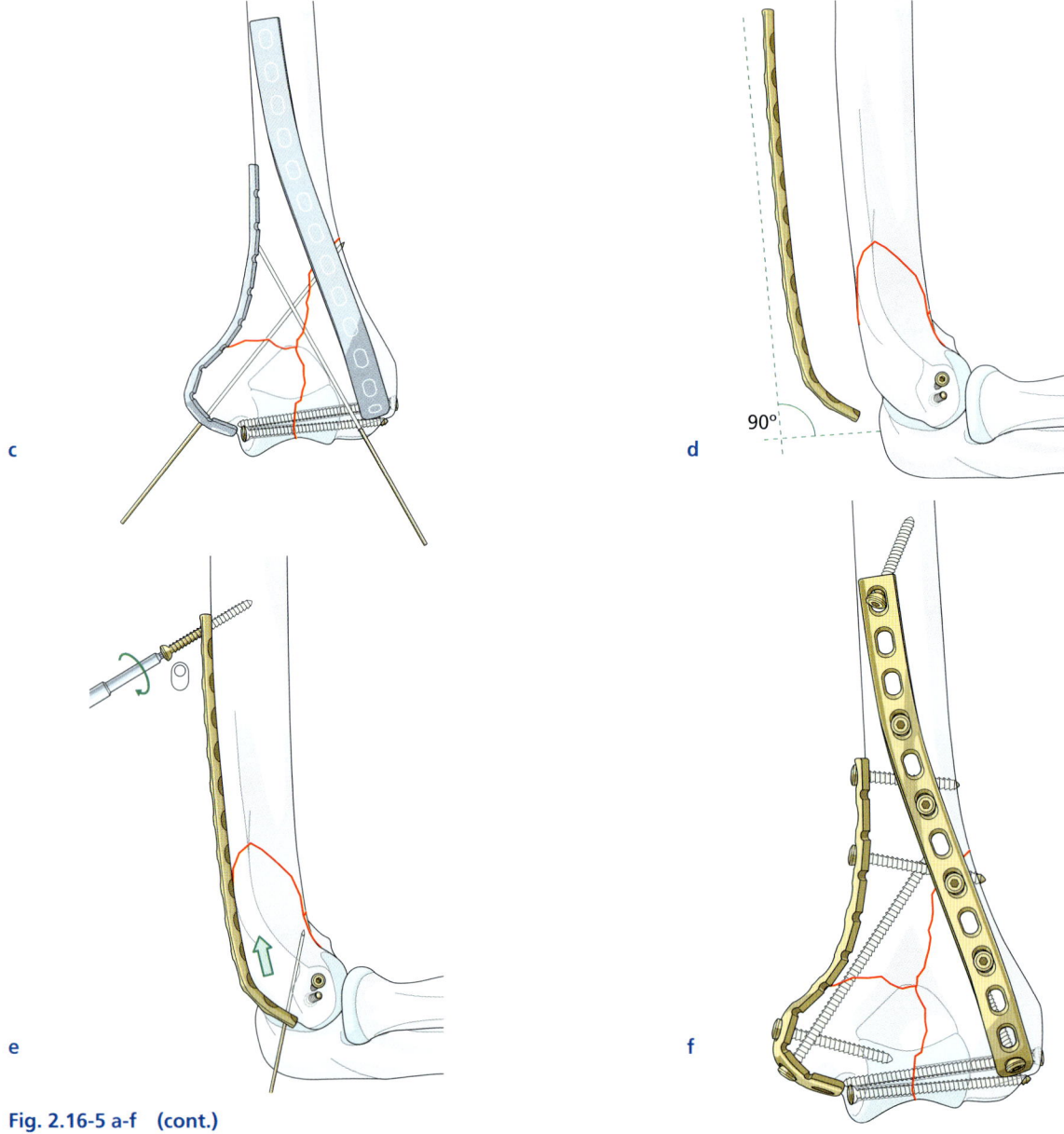

3 Redução e fixação (cont.)

c

d

e

f

Fig. 2.16-5 a–f (cont.)
c–f Placas aplicadas à fratura reduzida com parafusos em posição.

2.16 Fratura articular completa, articular e metafisária simples (13-C1.2), com desvio acentuado

4 Reabilitação

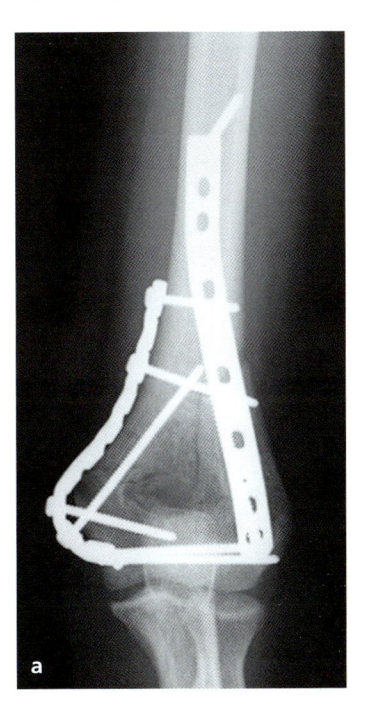

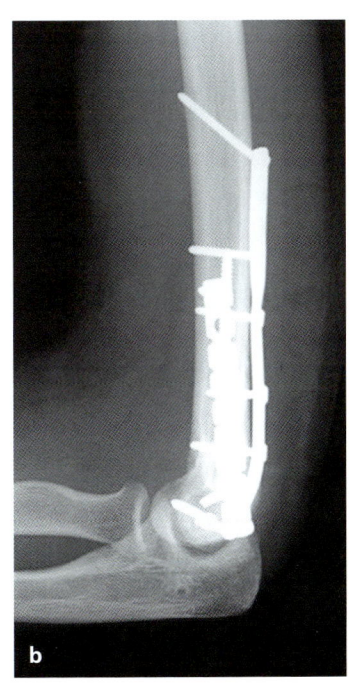

A imobilização em extensão e a imobilização noturna devem ser inicialmente consideradas até começar a fisioterapia. A sustentação de peso não foi permitida até pelo menos seis semanas de pós-operatório e até que houvesse evidência radiográfica de consolidação. A fisioterapia começou a partir do segundo dia pós-operatório. Exercícios de amplitude de movimento ativo e passivo foram recomendados. O tratamento farmacêutico incluiu medicamento apropriado para dor.

Fig. 2.16-6 a-b   Raios X AP e lateral, 16 semanas de pós-operatório.

Remoção do implante

A remoção do implante em geral não é necessária se ele for posicionado de forma apropriada. Contudo, se sintomáticas, as placas podem ser removidas após ter ocorrido a consolidação da fratura. Como a consolidação óssea domina, a remoção das placas deve ser adiada por pelo menos 12 a 18 meses. É necessária exposição cirúrgica completa para remover os implantes.

5 Armadilhas −

Equipamento
As placas devem ser de comprimento adequado para maximizar a fixação proximal.

6 Dicas +

Equipamento
Placas de reconstrução podem ser moldadas para a forma complexa do úmero distal medial, incluindo o epicôndilo medial e a tróclea medial. Placas menores (2,7 mm) podem ser usadas em pacientes menores e são moldadas com mais facilidade.

A pré-moldagem das placas em um modelo ósseo de plástico pode ajudar muito na colocação desses implantes no intraoperatório.

5   Armadilhas – (cont.)

Abordagem cirúrgica
Se a redução da fratura não puder ser avaliada com precisão mediante uma exposição de divisão do tríceps, a osteotomia do olécrano deve ser realizada.

Se existir extensão de fratura proximal, poderá ser necessário identificar o nervo radial ao longo do úmero posterior.

Redução e fixação
Uma redução incorreta da fratura metafisária diminui a estabilidade da montagem.

Os parafusos distais devem estar completamente contidos no osso, evitando o osso unicortical da fossa do olécrano.

Reabilitação
Sustentação de peso prematura e atividades físicas vigorosas antes da consolidação podem comprometer a fixação.

6   Dicas + (cont.)

Abordagem cirúrgica
A incisão deve evitar a pele que sobrepõe a ponta do olécrano para diminuir futuro desconforto.

A exposição adequada e o isolamento do nervo ulnar, incluindo a liberação do túnel cubital em fraturas distais, fornecem segurança intraoperatória e minimizam lesão iatrogênica.

Redução e fixação
Os fios K podem ser usados como *joysticks* para controlar a rotação e a posição dos dois fragmentos articulares durante a redução.

Se o final da fratura medial for cefálico ao epicôndilo medial, poderá ser desnecessário estender a placa distalmente ao redor do epicôndilo.

A placa lateral pode ser estendida distal e anteriormente até um ponto próximo da superfície articular do capítulo.

A fixação das colunas medial e lateral pode ser atingida colocando parafusos de coluna longos desde o segmento articular até a diáfise, envolvendo o componente supracondilar da fratura. De forma ideal, esses parafusos são colocados através da placa medial ou lateral apropriada.

Placas mediais menores (placa de reconstrução de 2,7 mm), combinadas com cuidado à dissecção de tecido mole medial e reparo, permitem recolocação do nervo ulnar sem transposição em um grande número de casos, apesar das aplicações de placa distal medial.

Reabilitação
A mobilização precoce é encorajada, com exercícios de amplitude de movimento ativo e passivo do cotovelo. A sustentação de peso é restrita até que haja evidência de consolidação.

Autor Reto H. Babst

2.17 Fratura articular completa, articular e metafisária simples (13-C1.3), com fratura epifisária em forma de T

1 Descrição de caso

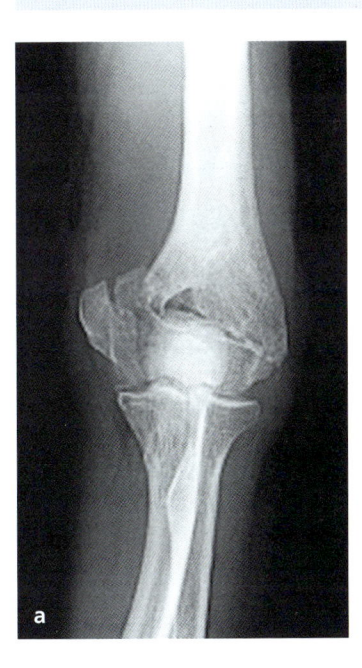

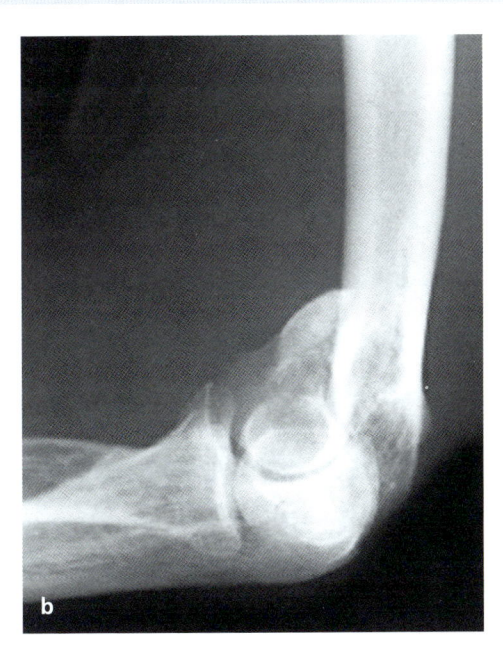

Um homem de 78 anos caiu da bicicleta sobre seu cotovelo esquerdo. Ele sofreu um trauma único, resultando em uma fratura fechada.

Fig. 2.17-1 a-b   Raios X AP e lateral pré-operatórios.

Indicação

O paciente apresentou-se com uma fratura intra-articular simples desviada através da tróclea, com uma fratura metafisária em forma de T muito baixa, incluindo um fragmento pequeno da coluna ulnar. O tratamento operatório foi escolhido para permitir mobilização precoce da articulação.

O tratamento conservador teria resultado em desvio do fragmento articular e perda do movimento do cotovelo devido à imobilização prolongada.

2 Úmero distal

Planejamento pré-operatório

Equipamento

- Parafusos corticais de 3,5 mm
- Parafusos estáveis angulares
- Placa radial e ulnar do sistema de placa do úmero distal LCP 3,5
- Fios K de 1,6 mm

(O tamanho do sistema, dos instrumentos e dos implantes pode variar de acordo com a anatomia.)

Preparação e posicionamento do paciente

Antibióticos: dose única de cefalosporina de segunda geração.
Profilaxia de trombose: heparina de baixo peso molecular.

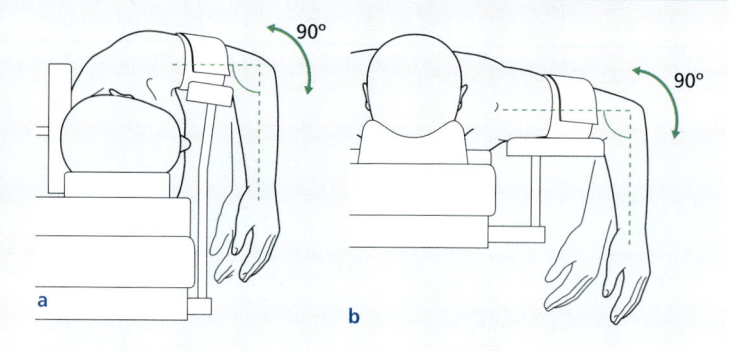

Fig. 2.17-2 a-b Posicionamento do paciente.
a O paciente é colocado em decúbito lateral, com o braço afetado em um apoio radiotransparente ou
b Posição em decúbito ventral com o braço afetado repousando sobre um apoio radiotransparente.

2.17 Fratura articular completa, articular e metafisária simples (13-C1.3), com fratura epifisária em forma de T

2 Abordagem cirúrgica

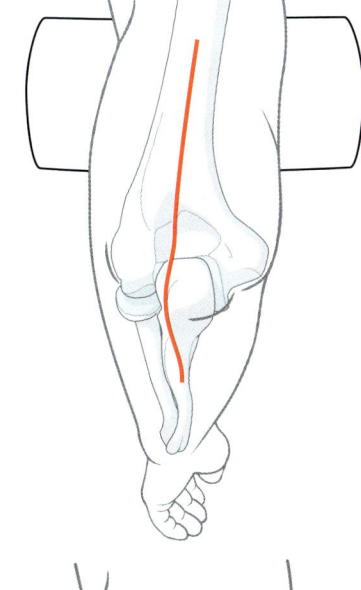

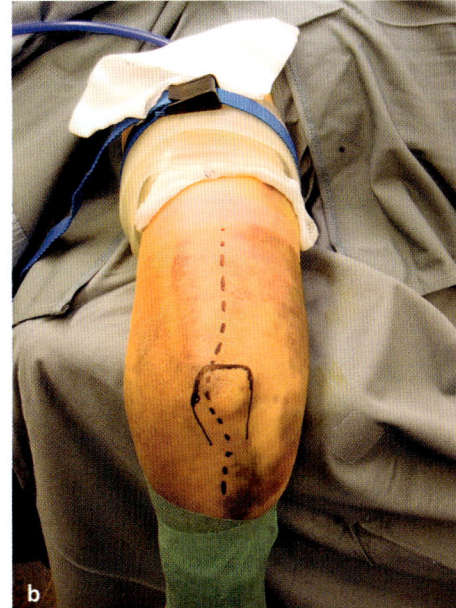

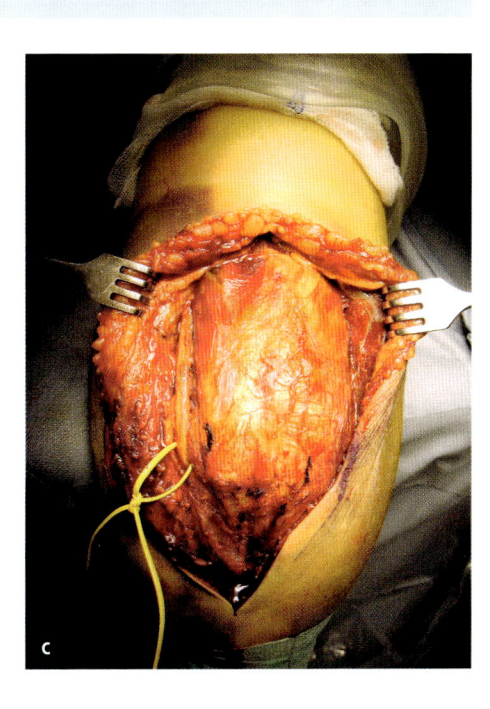

Fig. 2.17-3 a-d

a-c Uma incisão é feita ao longo do eixo da diáfise do úmero, curvando sobre o lado radial do olécrano e seguindo reto ao longo do eixo da ulna. O músculo tríceps é preparado e o nervo ulnar, isolado.

d De maneira alternativa, pode ser usada uma abordagem de divisão do tríceps, trabalhando apenas a partir da lateral ou em ambos os lados do tríceps.

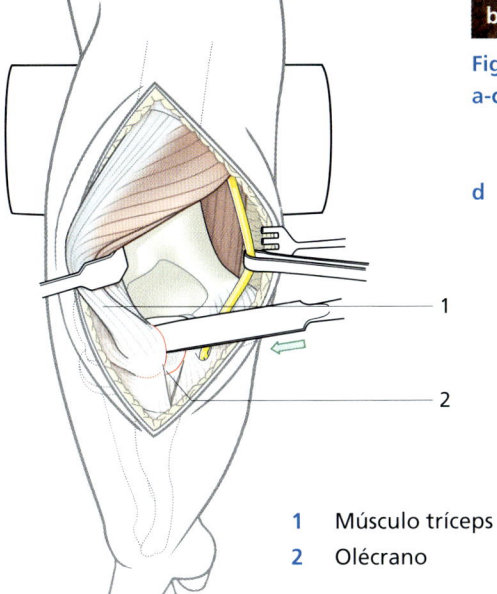

1 Músculo tríceps
2 Olécrano

147

2   Úmero distal

3   Redução e fixação

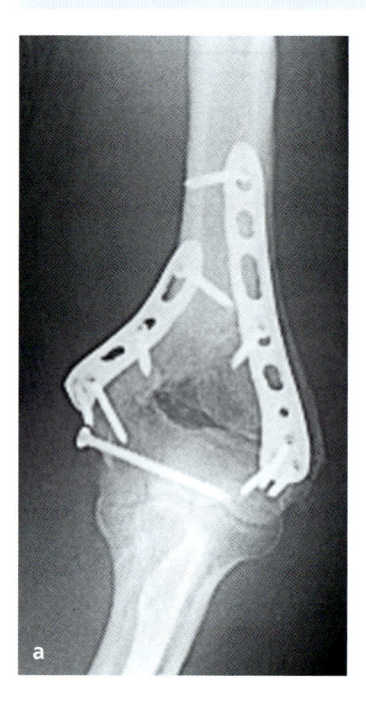

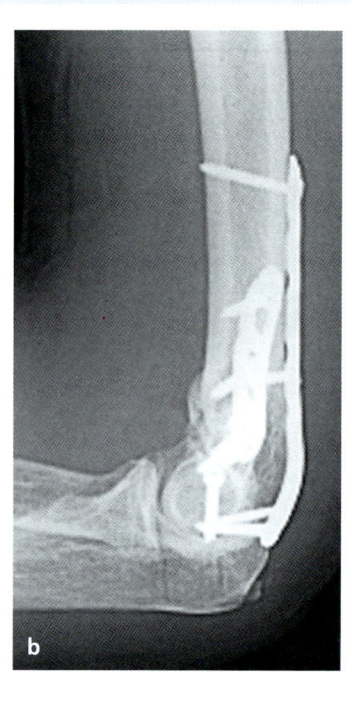

O aparelho extensor é preparado em continuidade com um pequeno segmento ósseo, após a abordagem de Bryan Morrey. O bloco articular é reduzido usando uma pinça de redução pontiaguda e fixado com um parafuso de compressão de 3,5 mm. Esse bloco é reduzido contra a diáfise distal com dois fios K de 1,6 mm. A coluna ulnar é fixada com uma placa com parafusos angulares estáveis no fragmento distal e parafusos corticais rosqueados excentricamente no fragmento proximal. A coluna radial é fixada com uma segunda placa. Parafusos estáveis angulares são inseridos no fragmento distal e parafusos corticais são rosqueados excentricamente no fragmento proximal. Uma placa radial mais longa é selecionada para evitar que o estresse se concentre no nível proximal da placa. O aparelho extensor é fixado com Vicryl 6.

Fig. 2.17-4 a-b   Raios X pós-operatórios imediatos.

2.17 Fratura articular completa, articular e metafisária simples (13-C1.3), com fratura epifisária em forma de T

4 Reabilitação

A imobilização em molde gessado foi recomendada por 3 a 4 dias, para conforto do paciente. Exercício de movimento ativo-assistido abaixo de seu limiar de dor foi permitido, supervisionado por um fisioterapeuta e iniciando no primeiro dia pós-operatório. Nenhuma sustentação de peso foi permitida durante as primeiras seis semanas. O exame de raio X deve ser realizado em seis semanas e em um ano de pós-operatório.

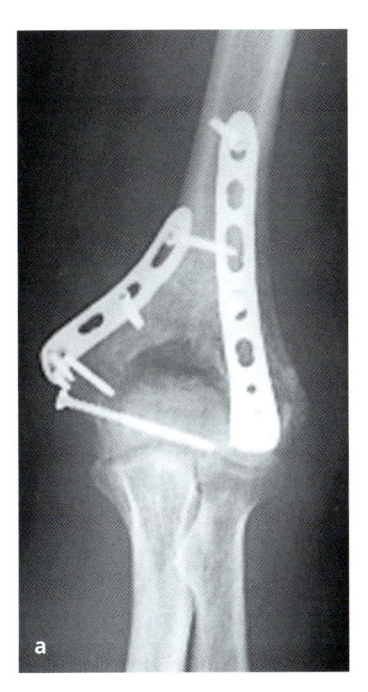

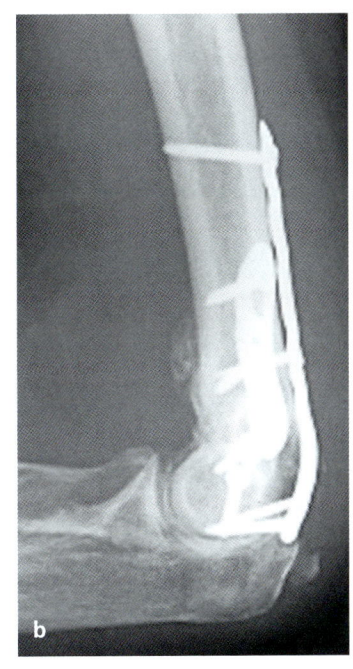

Fig. 2.17-5 a-b   Raios X pós-operatórios após seis semanas.

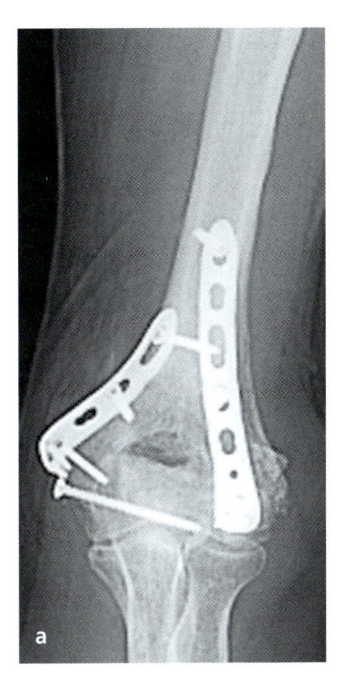

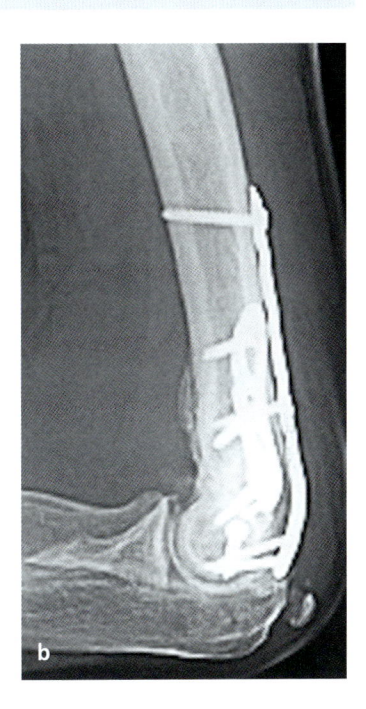

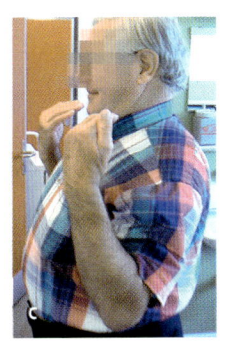

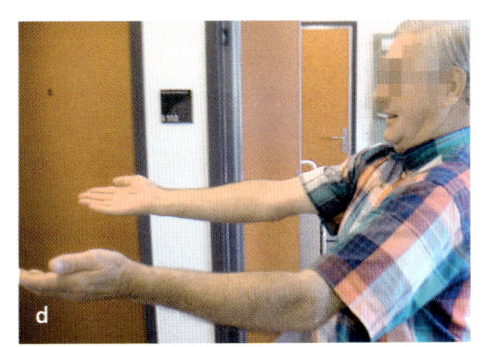

Fig. 2.17-6 a-d
a-b Raios X pós-operatórios após um ano.
c-d Função após um ano, com flexão/extensão de 140/15/0 e uma pronação/supinação livre. O paciente, um homem aposentado, estava sem dor ou limitações na vida diária.

Remoção de implante

A remoção do implante não é necessária e há sempre um risco de lesão do nervo ulnar.

Se a remoção for solicitada pelo paciente devido a irritação local, os implantes podem ser removidos sob anestesia local.

5	Armadilhas −

Abordagem cirúrgica
Quando usar a abordagem de Bryan Morrey, o mecanismo extensor deve permanecer intacto.

Redução e fixação
O controle visual do aspecto ventral da tróclea pode ser limitado.

6	Dicas +

Redução e fixação
Para prevenir a separação do mecanismo extensor, a ponta do olécrano pode ser osteotomizada.

Autor   Sean E. Nork

2.18   Fratura articular completa, articular e metafisária simples (13-C1.3), com fratura epifisária em forma de T

1   Descrição de caso

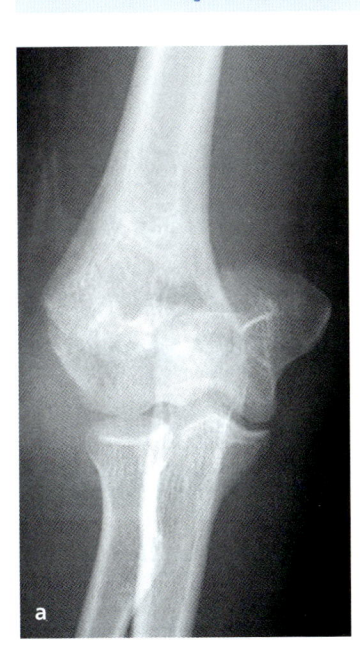

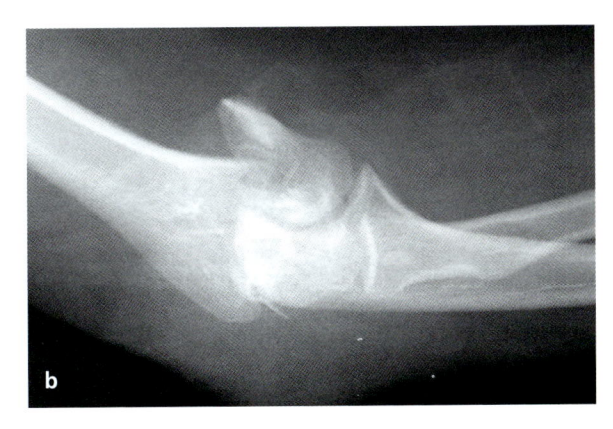

Uma jovem de 17 anos sofreu um trauma único, resultando em fratura fechada no cotovelo dominante após um acidente de carro.

Fig. 2.18-1 a-b   Raios X pré-operatórios.

Indicação

Essa é uma fratura intra-articular e desviada em uma paciente jovem. A fim de permitir mobilização precoce e maximizar a recuperação funcional do cotovelo, o tratamento operatório é necessário para reconstrução anatômica da superfície articular, bem como para prevenir deformidade e minimizar a artrite.

2 Úmero distal

Planejamento pré-operatório

Raios X de tração são úteis para adquirir um entendimento do padrão de fratura. Eles permitem identificação de cominuição intra-articular e metafisária, bem como do tamanho e da localização dos dois fragmentos articulares principais. Dado o ponto de saída baixo da fratura na região lateral, a fixação lateral distal extrema será necessária para estabilizar o componente da coluna lateral da fratura.

Equipamento

- Placa(s) de reconstrução 2,7 e/ou 3,5 para a coluna medial.
- Placas de coluna lateral pré-moldadas que permitem fixação distal
- Parafusos corticais de 2,4, 2,7 e 3,5 mm
- Fios K de 1,5, 1,8 e 2,0 mm
- Pinças de redução pontiagudas (grandes e pequenas)
- Ganchos de dentista
- Placas bloqueadas podem ser consideradas em razão da localização distal da fratura ou se houver osteopenia associada ou feridas abertas
- Equipamento de osteotomia do olécrano
- Placas de um terço tubulares para a osteotomia do olécrano (como alternativa, um parafuso cortical longo de 4,5 mm ou um de osso esponjoso de 6,5 mm parcialmente rosqueado pode ser usado. Isso é, em geral, combinado com um fio de banda de tensão e uma arruela.)
- Serra de oscilação pequena
- Osteótomos pequenos

(O tamanho do sistema, dos instrumentos e dos implantes pode variar de acordo com a anatomia.)

Preparação e posicionamento do paciente

Profilaxia: dose única de cefalosporina de primeira geração.
Profilaxia de trombose: heparina de baixo peso molecular.

2.18 Fratura articular completa, articular e metafisária simples (13-C1.3), com fratura epifisária em forma de T

Planejamento pré-operatório (cont.)

A paciente é posicionada em decúbito lateral, com 90° de flexão do cotovelo afetado. Uma prancha de braço radiotransparente é usada. Isso permite aquisição livre de imagem fluoroscópica nos planos AP e lateral posicionando o braço-C paralelo ao corpo do paciente. Alternativamente, a posição em decúbito ventral pode ser usada para apresentar o cotovelo em uma posição similar. O posicionamento e a aquisição de imagem muitas vezes é mais fácil nessa posição, mas aumenta os potenciais riscos anestésicos. As duas posições (lateral e em decúbito ventral) permitem que o cirurgião fique sentado ou em pé, de frente para a superfície dorsal do úmero distal.

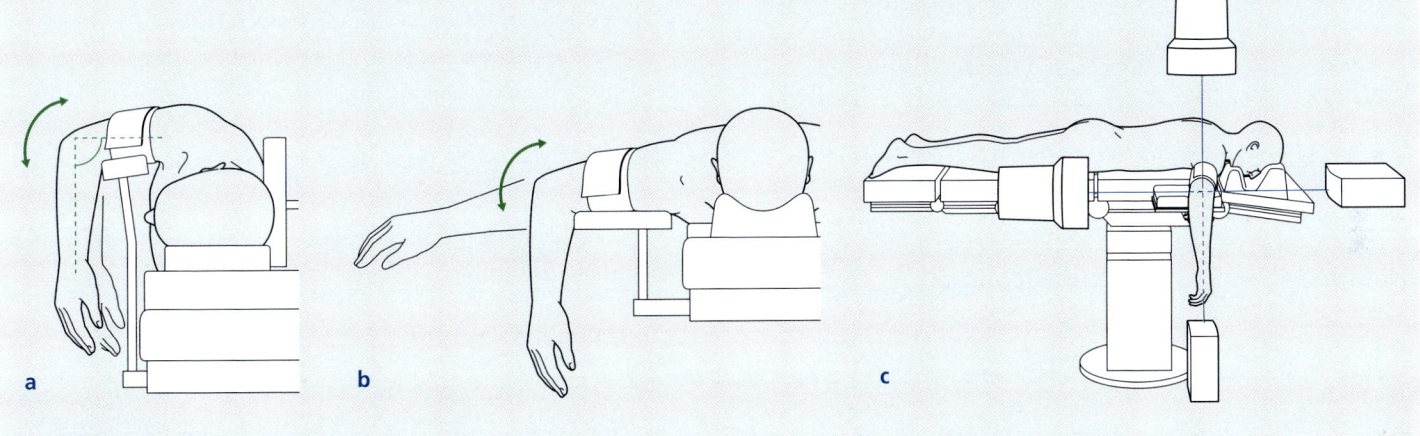

Fig. 2.18-2 a-c
a Posição lateral.
b Posição em decúbito ventral.
c Braço-C, com o paciente posicionado em decúbito ventral.

2 Úmero distal

2 Abordagem cirúrgica

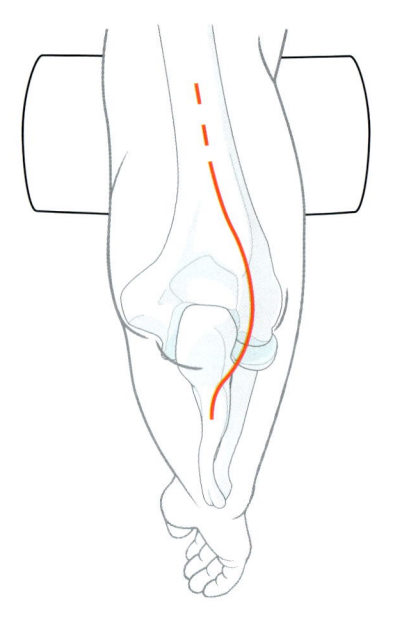

Uma incisão dorsal extensível, evitando a ponta do olécrano, é usada. Retalhos de pele de espessura total são criados medial e lateralmente, expondo a fáscia do tríceps dorsal e o ancôneo e a ulna proximal. O nervo ulnar é preservado a partir do túnel cubital distalmente e exposto proximalmente para permitir mobilização adequada e proteção. Visto a localização distal da fratura, a osteotomia do olécrano deve ser considerada com seriedade. Essa deve ser uma osteotomia *chevron* orientada distalmente; dependendo do tipo de fixação prevista após a osteotomia, pré-perfuração para um implante medular pode ser ou não necessária. Uma lâmina de serra fina minimiza o corte. A osteotomia é realizada usando-se dois pequenos osteótomos para fraturar a cartilagem, assegurando interdigitação no momento da fixação.

Fig. 2.18-3 Incisão dorsal da pele.

3 Redução e fixação

A superfície articular em geral é anatomicamente reconstruída primeiro, seguida por redução do segmento articular ao úmero intacto. Contudo, se o fragmento articular medial for grande, com extensão proximal, poderá ser fixado primeiro ao úmero intacto. Os dois fragmentos articulares são mantidos juntos, com uma pinça de redução pontiaguda, para fornecer compressão e permitir inspeções visuais e radiográficas da redução. O segmento articular pode então ser reduzido ao úmero intacto e mantido com pinças e/ou fios K. Fixação com parafuso de compressão, usando múltiplos parafusos de 2,4, 2,7 ou 3,5 mm, pode ser usada para estabilizar os fragmentos articulares. Uma placa posterolateral costuma ser combinada com uma placa medial para abarcar desde o segmento articular até o úmero intacto. Para padrões simples de fratura, compressão no traço da fratura deve ser usada.

A osteotomia do olécrano pode ser comprimida e estabilizada por meio de diversas técnicas eficazes. Neste caso, é usada uma placa de um terço tubular, de sete furos, modificada. A osteotomia é reduzida e comprimida com duas pinças de redução pontiagudas, modificadas, colocadas medial e lateralmente. A placa de um terço tubular é modificada para criar dentes agudos que se encaixam na porção proximal do processo do olécrano e é dobrada a 90° na região do terceiro furo. A placa é posicionada contra a ponta do olécrano através de uma pequena incisão no tríceps. Um parafuso de compressão de 3,5 mm é então colocado na placa, através do processo do olécrano, através da osteotomia, saindo no córtex da diáfise ulnar. É importante que esse parafuso não saia radialmente para evitar um bloqueio rotacional do antebraço. Parafusos adicionais são colocados distalmente.

2.18 Fratura articular completa, articular e metafisária simples (13-C1.3), com fratura epifisária em forma de T

3 Redução e fixação (cont.)

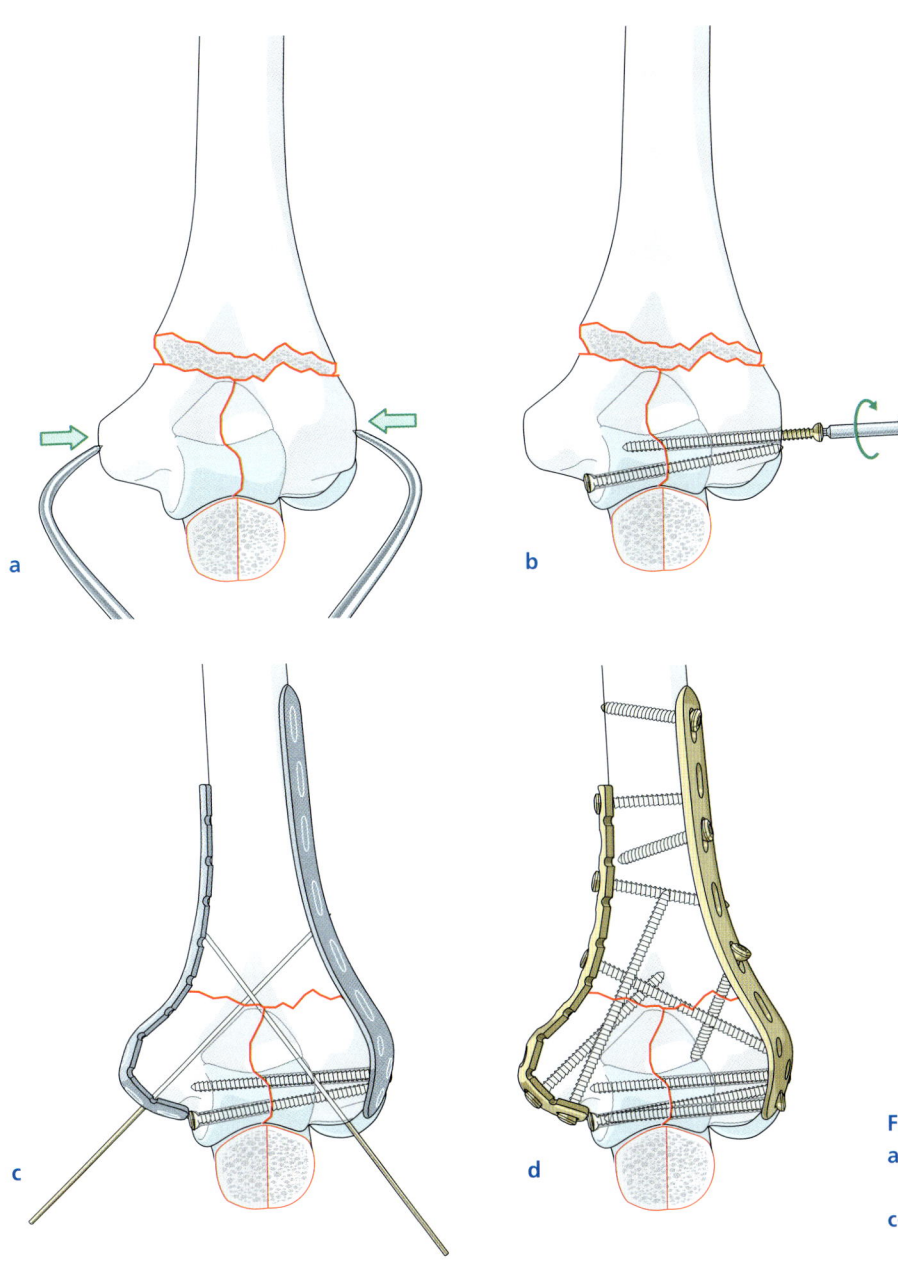

Fig. 2.18-4 a–d
a-b Redução, com pinça, da superfície articular e do fragmento medial até a diáfise.
c-d Placas aplicadas à fratura reduzida, com parafusos em posição.

155

2 Úmero distal

4   Reabilitação

A imobilização em extensão e a imobilização noturna devem inicialmente ser consideradas até a fisioterapia ser implementada. A paciente foi aconselhada a não sustentar peso até pelo menos seis semanas de pós-operatório e até que houvesse evidência radiográfica de consolidação. A fisioterapia teve início no segundo dia após a cirurgia, com exercícios de amplitude de movimento ativo e passivo. A medicação incluiu a administração de medicamentos para alívio da dor.

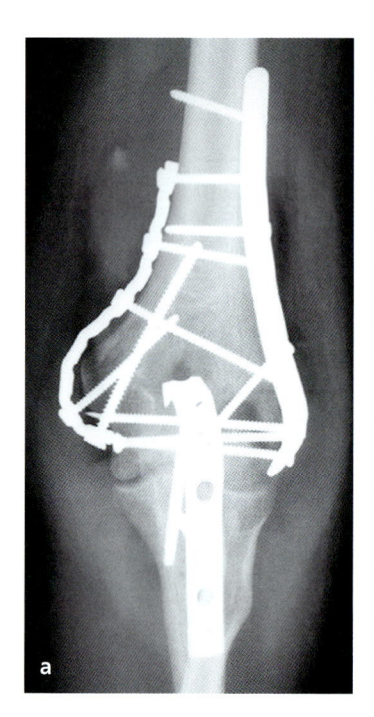

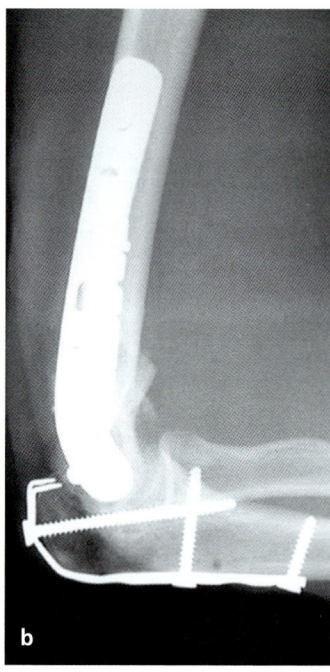

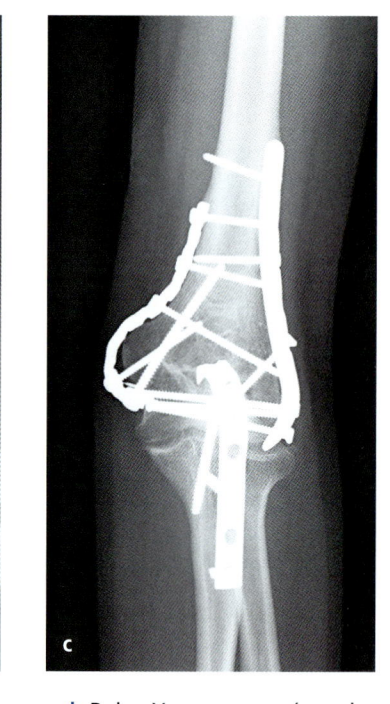

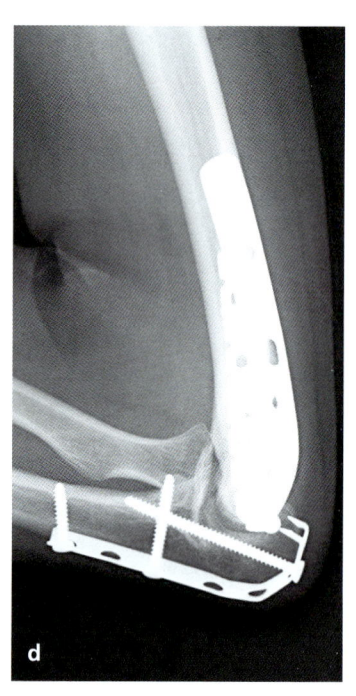

Fig. 2.18-5 a-d
a-b Raios X, 16 semanas após a cirurgia.
c-d Raios X um ano após a cirurgia demonstraram consolidação e manutenção da redução.

Remoção do implante

A remoção do implante em geral não é necessária se ele estiver posicionado de forma adequada. Contudo, se sintomáticas, as placas podem ser removidas após ter ocorrido a consolidação da fratura. Como a consolidação óssea primária tem prioridade, a remoção da placa deve ser adiada por pelo menos 12 a 18 meses após a cirurgia. É necessária exposição cirúrgica total para remover os implantes.

2.18 Fratura articular completa, articular e metafisária simples (13-C1.3), com fratura epifisária em forma de T

5 Armadilhas −

Equipamento

As placas devem ser de comprimento adequado para maximizar a fixação proximal.

Placas colocadas em posição lateral podem ser incômodas para o paciente se puderem ser apalpadas com facilidade na borda relativamente subcutânea do úmero distal.

Abordagem cirúrgica

Dada a localização distal da fratura, uma osteotomia de olécrano deve ser realizada. A falha em visualizar de forma adequada a superfície articular pode resultar em má redução. Se existir extensão de fratura proximal, poderá ser necessário identificar o nervo radial ao longo do úmero posterior. Osteotomias de olécrano transversas têm pouca estabilidade inerente; portanto, a osteotomia deve ser do tipo *chevron*.

6 Dicas +

Equipamento

Placas de reconstrução podem ser moldadas à forma complexa do úmero distal medial, incluindo o epicôndilo medial e a tróclea medial. Placas menores (2,7 mm) podem ser usadas em pacientes menores e são mais facilmente moldadas.

O pré-contorno da placa medial em um modelo ósseo de plástico pode ajudar muito na colocação desses implantes no intraoperatório.

Implantes laterais pré-contornados, com uma inclinação sagital que contenha o côndilo lateral, podem ser vantajosos nessas fraturas distais.

Abordagem cirúrgica

A incisão deve evitar a pele que sobrepõe a ponta do olécrano para diminuir futuro desconforto.

A exposição apropriada e o isolamento do nervo ulnar, incluindo a liberação do túnel cubital em fraturas distais, fornecem segurança intraoperatória e minimizam a lesão iatrogênica.

A exposição adequada da superfície articular do olécrano medial e lateralmente antes da osteotomia assegura a colocação adequada dos cortes ósseos.

A serra e os osteótomos devem estar perpendiculares à diáfise ulnar durante a osteotomia. Um corte oblíquo proximal tornaria difícil a fixação com qualquer implante de banda de tensão.

2 Úmero distal

5 Armadilhas – (cont.)

Redução e fixação

A redução incorreta da fratura metafisária diminui a estabilidade da montagem.

Os parafusos distais devem ser completamente contidos no osso, evitando o osso unicortical da fossa do olécrano.

Reabilitação

A sustentação de peso prematura e atividades físicas vigorosas antes da consolidação podem comprometer a fixação.

6 Dicas + (cont.)

Redução e fixação

Os fios K podem ser usados como *joysticks* para controlar a rotação e a posição dos dois fragmentos articulares durante a redução.

Se o final da fratura medial for cefálica ao epicôndilo medial, poderá ser desnecessário estender a placa distalmente ao redor do epicôndilo.

Placas mediais menores (placa de reconstrução de 2,7 mm), considerando-se a dissecção e o reparo do tecido mole medial, permitem a recolocação do nervo ulnar sem transposição em um grande número de casos, apesar das aplicações de placa medial distal.

A osteotomia do olécrano deve ser comprimida no momento da fixação. Pinças de redução pontiagudas, mediais e laterais, colocadas a partir do olécrano para rosquear furos na diáfise ulnar, podem ajudar a compressão simétrica da osteotomia antes da fixação definitiva.

Reabilitação

A mobilização precoce com exercícios de amplitude de movimento ativo e passivo do cotovelo é recomendada. A sustentação de peso deve ser restrita até que haja evidências de consolidação.

Autor   Reto H. Babst

2.19 Fratura articular completa, articular simples, metafisária multifragmentária (13-C2.1), com desvio

1   Descrição de caso

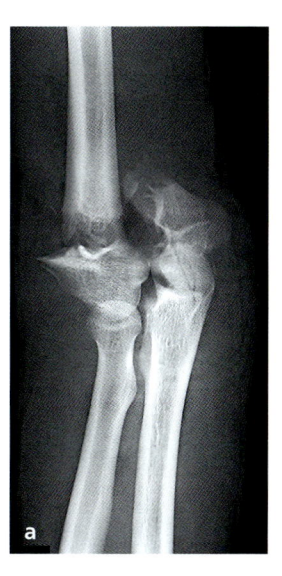

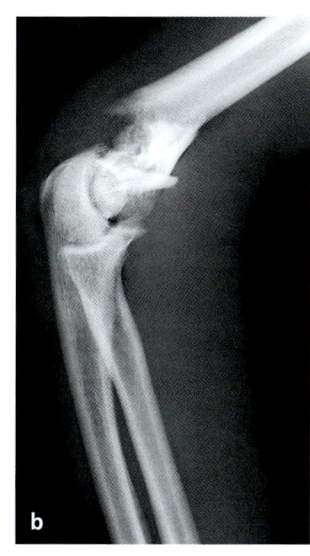

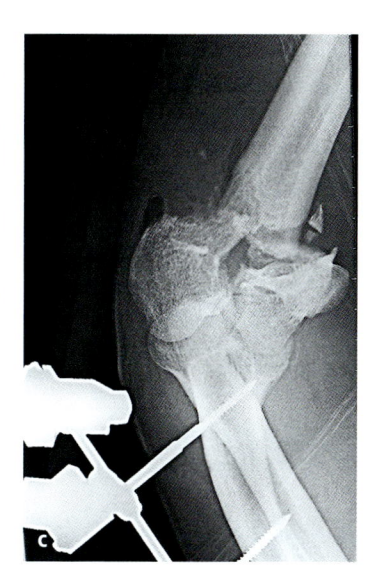

Um homem de 23 anos, politraumatizado, apresentou uma fratura umeral distal, desviada, aberta, do braço direito, dominante; uma fratura do acetábulo direito, bem como do fêmur direito; além de fraturas das costelas com contusão no pulmão do hemitórax direito.

Fig 2.19-1 a–c   Raios X pré-operatórios.
a   Incidência AP.
b   Incidência lateral.
c   Fixador externo de extensão articular temporário.

Indicação

A fratura intra-articular desviada do úmero distal não apresenta cominuição, mas um fragmento intermediário da coluna radial permanece no local. Há também uma fratura não desviada da ponta da ulna proximal. Quando necessário, um exame de TC irá fornecer informação adicional para o planejamento pré-operatório adequado.

Devido ao desvio, há risco de comprometimento do nervo ulnar e necessidade de mobilizar o cotovelo tão logo seja possível após a fixação estável. O tratamento conservador não é uma opção para essa fratura aberta, visto tratar-se do braço dominante de um jovem trabalhador.

Devido a sua condição geral, a fratura foi imobilizada primeiro com um fixador externo de extensão articular temporário, após o debridamento e a irrigação pulsada durante a primeira operação para fixação da fratura femoral. A fixação final do úmero distal ocorreu sete dias após o trauma.

2 Úmero distal

Planejamento pré-operatório

Equipamento

- Placa de úmero distal LCP 2,7/3,5, sete orifícios na coluna radial, seis na ulnar
- Parafusos de cabeça bloqueada autorrosqueante de 3,5 e 2,7 mm
- Parafusos corticais de 3,5 mm
- Fios K de 1,6 mm

(O tamanho do sistema, dos instrumentos e dos implantes pode variar de acordo com a anatomia.)

Preparação e posicionamento do paciente

Antibióticos: dose única de cefalosporina de segunda geração.
Profilaxia de trombose: heparina de peso molecular baixo.

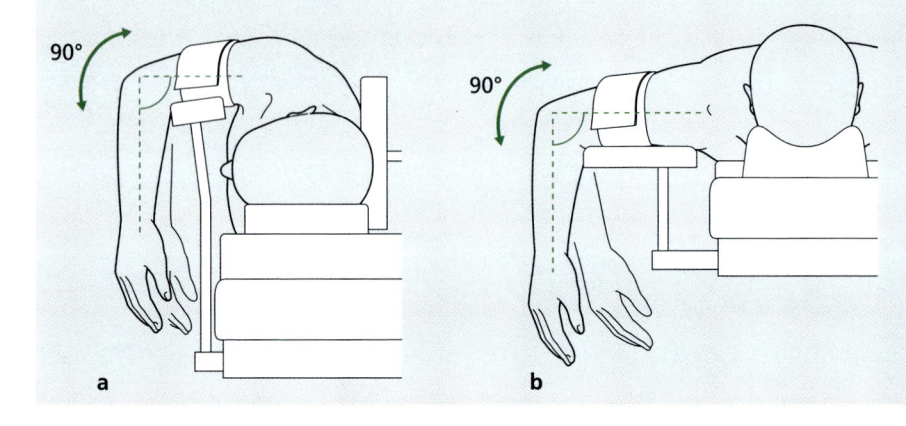

Fig. 2.19-2 a–b Posicionamento do paciente.
a Posição em decúbito lateral.
b Posição em decúbito ventral.

2.19 Fratura articular completa, articular simples, metafisária multifragmentária (13-C2.1), com desvio

2 Abordagem cirúrgica

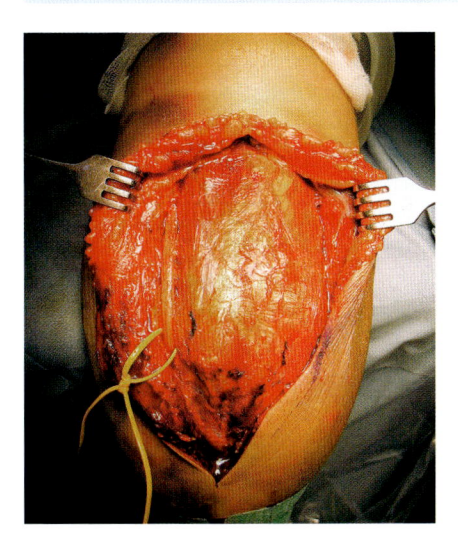

Fig. 2.19-3 Incisão reta junto ao eixo da diáfise umeral, curvando sobre a porção radial do olécrano, reto junto ao eixo da ulna. Preparação do tríceps e isolamento do nervo ulnar.

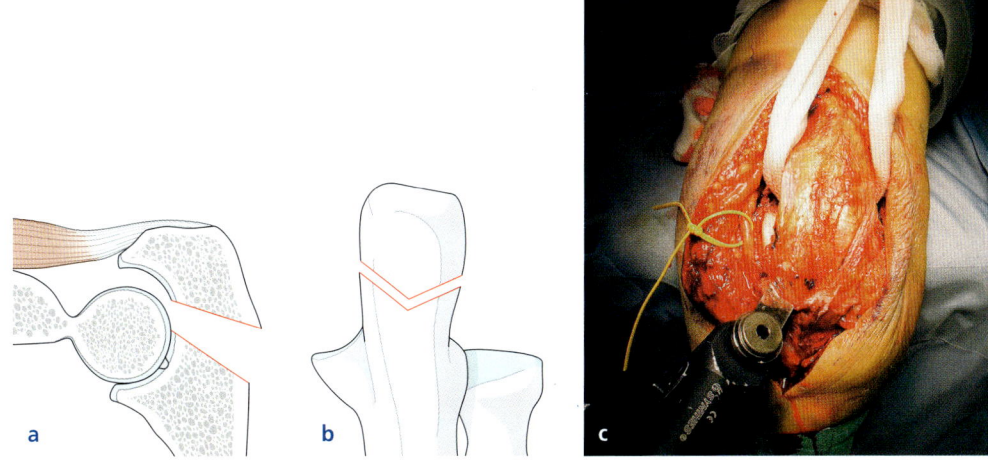

Fig. 2.19-4 a–c Uma osteotomia *chevron* é planejada no nível da concavidade mais profunda da articulação ulnar. Em situações com fratura intra-articular simples, a osteotomia na ponta do olécrano pode também ser suficiente para atingir uma boa visão que permita uma reconstrução articular anatômica.

2 Úmero distal

3 Redução e fixação

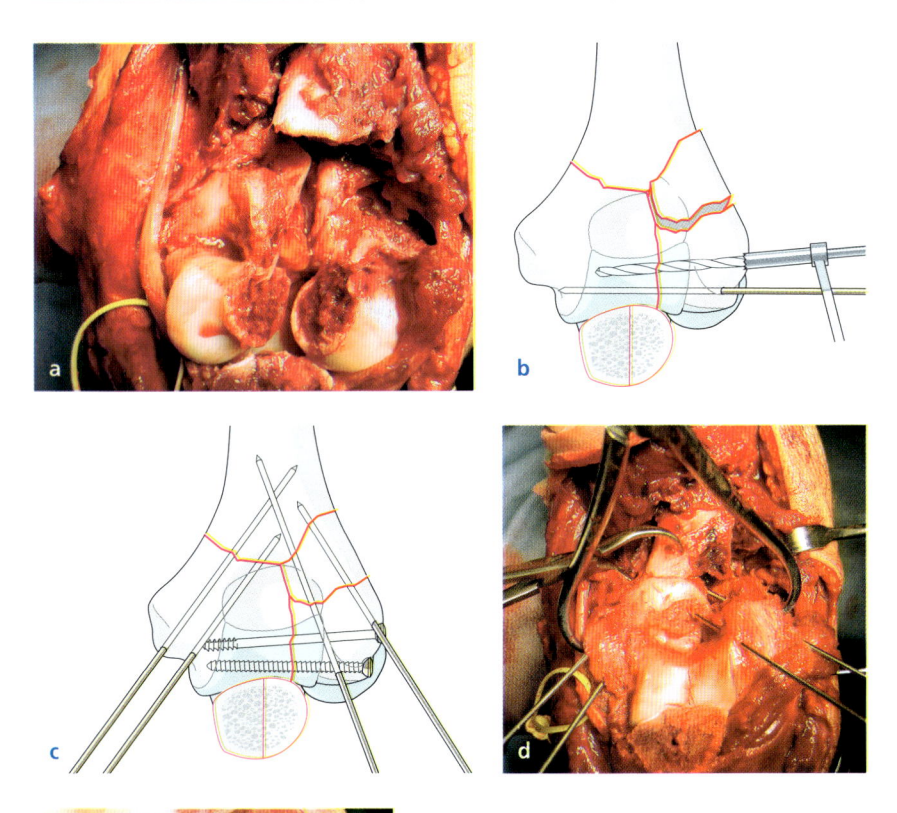

Fig. 2.19-5 a–e

a A ponta do olécrano é rebatida com o músculo tríceps.
b Com esse padrão de fratura troclear simples, o bloco articular é primeiro reduzido, recebendo fixação temporária com um fio K, e após, com um parafuso cortical.
c-d O bloco articular é, então, temporariamente fixado contra a diáfise por meio de um fórceps de redução pontiagudo e fios K.
e Após colocar um parafuso cortical entre a diáfise e o fragmento ulnar, a placa de úmero distal LCP de seis orifícios é fixada à diáfise, na porção ulnar, primeiro com parafusos corticais e, então, distalmente, com parafusos de cabeça bloqueada. Em seguida, o defeito na porção radial é ligado com uma placa de úmero distal, radial, de sete orifícios. A placa é depois fixada à diáfise com parafusos corticais e com parafusos de cabeça bloqueada no fragmento distal. Observe o defeito na porção radial devido ao fragmento deixado no local do acidente.

Visto que essa foi uma fratura aberta de 2° grau e os fragmentos da coluna radial tinham contato com o córtex posterior, nenhum enxerto de osso esponjoso foi primariamente adicionado. A fratura articular foi fixada com um parafuso de compressão de 3,5 mm. A ponta do olécrano foi estabilizada com dois parafusos de compressão cortical de 2,7 mm. A osteotomia foi fechada com fios K e fixação de banda de tensão.

2.19 Fratura articular completa, articular simples, metafisária multifragmentária (13-C2.1), com desvio

4   Reabilitação

Imobilização adicional: 3 a 4 dias na tala.
Medicação: alívio da dor conforme necessário durante os primeiros dias após a operação.

Fisioterapia: reabilitação funcional com movimento ativo-assistido, com fisioterapeuta a partir do primeiro dia pós-operatório.
Carga: dependendo do raio X, iniciar após 6 a 10 semanas.

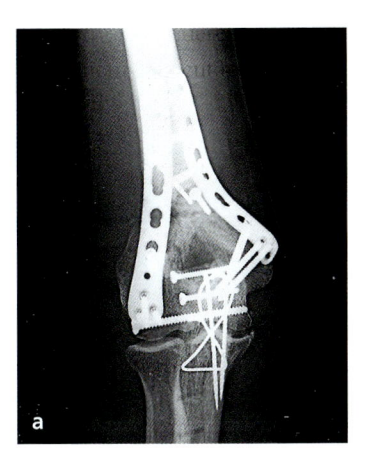

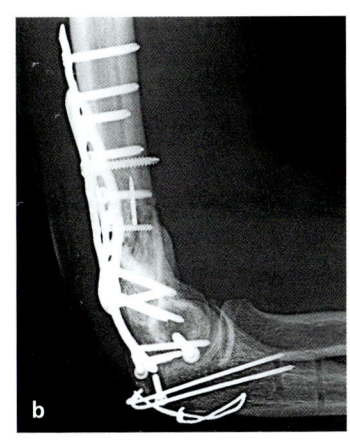

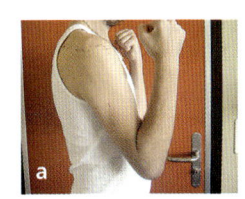

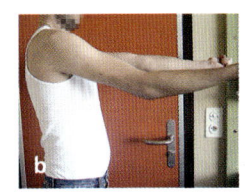

Fig. 2.19-6 a–b   Raio X 12 semanas após a operação. Observe o defeito no lado radial.

Fig. 2.19-7 a–b   Função após três meses: extensão/flexão 0/20/130.

2 Úmero distal

5   Armadilhas −

Abordagem cirúrgica
A osteotomia do olécrano, com um cinzel ou uma serra deve ser feita dentro do osso e não incluir a cartilagem.

Redução e fixação
O nervo ulnar não deve situar-se diretamente sobre a placa. Esta é coberta por tecido mole ou o nervo deve ser transposto para fora de seu sulco. Sua posição deve ser anotada no registro operatório.

Reabilitação
Em pacientes politraumatizados com lesões na cabeça, a profilaxia contra a formação de osso periarticular deve ser considerada.

6   Dicas +

Abordagem cirúrgica
Os padrões de fratura articular simples podem ser estabilizados com uma abordagem bilateral dos lados do músculo tríceps, sem osteotomia do olécrano.

Redução e fixação
As fraturas articulares complexas, com uma coluna com uma fratura simples, são frequentemente mais fáceis de fixar quando essa coluna, com seu componente articular, é fixada ao úmero antes de se fixar a parte articular da outra coluna.

Autores   Frankie Leung, Tak-Wing Lau

2.20 Fratura articular completa, articular simples, metafisária multifragmentária (13-C2.1)

1 Descrição de caso

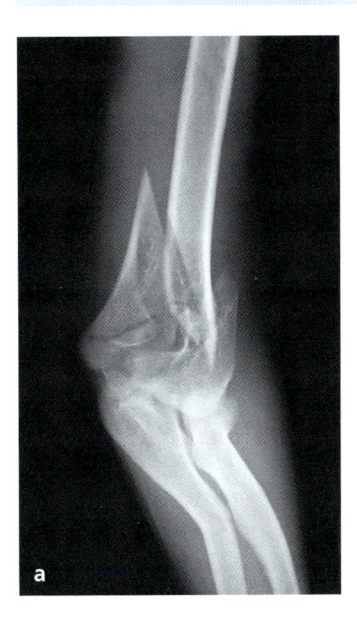

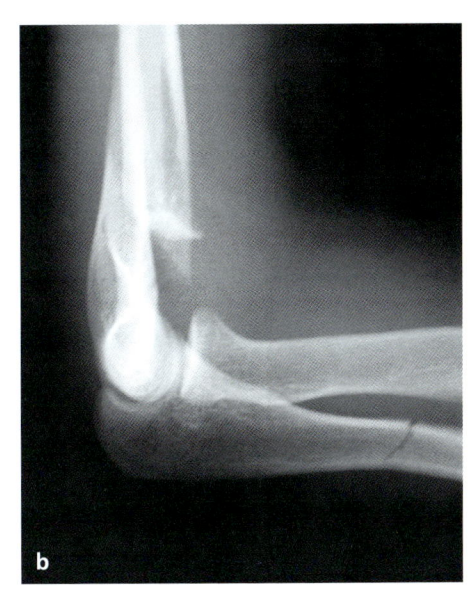

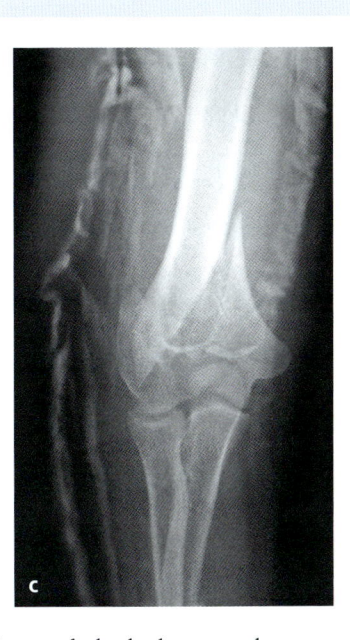

Um motociclista de 24 anos de idade sofreu um trauma único, resultando em fratura fechada do cotovelo e antebraço esquerdos.

Fig. 2.20-1 a–c
a–b Raios X pré-operatórios mostrando a fratura fechada.
c   A fratura foi adequadamente reduzida, e um molde de gesso aplicado. Outro raio X foi realizado.

Indicação

O paciente apresentou-se com uma fratura umeral distal, intra-articular, instável, desviada e uma fratura da diáfise ulnar. Se deixada sem redução, podem ocorrer rigidez do cotovelo e dor prolongada como consequência da consolidação da fratura com união imperfeita.

O objetivo do tratamento é a redução anatômica para prevenir artrose pós-traumática. Além disso, a fixação interna rígida de ambas as fraturas permite o exercício de amplitude de movimento precoce do cotovelo, que é crucial para a reabilitação e futura função do cotovelo.

2 Úmero distal

Planejamento pré-operatório

Equipamento

- Fios K de 1,5 mm
- Placas de reconstrução LCP 3,5 de 6 e 9 orifícios
- Parafusos de cabeça bloqueada autorrosqueantes de 3,5 mm
- Parafusos de osso esponjoso e corticais de 3,5 mm
- Braço-C

(O tamanho do sistema, dos instrumentos e dos implantes pode variar de acordo com a anatomia.)

Preparação e posicionamento do paciente

Antibióticos: dose única de cefalosporina de segunda geração.
Profilaxia de trombose: nenhuma.

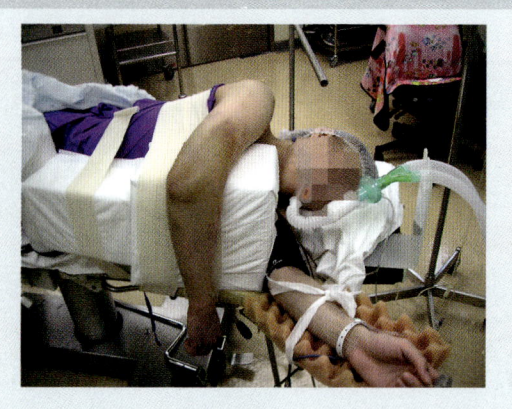

Fig. 2.20-2 O paciente é colocado em uma posição lateral, com o braço lesionado pendendo confortavelmente em uma espuma radiotransparente. Um torniquete de braço superior estéril é aplicado após a cobertura.

2 Abordagem cirúrgica

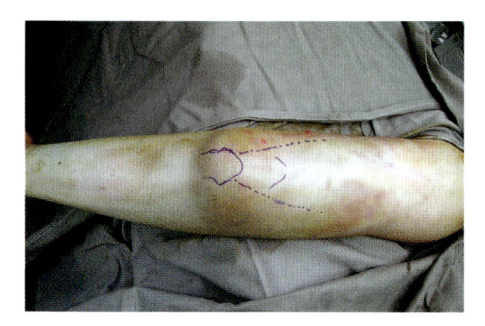

Fig. 2.20-3 Após uma incisão de pele longitudinal na linha média, a gordura subcutânea e a fáscia são divididas na mesma direção. Uma dissecção adicional em ambos os lados do tríceps não requer osteotomia do olécrano, uma vez que a fratura intra-articular é simples, sem cominuição.

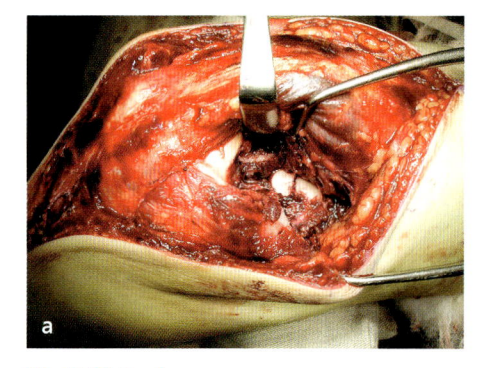

Fig. 2.20-4 a–b

a O intervalo entre o músculo tríceps posteriormente e os músculos braquiorradial e extensor radial longo do carpo anteriormente é dissecado para expor o côndilo lateral e a coluna lateral.

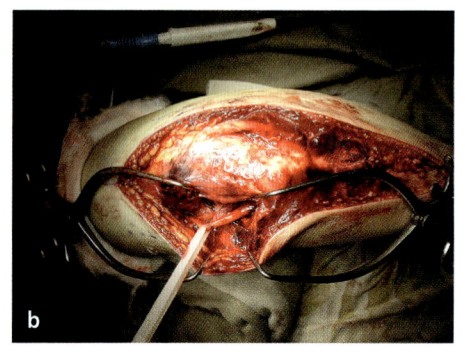

b O nervo ulnar é identificado e protegido. O intervalo entre o tríceps posteriormente e o braquial e o bíceps anteriormente é dissecado. A coluna medial é exposta.

2.20 Fratura articular completa, articular simples, metafisária multifragmentária (13-C2.1)

3 Redução e fixação

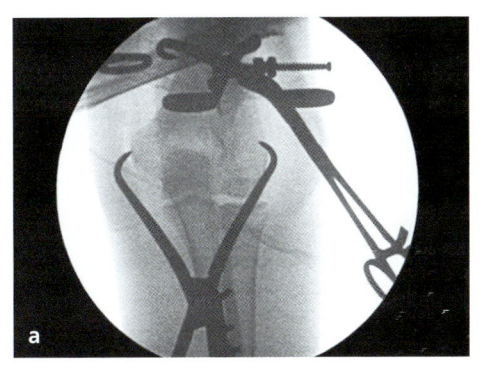

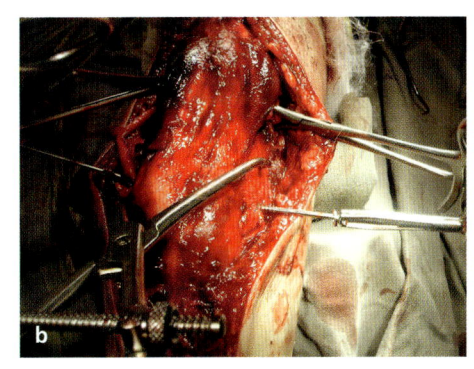

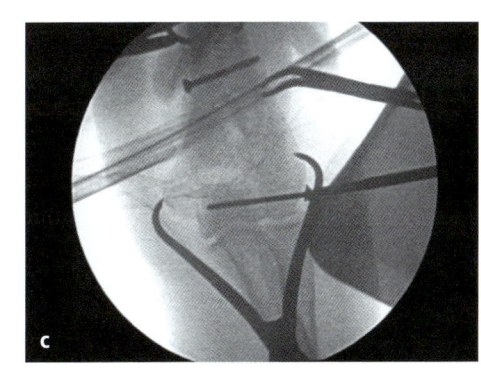

Fig. 2.20-5 a–c

a A fratura articular é visualizada elevando o músculo tríceps e o tendão. A redução é obtida com uma pequena pinça de redução e, então, confirmada usando um braço-C.

b–c Após a confirmação da redução do fragmento articular, um parafuso de osso esponjoso meio-rosqueado de 3,5 mm é inserido para fixar a fratura articular.

A fratura é reduzida e fixada com fios K. Um parafuso de compressão cortical de 3,5 mm é inserido para fixar o traço de fratura sagital da diáfise distal.

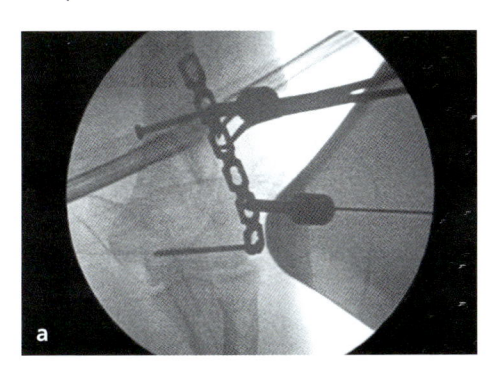

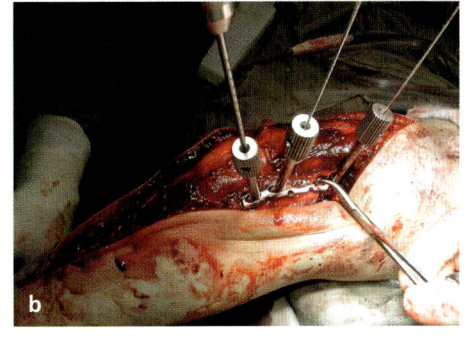

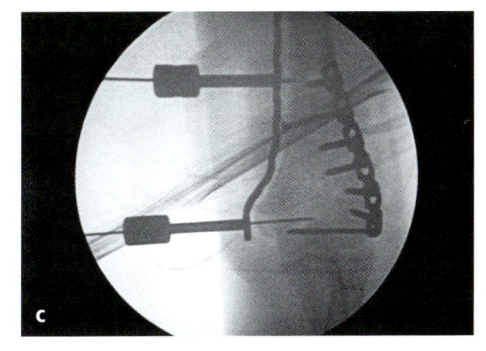

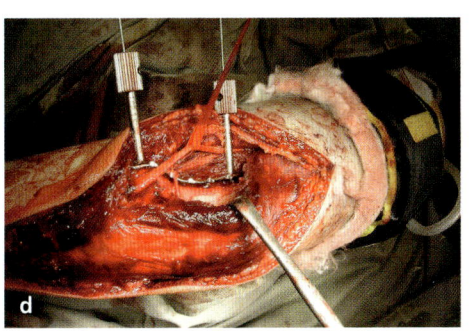

A fratura metafisária é, então, reduzida e fixada temporariamente com fios K. A redução pode, em seguida, ser confirmada usando um braço-C.

Fig. 2.20-6 a–d

a–b Uma placa de reconstrução LCP de 3,5 mm, de seis orifícios, é moldada e aplicada para fixar a fratura da coluna lateral.

c–d Uma placa de reconstrução LCP de 3,5 mm, de nove orifícios, é moldada e aplicada para fixar a fratura da coluna medial.

2 Úmero distal

3 Redução e fixação (cont.)

Um parafuso longo, de cabeça bloqueada, é aplicado através do orifício mais distal da placa medial para fornecer uma forte fixação do bloco articular. Um dreno de vácuo é inserido na articulação.

Os intervalos em cada lado do tríceps são reparados com suturas absorvíveis. O nervo ulnar não é transposto. A pele é suturada com pontos subcuticulares.

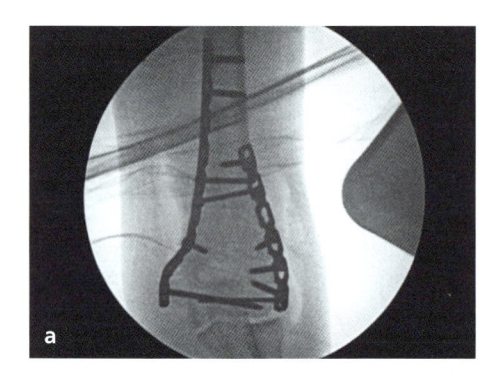

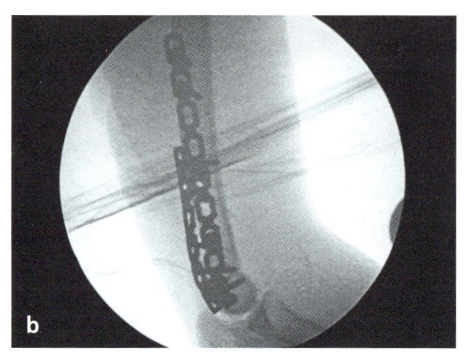

Fig. 2.20-7 a–b   Raios X no primeiro dia após a operação.

4 Reabilitação

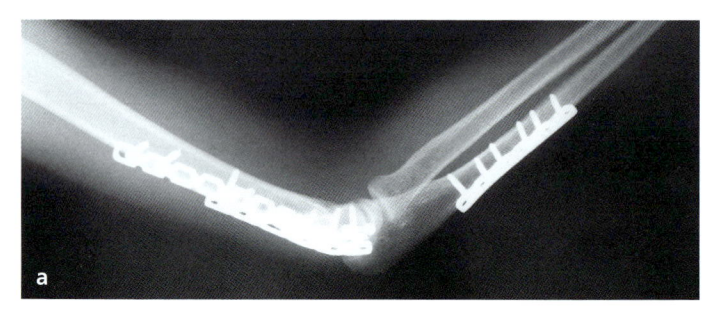

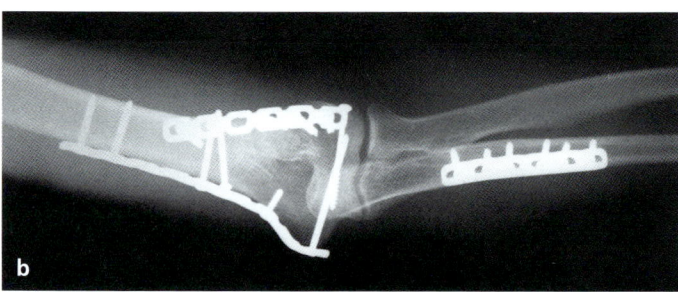

O dreno deve ser removido no primeiro ou segundo dia pós-operatório. O paciente foi aconselhado a realizar exercícios de amplitude de movimento tão logo fosse possível.

Fig. 2.20-8 a–b   Raios X AP e lateral, seis meses após a operação.

2.20 Fratura articular completa, articular simples, metafisária multifragmentária (13-C2.1)

4 Reabilitação (cont.)

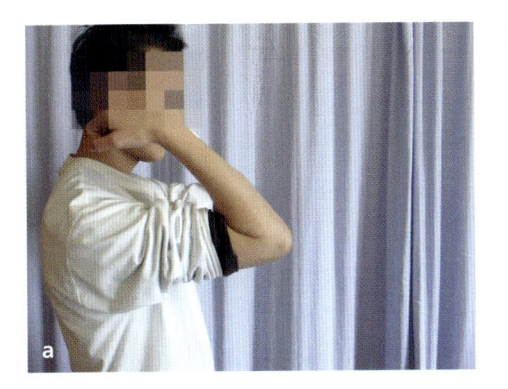

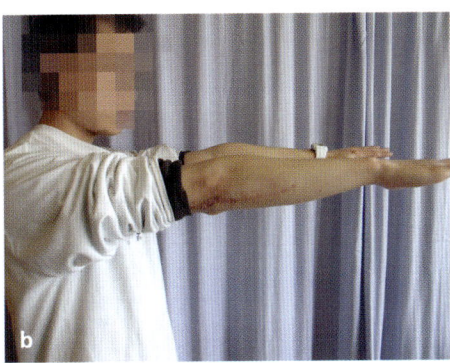

Fig. 2.20-9 a–b Resultados funcionais aos seis meses, mostrando flexão e extensão totais.

Remoção do implante

A remoção do implante, em geral, não é aconselhável.

2 Úmero distal

5 Armadilhas −

Equipamento
A moldagem imprecisa das placas ocasionará impacto na pele e desconforto ao paciente.

Abordagem cirúrgica
Deve-se ter cuidado para evitar lesar o nervo ulnar inadvertidamente.

Se a cominuição intra-articular for mais grave, uma abordagem mais extensa será necessária.

Redução e fixação
Os fragmentos articulares podem ser difíceis de reduzir de modo anatômico. O parafuso cortical pode ter pega insuficiente se o fragmento for muito pequeno.

Reabilitação
A rigidez do cotovelo pode ocorrer se for retardado seu movimento devido a dor ou instabilidade da fratura.

6 Dicas +

Equipamento
Um planejamento pré-operatório cuidadoso, com os implantes necessários prontamente disponíveis, assegura um tratamento operatório bem-sucedido. O uso de LCP metafisária 3,5 facilita a moldagem.

Abordagem cirúrgica
Deve-se ter cuidado para identificar e proteger o nervo ulnar. Evite a tração não intencional sobre ele.

Esteja preparado para realizar uma osteotomia do olécrano se uma exposição mais extensa for necessária.

Redução e fixação
Fios K inseridos nos fragmentos articulares podem ser usados como *joysticks* para redução.

Se mais cominuição for antecipada, certifique-se de que miniparafusos de diâmetros menores estejam prontamente disponíveis.

Reabilitação
A mobilização precoce é a chave para a recuperação total.

Autor Sean E. Nork

2.21 Fratura articular completa, articular simples, metafisária multifragmentária (13-C2.2), com cunha fragmentada

1 Descrição de caso

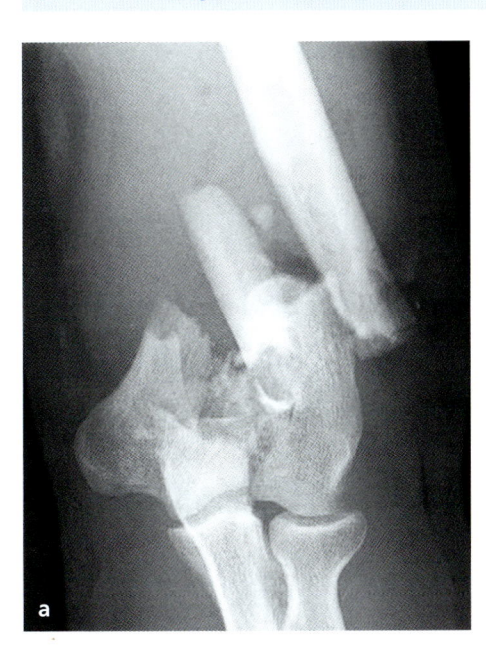

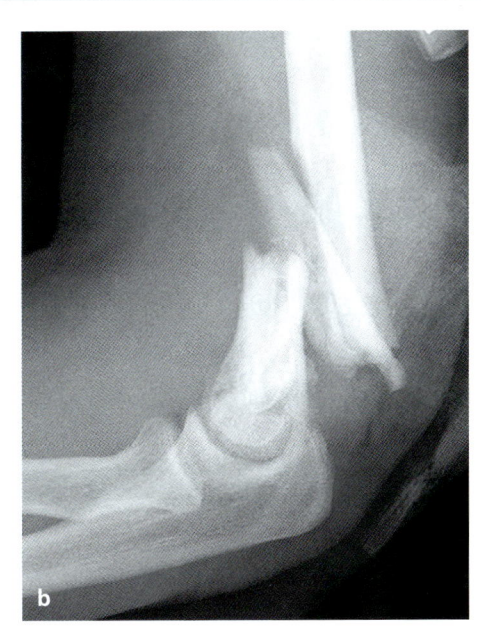

Um homem de 34 anos sofreu um trauma único, resultando em fratura fechada do cotovelo não dominante, após uma colisão de motocicleta.

Fig. 2.21-1 a–b   Raios X pré-operatórios.

Indicação

Esta é uma fratura intra-articular e desviada em um paciente jovem. De modo a maximizar a recuperação funcional do cotovelo, um tratamento operatório é necessário. Isso permite o movimento precoce e minimiza a rigidez articular; a reconstrução anatômica da superfície articular previne a deformidade e minimiza a artrite.

2   Úmero distal

Planejamento pré-operatório

Raios X de tração são úteis para obter a compreensão do padrão da fratura. Eles permitem a identificação de cominuição intra-articular e metafisária. Neste caso, os dois segmentos condilares grandes são visualizados. Esses dois fragmentos articulares estendem-se proximalmente, permitindo a fixação adequada por placas medial e lateral. Há uma cominuição da fratura na fossa do olécrano, bem como na metáfise distal e na diáfise.

Equipamento

- Placa(s) de reconstrução 2,7 e/ou 3,5 para a coluna medial
- Placas de coluna lateral pré-moldadas permitem fixação distal
- Parafusos corticais de 2,4, 2,7 e 3,5 mm
- Fios K de 1,5, 1,8 e 2,0 mm
- Pinças de redução pontiagudas (grande e pequena)
- Ganchos de dentista
- Placas de bloqueio podem ser consideradas, em especial se houver osteopenia associada ou feridas abertas
- Equipamento de osteotomia do olécrano: parafusos corticais longos de 4,5 mm (> 110 mm de comprimento) com arruelas; fio de banda de tensão (alternativamente, um parafuso longo, de osso esponjoso, de 6,5 mm pode ser usado; contudo, isso tende a transladar a osteotomia radialmente quando o parafuso se prende ao endósteo da ulna distalmente. Uma técnica de fio de banda de tensão modificada é também efetiva para reparar a osteotomia)
- Pequena serra oscilante
- Osteótomos pequenos

(O tamanho do sistema, dos instrumentos e dos implantes pode variar de acordo com a anatomia).

Preparação e posicionamento do paciente

Antibióticos: dose única de cefalosporina de primeira geração.
Profilaxia de trombose: heparina de baixo peso molecular.

2.21 Fratura articular completa, articular simples, metafisária multifragmentária (13-C2.2), com cunha fragmentada

Planejamento pré-operatório (cont.)

O paciente é posicionado em decúbito lateral, com 90° de flexão do cotovelo afetado. Uma prancha de braço radiotransparente é usada. Isso permite a aquisição de imagem fluoroscópica desobstruída nos planos AP e lateral, posicionando o braço-C paralelamente ao corpo do paciente. De maneira alternativa, a posição em decúbito ventral pode ser usada para apresentar o cotovelo em uma posição similar. O posicionamento e a aquisição de imagem ficam mais fáceis nessa posição, mas os riscos anestésicos aumentam potencialmente. Ambas as posições (lateral e em decúbito ventral) permitem que o cirurgião fique sentado ou em pé de frente para a superfície dorsal do úmero distal.

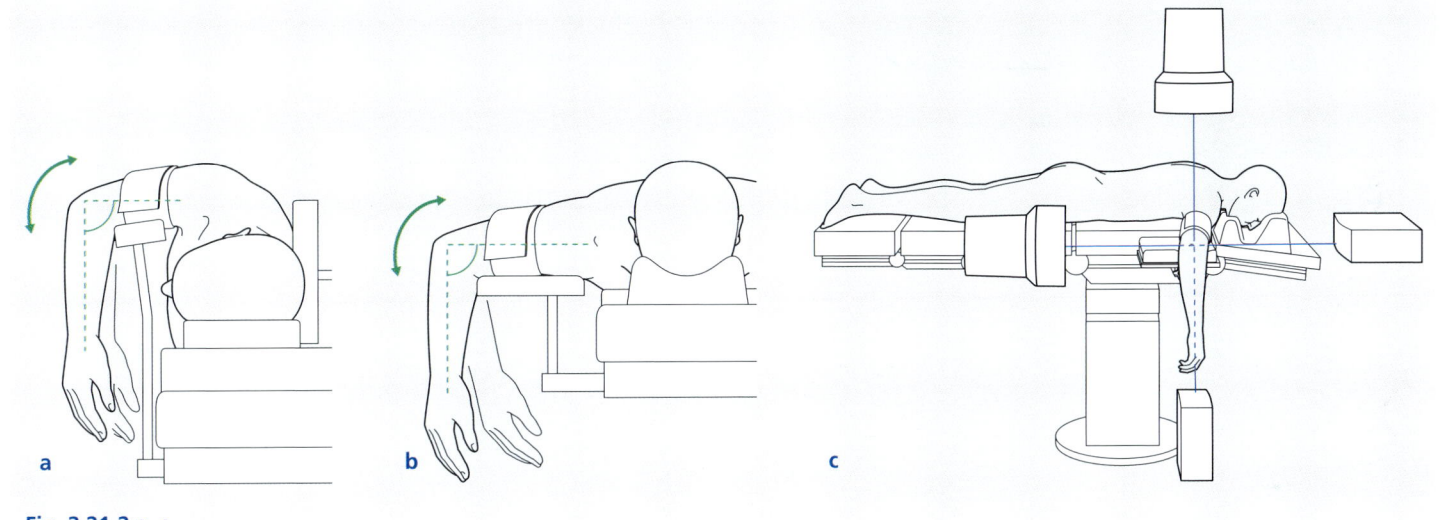

Fig. 2.21-2 a–c
a   Posição em decúbito lateral.
b   Posição em decúbito ventral.
c   Braço-C com o paciente posicionado em decúbito ventral.

173

2 Abordagem cirúrgica

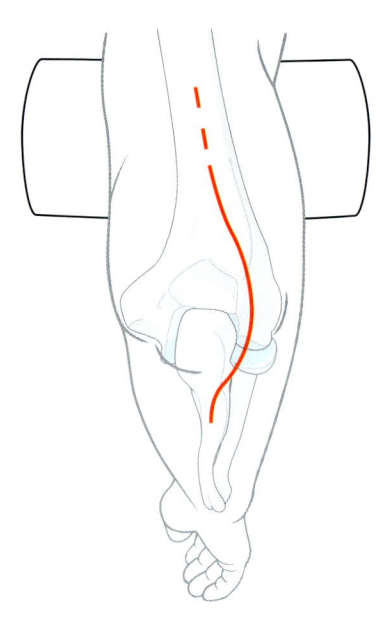

Uma incisão dorsal extensível, evitando a ponta do olécrano, é feita. Retalhos de pele de espessura total são criados medial e lateralmente, expondo a fáscia do tríceps dorsal e do ancôneo e a ulna proximal. O nervo ulnar é preservado no túnel cubital em posição distal e exposto proximalmente para permitir mobilização e proteção adequadas. Dada a localização da fratura, uma osteotomia do olécrano pode ser necessária. Ela deve ser do tipo *chevron*, com orientação distal, e, dependendo do tipo de fixação antecipada, uma pré-perfuração para um implante medular pode ser necessária. Uma lâmina de serra fina é usada para minimizar a incisão. A osteotomia é concluída com dois pequenos osteótomos para fraturar a cartilagem, garantindo a interdigitação no momento da fixação.

Fig. 2.21-3   Incisão na pele dorsal.

3 Redução e fixação

Neste caso, o grande fragmento cortical metafisário/diafisário supracondilar deve ser reduzido primeiro e estabilizado com múltiplos parafusos de compressão. Isso de fato simplifica a fratura. Depois, a superfície articular é anatomicamente reconstruída, seguida pela redução do segmento articular para o úmero intacto. Os dois fragmentos articulares são mantidos juntos com uma pinça de redução pontiaguda, para compressão e para permitir inspeções visuais e radiográficas da redução. A fixação por meio de parafuso de compressão independente, com parafusos múltiplos de 2,4, 2,7 ou 3,5 mm, pode estabilizar os fragmentos articulares. Devido à configuração de fratura simples da superfície articular deste caso, múltiplos parafusos pequenos (2,4 mm) de compressão foram colocados de medial para lateral e de lateral para medial. O segmento articular foi então reduzido até a diáfise umeral reconstruída e mantido com pinças, fios K ou combinações destes. A fixação adicional no segmento articular distal foi feita por meio de placas mediais e laterais. Uma placa posterior ao longo da coluna lateral foi combinada com uma placa medial. A osteotomia do olécrano foi fixada com um parafuso cortical longo, de 4,5 mm, com um fio de banda de tensão.

2.21 Fratura articular completa, articular simples, metafisária multifragmentária (13-C2.2), com cunha fragmentada

3 Redução e fixação (cont.)

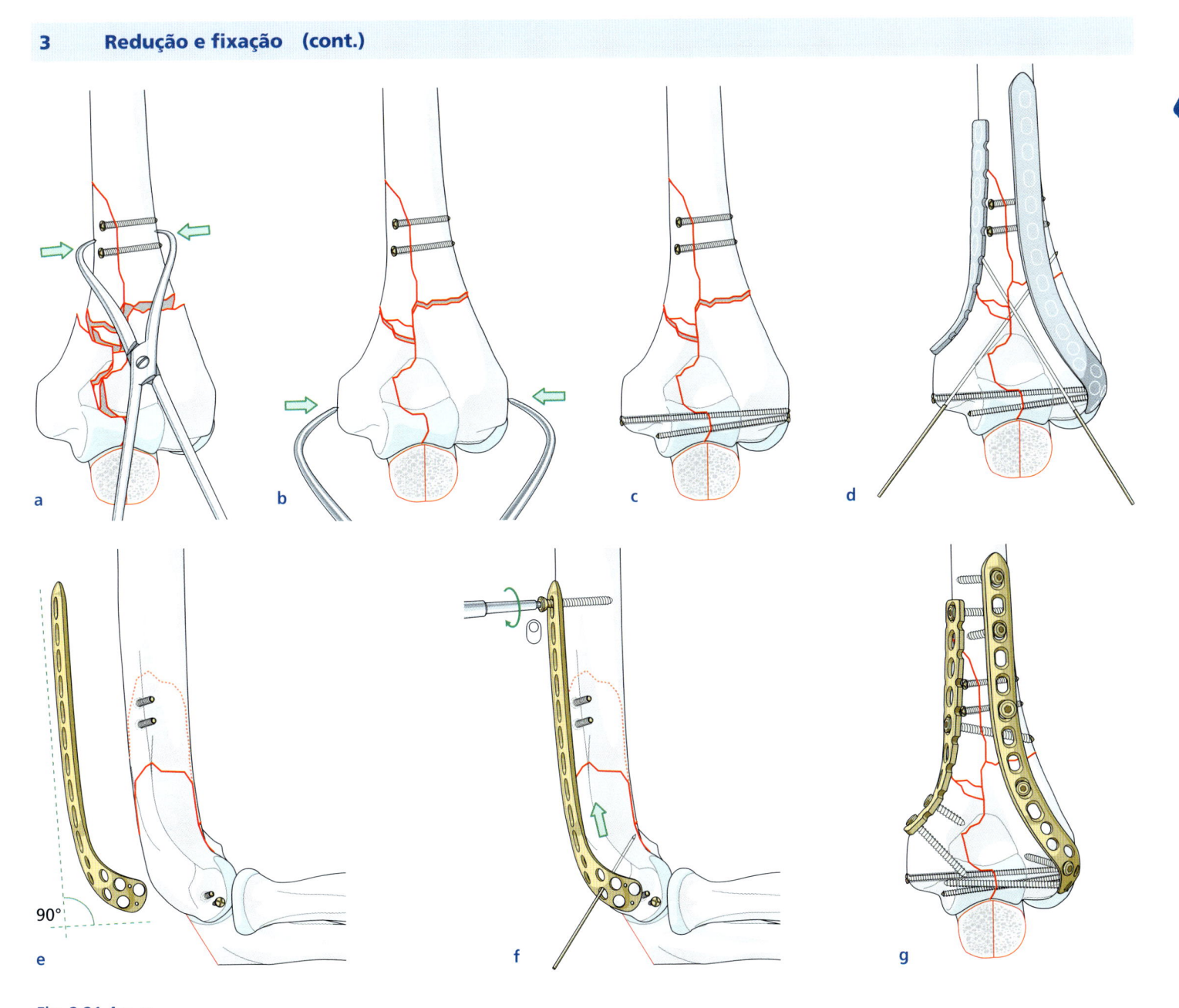

Fig. 2.21-4 a–g
a–b Redução com pinça da superfície articular e do fragmento cortical medial até a diáfise.
c–g Placas aplicadas para a fratura reduzida com os parafusos na posição.

2 Úmero distal

4 Reabilitação

Imobilização em extensão, incluindo imobilização noturna, até que a fisioterapia seja iniciada. O paciente foi aconselhado a não colocar carga até no mínimo seis semanas após a operação e até que haja evidência radiográfica de consolidação. A fisioterapia começou no segundo dia pós-operatório, com exercícios de amplitude de movimento ativo e passivo. A analgesia foi prescrita conforme necessário.

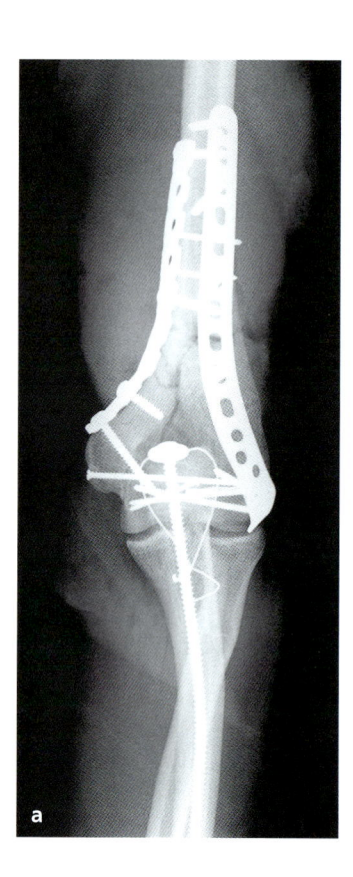

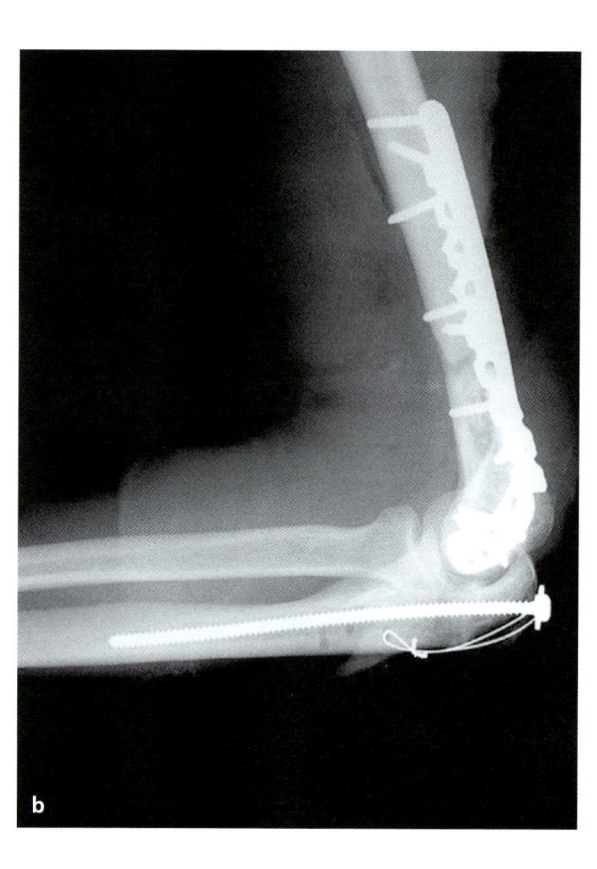

Fig. 2.21-5 a–b   Raios X, 12 semanas após a operação.

Remoção do implante

A remoção do implante, se este estiver posicionado de forma apropriada, em geral não é necessária. Contudo, se sintomático, as placas podem ser removidas após a consolidação da fratura. Como a consolidação primária do osso tem prioridade, a remoção da placa deve ser retardada até no mínimo 12 a 18 meses após a operação. A exposição total é necessária para remover os implantes.

2.21 Fratura articular completa, articular simples, metafisária multifragmentária (13-C2.2), com cunha fragmentada

5 Armadilhas −

Equipamento

As placas devem ser de comprimento adequado para maximizar a fixação proximal.

Placas colocadas na lateral podem incomodar os pacientes, uma vez que podem ser palpadas com facilidade na borda relativamente subcutânea do úmero distal.

Abordagem cirúrgica

Dada a localização distal da fratura, uma osteotomia do olécrano deve ser feita. A incapacidade de visualizar a superfície articular de forma apropriada pode resultar em má redução. Se existir extensão da fratura proximal, pode ser necessário identificar o nervo radial ao longo do úmero posterior. Osteotomias do olécrano transversas têm pouca estabilidade inerente; portanto, a osteotomia deve ser do tipo *chevron*.

6 Dicas +

Equipamento

As placas de reconstrução podem ser moldadas para a forma complexa do úmero distal medial, incluindo o epicôndilo medial e a tróclea medial. Placas menores (2,7 mm) são usadas em pacientes menores e são mais facilmente moldadas.

A pré-moldagem da placa medial em um modelo ósseo de plástico ajuda muito a colocação desses implantes no intraoperatório.

Implantes laterais pré-moldados com uma inclinação sagital para conter o côndilo lateral podem ser vantajosos nessas fraturas distais.

Abordagem cirúrgica

A incisão deve evitar a ponta do olécrano para minimizar um futuro desconforto.

A exposição adequada e o isolamento do nervo ulnar, incluindo a liberação do túnel cubital nas fraturas distais, permite a segurança intraoperatória e minimiza lesão iatrogênica.

A exposição correta da superfície articular do olécrano, medial e lateralmente, antes da osteotomia, garante a colocação apropriada dos cortes ósseos.

A serra e os osteótomos devem estar perpendiculares à diáfise ulnar durante a osteotomia. Um corte oblíquo proximal tornaria difícil a fixação com qualquer implante de banda de tensão.

2 Úmero distal

5   Armadilhas – (cont.)

Redução e fixação

Uma redução imprecisa da fratura metafisária diminui a estabilidade da montagem.

A redução articular deve ser perfeita ao longo de toda a região visível.

Os parafusos distais devem estar completamente inseridos no osso, evitando o osso unicortical da fossa do olécrano.

Reabilitação

A carga prematura e as atividades físicas agressivas antes da consolidação podem comprometer a fixação.

6   Dicas + (cont.)

Redução e fixação

Fios K podem ser usados como *joysticks* para controlar a rotação e a posição dos dois fragmentos articulares durante a redução.

Estabilizando primeiro o grande fragmento de fratura metafisária para a diáfise, a diáfise umeral "intacta" é efetivamente alongada, minimizando a necessidade de fixação proximal longa.

Se a saída da fratura medial for cefálica ao epicôndilo medial, poderá ser desnecessário estender a placa em posição distal ao redor do epicôndilo.

Placas mediais menores (placa de reconstrução 2,7) combinadas com atenção à dissecação do tecido mole medial e ao reparo têm permitido a recolocação do nervo ulnar sem transposição em um grande número de casos, apesar das aplicações de placa medial distal.

A osteotomia do olécrano deve ser comprimida no momento da fixação. Pinças de redução pontiagudas, mediais e laterais, colocadas a partir do olécrano para perfurar orifícios na diáfise ulnar, podem ajudar na compressão simétrica da osteotomia antes da fixação definitiva.

Reabilitação

A mobilização precoce com exercícios de amplitude de movimento ativo e passivo do cotovelo é recomendada. A carga é restrita até que haja evidência de consolidação.

Autores   Peter Kloen, David L. Helfet

2.22   Fratura articular completa, articular simples, metafisária multifragmentária (13-C2.3)

1   Descrição de caso

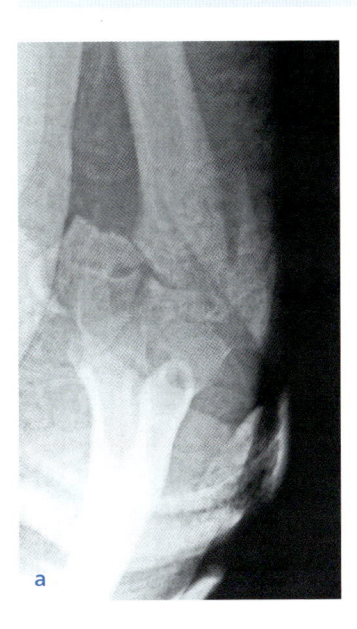

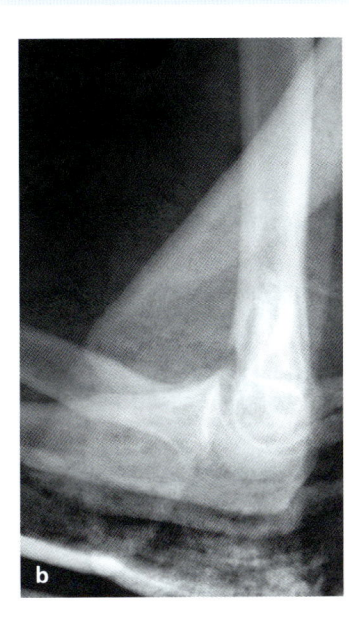

Uma mulher de 60 anos apresentou uma lesão fechada em seu cotovelo direito.

Fig. 2.22-1 a–b   Raios X pré-operatórios.
a   Incidência AP.
b   Incidência lateral.

Indicação

A paciente apresentou-se com fratura intra-articular do úmero distal. A incongruência da tróclea predispõe a artrite. O tratamento operatório é indicado para reconstruir a tróclea rompida e fornecer estabilidade intrínseca para a articulação umeroulnar.

O estoque ósseo e a qualidade estavam boas; não havia comorbidades ou problemas no tecido mole e, portanto, nenhuma contraindicação a redução aberta e fixação interna (RAFI).

2   Úmero distal

Planejamento pré-operatório

Raios X-padrão AP e lateral são obtidos. O estudo cuidadoso dos raios X permite a compreensão e visualização do padrão da fratura. Um desenho pré-operatório é feito para antecipar as manobras de redução e a colocação dos implantes. No caso de cominuição, será útil obter os raios X intraoperatórios sob leve tração no antebraço. Isso muitas vezes fornecerá uma representação mais precisa da anatomia da fratura. O enxerto ósseo deve ser considerado no plano pré-operatório.

Equipamento

- LCP 3,5 ou placas de reconstrução pélvica 3,5
- Parafusos corticais autorrosqueantes longos de 3,5 mm
- Parafuso de cabeça bloqueada de 3,5 mm
- Fios K de 1,6 e 2,0 mm
- Fórceps para dobrar para moldagem da placa
- Serra oscilante
- Fios de cerclagem de 1 mm
- Intensificador de imagem

(O tamanho do sistema, dos instrumentos e dos implantes pode variar de acordo com a anatomia.)

Preparação e posicionamento do paciente

Antibióticos: dose única de cefalosporina de segunda geração.
Profilaxia de trombose: nenhuma.

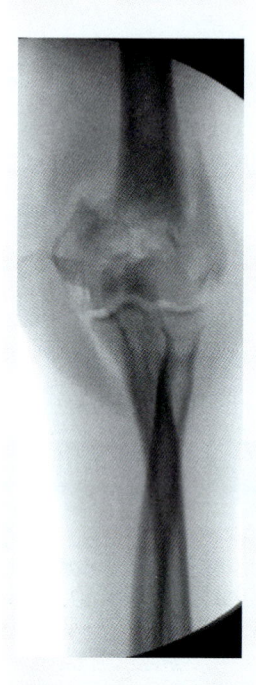

Fig. 2.22-2   Incidência intraoperatória fluoroscópica AP sob leve tração do antebraço.

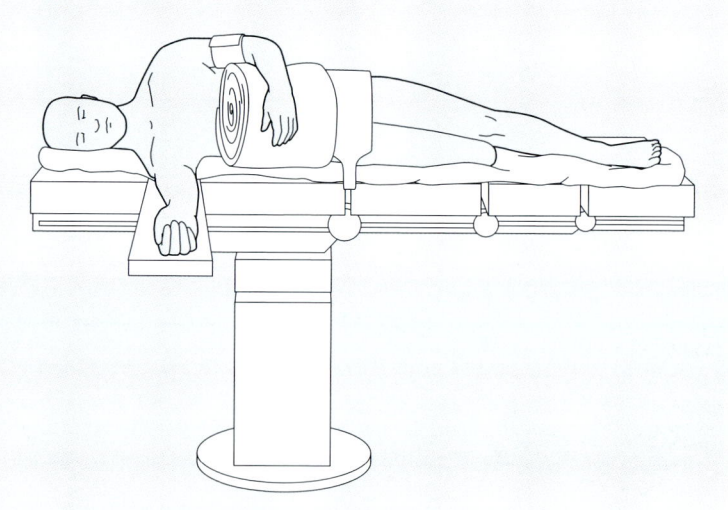

Fig. 2.22-3   Posicionamento do paciente: ele é colocado em decúbito lateral sobre um saco de feijão. O braço afetado é preparado estéril e colocado sobre alguns cobertores estéreis enrolados. Um torniquete estéril é colocado no braço superior. O braço contralateral é posicionado sobre uma prancha de braço. A crista ilíaca é preparada e coberta se o enxerto de osso autógeno for antecipado. O cirurgião e o assistente ficam de pé em cada lado do braço.

2.22 Fratura articular completa, articular simples, metafisária multifragmentária (13-C2.3)

2 Abordagem cirúrgica e osteotomia

É feita a incisão posterior. O torniquete facilita a exposição do nervo ulnar, que é localizado proximalmente de onde emerge abaixo do tendão do tríceps. A extremidade distal do septo intermuscular é liberada em orientação proximal para aumentar a mobilidade do nervo ulnar. Este deve ser seguido por no mínimo 7 cm após ter entrado na massa do pronador flexor.

Antes da osteotomia no olécrano, parte do ancôneo e o flexor ulnar do carpo são liberados na porção mais fina do olécrano.

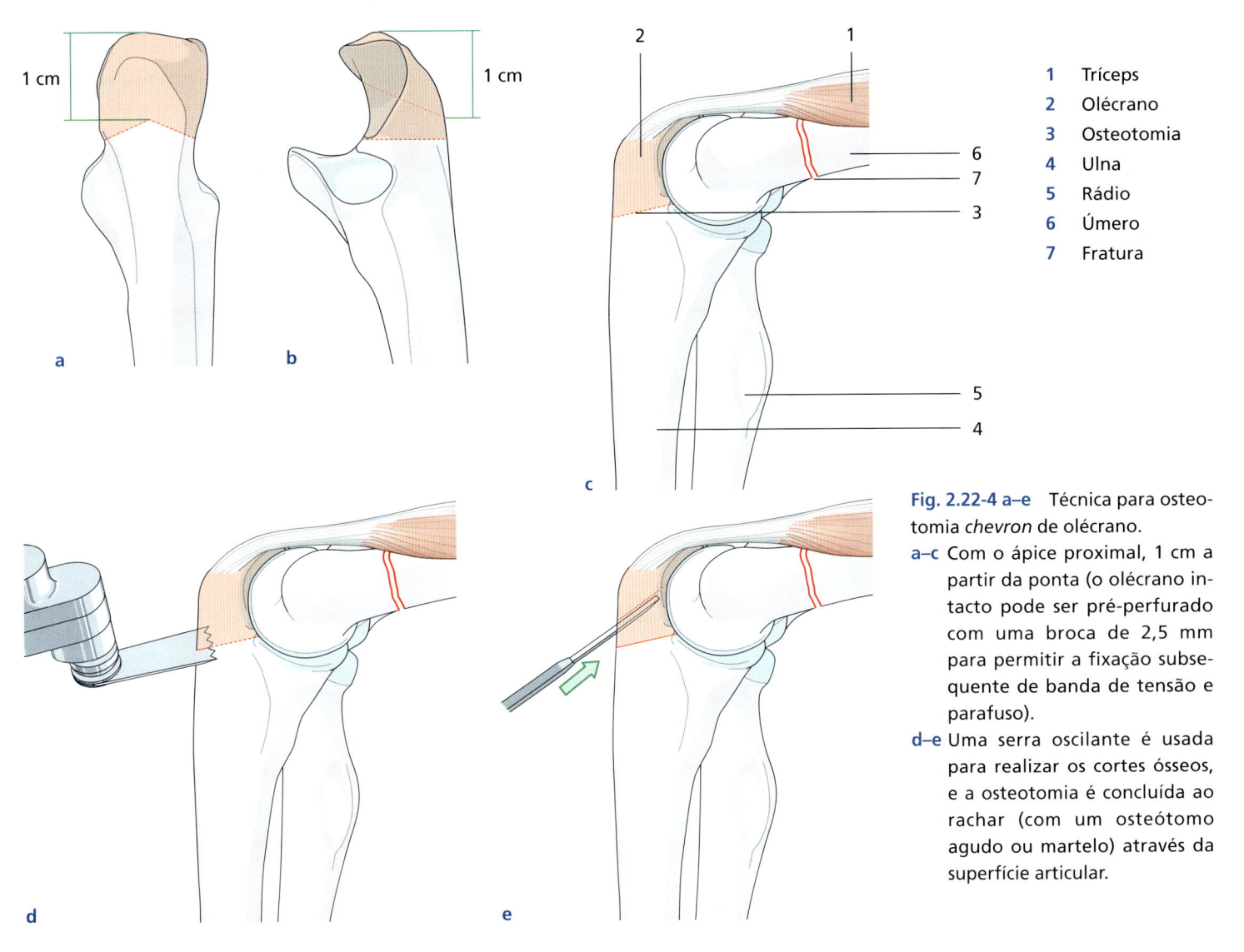

1 Tríceps
2 Olécrano
3 Osteotomia
4 Ulna
5 Rádio
6 Úmero
7 Fratura

Fig. 2.22-4 a–e Técnica para osteotomia *chevron* de olécrano.
a–c Com o ápice proximal, 1 cm a partir da ponta (o olécrano intacto pode ser pré-perfurado com uma broca de 2,5 mm para permitir a fixação subsequente de banda de tensão e parafuso).
d–e Uma serra oscilante é usada para realizar os cortes ósseos, e a osteotomia é concluída ao rachar (com um osteótomo agudo ou martelo) através da superfície articular.

3 Redução e fixação

Os dois grandes fragmentos condilares são primeiro reduzidos com um fórceps grande. Um fio K de 2,0 mm é perfurado de dentro para fora em um dos fragmentos condilares, de modo que ele fique rente ao lado de dentro. Os côndilos são, então, alinhados, e o fio K, perfurado em movimento retrógrado através da tróclea. Esse fio pode ser substituído por um parafuso canulado parcialmente rosqueado ou por um parafuso de compressão de 3,5 mm paralelo a ele. Ou o primeiro fragmento pode ser perfurado em movimento retrógrado de dentro para fora, usando uma broca de 3,5 mm, como já foi descrito para o fio K. A redução temporária com um fórceps permite a perfuração em movimento para a frente, através da tróclea, com uma broca de 2,7 mm, usando o orifício de deslizamento de 3,5 mm.

De maneira alternativa, reduz-se primeiro um fragmento condilar para a diáfise; depois, o segundo fragmento é reduzido para restabelecer a tróclea. Em caso de cominuição da metáfise em alguns fragmentos grandes, eles são reduzidos e mantidos no lugar temporariamente com fios K adjuvantes de 1,6 e 2,0 mm.

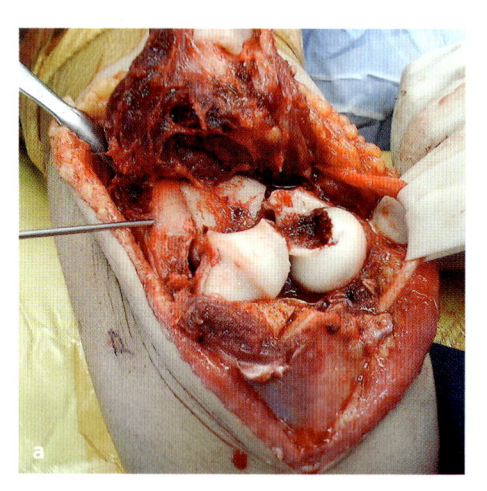

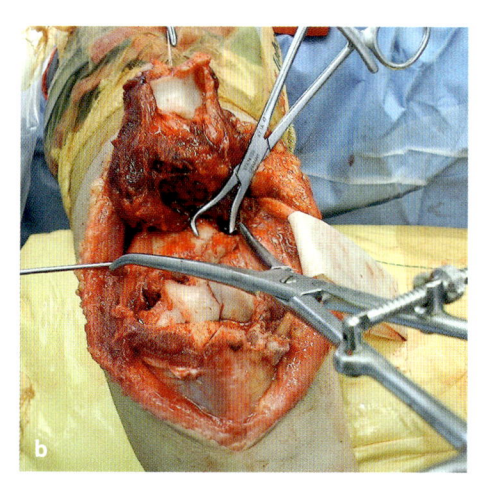

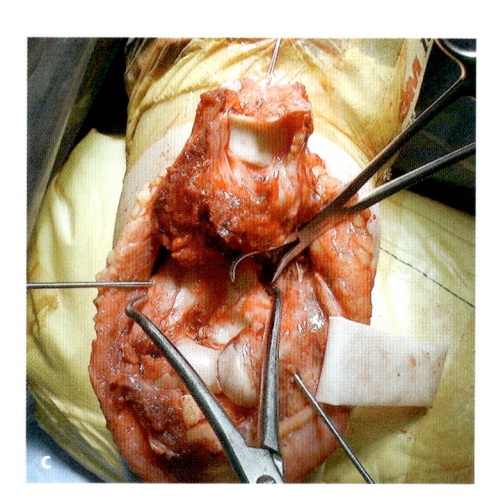

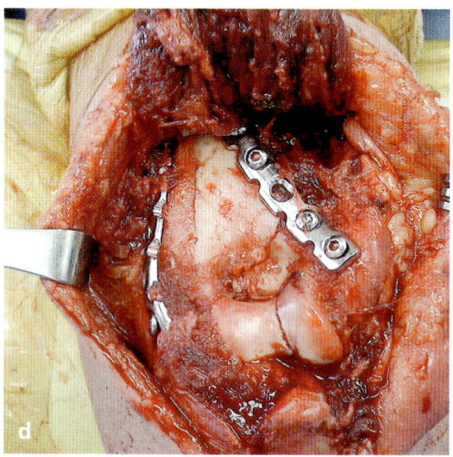

Fig. 2.22-5 a–d Fotos intraoperatórias demonstram os vários passos envolvidos na redução da fratura após a osteotomia do olécrano. Pinças de redução Weber (pontiagudas) grandes e pequenas podem ser usadas para a redução temporária, seguida por fios K para a estabilização temporária. Uma vez que a redução anatômica seja obtida, as placas podem ser moldadas para casar com as colunas lateral e medial. O posicionamento a 90° uma da outra melhora as características biomecânicas da fixação.

2.22 Fratura articular completa, articular simples, metafisária multifragmentária (13-C2.3)

3 Redução e fixação (cont.)

Quando houver cominuição metafisária extensa de ambas as colunas, pode-se fazer uma ponte e preencher com enxerto ósseo, ou o contato ósseo pode ser restaurado por encurtamento supracondilar (não mais do que 2 cm). As placas 3,5 (LCPs, placas de reconstrução pélvica ou as de úmero distal pré-moldadas recentemente desenvolvidas) são moldadas para curvarem-se ao redor dos côndilos. É aconselhável a aplicação das duas placas a 90° uma da outra.

A estabilidade da fixação é testada.
O reparo da osteotomia do olécrano é realizado usando dois fios K e uma banda de tensão ou um parafuso intramedular (parafuso cortical de 3,5 mm) e uma banda de tensão.
A posição do nervo ulnar e o risco potencial de impacto no implante são determinados, e a transposição anterior do nervo ulnar é considerada.

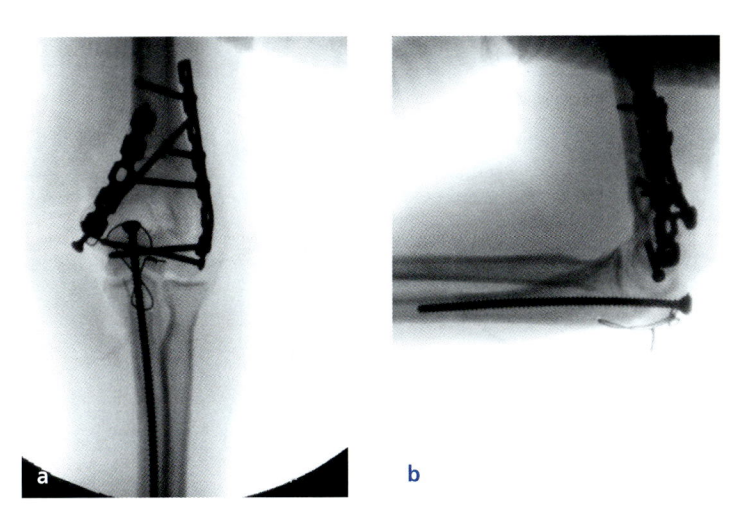

Fig. 2.22-6 a–b Imagens intraoperatórias AP e lateral, obtidas na sala de operação, antes do fechamento.

2　Úmero distal

4　Reabilitação

Fisioterapia: no primeiro dia pós-operatório os exercícios de amplitude de movimento ativo-assistidos foram iniciados (com supervisão de um fisioterapeuta bem-treinado) e continuados por no mínimo seis semanas.

Imobilização: as suturas e/ou os grampeamentos foram removidos duas semanas após a operação. Os raios X foram obtidos antes da alta e repetidos em 6 e 12 semanas, até que a consolidação óssea fosse evidente.

A indometacina, bem como outras formas de profilaxia de ossificação heterotópica, não é rotineiramente usada como parte de qualquer tratamento farmacêutico ou terapia para dor.

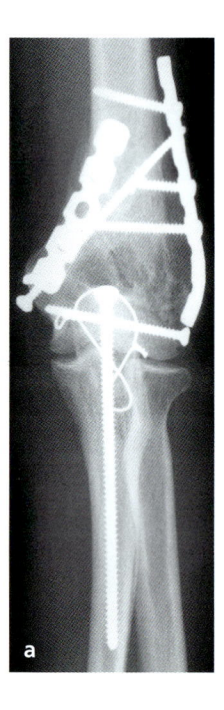

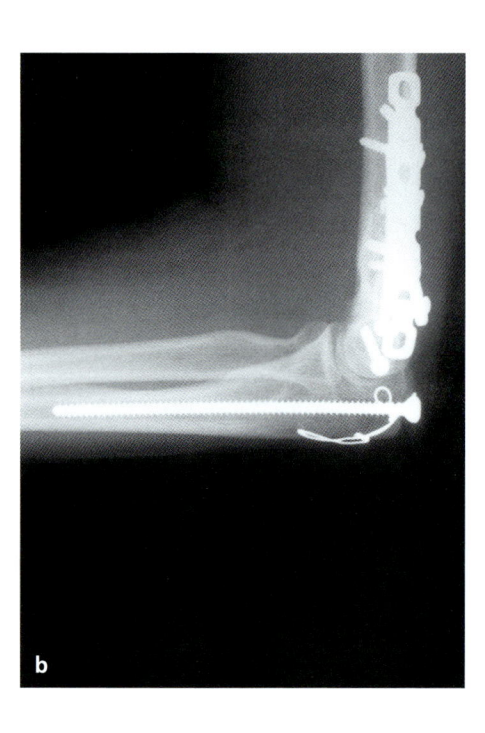

Fig. 2.22-7 a–b　Raios X AP e lateral, 14 meses após a operação, mostrando a fratura do úmero distal consolidada e a osteotomia do olécrano. Não há evidência de artrite.

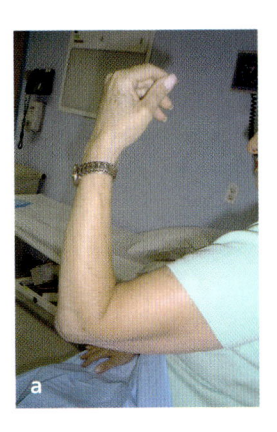

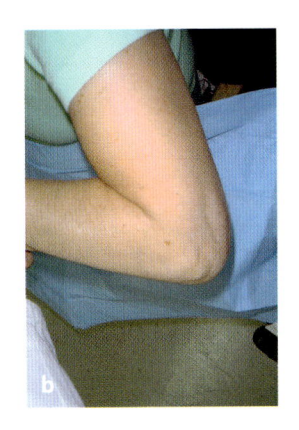

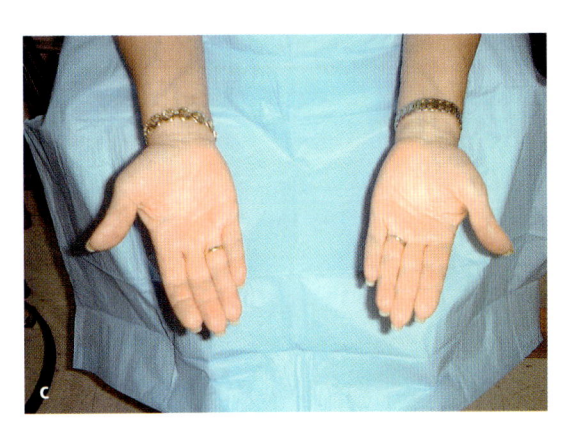

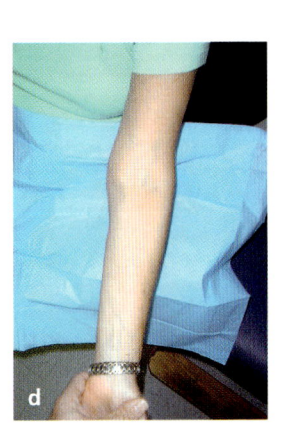

2.22 Fratura articular completa, articular simples, metafisária multifragmentária (13-C2.3)

Fig. 2.22-8 a–d   Fotos clínicas, 14 meses após a operação, com um arco de movimento funcional.

Remoção do implante

Os implantes devem permanecer no local por no mínimo 18 meses. Os pacientes que se submetem a uma osteotomia do olécrano se queixam com frequência de implante doloroso e proeminente. No caso de rigidez pós-operatória que justifique uma liberação operatória aberta, o implante é muitas vezes removido, desde que o osso esteja completamente consolidado.

5 Armadilhas –

Equipamento
A moldagem inadequada das placas de reconstrução pélvicas 3,5 pode levar a uma fixação insatisfatória.

Abordagem cirúrgica
A liberação proximal e distal inadequada do nervo ulnar pode causar neuropraxia ulnar.

Redução e fixação
A fixação inadequada não deve ser "corrigida" por imobilização em gesso por longo tempo.

Reabilitação
Cargas de torque excessivo prematuramente devem ser evitadas.

6 Dicas +

Equipamento
Use fios K adjuvantes de 1,6 e 2,0 mm para a fixação temporária. Um fio K pode ser perfurado de dentro para fora de um fragmento condilar sob visão direta; depois, os dois fragmentos podem ser reduzidos e o fio K, subsequentemente, avançado em um movimento para a frente até o outro fragmento condilar. Um parafuso canulado para o fragmento troclear pode ser útil.

Abordagem cirúrgica
Abordagens mais restritas não fornecem exposição adequada de toda a circunferência da tróclea e, assim, limitam uma redução articular anatômica.

Redução e fixação
Pelo menos um parafuso longo deve atravessar do córtex medial distal para a junção metafisária-diafisária lateral proximal, e o outro, de maneira similar, da coluna lateral distal para a junção metafisária-diafisária medial proximal para aumentar a estabilidade biomecânica.

Reabilitação
A mobilização precoce é recomendada, acompanhada de um programa de fisioterapia supervisionado.

Autor Reto H. Babst

2.23 Fratura articular completa, aberta, articular simples, metafisária multifragmentária (13-C2.3)

1 Descrição de caso

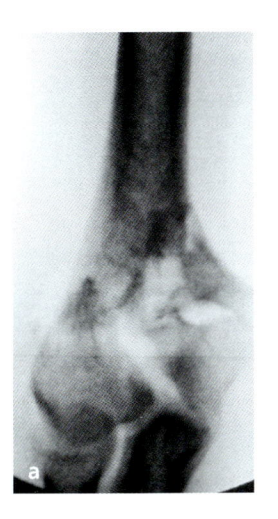

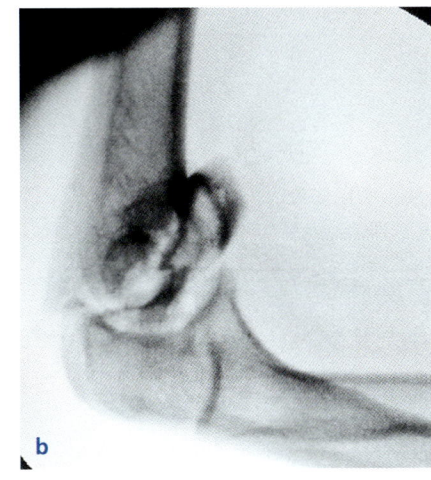

Um homem de 51 anos sofreu fratura umeral distal desviada em seu braço dominante quando caiu ao descer escadas.

Fig. 2.23-1 a–b Raios X pós-operatórios.
a Incidência AP.
b Incidência lateral.

Indicação

Fratura intra-articular desviada com um padrão de fratura articular simples e alguma cominuição na parte epifisária/metafisária. Se for necessário informação adicional, uma incidência de tração ou um exame de TC são recomendados para o planejamento pré-operatório adequado.

Planejamento pré-operatório

Equipamento

- Placa de reconstrução LCP 3,5, seis orifícios na coluna radial, e placa de reconstrução LCP 3,5, oito orifícios na coluna ulnar
- Parafusos de cabeça bloqueada autorrosqueantes de 3,5 mm
- Parafusos corticais de 3,5 mm
- Parafuso de osso esponjoso de 4,0 mm
- Fios K de 1,6 mm
- Suturas não absorvíveis de 1,6 mm

(O tamanho do sistema, dos instrumentos e dos implantes pode variar de acordo com a anatomia.)

Preparação e posicionamento do paciente

Antibióticos: dose única de cefalosporina de segunda geração.
Profilaxia de trombose: heparina de baixo peso molecular.

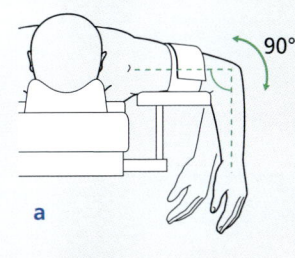

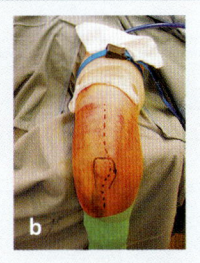

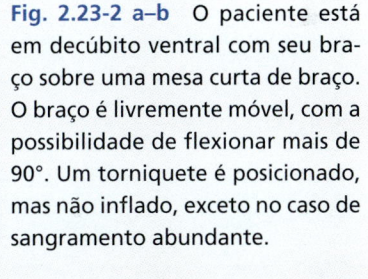

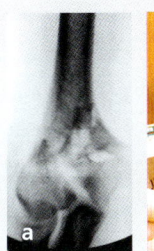

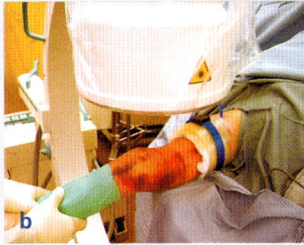

Fig. 2.23-2 a–b O paciente está em decúbito ventral com seu braço sobre uma mesa curta de braço. O braço é livremente móvel, com a possibilidade de flexionar mais de 90°. Um torniquete é posicionado, mas não inflado, exceto no caso de sangramento abundante.

Fig. 2.23-3 a–b Visão pré-operatória em extensão com o paciente sob anestesia. Um intensificador de imagem é recomendado para obter informação adicional (se os raios X não forem conclusivos). Considere também exames de TC para planejamento apropriado.

2　Úmero distal

2　Abordagem cirúrgica

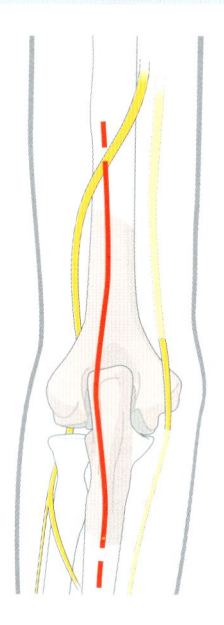

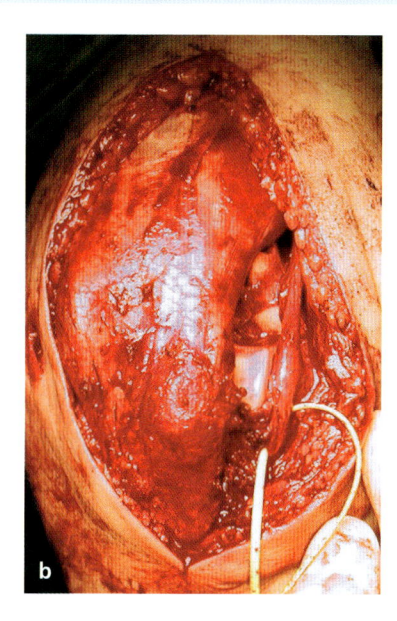

Fig. 2.23-4 a–b Incisão ligeiramente curvada, radial à ponta do olécrano. Isolamento do nervo ulnar e abertura da articulação na porção ulnar. Osteotomia da ponta do olécrano, deixando o mecanismo extensor intacto. O olécrano intacto fornece um molde para a reconstrução articular. Essa abordagem é aconselhável apenas quando se estiver tratando uma fratura articular simples.

3　Redução e fixação

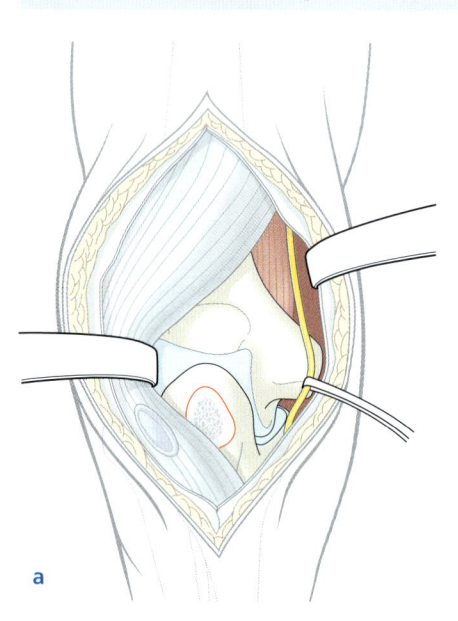

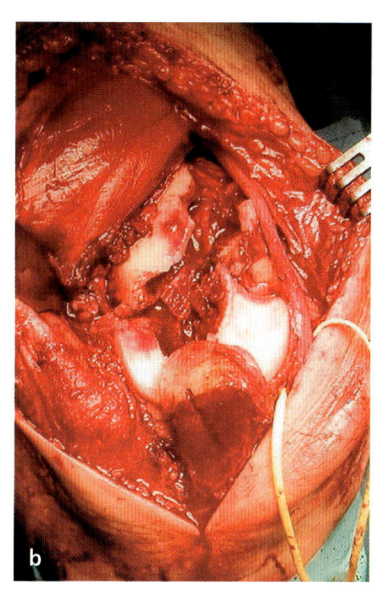

Fig. 2.23-5 a–d

a–b O músculo tríceps, junto com sua inserção tendínea, é deslocado radialmente, e a articulação se torna visível. Observe que a articulação do olécrano permanece intacta. Isso é uma modificação da abordagem de Bryan-Morrey, usada para artroplastia total do cotovelo, liberando não apenas as fibras de Sharpey, mas também o osso cortical inserido no olécrano.

2.23 Fratura articular completa, aberta, articular simples, metafisária multifragmentária (13-C2.3)

3 Redução e fixação (cont.)

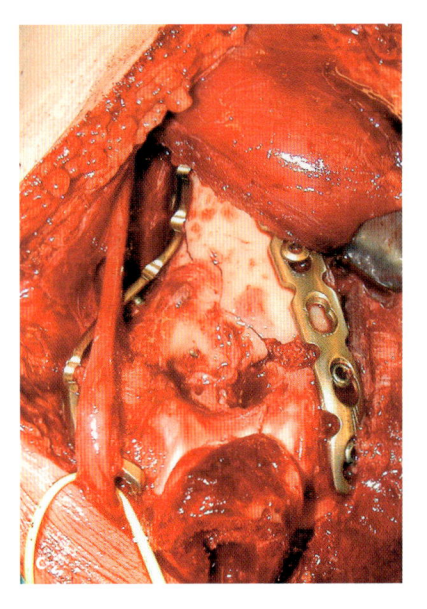

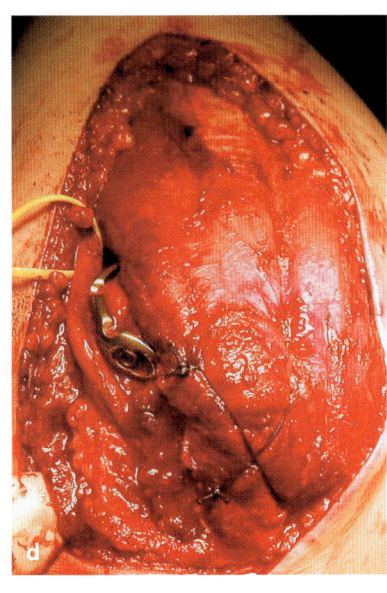

Fig. 2.23-5 a–d (cont.)
c   Como um primeiro passo, o bloco articular é reduzido e fixado com um parafuso de osso esponjoso de 4,0 mm. Esse bloco é então fixado de forma temporária com fios K e a coluna radial é estabilizada, primeiro usando um parafuso de cabeça bloqueada em posição distal e, depois, proximalmente, três parafusos corticais. O primeiro parafuso proximal à fratura é colocado de maneira excêntrica. Depois disso, a placa ulnar é adaptada e fixada proximalmente com parafusos corticais e distalmente com três parafusos de cabeça bloqueada.
d   A osteotomia da ponta do olécrano é então recolocada e apertada com banda de tensão em forma de oito com uma sutura não absorvível.

4 Reabilitação

Imobilização adicional: tala por 3 a 4 dias.
Carga: dependendo do raio X, começar após 6 a 10 semanas.
Fisioterapia: cuidado funcional com exercícios de amplitude de movimento ativo-assistidos com um fisioterapeuta a partir do primeiro dia pós-operatório.
Medicação: analgesia sob prescrição durante os primeiros dias pós-operatórios.

Remoção do implante

Apenas em caso de irritação mecânica.

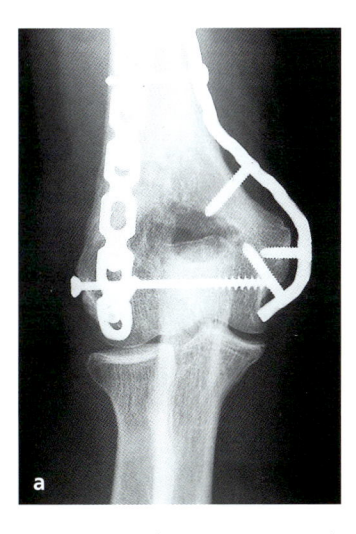

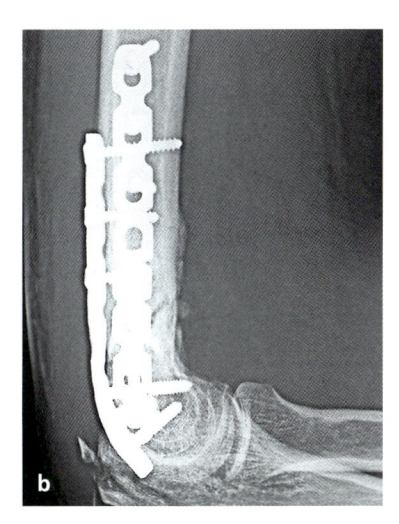

Fig. 2.23-6 a–b   Raios X AP e lateral, 12 semanas após a operação. A osteotomia em lasca consolidou-se clinicamente, mesmo a linha da osteotomia ainda estando visível.

5 Armadilhas –

Redução e fixação
O nervo ulnar não deve estar situado diretamente sobre a placa. Ou a placa é coberta pelo tecido mole ou o nervo deve ser transposto para fora de seu sulco. Sua posição deve ser observada no registro operatório.

Reabilitação
Em pacientes politraumatizados com lesões na cabeça, a profilaxia contra formação de osso periarticular deve ser considerada.

6 Dicas +

Abordagem cirúrgica
Um padrão de fratura extra-articular simples pode ser estabilizado com uma abordagem bilateral dos lados do tríceps, sem osteotomia do olécrano.

A abordagem de Bryan-Morrey modificada permite uma boa visualização do úmero distal quando se lida com padrões de fratura simples. É importante que o músculo tríceps seja liberado junto com a fáscia do antebraço e a descontinuidade do periósteo ulnar, de modo que o mecanismo extensor permaneça intacto. Isso pode ser atingido por uma dissecação das fibras de Sharpey (abordagem de Bryan-Morrey) ou por uma osteotomia em lasca mínima da ponta do olécrano.

Redução e fixação
As fraturas articulares complexas com padrão de fratura simples de uma coluna são, muitas vezes, mais fáceis de fixar quando a fratura da coluna simples é reduzida e fixada ao fragmento da diáfise. A seguir, é feita a reconstrução e fixação do bloco articular contra o fragmento de coluna corretamente reduzido e fixado.

Autor   Sean E. Nork

2.24 Fratura articular completa, articular multifragmentária, metafisária simples (13-C3.1)

1 Descrição de caso

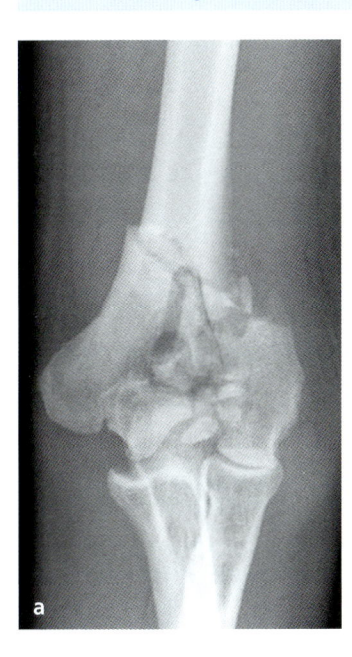

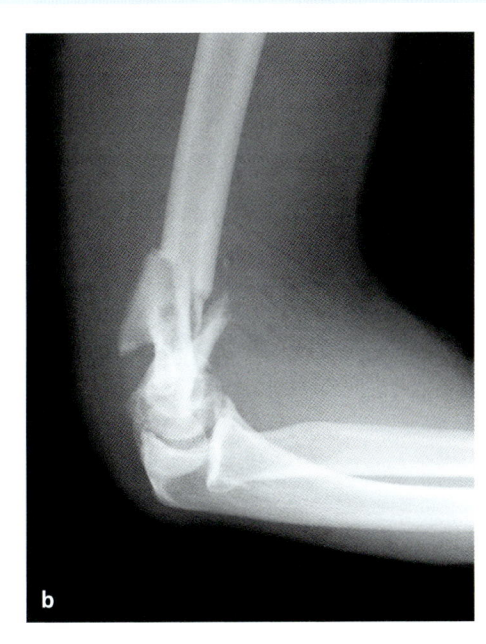

Um homem de 36 anos sofreu um trauma único em um acidente de motocicleta, resultando em fratura fechada do cotovelo direito.

Fig. 2.24-1 a–b   Raios X pré-operatórios.

Indicação

Esta é uma fratura intra-articular e desviada em um paciente jovem. O tratamento operatório é necessário de modo a maximizar a recuperação funcional do cotovelo. Isso permite movimento precoce, a fim de minimizar a rigidez articular e a reconstrução anatômica da superfície articular para prevenir deformidade e minimizar a artrite.

2 Úmero distal

Planejamento pré-operatório

Os raios X de tração são úteis na compreensão do padrão da fratura e para identificar a cominuição intra-articular e a extensão da fratura. Neste caso, existem vários fragmentos articulares e a separação do fragmento troclear medial do epicôndilo medial.

Equipamento

- Placa de reconstrução 2,7 para a coluna medial (pode ser dobrada distalmente para permitir a colocação de um parafuso através da placa e dentro do fragmento troclear medial)
- Placas de coluna lateral pré-moldadas que permitam fixação distal
- Parafusos corticais de 2,4, 2,7 e 3,5 mm
- Fios K de 1,5, 1,8 e 2,0 mm
- Pinças de redução pontiagudas (grandes e pequenas)
- Ganchos de dentista
- Placas de compressão de bloqueio (podem ser consideradas, especialmente se houver osteopenia associada ou feridas abertas)
- Equipamento para osteotomia do olécrano: parafusos corticais longos, de 4,5 mm (>110 mm de comprimento), com arruelas; fio de banda de tensão (de maneira alternativa, um parafuso de osso esponjoso longo, de 6,5 mm, pode ser usado; contudo, isso tende a mover a osteotomia em sentido radial à medida que o parafuso se encaixa distalmente no endósteo da ulna. Uma técnica de fio de banda de tensão modificada também é efetiva para reparar a osteotomia)
- Serra oscilante pequena
- Osteótomos pequenos

(O tamanho do sistema, dos instrumentos e dos implantes pode variar de acordo com a anatomia).

Preparação e posicionamento do paciente

Antibióticos: dose única de cefalosporina de primeira geração.
Profilaxia de trombose: heparina de baixo peso molecular.

2.24 Fratura articular completa, articular multifragmentária, metafisária simples (13-C3.1)

Planejamento pré-operatório (cont.)

O paciente é colocado em posição lateral, com 90° de flexão do cotovelo afetado. Uma prancha de braço radiotransparente é usada. Isso permite uma aquisição de imagem fluoroscópica desobstruída nos planos AP e lateral pelo posicionamento do braço-C em paralelo ao corpo do paciente. De maneira alternativa, o posicionamento em decúbito ventral pode ser usado para apresentar o cotovelo em uma posição similar. O posicionamento e a aquisição de imagem são muitas vezes mais fáceis na posição em decúbito ventral, mas aumentam potencialmente os riscos anestésicos. Ambas as posições (lateral e decúbito ventral) permitem que o cirurgião sente ou fique em pé de frente para a superfície dorsal do úmero distal.

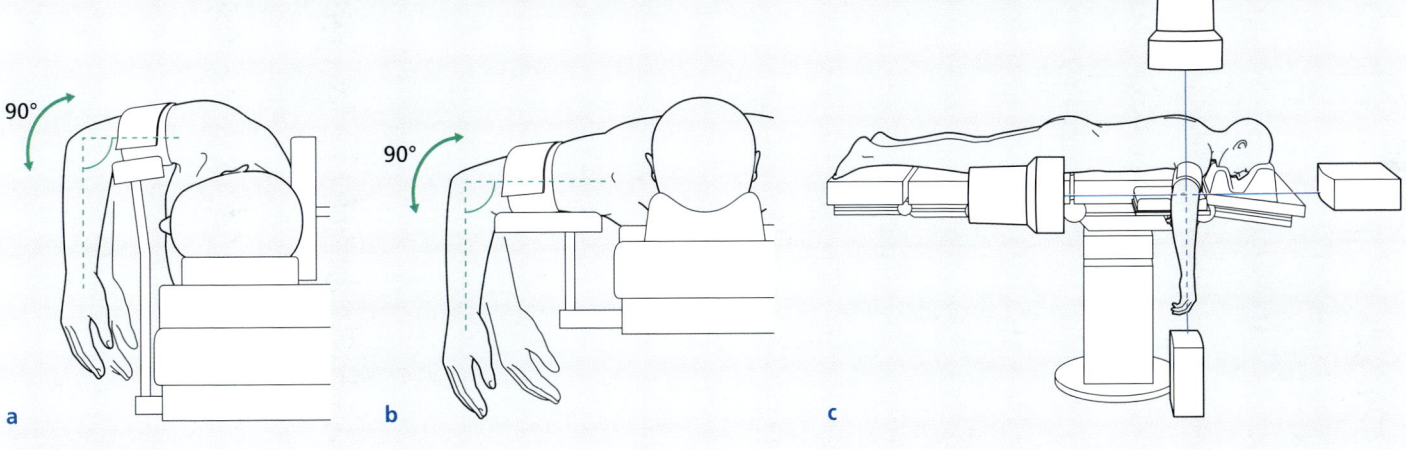

Fig. 2.24-2 a–c
a Posição lateral.
b Posição em decúbito ventral.
c Braço-C com o paciente posicionado em decúbito ventral.

2 Úmero distal

2 Abordagem cirúrgica

Uma incisão dorsal extensa, evitando a ponta do olécrano, é usada. Retalhos de pele de espessura total são criados medial e lateralmente, expondo a fáscia do tríceps dorsal e do ancôneo e a ulna proximal. O nervo ulnar é preservado em direção distal a partir do túnel cubital e exposto na parte proximal para permitir mobilização e proteção adequadas. Dada a localização da fratura e a cominuição, uma osteotomia do olécrano é necessária. A osteotomia ulnar deve ser orientada distalmente e ser do tipo *chevron*. Dependendo do tipo de fixação prevista para ela, a pré-perfuração para um implante medular pode ser necessária. Uma lâmina de serra fina deve ser usada para minimizar a incisão. A osteotomia deve ser concluída com dois pequenos osteótomos para fraturar a cartilagem, garantindo a interdigitação no momento da fixação.

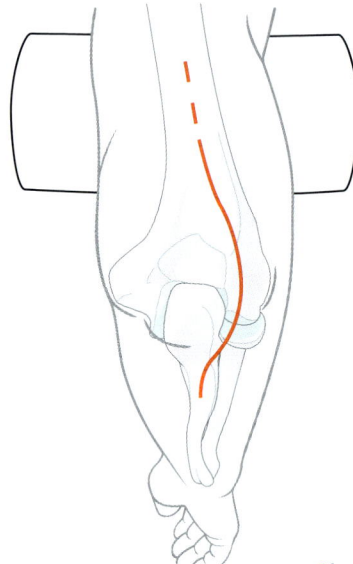

Fig. 2.24-3   Incisão dorsal da pele.

2.24 Fratura articular completa, articular multifragmentária, metafisária simples (13-C3.1)

3 Redução e fixação

Neste caso, os segmentos articulares devem ser reduzidos e estabilizados primeiro, em seguida a articulação é orientada em relação à diáfise. Visto existirem múltiplos fragmentos articulares que requerem redução precisa, uma combinação de parafusos de compressão intraósseos e fios K é usada inicialmente para reduzir a articulação. São utilizados parafusos de 2,0 mm.

O bloco articular reconstruído é então reduzido e mantido na diáfise umeral com pinças e parafusos de compressão de 2,4 mm. Os fios K são por fim substituídos por parafusos de compressão, de forma independente e através das placas medial e lateral. Parafusos longos de coluna também são usados para fixar o segmento distal ao úmero. Uma placa posterior ao longo da coluna lateral é combinada com uma medial. A osteotomia do olécrano é fixada com um parafuso cortical longo, de 4,5 mm, com um fio de banda de tensão.

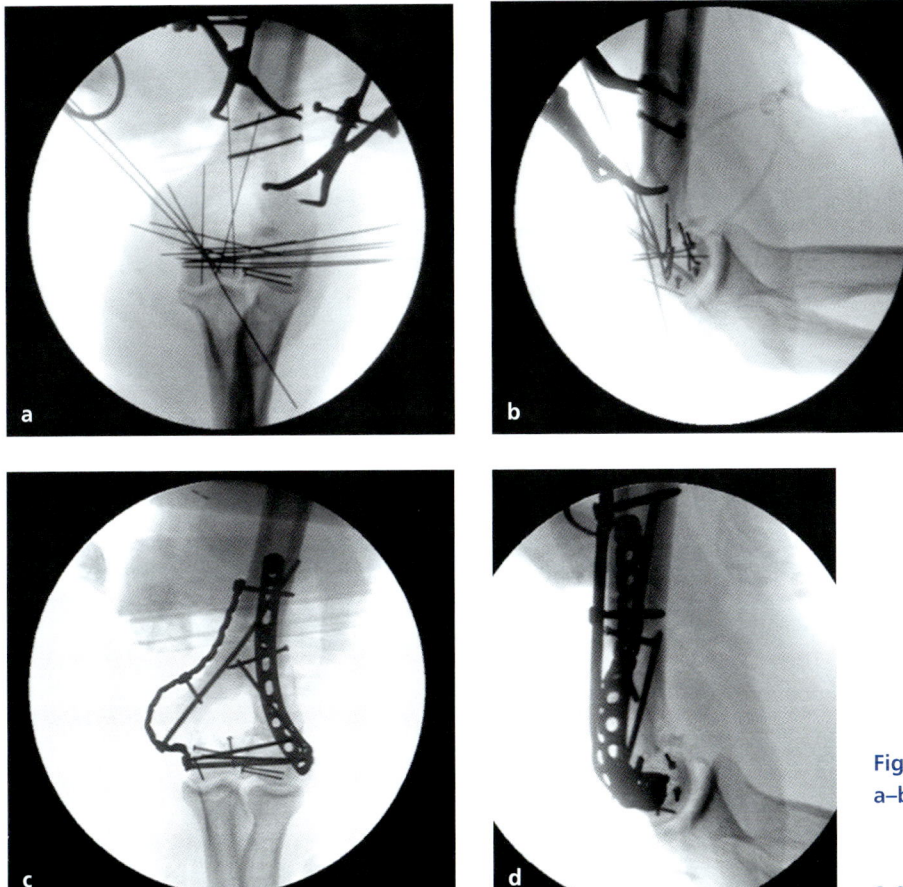

Fig. 2.24-4 a–d
a–b Imagens intraoperatórias demonstrando a reconstrução da articulação e os componentes supracondilares da fratura.
c–d Imagens intraoperatórias mostrando a redução.

4 Reabilitação

Imobilização em extensão, incluindo imobilização noturna, deve ser considerada até que a fisioterapia seja iniciada. O paciente foi aconselhado a não sustentar carga até pelo menos seis semanas de pós-operatório e até que haja evidência radiográfica de consolidação. A fisioterapia foi iniciada no segundo dia pós-operatório, com exercícios de amplitude de movimento ativo e passivo. Foi administrada analgesia quando necessário.

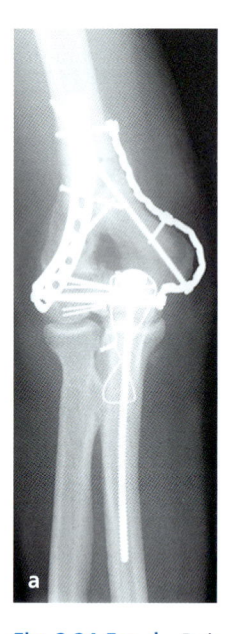

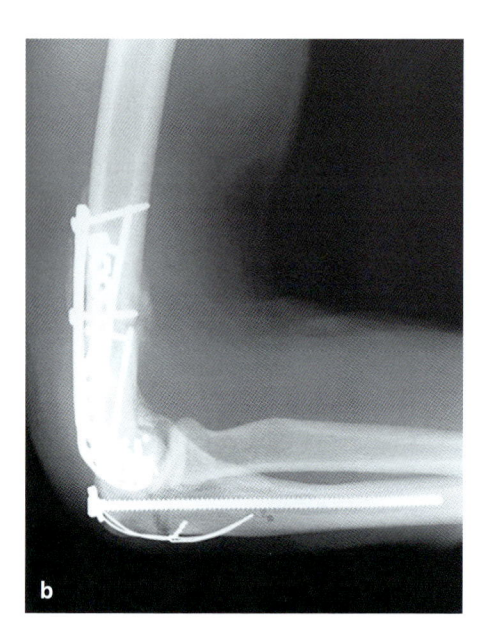

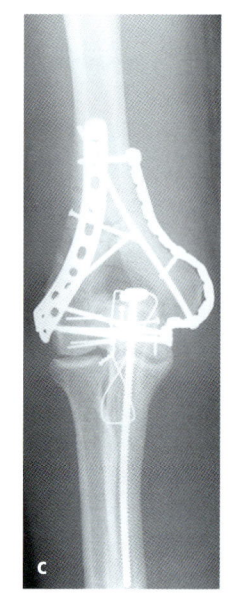

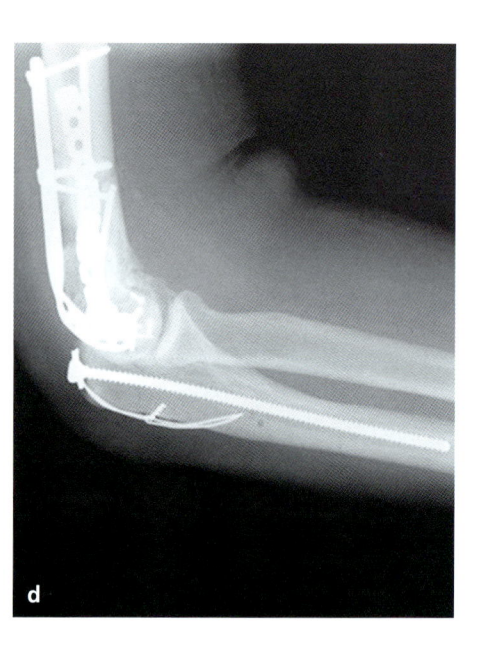

Fig. 2.24-5 a–d Raios X pós-operatórios.
a–b Raios X após 24 semanas.
c–d Raios X seis meses após a operação, demonstrando consolidação.

Remoção do implante

A remoção do implante, se estiver posicionado de forma apropriada, em geral não é necessária. Contudo, se sintomáticas, as placas podem ser removidas depois de ocorrer a consolidação da fratura. Uma exposição total é necessária para remover os implantes.

2.24 Fratura articular completa, articular multifragmentária, metafisária simples (13-C3.1)

5 Armadilhas –

Equipamento

As placas devem ser de comprimento adequado para maximizar a fixação proximal.

Placas colocadas lateralmente podem ser incômodas para os pacientes, visto que podem ser palpadas com facilidade na borda subcutânea do úmero distal.

A falha em incorporar a tróclea medial na fixação da coluna medial pode resultar em perda de estabilidade.

Abordagem cirúrgica

Dada a localização distal da fratura, uma osteotomia do olécrano deve ser realizada. A falha em visualizar de maneira adequada a superfície articular pode resultar em má redução. Se existir extensão da fratura proximal, pode ser necessário identificar o nervo radial ao longo do úmero posterior. As osteotomias do olécrano transversas têm pouca estabilidade inerente; portanto, ela deve ser do tipo *chevron*.

6 Dicas +

Equipamento

As placas de reconstrução podem ser moldadas na forma complexa do úmero distal medial, incluindo o epicôndilo medial e a tróclea medial. Placas menores (2,7 mm) podem ser usadas em pacientes menores e são mais facilmente moldadas.

A pré-moldagem da placa medial em um modelo ósseo de plástico pode ajudar muito na colocação desses implantes no intraoperatório.

Implantes laterais pré-moldados com uma inclinação sagital contendo o côndilo lateral podem ser vantajosos nessas fraturas distais.

Abordagem cirúrgica

A incisão deve evitar a pele que sobrepõe a ponta do olécrano para diminuir futuro desconforto.

A exposição e o isolamento adequados do nervo ulnar, incluindo a liberação do túnel cubital nas fraturas distais, permite a segurança intraoperatória e minimiza a lesão iatrogênica.

A exposição adequada da superfície articular do olécrano, medial e lateralmente, antes da osteotomia garante a colocação apropriada dos cortes ósseos.

A serra e os osteótomos devem ser perpendiculares à diáfise ulnar durante a osteotomia. Um corte oblíquo proximal tornaria difícil a fixação com qualquer implante de banda de tensão.

5   Armadilhas – (cont.)

Redução e fixação

Redução imprecisa da superfície articular leva a má redução do componente supracondilar da fratura.

A redução articular deve ser perfeita ao longo de todas as interfaces articulares.

Os parafusos distais devem estar completamente inseridos no osso, evitando o osso unicortical da fossa do olécrano.

Reabilitação

Carga prematura e atividades físicas agressivas antes da consolidação podem comprometer a fixação.

6   Dicas + (cont.)

Redução e fixação

Fios K podem ser usados como *joysticks* para controlar a rotação e a posição dos fragmentos articulares durante a redução.

Parafusos intraósseos podem ser úteis para pequenas fraturas articulares intercaladas.

A fixação preliminar com fios K permite uma avaliação intraoperatória antes de praticar a fixação da articulação. Placas mediais menores (placa de reconstrução 2,7), combinadas com atenção à dissecação e ao reparo do tecido mole medial permitem a recolocação do nervo ulnar sem transposição em grande número de casos, apesar das aplicações de placa medial distal.

A osteotomia do olécrano deve ser comprimida no momento da fixação. Pinças de redução pontiagudas, mediais e laterais, colocadas a partir do olécrano para orifícios perfurados na diáfise ulnar podem ajudar na compressão simétrica da osteotomia antes da fixação definitiva.

Reabilitação

A mobilização precoce com exercícios de amplitude de movimento ativo e passivo é recomendada. A carga é restrita até que haja evidência de consolidação.

Autores   Sean E. Nork, Daphne Beingessner, Douglas P. Hanel

2.25 Fratura articular completa, articular e metafisária multifragmentária (13-C3.3)

1   Descrição de caso

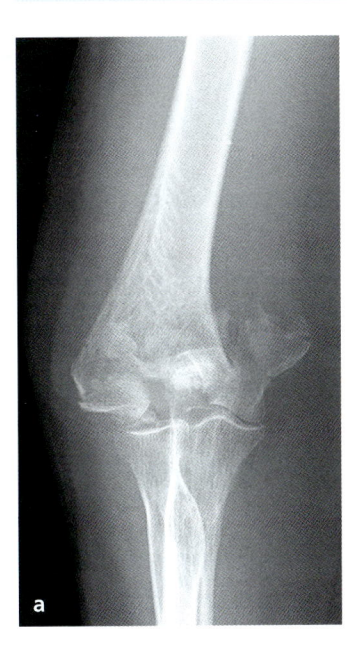

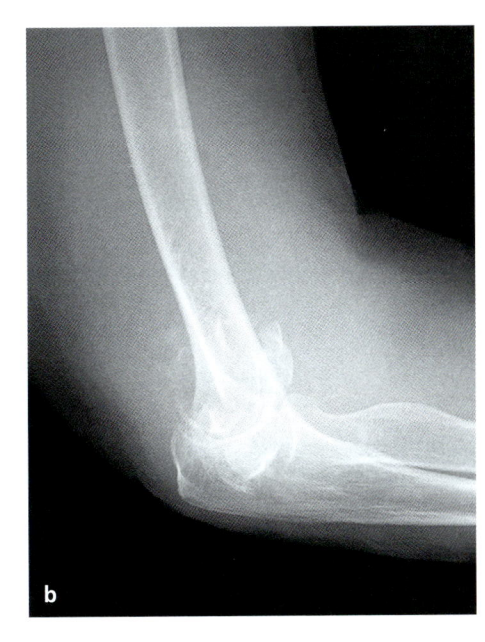

Uma mulher de 82 anos sofreu um trauma único em seu cotovelo não dominante durante uma queda, resultando em fratura fechada.

Fig. 2.25-1 a–b   Raios X pré-operatórios.

Indicação

A paciente é uma mulher idosa com demandas funcionais limitadas, apresentando-se com uma fratura baixa altamente cominuída. Para maximizar a recuperação funcional e minimizar o potencial para complicações, uma artroplastia é considerada. A redução aberta permanece uma opção, mas é improvável obter uma fixação segura. A artroplastia permite o movimento precoce irrestrito confiável.

2 Úmero distal

Planejamento pré-operatório

Raios X de tração são úteis para obter uma compreensão do padrão da fratura. Adicionalmente, as demandas funcionais e as necessidades esperadas da paciente idosa são importantes na avaliação inicial. Uma vez que a decisão por uma artroplastia foi confirmada, as principais preocupações são extensões de fraturas associadas e cominuição. Neste caso particular, o olécrano está intacto e a fratura do úmero distal é baixa. Isso minimiza as complicações associadas com a artroplastia do cotovelo. Se a fixação for realizada, uma osteotomia do olécrano deve ser evitada a fim de permitir a conversão para uma artroplastia total do cotovelo.

Equipamento

- Serra de osso
- Componentes ulnar e umeral semicomprimidos para a artroplastia do cotovelo
- Cimento para o osso
- Osteótomos (para a abordagem cirúrgica)

(O tamanho do sistema, dos instrumentos e dos implantes pode variar de acordo com a anatomia.)

Preparação e posicionamento do paciente

Antibióticos: dose única de cefalosporina de primeira geração.
Profilaxia de trombose: heparina de baixo peso molecular.

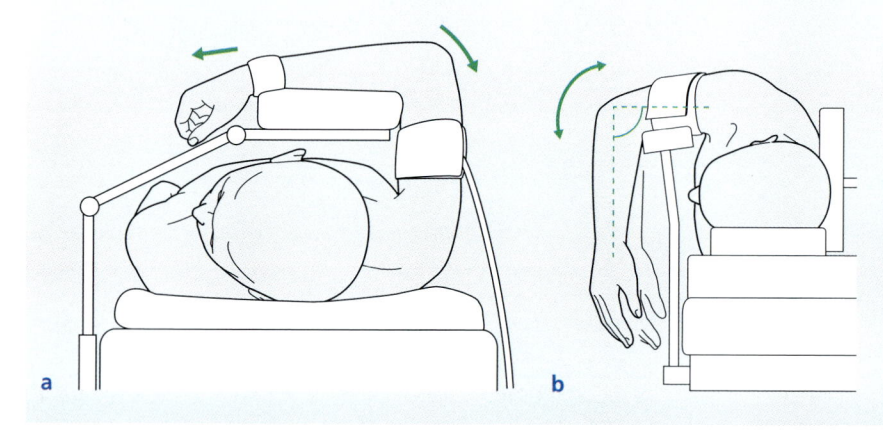

Fig. 2.25-2 a–b O paciente é colocado em decúbito dorsal (a) ou em posição lateral (b), com o cotovelo flexionado a 90° sobre uma saliência estéril. Isso fornece acesso à superfície dorsal do cotovelo, bem como permite manipulação intraoperatória. Para pacientes com ombro rígido associado, a posição lateral é a preferida.

2.25 Fratura articular completa, articular e metafisária multifragmentária (13-C3.3)

2 Abordagem cirúrgica

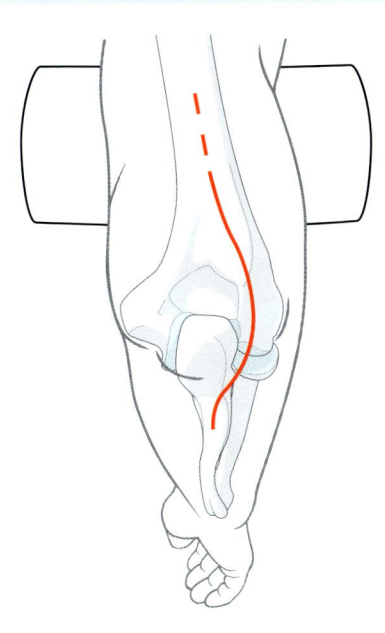

Fig. 2.25-3 Uma abordagem de Bryan-Morrey para o cotovelo é típica. Essa abordagem permite a reconstrução do mecanismo extensor, evita uma osteotomia distal e possibilita o acesso ao úmero distal e à ulna proximal para remoção do osso relacionado. Ela também fornece acesso para a colocação do implante. Uma incisão dorsal extensível, evitando a ponta do olécrano, é feita. Retalhos de pele de espessura total são criados medial e lateralmente, expondo a fáscia do tríceps dorsal, a origem do flexor comum, o ancôneo e a ulna proximal. O nervo ulnar é dissecado distalmente ao túnel cubital, exposto proximalmente para permitir mobilização e proteção adequadas e transposto anteriormente na conclusão do caso. Todo o tríceps é preservado de medial para lateral. No sentido proximal, ele é elevado do septo intermuscular medial e do úmero distal dorsal; distalmente, ele é dissecado da ulna proximal ao longo de toda sua inserção. Em direção mais lateral, o ancôneo é elevado da ulna dorsal e lateral com o tríceps. Uma pequena camada de osso pode ser removida do aspecto dorsal da ulna proximal para facilitar o reparo.

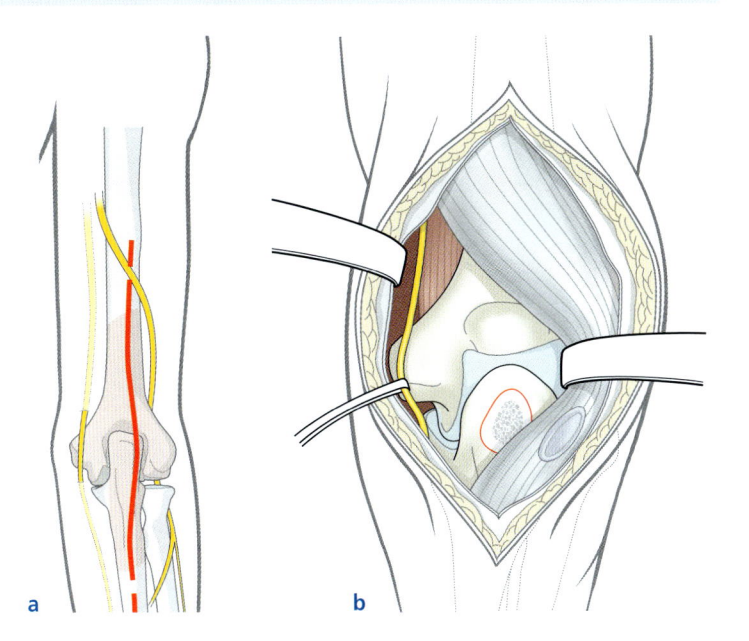

Fig. 2.25-4 a–b Alternativamente, uma abordagem de salvação do tríceps que abranja apenas a porção lateral, ou ambos os lados do músculo, pode ser usada. Essa abordagem não comporta muita visibilidade como a de Bryan-Morrey, mas permite movimento irrestrito do cotovelo e reabilitação, visto que o mecanismo extensor não fica comprometido. Contudo, a inserção do componente ulnar é mais difícil. Se uma quantidade razoavelmente grande de osso for ressecada (por exemplo, em uma fratura um pouco mais alta que inclua parte de ambos os epicôndilos), a visualização será adequada com essa abordagem, uma vez que haverá mais espaço para trabalhar assim que os fragmentos da fratura forem removidos.

Qualquer que seja a abordagem escolhida, o nervo ulnar é descomprimido mediante corte da fáscia que o reveste ao longo do túnel cubital. O septo intermuscular medial é removido e mais tarde, com a excisão dos côndilos umerais, o nervo é descomprimido e transposto anteriormente com facilidade.

3 Artroplastia

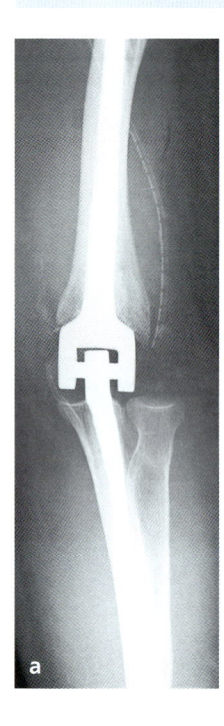

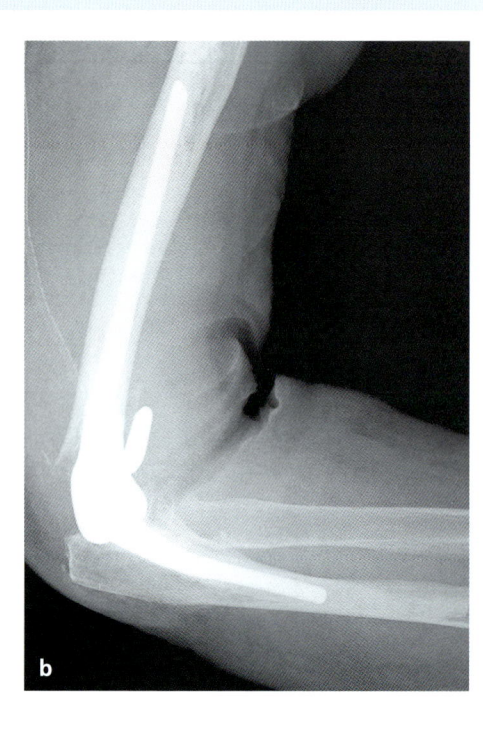

A excisão primária dos fragmentos articulares umerais distais é executada. O canal é preparado, e o implante mensurado de forma apropriada. Uma artroplastia cimentada é realizada. Após a colocação da artroplastia do cotovelo, o mecanismo extensor é reparado (i. e., as inserções do tríceps e do ancôneo). Suturas cruzadas múltiplas costumam ser efetivas. Quando a abordagem de Bryan-Morrey é selecionada, o mecanismo extensor deve ser reparado através de orifícios de perfuração no olécrano. É preferível fazer as suturas a partir do olécrano até o tendão do tríceps e apertar os pontos na substância mole do tendão. Isso evita deixar os nós no tecido subcutâneo fino que sobrepõe a superfície dura do olécrano. Se uma abordagem de salvação do tríceps for usada (como neste caso), nenhum reparo do mecanismo extensor ou do tecido mole será necessário. O nervo ulnar é liberado e transposto anteriormente. Isso em geral não requer um *sling* fascial formal. Um dreno é inserido.

Fig. 2.25-5 a–b Raios X pós-operatórios após 12 semanas.

4 Reabilitação

Considere inicialmente a imobilização em extensão até a fisioterapia ser iniciada. A imobilização noturna em extensão deve ser considerada se a paciente estiver tendo dificuldades de readquirir exposição. Carga precoce pode ser iniciada. Contudo, a paciente deve ser informada antes da operação de que o cotovelo nunca ficará forte o suficiente para erguer cargas pesadas. Portanto, a seleção cuidadosa do paciente é importante.

Neste caso, a fisioterapia foi iniciada no segundo dia após a operação, com exercícios de amplitude de movimento ativo e passivo. Se uma abordagem de Bryan-Morrey for usada, o reparo do mecanismo extensor deve ser protegido por seis semanas apenas com a extensão auxiliada pela gravidade. Se a seleção for a abordagem de salvação do tríceps, a extensão ativa pode ser iniciada de imediato. Analgesia foi administrada quando necessário.

2.25 Fratura articular completa, articular e metafisária multifragmentária (13-C3.3)

Remoção do implante

Apenas em casos em que a revisão for necessária.

5 Armadilhas –

Equipamento
Não ter os implantes necessários, do tamanho apropriado, disponíveis pode comprometer o procedimento cirúrgico.

Redução e fixação
As inserções do extensor do cotovelo devem ser adequadamente reparadas. Deve-se ter cuidado para não perfurar a diáfise ulnar ou umeral durante a perfuração e a colocação da prótese.

Reabilitação
O reparo do mecanismo extensor requer proteção se uma inserção de tríceps for executada.

6 Dicas +

Abordagem cirúrgica
Uma abordagem de salvação do tríceps permite o movimento irrestrito após a cirurgia.

Reabilitação
Evite iniciar a reabilitação funcional se a pele adjacente foi traumatizada ou se a reinserção do tríceps foi difícil.

Autor   Daniel A. Rikli

2.26 Fratura articular completa, articular multifragmentária, metafisária complexa (13-C3.3)

1   Descrição de caso

Uma mulher de 58 anos envolveu-se em um acidente de trânsito em que seu carro foi atingido por um caminhão. Ela sofreu um trauma único, resultando em lesão aberta de 3º grau do cotovelo esquerdo. Nenhum déficit neurológico estava evidente e a paciente estava hemodinamicamente estável.

Indicação

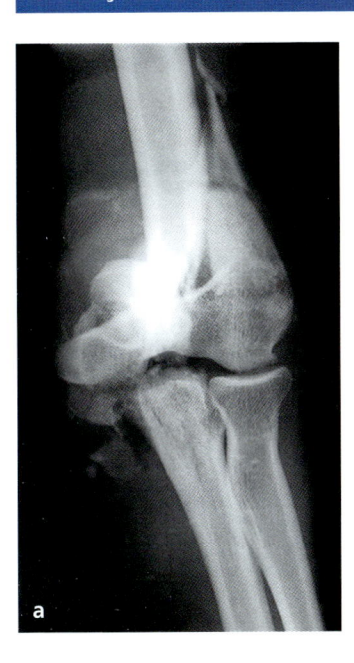

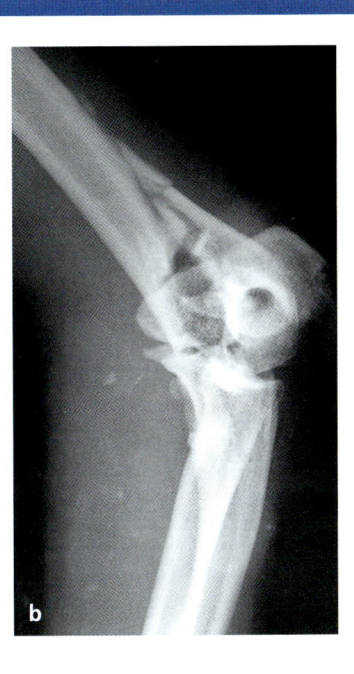

Fig. 2.26-1 a–b   Ferida no cotovelo, aberta dorsalmente, de grau três, com articulação aberta. Fratura-luxação transolecraniana dorsal do cotovelo com fratura cominuída do olécrano, e fratura umeral distal intra-articular com cominuição diafisária. A lesão aberta necessitou de intervenção cirúrgica imediata.

2 Úmero distal

Planejamento pré-operatório

- Placa de úmero distal LCP
- LC-DCP 3,5
- Parafuso interfragmentar
- Fios K
- Sistema de irrigação pulsado

(O tamanho do sistema, dos instrumentos e dos implantes pode variar de acordo com a anatomia.)

Preparação e posicionamento do paciente

Antibióticos: cinco dias de antibióticos intravenosos devido à lesão aberta.

O paciente é colocado em decúbito ventral, com o braço afetado apoiado em uma mesa de braço curta.

2 Abordagem cirúrgica

A abordagem cirúrgica é definida pela ferida aberta dorsalmente. Pode ser necessário excisar as áreas laceradas da pele. A ferida aberta é estendida em direção proximal e distal. O nervo ulnar é identificado e protegido. O úmero distal é abordado por meio da fratura do olécrano (a fratura do olécrano é usada como uma "abordagem de osteotomia do olécrano"), e o mecanismo extensor mobilizado proximalmente para ter acesso à articulação.

3 Redução e fixação

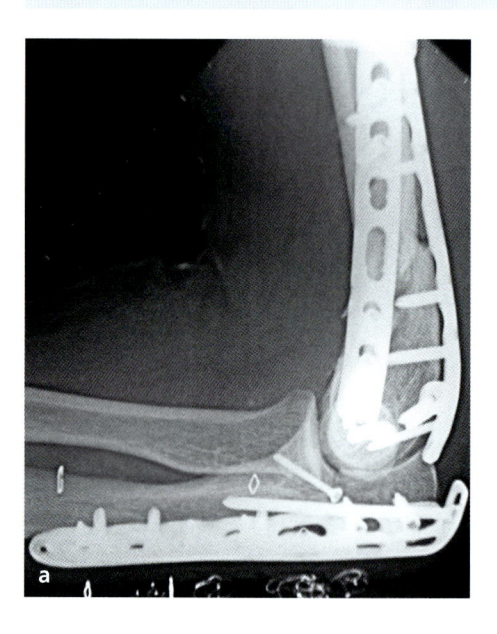

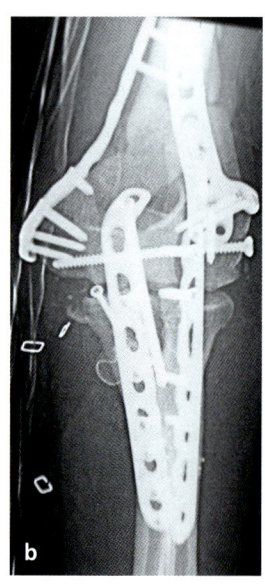

Placas de úmero distal LCP com estabilidade angular são colocadas sobre a fratura do úmero, junto com um parafuso interfragmentar, através dos principais fragmentos articulares. A fratura da ulna proximal complexa é presa com dois implantes LCP.

Fig. 2.26-2 a–b Raios X pós-operatórios imediatos.

2.26 Fratura articular completa, articular multifragmentária, metafisária complexa (13-C3.3)

3 Redução e fixação (cont.)

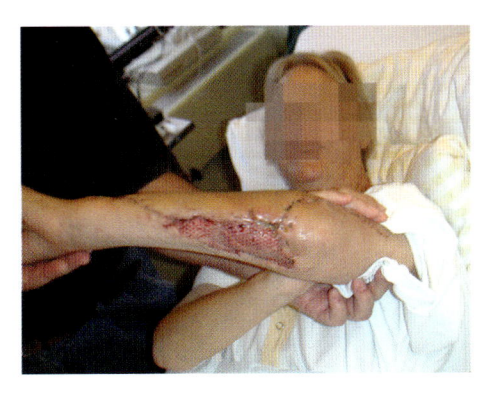

Fig. 2.26-3 Situação clínica após o enxerto de malha.

4 Reabilitação

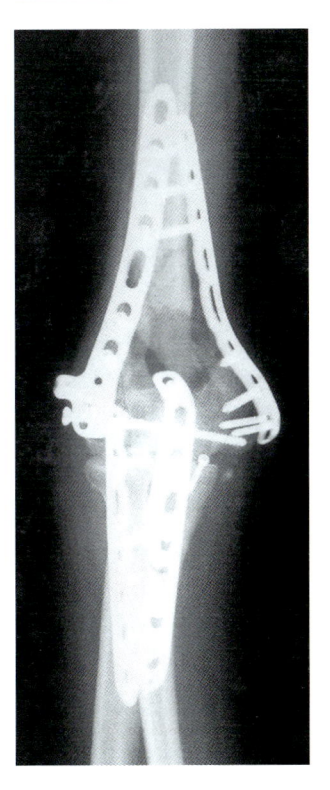

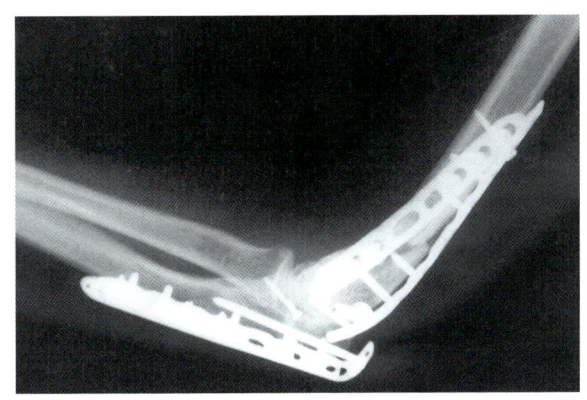

Tão logo a situação do tecido mole permitiu, a mobilização ativo-assistida do cotovelo foi iniciada.

Fig. 2.26-4 a–b Exame de raio X, quatro meses após a operação, mostrou linhas articulares preservadas e sinais de consolidação óssea. A paciente readquiriu um razoável movimento na ocasião.

2 Úmero distal

Remoção do implante

Os implantes não são removidos após redução aberta e fixação interna (RAFI) das fraturas do úmero distal. Contudo, as placas no nível da ulna podem levar a irritação da pele e dor; nesse caso, devem ser removidas quando a consolidação da fratura estiver completa.

5 Armadilhas –

Redução e fixação

Em casos de perda óssea e na ausência de marcos ósseos, pode ser difícil restaurar a anatomia extra-articular; por exemplo, rotação e angulação do bloco articular umeral distal e a incisura troclear do processo do olécrano.

6 Dicas +

Redução e fixação

Placas de compressão bloqueadas, pré-moldadas, são de grande benefício em casos de perda óssea e na ausência de marcos ósseos.

Autor Sean E. Nork

2.27 Fratura articular completa, articular multifragmentária, metafisária complexa (13-C3.3)

1 Descrição de caso

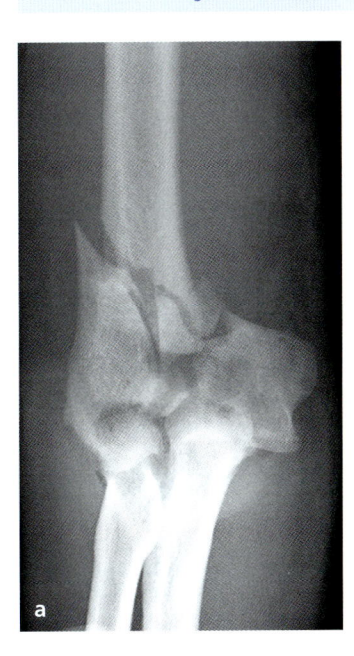

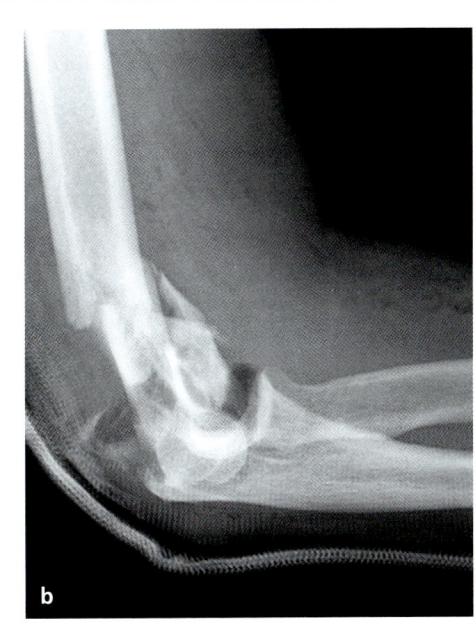

Um homem de 42 anos sofreu trauma único em um acidente automobilístico, resultando em fratura fechada do cotovelo não dominante.

Fig. 2.27-1 a–b Raios X pré-operatórios.

Indicação

Este paciente jovem apresentou-se com uma fratura intra-articular e desviada. O tratamento operatório é necessário, de modo a maximizar a recuperação funcional do cotovelo. Isso permite o movimento precoce para minimizar a rigidez articular e a reconstrução anatômica da superfície articular, o que prevenirá deformidade e minimizará artrite.

Planejamento pré-operatório

Os raios X de tração são úteis para possibilitar a compreensão do padrão da fratura. Eles permitem a identificação da cominuição intra-articular e metafisária. Neste caso, os dois grandes segmentos condilares são visualizados. Os dois fragmentos articulares estendem-se proximalmente, permitindo a fixação adequada das placas medial e lateral. A cominuição da fratura na fossa do olécrano, bem como a metáfise distal e a diáfise, podem ser apreciadas.

Equipamento

- Placa(s) de reconstrução 2,7 e/ou 3,5 para a coluna medial
- Placas de coluna lateral pré-moldadas que permitam a fixação distal
- Placas retas 2,0 para fixação temporária (ou permanente) dos fragmentos de fratura cominuídos
- Parafusos corticais de 1,5, 2,0, 2,4, 2,7 ou 3,5 mm
- Fios K de 1,5, 1,8 e 2,0 mm
- Pinças de redução pontiagudas (grandes e pequenas)
- Gancho de dentista
- Placas de compressão bloqueadas podem ser consideradas, em especial se existir osteopenia ou feridas abertas associadas
- Equipamento para osteotomia do olécrano: parafusos corticais longos, de 4,5 mm (>110 mm de comprimento), com arruelas; fio de banda de tensão (como alternativa, um parafuso de osso esponjoso longo, de 6,5 mm, pode ser usado; contudo, este tende a girar a osteotomia em direção radial na medida em que o parafuso se encaixa distalmente no endósteo da ulna. Uma técnica com fio de banda de tensão modificada também é efetiva para o reparo da osteotomia).
- Serra oscilante pequena
- Osteótomos pequenos
- Placas umerais distais LCP de 6 e de 7 orifícios
- Parafusos de cabeça bloqueada

(O tamanho do sistema, dos instrumentos e dos implantes pode variar de acordo com a anatomia).

Preparação e posicionamento do paciente

Antibióticos: dose única de cefalosporina de primeira geração.
Profilaxia de trombose: heparina de baixo peso molecular.

2.27 Fratura articular completa, articular multifragmentária, metafisária complexa (13-C3.3)

Planejamento pré-operatório (cont.)

O paciente é posicionado em decúbito lateral, com 90° de flexão do cotovelo afetado. Uma prancha de braço radiotransparente é utilizada. Isso permite a aquisição de imagem fluoroscópica desobstruída nos planos AP e lateral posicionando o braço-C em paralelo com o corpo do paciente. De forma alternativa, o posicionamento em decúbito ventral pode ser usado para apresentar o cotovelo em posição similar. O posicionamento e a aquisição de imagem são, muitas vezes, mais fáceis em decúbito ventral, mas aumentam potencialmente os riscos anestésicos. Ambas as posições (lateral e decúbito ventral) permitem que o cirurgião sente ou fique em pé de frente para a superfície dorsal do úmero distal.

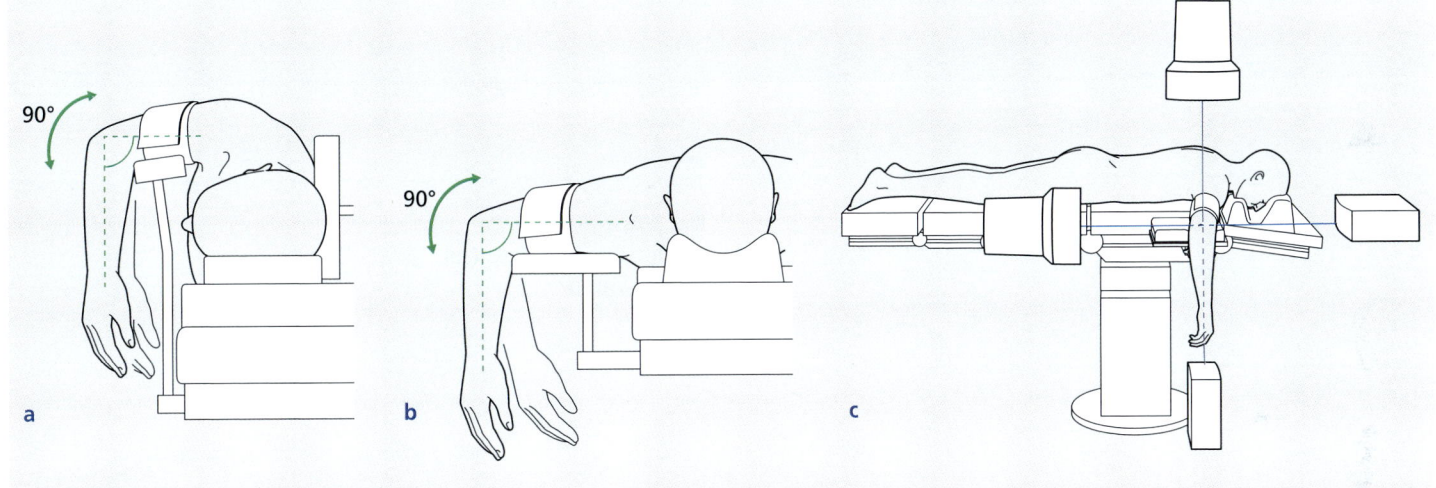

Fig. 2.27-2 a–c
a Posição lateral.
b Posição em decúbito ventral.
c Braço-C com o paciente posicionado em decúbito ventral.

2 Abordagem cirúrgica

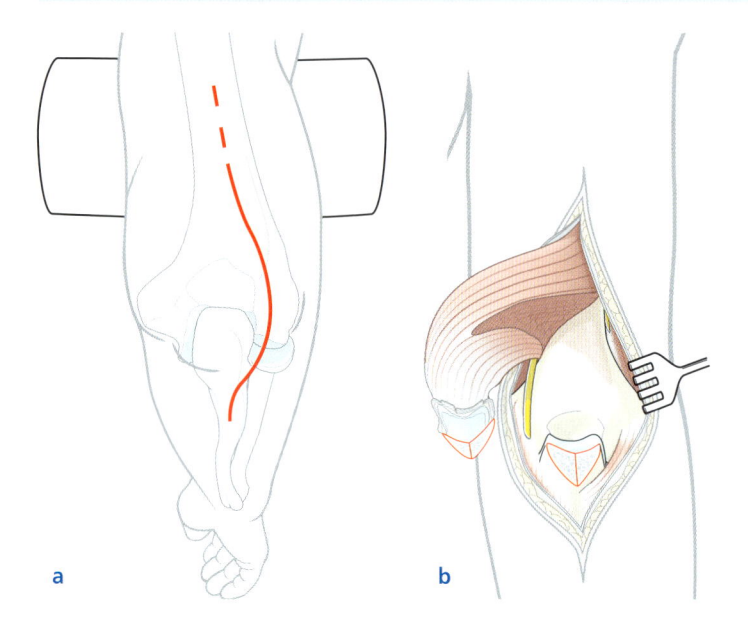

Uma incisão dorsal extensível, evitando a ponta do olécrano, é feita. Retalhos de pele de espessura total são criados medial e lateralmente, expondo a fáscia do tríceps dorsal e do ancôneo e a ulna proximal. O nervo ulnar é preservado a partir do túnel cubital distalmente e exposto proximalmente para permitir mobilização e proteção adequadas. Dada a localização da fratura, combinada com cominuição articular, uma osteotomia do olécrano é necessária. Deve ser do tipo *chevron* orientada em direção distal. Dependendo do tipo de fixação previsto para a osteotomia, a pré-perfuração para o implante medular pode ser necessária. Uma lâmina de serra fina deve ser usada para minimizar a incisão. A osteotomia deve ser concluída com dois pequenos osteótomos para fraturar a cartilagem, garantindo a interdigitação no momento da fixação.

Fig. 2.27-3 a–b
a Incisão da pele dorsal.
b Osteotomia *chevron*.

3 Redução e fixação

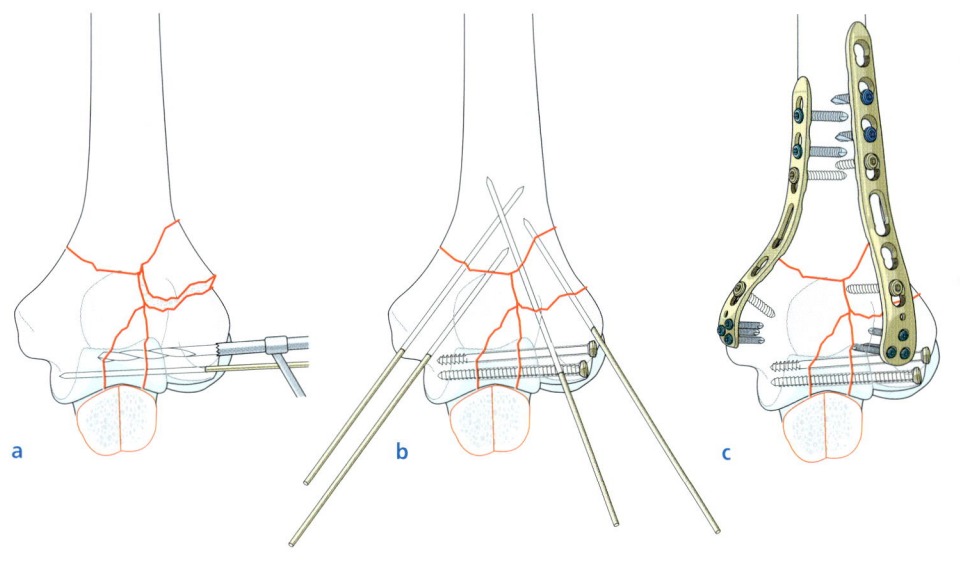

Fig. 2.27-4 a–c
a Fixação temporária da fratura metafisária para a diáfise com fio K e, então, com um parafuso cortical.
b O bloco articular é a seguir fixado de modo temporário contra a diáfise, usando-se fórceps de redução pontiagudo e, depois, fios K.
c A placa de úmero distal LCP (seis orifícios) é primeiro fixada com parafusos corticais na porção ulnar da diáfise e, então, distalmente com parafusos de cabeça bloqueada. Após, o defeito na porção radial é ligado em ponte com a placa de úmero distal LCP radial (sete orifícios). Esta é fixada com parafusos corticais na diáfise e com parafusos de cabeça bloqueada no fragmento distal.

2.27 Fratura articular completa, articular multifragmentária, metafisária complexa (13-C3.3)

3 Redução e fixação (cont.)

Neste caso, a cominuição metafisária pode ser fixada à porção restante intacta da metáfise do úmero distal com parafusos de compressão de 2,4 mm, independentes, múltiplos. Isso permite o acesso aos dois fragmentos articulares principais e a cominuição intercondilar. Devido às grandes diferenças entre esses dois segmentos e a recém-reconstruída metáfise umeral distal, uma dessas colunas pode ser reconstruída primeiro, para permitir que a superfície articular seja montada sobre o pilar intacto. Neste caso, a coluna medial é primeiro estabilizada com uma placa de 2,0 mm, que possui alguma flexibilidade embutida em razão de seu tamanho reduzido.

A superfície articular é, então, sequencialmente reconstruída pela montagem dos fragmentos intercalados para cada um dos principais fragmentos articulares. Isso pode ser montado com fios K, pequenos parafusos de compressão e parafusos de compressão transversais. O segmento articular lateral é, então, pinçado e fixado à montagem remanescente. Uma placa de reconstrução de coluna medial (medialmente) e uma placa de coluna lateral posterior foram colocadas. A osteotomia do olécrano foi fixada com um parafuso cortical longo, de 4,5 mm, com um fio de banda de tensão.

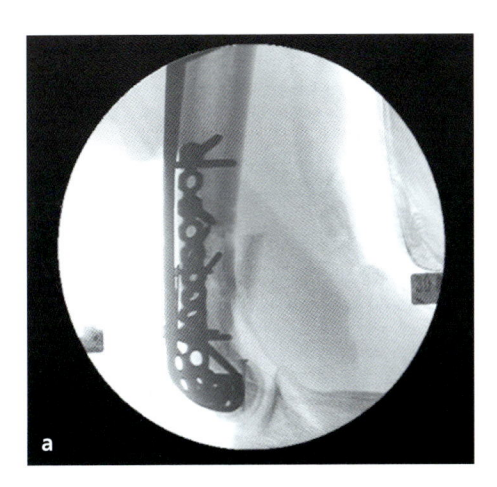

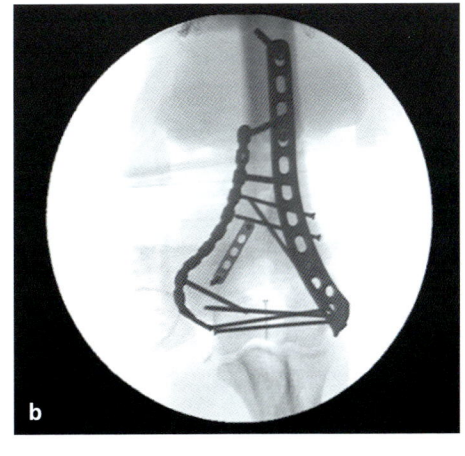

Fig. 2.27-5 a–b Raios X intraoperatórios mostrando a colocação da placa de reconstrução da coluna medial e da placa da coluna lateral posterior. O uso de uma pequena placa 2,0 adicional pode ser desnecessário, mas ela é utilizada aqui para manter a redução da coluna medial no intraoperatório.

2 Úmero distal

4. Reabilitação

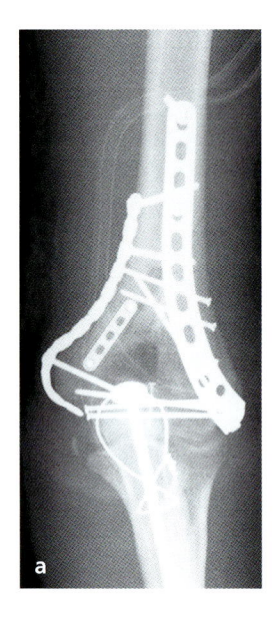

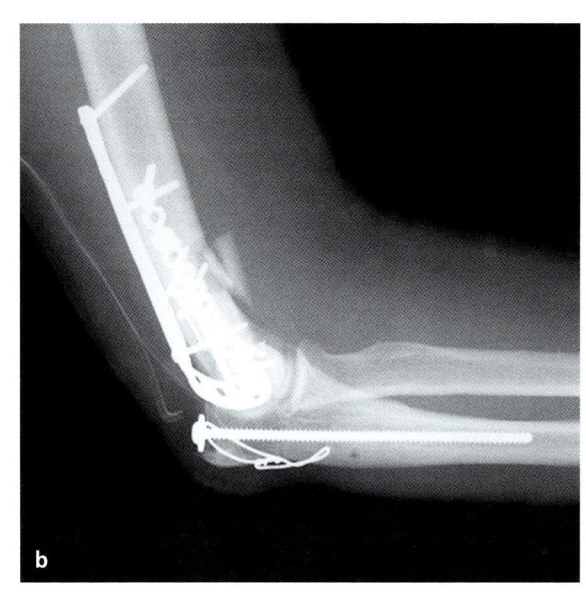

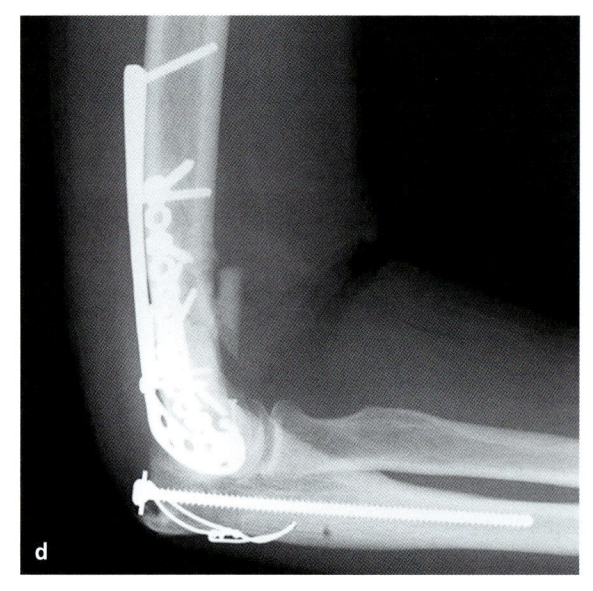

A imobilização em extensão, incluindo a imobilização noturna, deve inicialmente ser considerada até que a fisioterapia seja iniciada. O paciente foi aconselhado a não levantar carga até que o enxerto ósseo tenha ocorrido e haja evidência radiográfica da consolidação. A fisioterapia foi iniciada no segundo dia pós-operatório, com exercícios de amplitude de movimento ativo e passivo.

Medicação: administração de medicamento para o alívio apropriado da dor.

Fig. 2.27-6 a–d Raios X pós-operatórios.
a–b Raios X após quatro semanas.
c–d Raios X finais após 24 semanas, mostrando a consolidação.

Remoção do implante

A remoção do implante em geral não é necessária se estiver apropriadamente posicionado. Contudo, se forem sintomáticas, as placas podem ser removidas após ter ocorrido a consolidação da fratura. A exposição total é necessária para remover os implantes.

2.27 Fratura articular completa, articular multifragmentária, metafisária complexa (13-C3.3)

5   Armadilhas –

Equipamento

As placas devem ser de comprimento adequado para maximizar a fixação proximal.

Placas colocadas em posição lateral podem ser incômodas para os pacientes porque podem ser palpadas com facilidade na borda relativamente subcutânea do úmero distal.

Abordagem cirúrgica

Dada a localização distal da fratura, uma osteotomia do olécrano deve ser realizada. A falha em visualizar adequadamente a superfície articular pode resultar em má redução. Se existir extensão da fratura proximal, pode ser necessário identificar o nervo radial junto ao úmero posterior. Osteotomias do olécrano transversas possuem pouca estabilidade inerente; portanto, essa osteotomia deve ser do tipo *chevron*.

6   Dicas +

Equipamento

As placas de reconstrução podem ser moldadas à forma complexa do úmero distal medial, incluindo o epicôndilo medial e a tróclea medial. Placas menores (2,7 mm) podem ser usadas em pacientes menores e são mais facilmente moldadas.

A pré-moldagem da placa medial em um modelo ósseo de plástico pode ajudar muito na colocação desses implantes no intraoperatório.

Implantes laterais pré-moldados com uma inclinação sagital que contenha o côndilo lateral podem ser vantajosos nessas fraturas distais.

Abordagem cirúrgica

A incisão deve evitar a pele adjacente à ponta do olécrano para diminuir um futuro desconforto.

Exposição adequada e isolamento do nervo ulnar, incluindo a liberação do túnel cubital nas fraturas distais, permitem segurança intraoperatória e minimizam lesão iatrogênica.

A exposição correta da superfície articular do olécrano medial e lateralmente antes da osteotomia garante a colocação apropriada dos cortes ósseos.

A serra e os osteótomos devem estar perpendiculares à diáfise ulnar durante a osteotomia. Um corte oblíquo proximal torna difícil a fixação com qualquer implante de banda de tensão.

5   Armadilhas −   (cont.)

Redução e fixação

Uma redução imprecisa da fratura metafisária diminui a estabilidade da montagem.

A redução articular deve ser perfeita ao longo de toda a área visível.

Os parafusos distais devem estar completamente inseridos no osso, evitando o osso unicortical da fossa do olécrano.

Reabilitação

A carga prematura e as atividades físicas agressivas antes da consolidação podem comprometer a fixação.

6   Dicas +   (cont.)

Redução e fixação

Fios K podem ser usados como *joysticks* para controlar a rotação e a posição dos dois fragmentos articulares durante a redução.

Ao fixar primeiro o grande fragmento de fratura metafisária à diáfise umeral, a parte "intacta" é efetivamente alongada, minimizando a necessidade de fixação proximal longa.

Se a saída da fratura medial for cefálica ao epicôndilo medial, pode ser desnecessário estender a placa em direção distal ao redor do epicôndilo.

Placas mediais menores (placas de reconstrução 2,7), combinadas com dissecação e reparo do tecido mole medial, permitem a recolocação do nervo ulnar, sem transposição, em uma grande quantidade de casos, apesar das aplicações de placa medial distal.

A osteotomia do olécrano deve ser comprimida no momento da fixação. Pinças de redução pontiagudas, mediais e laterais, colocadas a partir do olécrano a perfurações na diáfise ulnar podem ajudar na compressão simétrica da osteotomia antes da fixação definitiva.

Reabilitação

A mobilização precoce com exercícios de amplitude de movimento ativo e passivo é recomendada. A carga é restrita até que haja evidência de consolidação.

Autor Michael Schütz

2.28 Fratura articular completa, deslocada, aberta (13-C3.2), em um paciente politraumatizado

1 Descrição de caso

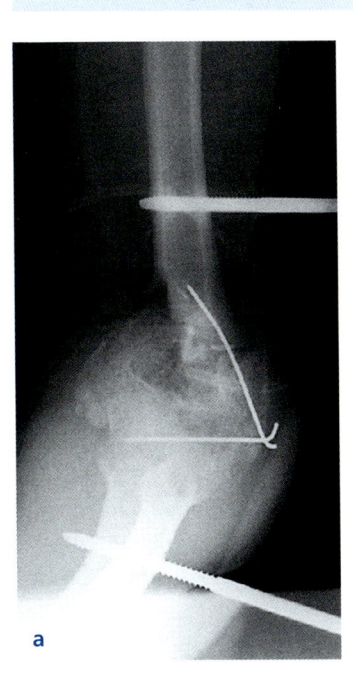

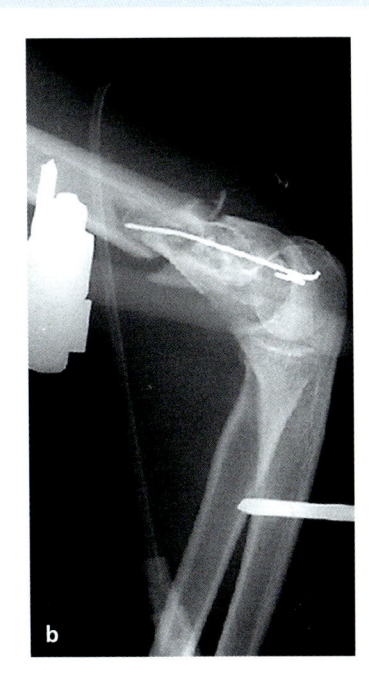

Uma mulher de 19 anos caiu de uma janela e ficou politraumatizada. As lesões que sofreu foram complexas, incluindo uma fratura da pelve, lesões torácicas e uma fratura umeral distal, aberta, de 3º grau, com defeito ósseo. Inicialmente, seu cotovelo foi tratado com dois fios K e transfixação do cotovelo.
Após a estabilização de sua condição geral, ela recebeu uma osteossíntese definitiva da fratura umeral distal no quarto dia após o trauma.

Fig. 2.28-1 a–b
a   Incidência AP.
b   Incidência lateral.

Indicação

Uma fratura umeral distal intra-articular desviada é uma clara indicação para operação em pacientes jovens.

2 Úmero distal

Planejamento pré-operatório

Equipamento

- Placa de reconstrução LCP 3,5, oito orifícios
- Placa de reconstrução LCP 3,5, seis orifícios
- Parafusos de cabeça bloqueada (LHS) autorrosqueantes de 3,5 mm
- Parafusos corticais de 3,5 mm
- Fios K de 1,6 mm

(O tamanho do sistema, dos instrumentos e dos implantes pode variar de acordo com a anatomia.)

Preparação e posicionamento do paciente

Antibióticos: dose única de cefalosporina de segunda geração.
Profilaxia de trombose: heparina de baixo peso molecular.

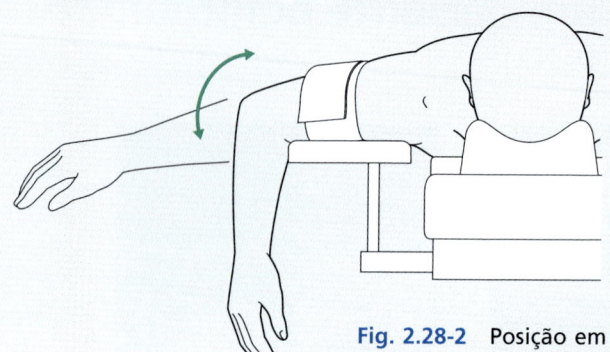

Fig. 2.28-2 Posição em decúbito ventral, braço sobre uma mesa de braço, torniquete pneumático (estéril ou não estéril), raio X e intensificador de imagem.

2 Abordagem cirúrgica

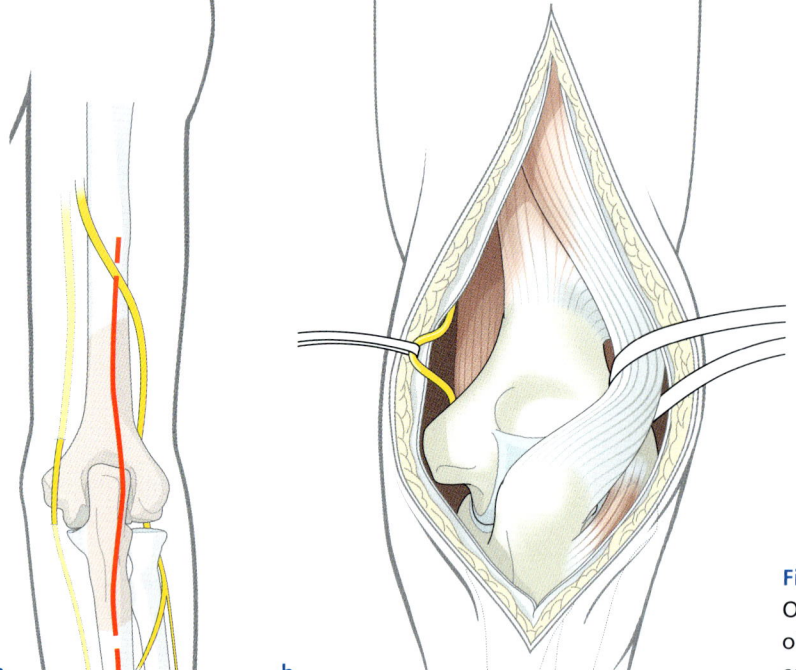

Fig. 2.28-3 a–b Abordagem posterior englobando a ferida. O nervo ulnar está exposto e retraído. Uma osteotomia do olécrano pode ser necessária nas fraturas intra-articulares mais complexas.

2.28 Fratura articular completa, deslocada, aberta (13-C3.2), em um paciente politraumatizado

3 Redução e fixação

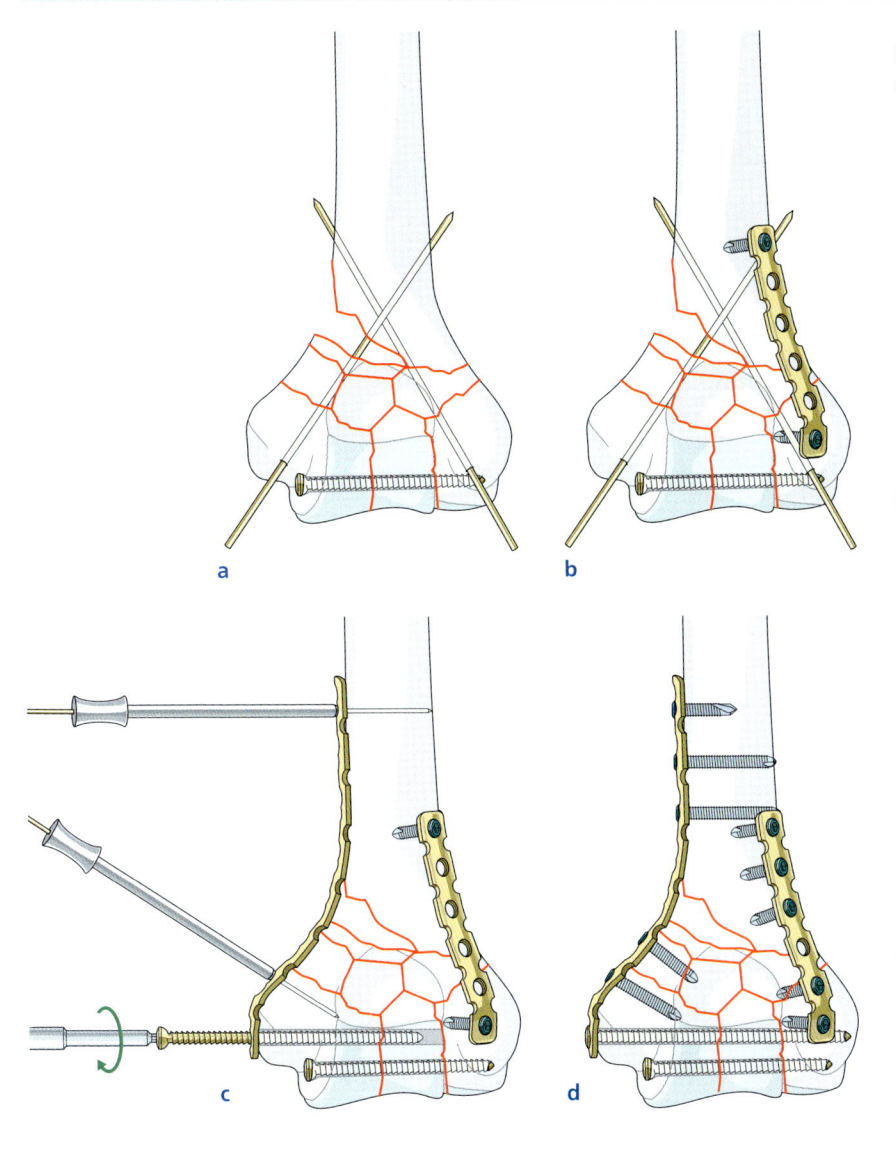

Fig. 2.28-4 a–f

a O fixador externo é removido antes da cobertura estéril do paciente. Segue-se o debridamento da ferida. Os fragmentos articulares são limpos. A fratura articular é reduzida com fórceps de redução pontiagudo. A redução é mantida com dois fios K de 1,6 mm. Um parafuso cortical interfragmentar de 3,5 mm é inserido como um parafuso de compressão para manter a reconstrução da tróclea. A redução da tróclea sobre a coluna supracondilar radial até a metadiáfise deve ser feita primeiro, em razão da perda óssea na porção ulnar. Para atingir o alinhamento axial correto, os dois fragmentos ulnares devem ser mantidos separados.

b Os fragmentos são inicialmente fixados com dois fios K de 1,6 mm inseridos através do bloco articular na diáfise.

As placas de reconstrução LCP 3,5 são moldadas usando um molde flexível, de modo que possam encaixar-se na coluna supracondilar lateral (placa de cinco orifícios) e na coluna supracondilar medial (placa de oito orifícios). Primeiro, uma placa de reconstrução é fixada ao aspecto posterior da coluna lateral com um parafuso de cabeça bloqueada em posição proximal e outro em distal. Isso permite que o bloco articular gire ligeiramente ao redor do parafuso distal e facilite o alinhamento preciso da coluna supracondilar medial.

c–d A placa de reconstrução ulnar é formatada e fixada à diáfise pela inserção de um fio K através do trocarte. Um parafuso de compressão interfragmentar adicional é inserido através do buraco distal da placa ulnar. Enquanto apenas parafusos monocorticais são inseridos para estabilizar a placa radial, dois parafusos bicorticais são usados para prender a placa ulnar à diáfise ulnar de modo a neutralizar as forças rotacionais prevalentes. O enxerto ósseo primário do defeito não foi feito.

219

2 Úmero distal

3 Redução e fixação (cont.)

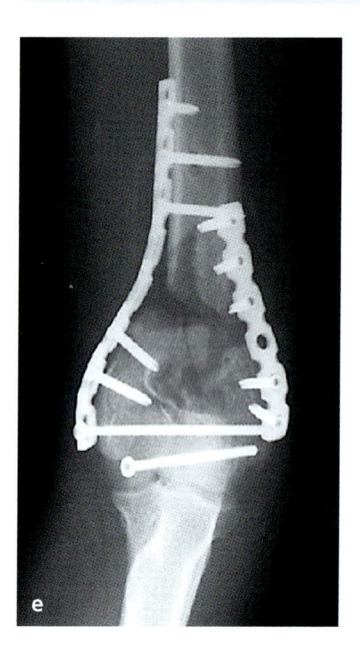

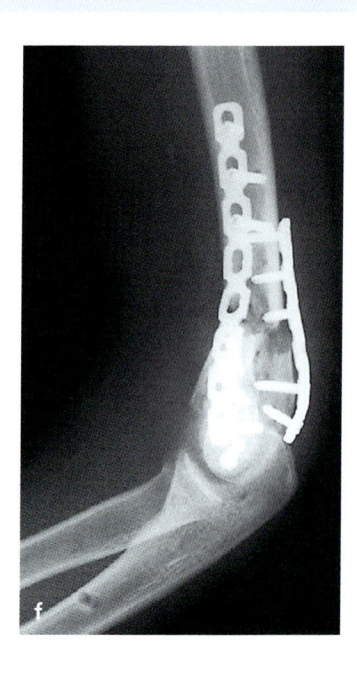

Fig. 2.28-4 a–f (cont.)
e–f Avaliação clínica intraoperatória da amplitude de movimento (movimento passivo em todos os planos) e controle radiológico final da posição da placa antes do fechamento da ferida.

2.28 Fratura articular completa, deslocada, aberta (13-C3.2), em um paciente politraumatizado

4 Reabilitação

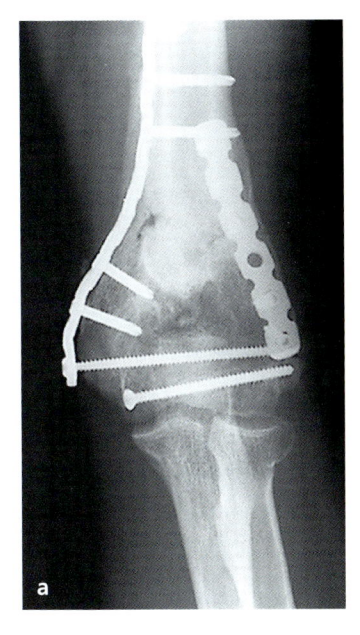

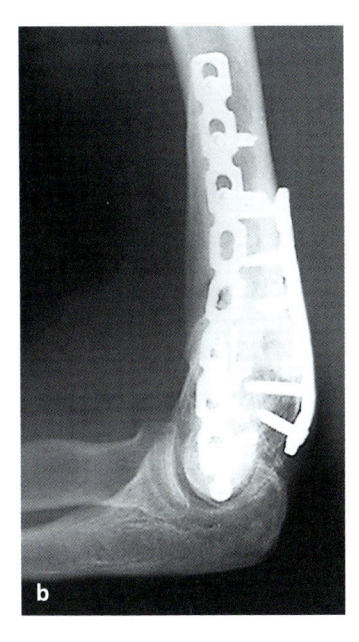

Cobertura estéril da ferida. Uma tala dorsal foi aplicada até a cicatrização definitiva da ferida. No segundo dia após a operação, a fisioterapia ativa e passiva foi iniciada com a tala no local. Tratamento contínuo com antibióticos para garantir a cicatrização da ferida da fratura aberta.

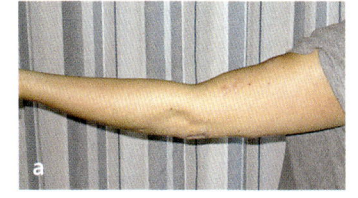

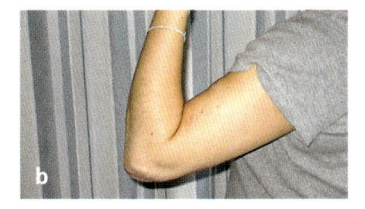

Fig. 2.28-5 a–b Boa consolidação da fratura após nove meses, sem a necessidade de cirurgia adicional (por exemplo, enxerto de osso esponjoso).
a Incidência AP.
b Incidência lateral.

Fig. 2.28-6 a–b No final do tratamento, a paciente tinha a função do cotovelo ilimitada, com amplitude de movimento de 0/10/120 e rotação irrestrita.

Remoção do implante

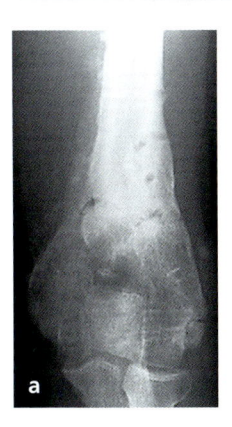

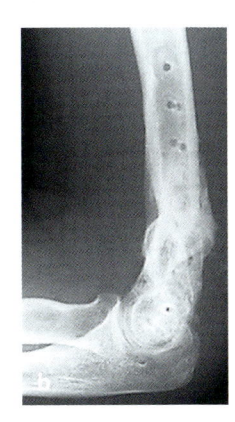

Fig. 2.28-7 a–b No decorrer da cicatrização, uma ossificação heterotópica, principalmente no aspecto posterior, foi retirada na remoção do implante.

2 Úmero distal

5 Armadilhas –

Abordagem cirúrgica
O nervo ulnar pode ser danificado por lesão direta ou por tração.

Essa abordagem pode levar a subluxação do mecanismo do tríceps.

Redução e fixação
Quando cominuição intra-articular significativa estiver presente, a reconstrução da tróclea anatomicamente pode ser muito difícil.

Dobrar as placas através dos orifícios dos parafusos não permitirá o uso de parafusos de cabeça bloqueada.

A irritação pelo implante pode causar neurite ulnar. Os parafusos no olécrano ou na fossa coronoide podem limitar o movimento do cotovelo.

Reabilitação
A rigidez do cotovelo e a ossificação heterotópica não são raras após as fraturas umerais distais intra-articulares.

6 Dicas +

Abordagem cirúrgica
Dissecação inicial e proteção do nervo ulnar com um dreno Penrose, bem como liberação do nervo 6 a 8 cm proximal ao epicôndilo medial, irão minimizar o dano.

É crucial reaproximar anatomicamente o tendão do tríceps e reinseri-lo firmemente no olécrano com suturas não absorvíveis.

Redução e fixação
Quando fragmentação significativa da fratura articular estiver presente, use as dimensões e o contorno do olécrano para reconstruir anatomicamente a tróclea.

Quando o plano pré-operatório exigir o uso de um parafuso de cabeça bloqueada em um determinado orifício, tome cuidado para dobrar a placa através da incisura e não através do orifício do parafuso.

A neurite ulnar pode ser evitada pela transposição anterior do nervo durante o procedimento primário.

Reabilitação
Fisioterapia prematura e profilaxia com indometacina podem maximizar a restauração pós-operatória do movimento do cotovelo.

Autor   Reto H. Babst

2.29 Fratura articular completa, aberta, multifragmentária (13-C3.2), com fratura multifragmentada da ulna proximal

1   Descrição de caso

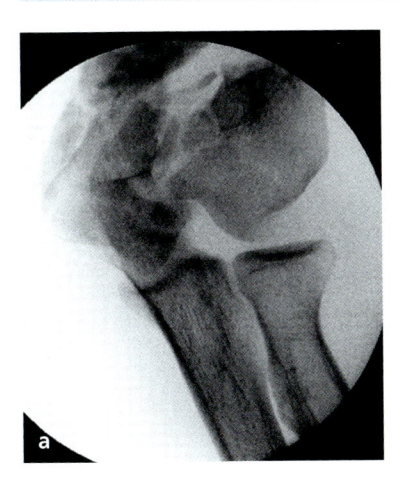

Um homem de 26 anos envolvido em um acidente automobilístico sofreu fraturas múltiplas do crânio, uma lesão cerebral aberta, uma fratura do cotovelo aberta, de 2º grau, e uma fratura do fêmur esquerdo aberta, de 2º grau.

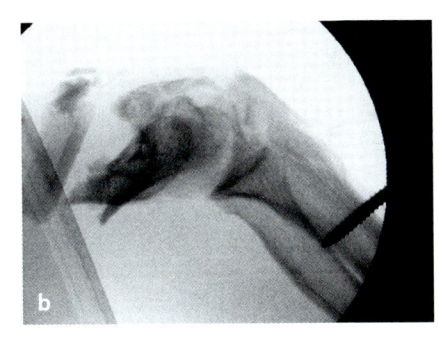

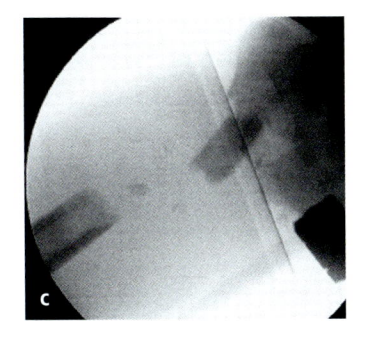

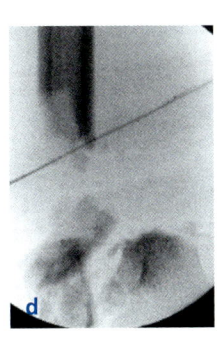

Fig. 2.29-1 a–d
a   Incidência AP do braço-C da articulação em extensão com um fixador externo colocado em ponte sobre a articulação.
b   Incidência lateral do braço-C da articulação com o fixador externo colocado em ponte sobre a articulação.
c–d Incidência AP do úmero distal demonstrando defeito metafisário colocado em ponte sobre a articulação.

Indicação

O tratamento inicial consistiu na aplicação de um fixador externo em ponte sobre a articulação, com debridamento local e revestimento da ferida com um curativo sintético semipermeável. A redução aberta e a fixação interna (RAFI) foram indicadas para este paciente devido à fratura intra-articular com cominuição extensa da área metafisária, combinada com perda de substância óssea.

2 Úmero distal

Planejamento pré-operatório

Equipamento

- Placa de úmero distal de sete orifícios
- Placa de coluna radial de sete orifícios
- Parafusos (ver Fig. 2.29-2)

(O tamanho do sistema, dos instrumentos e dos implantes pode variar de acordo com a anatomia.)

Preparação e posicionamento do paciente

Antibióticos: dose única de cefalosporina de segunda geração.
Profilaxia de trombose: heparina de baixo peso molecular.

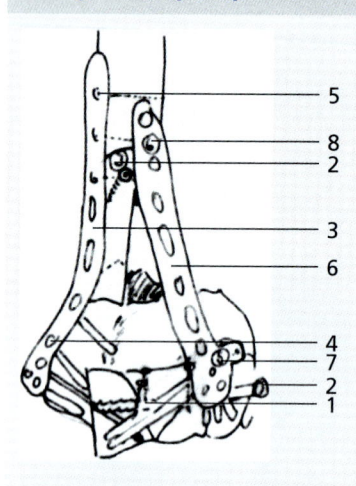

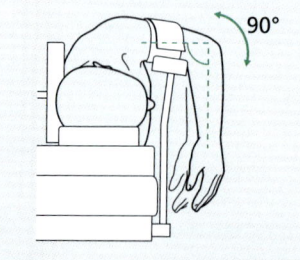

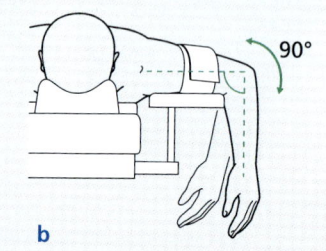

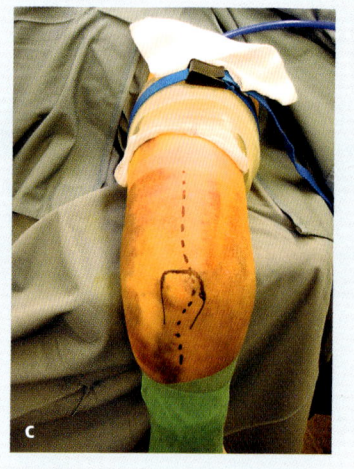

Fig. 2.29-2 Plano pré-operatório.
1 Parafuso de 2,0 mm fixando o fragmento articular intermediário.
2 Parafuso esponjoso de 4,0 mm.
3 Placa de úmero distal da coluna ulnar.
4 Parafuso de cabeça bloqueada (coluna ulnar).
5 Parafuso cortical.
6 Placa de úmero distal da coluna radial.
7 Parafuso de cabeça bloqueada (coluna radial).
8 Parafuso cortical.

Fig. 2.29-3 a–c
a–b O paciente é colocado em decúbito lateral, com o braço afetado sobre uma mesa de braço (a) ou em decúbito ventral, com o braço afetado sobre a mesa de braço (b).
c Um torniquete estéril pode ser usado (a foto não é do caso apresentado).

2.29 Fratura articular completa, aberta, multifragmentária (13-C3.2), com fratura multifragmentada da ulna proximal

2 Abordagem cirúrgica

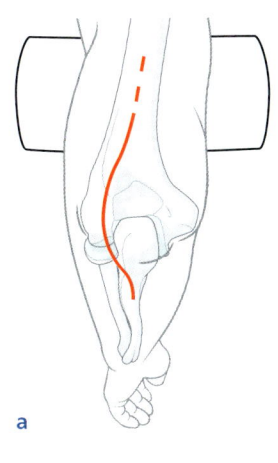

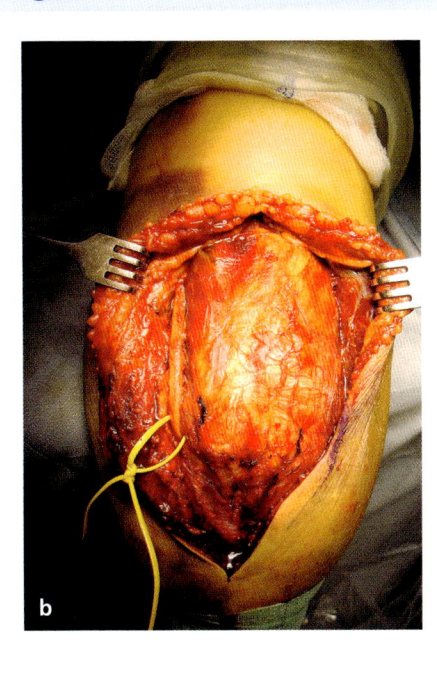

Fig. 2.29-4 a–b
a   Uma incisão reta é feita ao longo do eixo da diáfise umeral, curvando-se na porção radial do olécrano e reta ao longo do eixo da ulna.
b   Visão do músculo tríceps com o nervo ulnar isolado (a foto não foi tirada do caso apresentado).

3 Redução e fixação

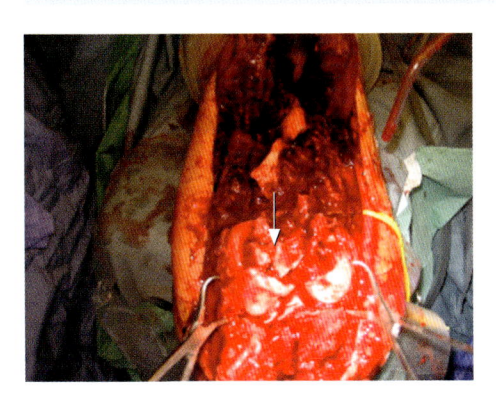

A fratura é exposta após a reflexão da ponta ulnar proximal fraturada.

Fig. 2.29-5   Os fragmentos condilares ulnar e radial são mantidos por fórceps de redução pontiagudo. O fragmento articular intermediário é visível (seta). A ponta ulnar é refletida, com o músculo tríceps, através da fratura do olécrano.

2 Úmero distal

3 Redução e fixação (cont.)

Os pedaços radial e ulnar da articulação são primeiramente reduzidos com um parafuso esponjoso de 4,0 mm e um fragmento intermediário adicionalmente fixado com um parafuso de 2,0 mm. A coluna ulnar é reconstruída, fixando-se o fragmento metafisário com um parafuso de 2,7 mm na diáfise. A placa de úmero distal da coluna ulnar de sete orifícios é adaptada como uma tala, com a inserção de dois parafusos estáveis, angulares, de 2,7 mm dentro do fragmento epicondilar ulnar. A diáfise umeral é perfurada de modo que o primeiro parafuso cortical atinja a compressão interfragmentar entre os fragmentos articular e metafisário. A coluna radial é ligada em ponte pela placa de úmero distal da coluna radial usando quatro parafusos de cabeça bloqueada, de 2,7 mm, para o fragmento epicondilar radial, e três parafusos corticais, de 3,5 mm, no fragmento da diáfise umeral. Sendo este caso uma fratura aberta, o enxerto de osso esponjoso primário não foi aplicado.

Em vez disso, o enxerto de osso secundário foi planejado após a cicatrização firme do tecido mole, aproximadamente seis semanas após a operação inicial. Neste caso, o padrão de fratura não permitiu o uso de uma placa mais curta, e placas de úmero distal mais longas não estavam disponíveis. A ponta ulnar multifragmentada foi então refletida com o músculo tríceps, e os fragmentos fixados com dois miniparafusos de 2,0 mm. A fixação do olécrano foi feita em seguida com uma placa de olécrano de seis orifícios, usando parafusos com estabilidade angular, na ulna proximal, e três parafusos corticais na diáfise ulnar. A ponta ulnar multifragmentada foi fixada com dois miniparafusos de 2,0 mm. Um fragmento intermediário adicional foi fixado com um parafuso adicional de compressão cortical de 2,7 mm. O olécrano foi, então, fixado com uma placa de olécrano, usando parafusos corticais em posição distal e parafusos de cabeça bloqueada na proximal.

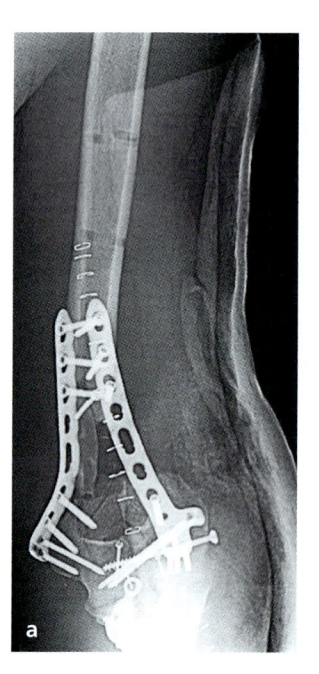

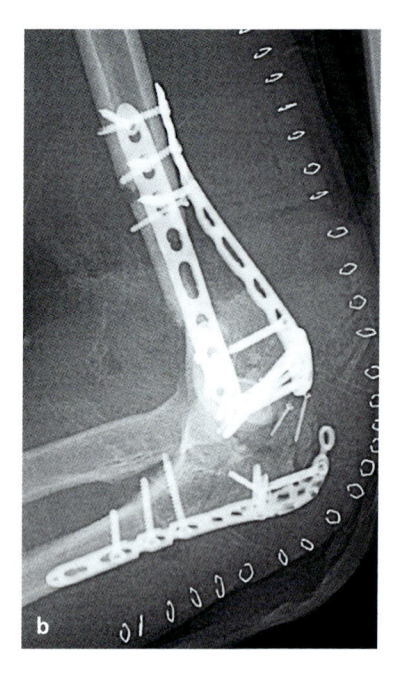

Fig. 2.29-6 a–b Raios X AP e lateral pós-operatórios imediatos. Note o desvio em valgo devido aos pontos de referência faltantes. O defeito metafisário da coluna radial é evidente.

Observe que, para prevenir a concentração de estresse sobre a diáfise umeral, as placas não devem ter o mesmo comprimento.

2.29 Fratura articular completa, aberta, multifragmentária (13-C3.2), com fratura multifragmentada da ulna proximal

4 Reabilitação

A imobilização com gesso foi recomendada por 3 a 4 dias para conforto do paciente. O exercício de movimento ativo-assistido abaixo do limiar de dor foi permitido, sob supervisão de um fisioterapeuta e com início no primeiro dia pós-operatório. A mobilização protegida pode começar em uma tala angulada após o edema ter diminuído.

Os exercícios ativo-assistidos controlados continuaram duas vezes por semana após as primeiras seis semanas de hospitalização. Nenhuma carga foi permitida durante as primeiras seis semanas após a operação. Um exame de raio X deve ser feito em 6 semanas, 12 semanas, 6 meses e 1 ano após a operação.

Fig. 2.29-7 a–b   Raios X obtidos seis semanas após a operação mostraram calo em ponte do fragmento intermediário da coluna radial.

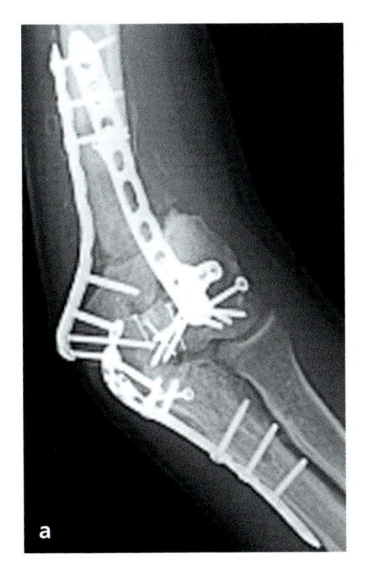

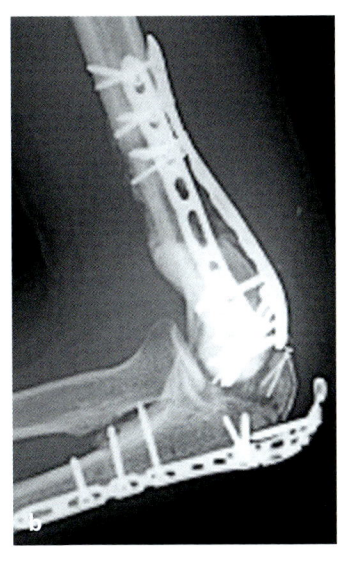

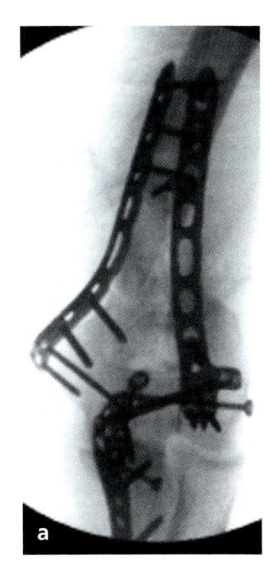

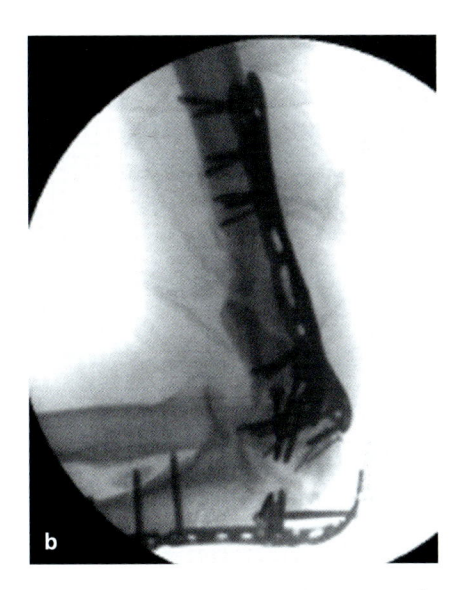

Fig. 2.29-8 a–b   Raios X intraoperatórios AP e lateral após a aplicação de enxerto de osso esponjoso autógeno, seis semanas após a operação inicial.

2 Úmero distal

4 Reabilitação (cont.)

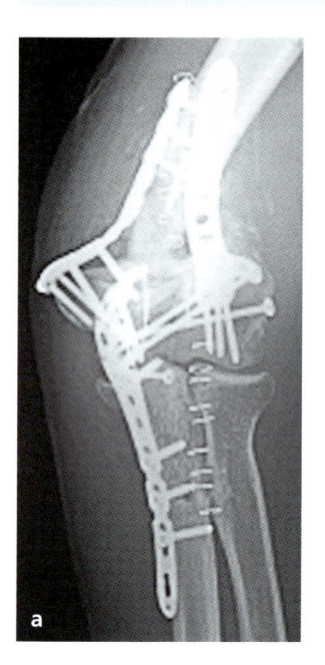

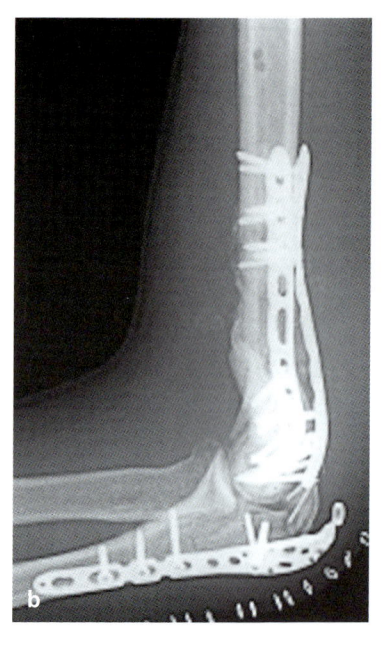

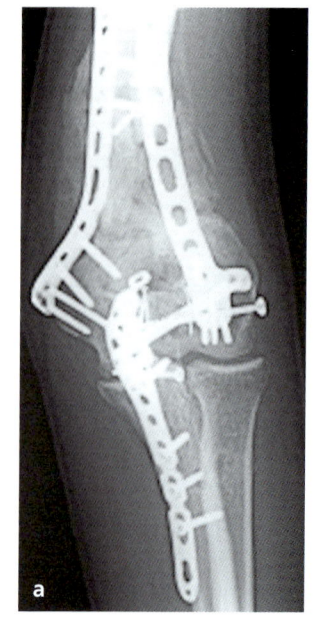

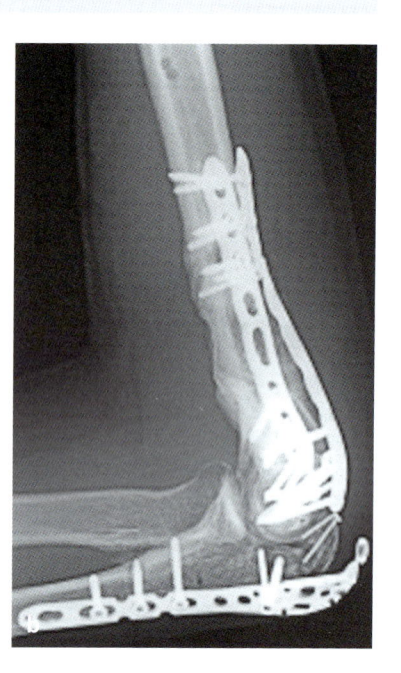

Fig. 2.29-9 a–b Raios X imediatamente após a segunda cirurgia.

Fig. 2.29-10 a–b Incidência AP e lateral, seis semanas após o enxerto ósseo, mostrando integração do enxerto.

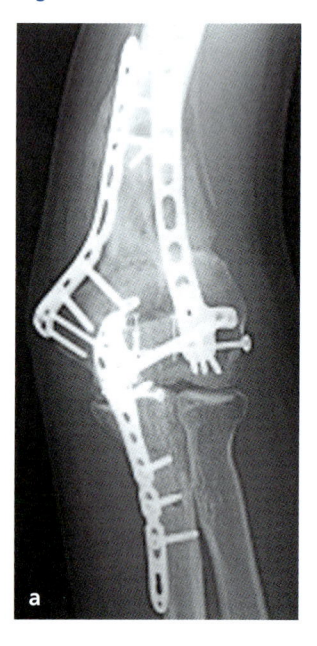

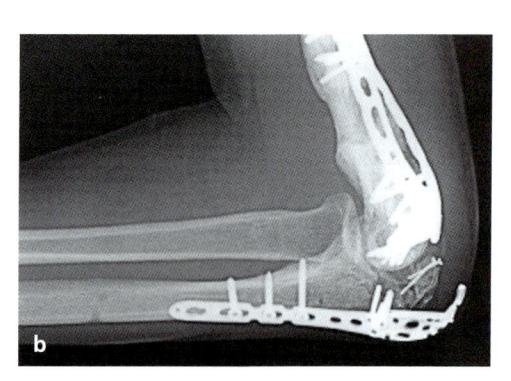

Fig. 2.29-11 a–b Incidência AP e lateral, 12 semanas após a segunda cirurgia.

2.29 Fratura articular completa, aberta, multifragmentária (13-C3.2), com fratura multifragmentada da ulna proximal

4 Reabilitação (cont.)

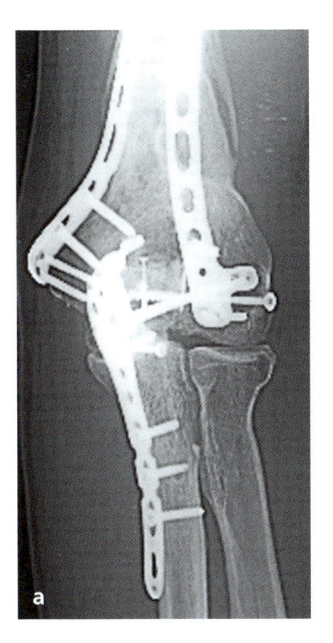

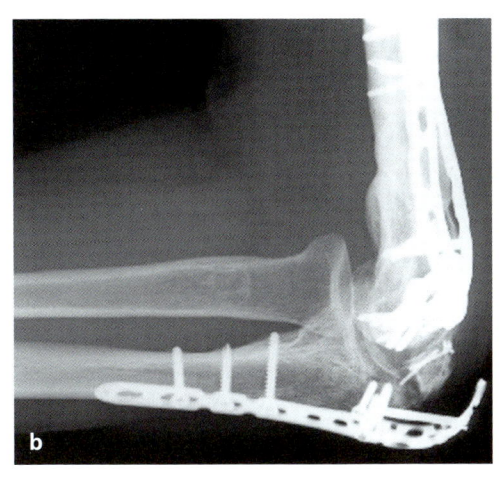

Fig. 2.29-12 a–b Raios X, dois anos e meio após o enxerto ósseo. Consolidação sólida da fratura do úmero distal. Pseudoartrose assintomática da ponta do olécrano.

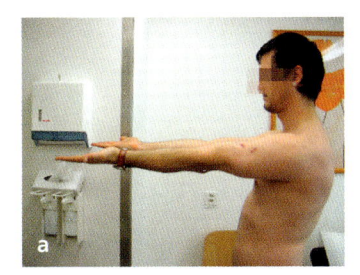

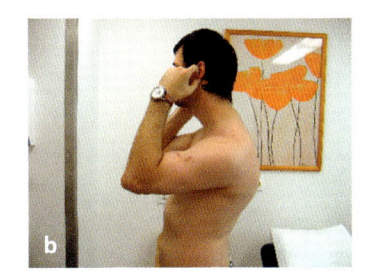

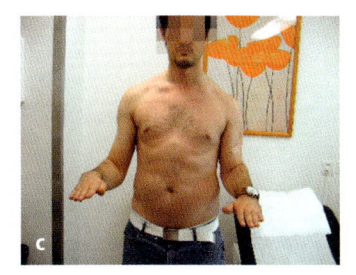

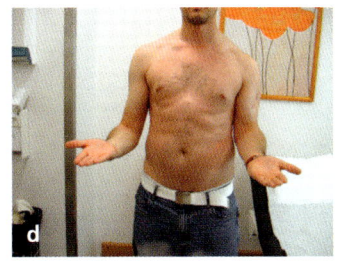

Fig. 2.29-13 a–d Resultado funcional, dois anos e meio após a segunda cirurgia.

2 Úmero distal

Remoção do implante

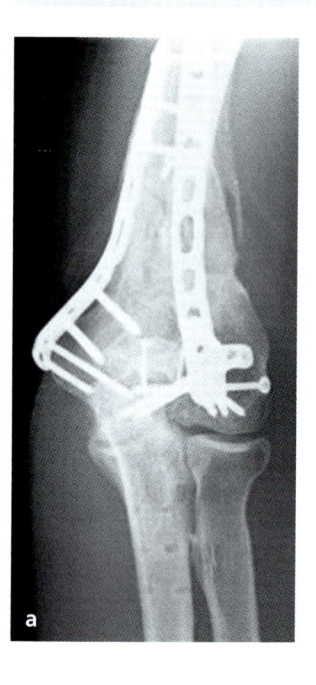

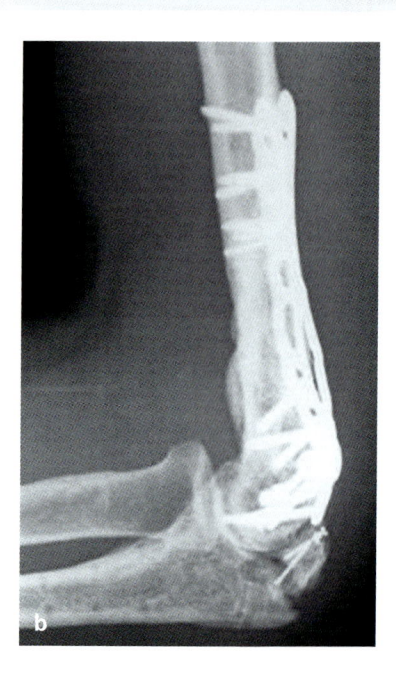

A remoção da placa do olécrano foi necessária visto que o perfil da placa estava proeminente. Contudo, a remoção do implante para o úmero distal é apenas necessária se houver irritação local.

Fig. 2.29-14 a–b Incidência AP e lateral após remoção da placa ulnar.

---

5   Armadilhas –

Redução e fixação
Um comprimento igual das placas em ambas as colunas é propenso a concentração de estresse e potencial fratura.

O defeito ósseo torna difícil o alinhamento correto do bloco articular.

6   Dicas +

Redução e fixação
O uso de placas de diferentes comprimentos é aconselhável. A forma anatômica da placa do úmero distal ajuda na reconstrução. A fixação com múltiplos parafusos de cabeça bloqueada é vantajosa nessa situação de metáfise defeituosa.

Autor Thomas P. Rüedi

2.30 Pseudoartrose intra-articular

1 Descrição de caso

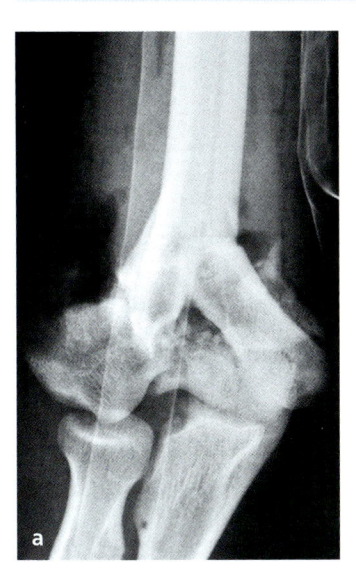

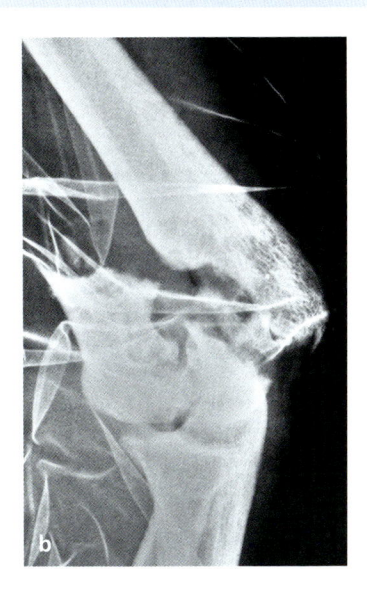

Um atleta do sexo masculino de 27 anos, em um acidente de motocicleta, sofreu uma fratura aberta de 2º grau, isolada, do úmero distal 13-C3, sem lesão neurovascular.

Fig. 2.30-1 a–b Raios X pós-traumáticos pré-operatórios.

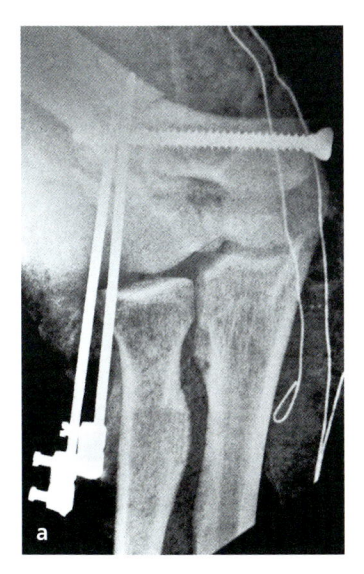

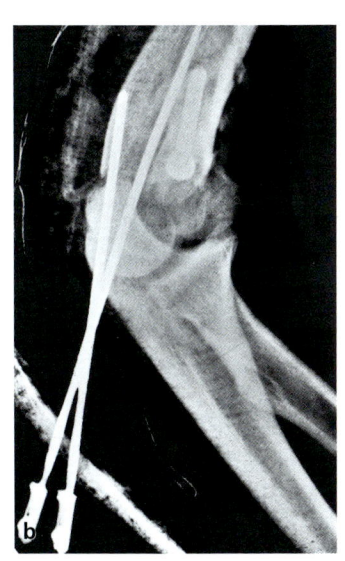

Fig. 2.30-2 a–b Após alguns dias em uma tala para o cotovelo, o paciente se submeteu a cirurgia, resultando em fixação instável com um parafuso no epicôndilo ulnar e dois fios K percutâneos na porção radial.

2 Úmero distal

1 Descrição de caso (cont.)

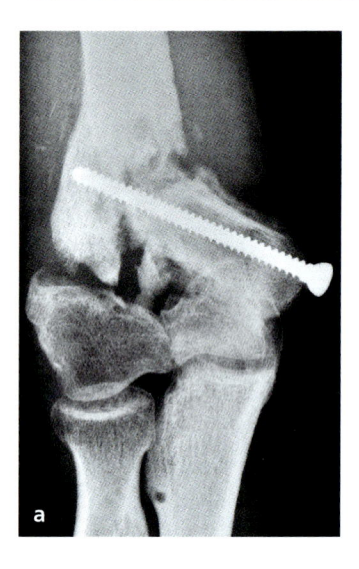

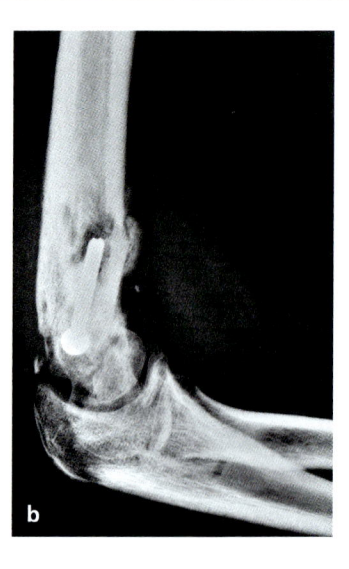

Um gesso circular foi aplicado por três meses. Contudo, na remoção do gesso, o cotovelo estava rígido, as feridas, secas e a fratura, não consolidada.

Fig. 2.30-3 a–b Raios X mostraram pseudoartrose supra e intra-articular, com alinhamento adequado dos fragmentos. O côndilo radial frouxo apareceu muito radiotransparente, possivelmente devido à fraca vascularidade – ou ao início de necrose avascular.

Indicação

A artrólise e a fixação do fragmento são necessárias. Dado o fraco resultado da cirurgia prévia (três meses atrás), o prognóstico da cirurgia proposta depende da vascularidade dos componentes articulares.

Um enxerto ósseo pode ser necessário. O objetivo da cirurgia corretiva deve ser permitir o monitoramento funcional imediato.

2.30 Pseudoartrose intra-articular

Planejamento pré-operatório

Após um debridamento e uma artrólise abrangentes, os fragmentos articulares devem ser reconstruídos com precisão e fixados com compressão interfragmentar (fixação com parafuso de compressão). O bloco articular deve, então, ser unido com a diáfise do úmero com duas placas (LC-DCP 3,5 ou placa de reconstrução). Visto que a placa de compressão bloqueada (LCP) com os parafusos de cabeça bloqueada não estava disponível em 1991, quando esta cirurgia foi feita, a placa de osteotomia pediátrica do quadril foi escolhida, pois fornecia a estabilidade angular necessária para os pequenos fragmentos distais. Hoje, a placa de úmero distal LCP 3,5 seria a escolha mais provável.

Equipamento

- Parafusos de compressão
- LC-DCPs 3,5 ou placas de reconstrução
- Placa de osteotomia pediátrica do quadril com instrumentos de inserção correspondentes

(O tamanho do sistema, dos instrumentos e dos implantes pode variar de acordo com a anatomia.)

Preparação e posicionamento do paciente

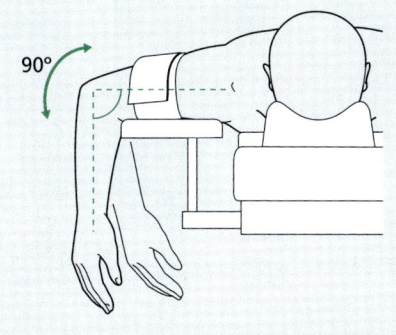

Fig. 2.30-4 O paciente é colocado em decúbito ventral, com o úmero posicionado sobre um suporte, deixando o antebraço completamente móvel. Um torniquete estéril é aplicado, mas inflado apenas se necessário. A crista ilíaca posterior é preparada no caso de ser preciso um enxerto ósseo.

2 Abordagem cirúrgica

Para prevenir quaisquer pontes ou retalhos de pele insuficientemente vascularizados, a incisão deve seguir a cicatriz existente, que, neste caso, está próxima da incisão-padrão para esse tipo de cirurgia. Para melhorar a exposição, uma osteotomia do olécrano é realizada.

2 Úmero distal

3 Reconstrução articular e fixação

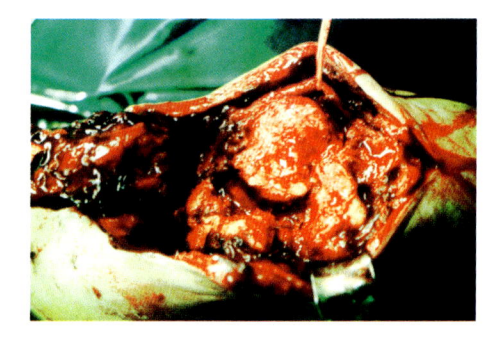

Fig. 2.30-5 Toda a tróclea e o côndilo radial são cobertos com uma camada tão densa de fibrina colada à cartilagem que nenhuma superfície articular que pareça normal pode ser identificada.

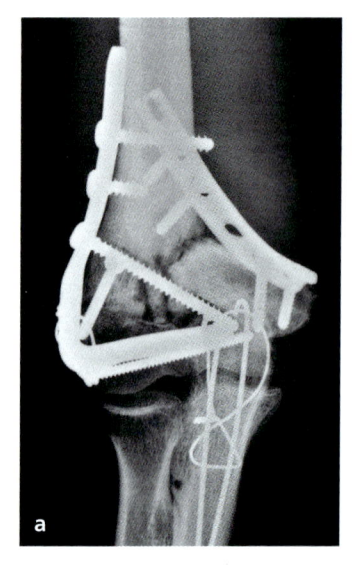

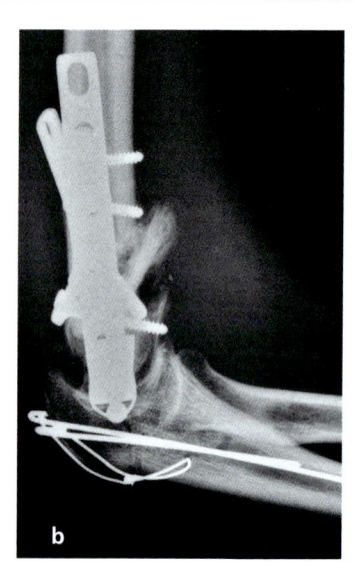

Fig. 2.30-6 a-b Após o debridamento cuidadoso e a lavagem da articulação, o bloco articular é reconstruído de maneira adequada e transfixado com um parafuso de compressão de 3,5 mm. Paralela a esse parafuso, a lâmina da placa condilar pediátrica ligeiramente moldada é inserida com cuidado a partir da porção radial. Na porção ulnar, uma placa tubular de um terço, pré-moldada, é colocada na crista do osso. A boa qualidade óssea deste jovem paciente permite o ponto de apoio apropriado do parafuso para fornecer a estabilidade necessária ao movimento precoce da articulação. Contudo, devido ao formato fixo da placa pediátrica, a angulação fisiológica do úmero distal no plano frontal é perdida.

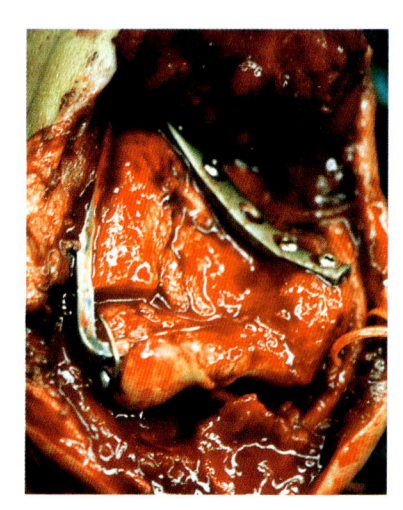

Fig. 2.30-7 Aspecto clínico do úmero distal após a reconstrução e a fixação, antes que o olécrano seja reduzido e fixado com fios de banda de tensão.

2.30 Pseudoartrose intra-articular

4 Reabilitação

O paciente, muito motivado e cooperativo, começou imediatamente os movimentos ativo-assistidos pós-operatórios do cotovelo, e não foram aplicados tala ou gesso. O restante do processo de consolidação foi tranquilo.

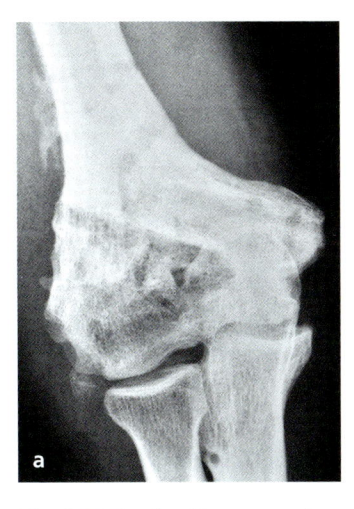

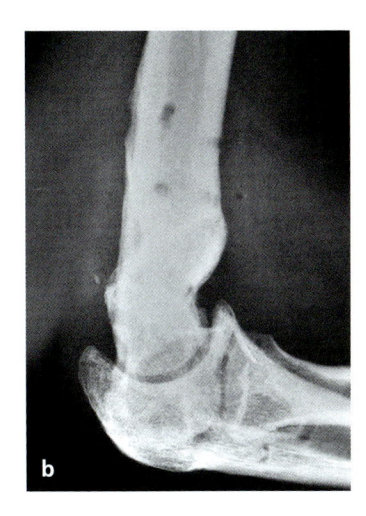

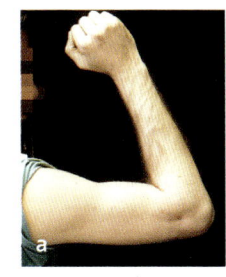

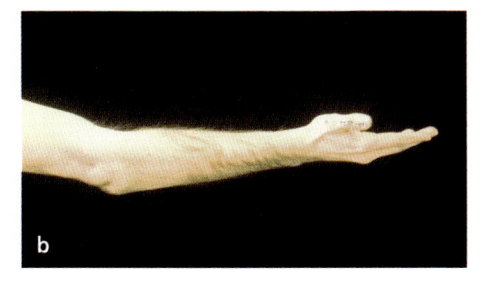

Fig. 2.30-8 a–b   Um ano após a operação e a remoção do implante, a pseudoartrose estava bem consolidada, não havia sinais de necrose avascular e apenas leves mudanças artríticas eram evidentes nos raios X laterais.

Fig. 2.30-9 a–b   Extensão-flexão do cotovelo 0-15-110 foi considerada satisfatória – o paciente pôde jogar tênis novamente.

Remoção do implante

Remoção do implante aproximadamente um ano após a operação, se necessário.

2 Úmero distal

5 Armadilhas –

Descrição de caso
Três meses após a lesão inicial, a cartilagem articular pode ter sido danificada pela fibrina que adere a sua superfície, e a vascularidade dos componentes articulares móveis – em especial o côndilo radial – pode ter sido comprometida.

Equipamento
A placa pediátrica de osteotomia do quadril não tem o formato anatômico necessário para encaixar adequadamente na extremidade distal do úmero. Contudo, na ocasião dessa operação, ela forneceu a estabilidade angular necessária e os pontos de apoio adequados aos pequenos fragmentos articulares, permitindo movimento pós-operatório imediato. As LCPs disponíveis nos dias atuais são mais apropriadas para tais reconstruções, em particular as duas LCPs de úmero distal com parafusos de cabeça bloqueada.

Abordagem cirúrgica
A exposição necessária para debridar os fragmentos pode danificar mais a vascularidade residual.

6 Dicas +

Equipamento

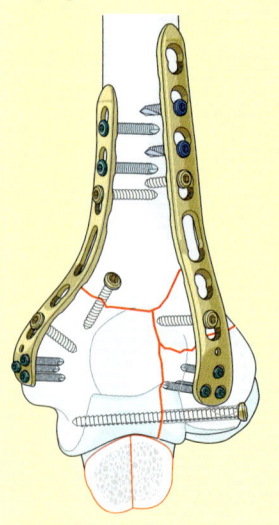

Fig. 2.30-10 As novas LCPs de úmero distal, anatomicamente pré-moldadas, com parafusos de cabeça bloqueada, fornecem a estabilidade angular e um excelente ponto de apoio, mesmo no osso osteoporótico. Como consequência, são bem mais fáceis de aplicar do que os dispositivos de ângulo fixo.

Reconstrução articular e fixação
A experiência com casos similares mostra que tentativas tardias na reconstrução de fraturas do úmero distal com consolidação viciosa ou pseudoartrose são válidas, desde que se tome grande cuidado com os tecidos moles e que a vascularidade óssea seja preservada o máximo possível.

Reabilitação
O movimento ativo-assistido pós-operatório imediato do cotovelo irá ajudar a superar o risco de rigidez articular.

Autor Jesse B. Jupiter

2.31 Pseudoartrose supracondilar

1 Descrição de caso

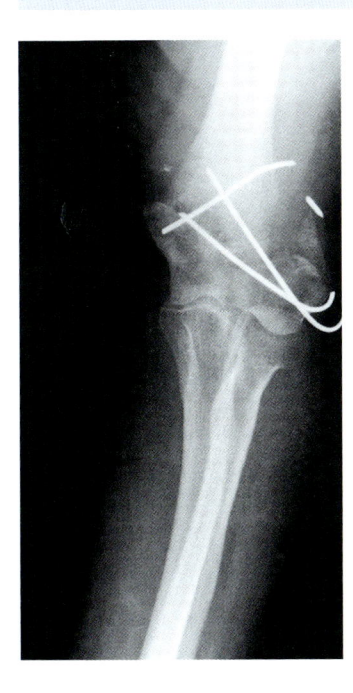

Uma mulher de 64 anos, tratada com fios K instáveis para uma fratura umeral distal intra-articular, apresentou-se mais tarde com uma pseudoartrose supracondilar instável.

Fig. 2.31-1 Raio X AP da pseudoartrose instável.

Indicação

Em um indivíduo ativo com uma superfície articular intacta, a salvação do cotovelo por meio da consolidação é preferível a técnicas alternativas, tais como a artroplastia total do cotovelo. Implantes mais recentes, que fornecem fixação com estabilidade angular, são eficazes mesmo em pacientes com osteoporose.

Planejamento pré-operatório

Equipamento
- Torniquete estéril
- Placas umerais distais, com estabilidade angular ou placas de reconstrução 3,5
- Fios K lisos
- Enxerto de osso esponjoso

(O tamanho do sistema, dos instrumentos e dos implantes pode variar de acordo com a anatomia.)

Preparação e posicionamento do paciente

A paciente é colocada em posição semilateral.
A crista ilíaca também deve ser preparada para a potencial retirada de enxerto de crista ilíaca.

2　Abordagem cirúrgica

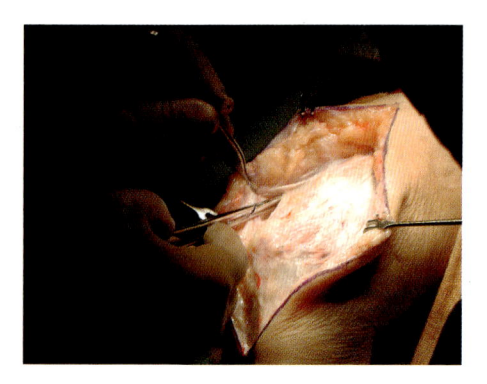

Fig. 2.31-2 O nervo ulnar deve ser identificado. Em muitos casos em que houve cirurgia anterior, uma neurólise é necessária.

A osteotomia do olécrano alcança a exposição mais extênsil da articulação e do local da pseudoartrose.

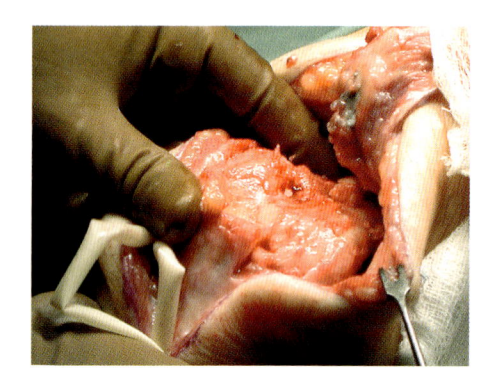

Fig. 2.31-3 A contratura da cápsula posterior é removida à medida que o fragmento do olécrano proximal é elevado.

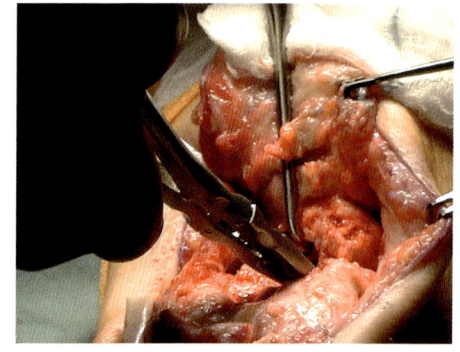

Fig. 2.31-4 A cápsula anterior deve ser debridada através do local da pseudoartrose.

2.31 Pseudoartrose supracondilar

3 Redução e fixação

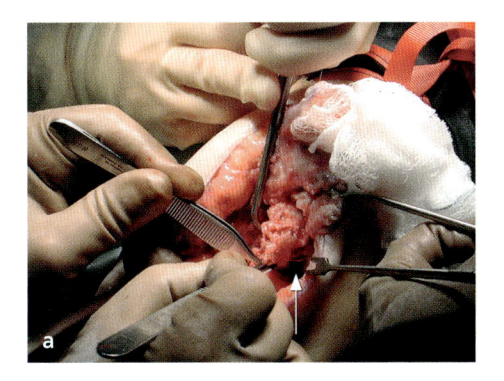

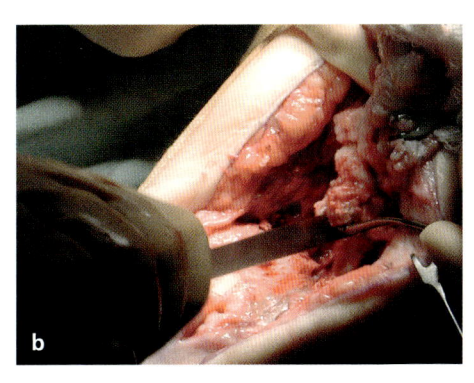

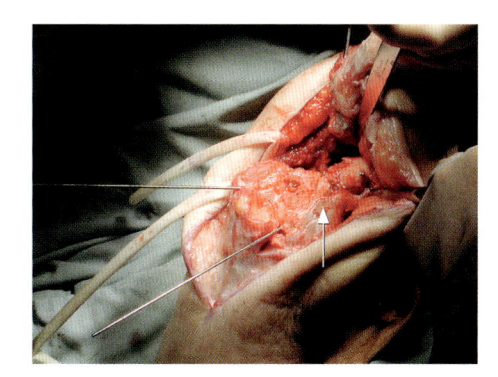

Fig. 2.31-5 a–b O aspecto distal do úmero proximal é formatado em "V" para encaixar-se em uma incisura criada no fragmento distal.

Fig. 2.31-6 A redução é mais estável devido à impactação dos dois fragmentos e é temporariamente estabilizada com fios K lisos.

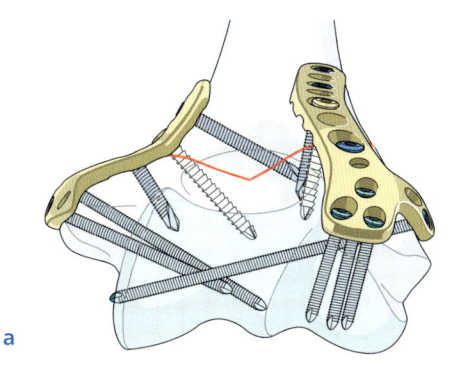

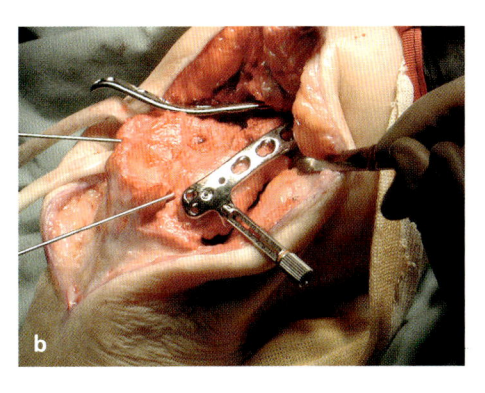

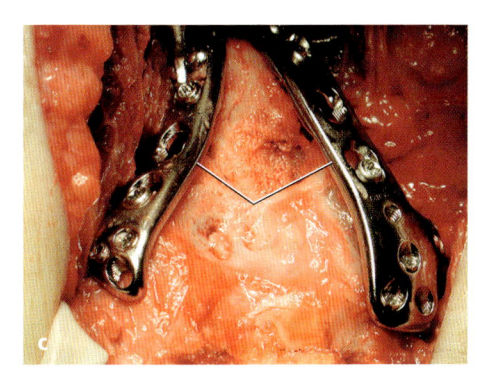

Fig. 2.31-7 a–c As placas umerais distais com estabilidade algular moldadas são primeiramente aplicadas à coluna radial. As linhas representam a impactação do local da pseudoartrose (c).

2 Úmero distal

3 Redução e fixação (cont.)

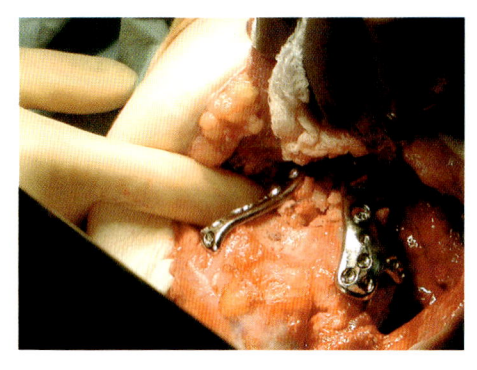

Fig. 2.31-8 O enxerto de osso esponjoso é colocado em torno do local da pseudoartrose.

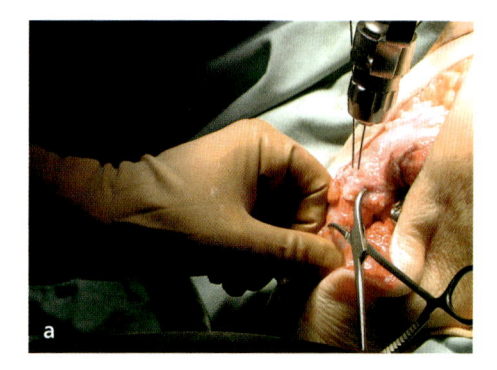

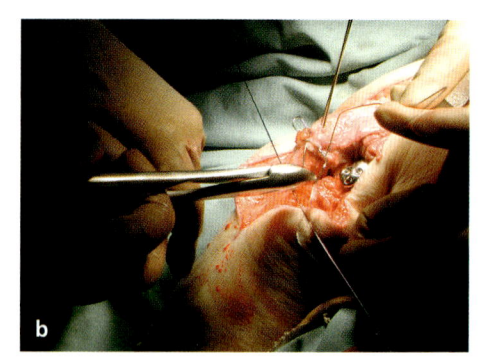

Fig. 2.31-9 a–b A osteotomia do olécrano é fixada por meio da técnica de banda de tensão.

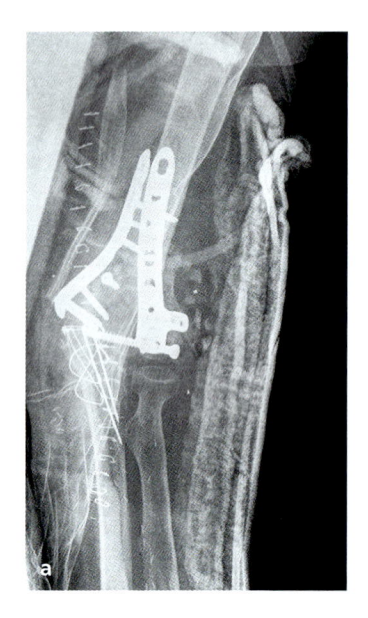

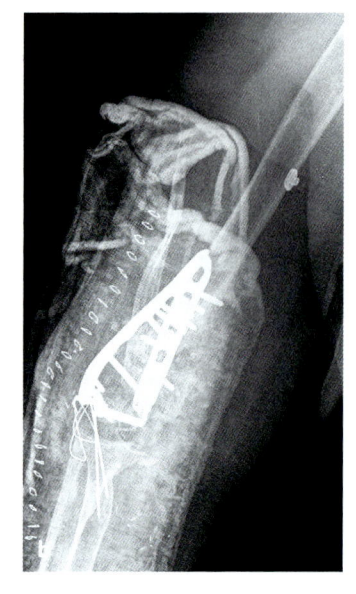

Fig. 2.31-10 a–b Raios X da fixação final.

2.31 Pseudoartrose supracondilar

4 Reabilitação

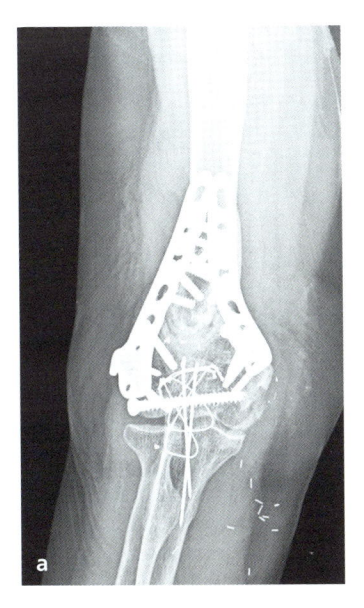

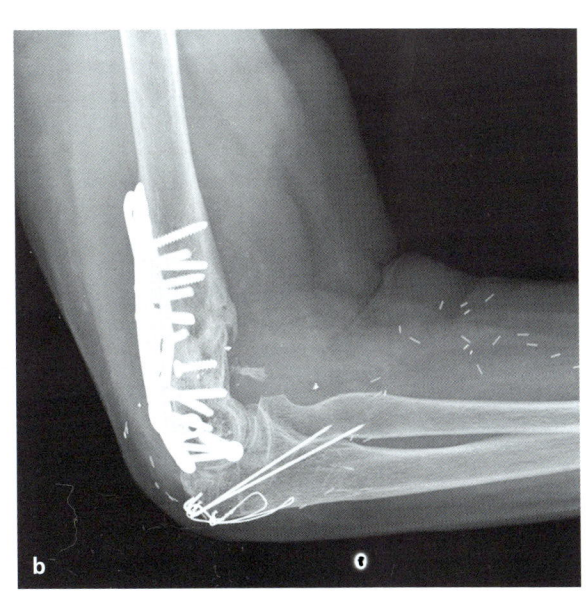

Fig. 2.31-11 a–b Raios X de acompanhamento seis meses após a operação.

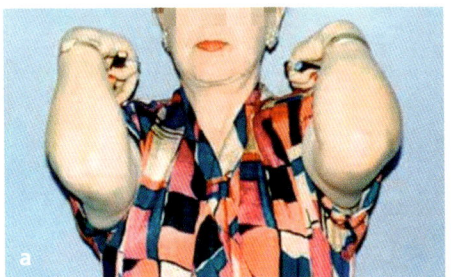

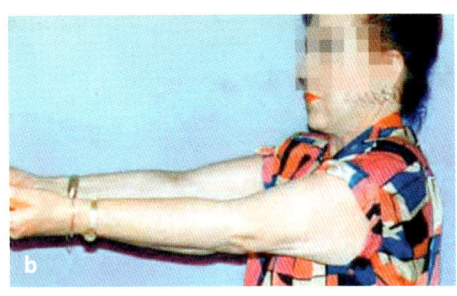

Fig. 2.31-12 a–b Amplitude de movimento seis meses após a operação.

Remoção do implante

A remoção do implante raramente é necessária, a menos que solicitada pelo paciente.

2 Úmero distal

5   Armadilhas –

Equipamento
Placas pré-formatadas podem ser difíceis de usar com a anatomia distorcida, muitas vezes associada com pseudoartroses. Defeitos ósseos devem ser antecipados no local do realinhamento.

Abordagem cirúrgica
Mesmo que uma osteotomia do olécrano seja preferida, pode haver situações em que a fixação interna não seja possível, e uma conversão para a artroplastia total do cotovelo pode ser necessária.

Redução e fixação
Pode haver uma incongruência da anatomia normal devido à reabsorção de osso, deixando áreas de mínimo contato do fragmento distal com a diáfise.

Reabilitação
A falha em liberar a cápsula contraída pode não apenas limitar a mobilidade do cotovelo, mas também colocar um estresse adicional sobre a fixação interna.

6   Dicas +

Equipamento
As placas do úmero distal permitem a fixação angular do fragmento distal. As placas de reconstrução 3,5 também podem ser usadas para fazer a moldagem ao redor do fragmento distal.

Abordagem cirúrgica
O planejamento pré-operatório cuidadoso é essencial para avaliar a anatomia do fragmento distal, determinando, assim, se a fixação pode ser atingida.

Redução e fixação
O afilamento da extremidade distal da diáfise para inserir-se no fragmento distal irá aumentar o contato ósseo, bem como fornecer estabilidade intrínseca.

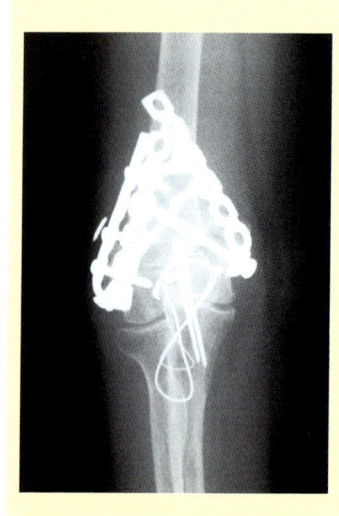

Fig. 2.31-13   O uso de três placas estrategicamente colocadas fornecerá estabilidade, mesmo com pequenos fragmentos distais osteopênicos.

Reabilitação
Deve-se ter cuidado para permitir que o tecido mole cicatrize antes do movimento ativo total. Para as primeiras noites após a operação, o cotovelo deve ser imobilizado em extensão.

Autor   Diego L. Fernandez

2.32 Osteotomia supracondilar

1 Descrição de caso

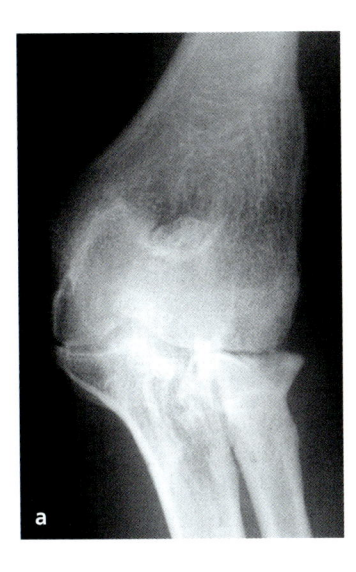

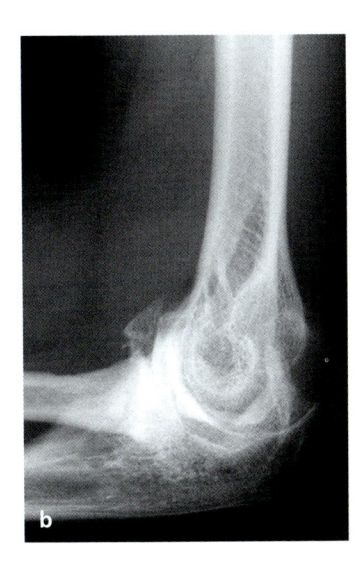

Um homem de 45 anos apresentou-se com deformidade em valgo pós-traumática dolorosa e artrite radiocapitular. A função do nervo ulnar estava intacta após uma transposição anterior do nervo. O arco de flexão era de 20° de contratura de flexão até 110° de flexão, e não havia rotação do antebraço.

Fig. 2.32-1 a–b   Raios X AP e lateral mostraram um mau alinhamento em valgo, uma fratura da cabeça radial consolidada e mudanças degenerativas extensas, em particular na articulação radiocapitular.

Indicação

Nesta situação relativamente incomum, foi decidido que o alinhamento melhorado do cotovelo e o recapeamento da articulação radiocapitular reduziriam a dor e protegeriam a articulação umeroulnar. A ressecção da cabeça radial foi planejada para restaurar a rotação do antebraço, e a recolocação protética da cabeça radial foi escolhida para dar suporte e proteção para a articulação radiocapitular.

2 Úmero distal

Planejamento pré-operatório

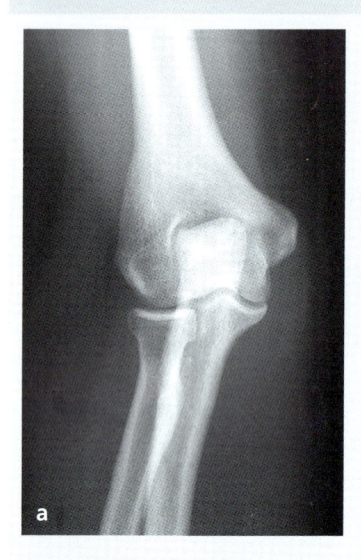

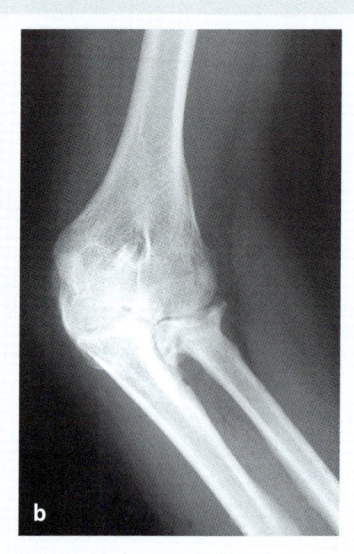

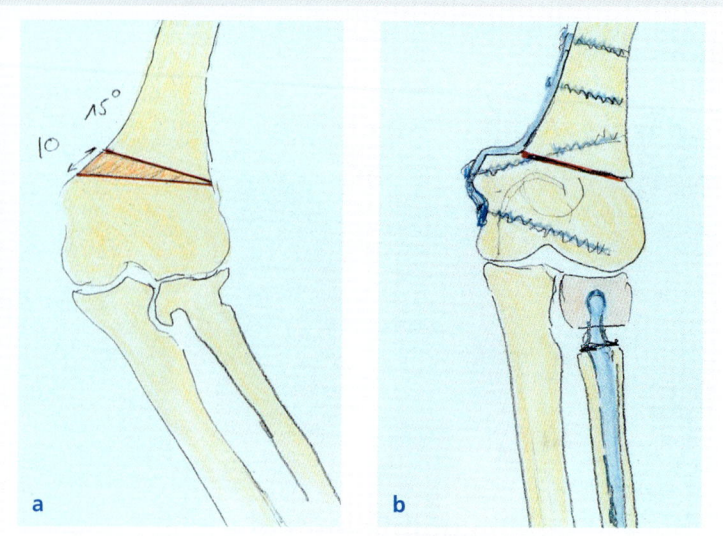

Fig. 2.32-2 a–b Raios X do cotovelo oposto, não lesionado (a), foram usados como molde quando se planejou a osteotomia para restaurar o alinhamento apropriado do cotovelo lesionado (b).

Fig. 2.32-3 a–b Uma vez que o encurtamento do úmero é relativamente irrelevante, uma osteotomia em cunha fechada medial foi escolhida. Para restaurar a rotação do antebraço, uma excisão de cabeça radial com substituição protética foi planejada.

Equipamento

- Torniquete estéril
- Conjunto de placas de fragmento pequeno (3,5) – plano para placa de reconstrução 3,5
- Serra oscilante
- Osteótomos
- Prótese de cabeça radial (prótese Judet ou Tornier com cimento ósseo metilmetacrilato)

(O tamanho do sistema, dos instrumentos e dos implantes pode variar de acordo com a anatomia.)

Preparação e posicionamento do paciente

Visto que exposições mediais e laterais foram necessárias, o paciente foi colocado em decúbito dorsal, com o braço apoiado em uma mesa de mão.

2 Abordagem cirúrgica

A incisão medial original, usada para a transposição do nervo ulnar é reaberta, e o nervo, identificado e protegido.

Por intermédio de uma incisão lateral separada, o intervalo entre o extensor radial curto do carpo e o extensor comum dos dedos é desenvolvido.

2.32 Osteotomia supracondilar

3 Redução e fixação

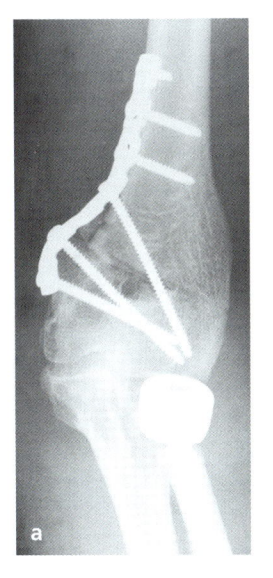

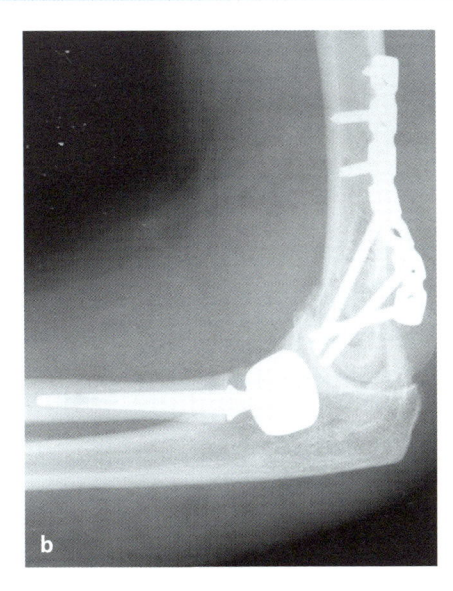

A porção medial do úmero é identificada e preparada para colocação da placa.

Sob intensificador de imagem, o local da osteotomia é planejado no ponto superior da fossa do olécrano. A cunha fechada programada é removida com uma serra oscilante e osteótomos. O retalho periosteal e muscular lateral é preservado. A seguir, a osteotomia é fechada e mantida provisoriamente com um fio K liso de 2,0 mm. Depois, uma placa de reconstrução 3,5 de sete orifícios é aplicada. Um parafuso de compressão interfragmentar é inserido através da placa desde o fragmento proximal até o distal. Os parafusos restantes fornecem fixação adicional e neutralização.

No aspecto lateral do cotovelo, o ligamento anular é cortado e a cápsula anterior também é aberta. A cabeça radial é removida com serra oscilante e osteótomos. O canal do rádio proximal é alargado, e uma prótese de cabeça radial bipolar é, então, aplicada com cimento.

Fig. 2.32-4 a–b   Raios X pós-operatórios imediatos.

4 Reabilitação

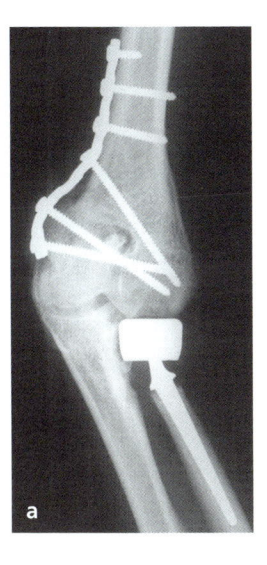

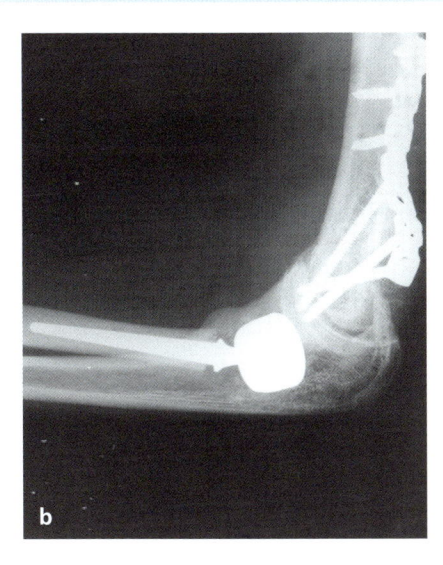

Após um breve período de imobilização em tala, o paciente começou os exercícios ativo-assistidos do cotovelo e do antebraço. Exercícios de resistência/de fortalecimento foram retardados por oito semanas até que a consolidação inicial fosse documentada. A carga não foi permitida durante quatro meses, quando a consolidação sólida estava aparente.

Fig. 2.32-5 a–b   Raios X AP e lateral quatro meses após a operação.

2 Úmero distal

4 Reabilitação (cont.)

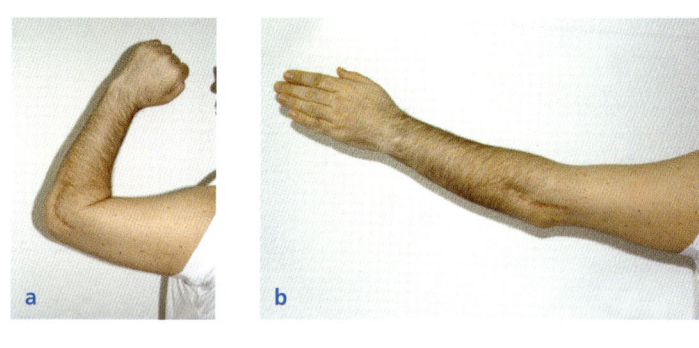

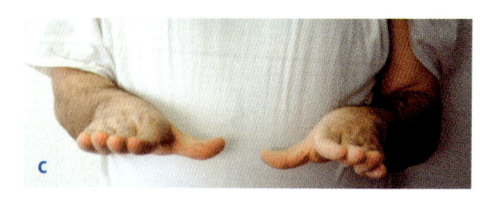

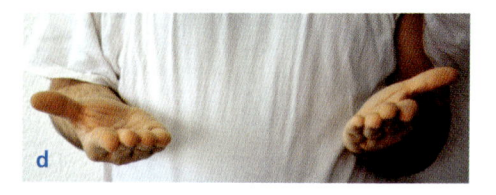

Fig. 2.32-6 a–d   Quatro meses após a operação, havia alguma rigidez residual do cotovelo devido a artrite.

Remoção do implante

A remoção do implante é eletiva e não foi realizada neste paciente.

5 Armadilhas –

Redução e fixação
Fixação metafisária inadequada.

Uma má congruência da prótese da cabeça radial pode levar a erosão capitular dolorosa.

6 Dicas +

Redução e fixação
Quando a qualidade óssea é deficiente, um implante de fixação com estabilidade angular pode ser usado no fragmento distal.

O limite proximal da prótese da cabeça radial deve estar alinhado com o canto da incisura sigmoide menor na coronoide ou proximal a ele.

Autor   Jesse B. Jupiter

2.33 Pseudoartrose infectada de uma fratura articular

1 Descrição de caso

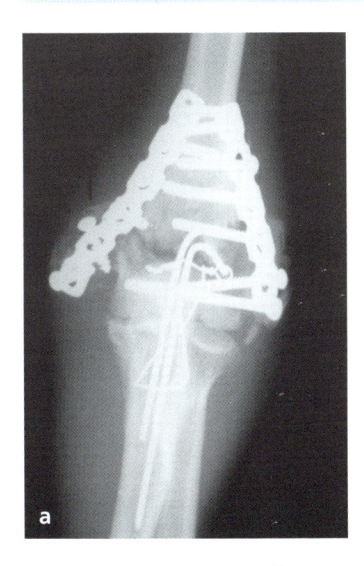

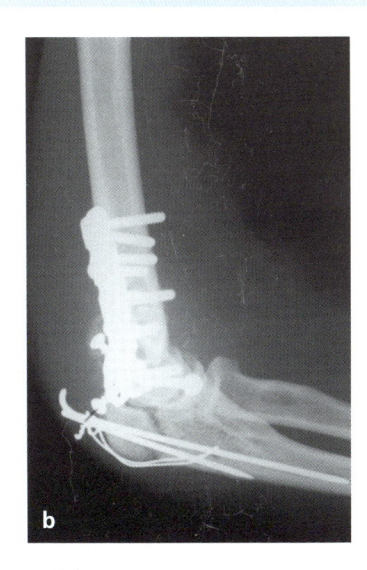

Uma mulher de 64 anos desenvolveu uma infecção profunda após redução aberta e fixação interna de uma fratura intra-articular do úmero distal.

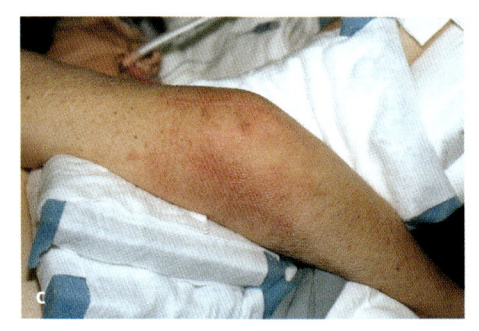

Fig. 2.33-1 a–c   Fotografias pré-operatórias.
a   Incidência AP.
b   Incidência lateral.
c   Aparência clínica do cotovelo.

Indicação

Quando possível, deve-se tentar salvar a articulação do cotovelo se as superfícies articulares ainda estiverem presentes. Os tratamentos alternativos incluem artrodese ou ressecção do cotovelo.

2   Úmero distal

Planejamento pré-operatório

A condição global do paciente deve ser avaliada, e devem ser feitas consultas com especialistas em doenças infecciosas. O tratamento inicial necessitará debridamento extenso, culturas de ferida e biópsias. A fixação externa pode ser necessária.

Equipamento

- Fios Ilizarov, incluindo fios lisos e com oliva
- Meios-pinos rosqueados
- Anéis de tamanho ½ e ⅝
- Intensificador de imagem

(O tamanho do sistema, dos instrumentos e dos implantes pode variar de acordo com a anatomia.)

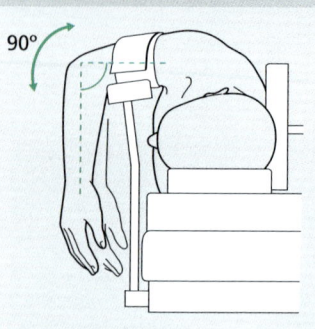

Fig. 2.33-2   O paciente é posicionado em decúbito lateral em uma mesa de operação.

Preparação e posicionamento do paciente

Um torniquete estéril é aplicado.
Antibióticos: necessários após a obtenção de cultura e biópsia da ferida.

2   Abordagem cirúrgica

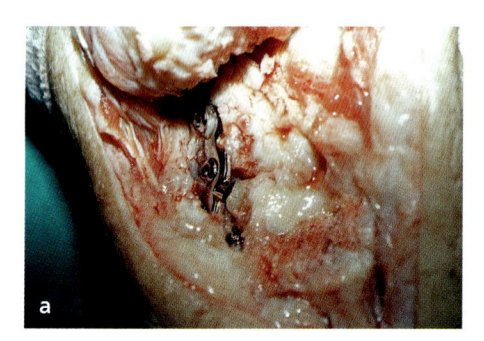

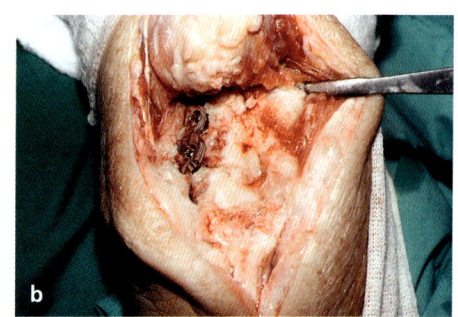

A osteotomia do olécrano anterior é usada para expor a pseudoartrose do úmero distal e a fixação interna frouxa.

Fig. 2.33-3 a–b   Aparência clínica da pseudoartrose infectada.

2.33 Pseudoartrose infectada de uma fratura articular

3 Redução e fixação

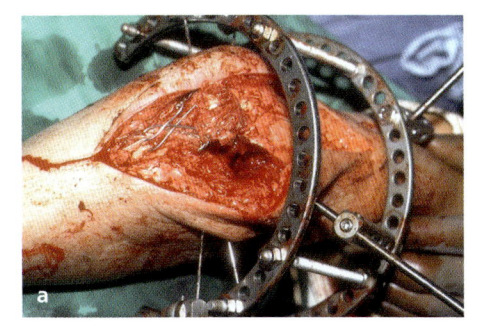

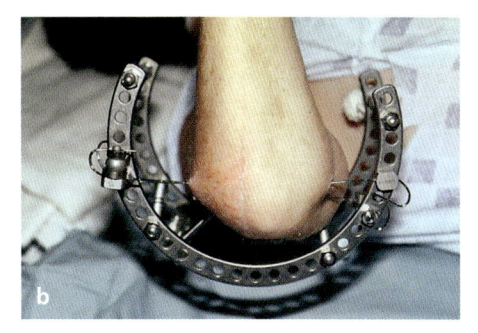

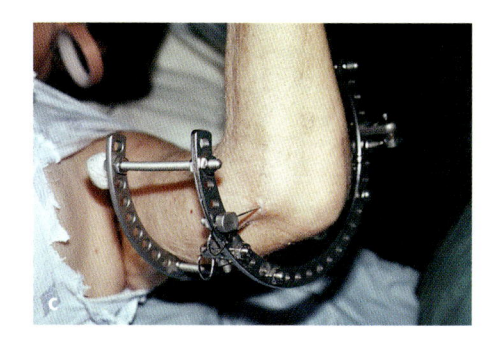

Fig. 2.33-4 a–c   Dois fios com oliva são posicionados através dos fragmentos intra-articulares e tensionados em um anel de 5/8. Dois meios-pinos rosqueados são colocados na diáfise umeral e conectados à metade de um anel. Os dois anéis são conectados, comprimindo o componente supracondilar. A estrutura permitirá a flexão e a extensão do cotovelo. A osteotomia do olécrano é novamente presa com fios K e banda de tensão.

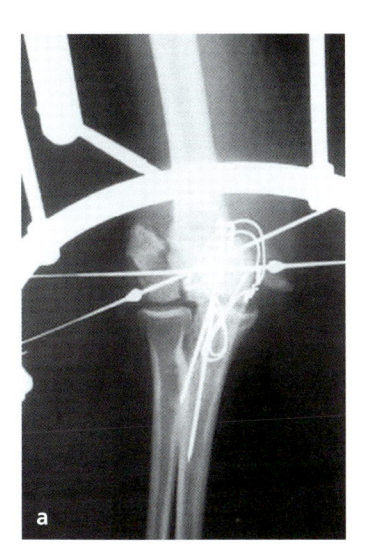

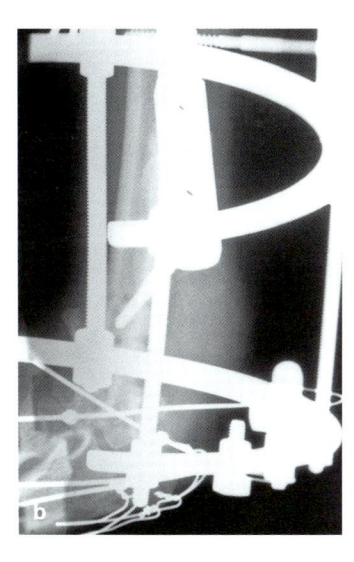

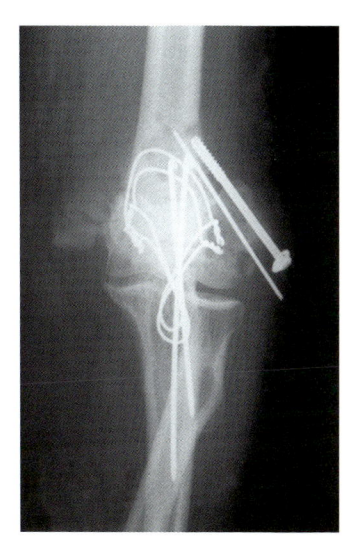

Fig. 2.33-5 a–b   Raios X AP e lateral da estrutura do fixador externo.

Após seis semanas de antibióticos e fixação externa, o côndilo lateral foi estabilizado com um parafuso canulado colocado percutaneamente e um fio K.

Fig. 2.33-6   Raio X AP do parafuso canulado e do fio K.

4 Reabilitação

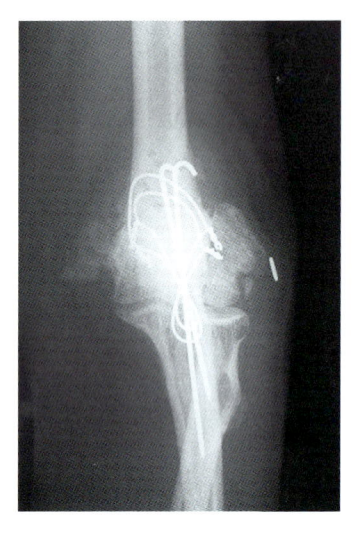

Fig. 2.33-7 Raio X AP, seis meses após a estabilização.

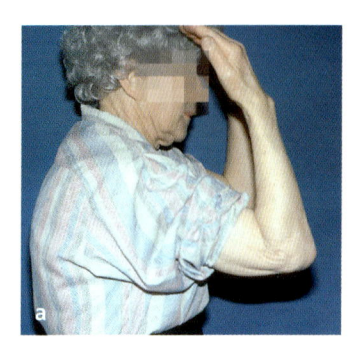

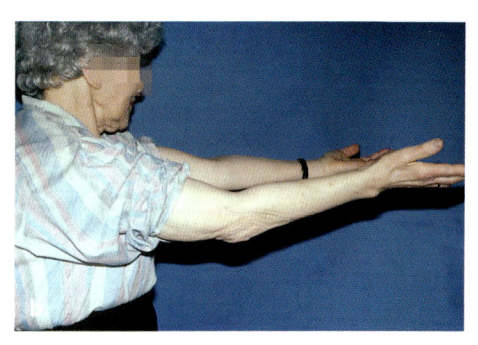

Fig. 2.33-8 a–b O paciente readquiriu uma amplitude de movimento funcional sem evidência de infecção recorrente.

Remoção do implante

Seis meses após a segunda estabilização, o fio K e o parafuso canulado foram removidos.

5 Armadilhas –

Equipamento
Meios-pinos de fixação externa-padrão podem não ser adequados para fragmentos articulares pequenos.

Abordagem cirúrgica
Cirurgia anterior pode colocar o nervo ulnar em risco de lesão.

Redução e fixação
A fixação com placa e parafuso em um ambiente infeccioso pode ser imprevisível.

Reabilitação
A fixação instável irá inibir a reabilitação do cotovelo.

6 Dicas +

Equipamento
Fixações de fio fino permitem a estabilização segura dos fragmentos articulares.

Redução e fixação
O uso de fios com oliva permite que os fragmentos articulares sejam comprimidos.

Autor Diego L. Fernandez

2.34 Artrose pós-traumática

1 Descrição de caso

Uma mulher de 57 anos sofreu lesão muito complexa no braço em um acidente automobilístico. Havia um defeito posteromedial no tecido mole do cotovelo, com perda de músculo (massa do flexor pronador) e de pele. A paralisia do nervo radial era evidente, mas o estado vascular estava intacto.

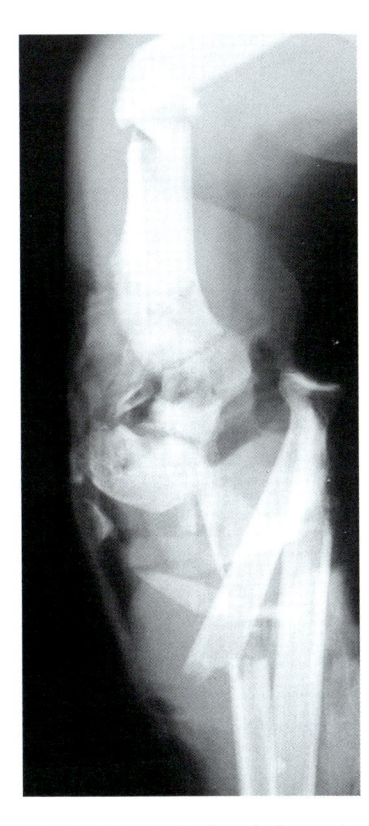

Fig. 2.34-1   As lesões do braço incluíram uma fratura fechada da diáfise umeral e fraturas abertas cominuídas do úmero distal, da ulna proximal, da cabeça radial e da diáfise radial ("cotovelo flutuante").

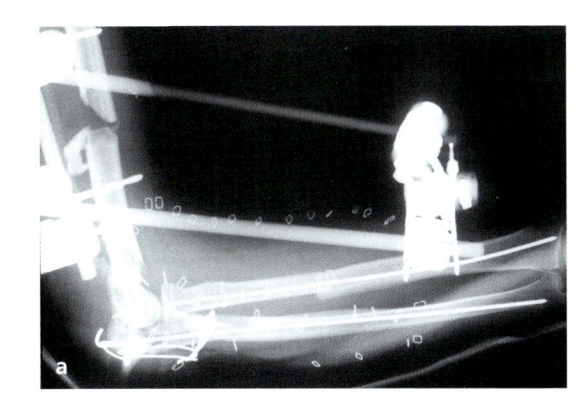

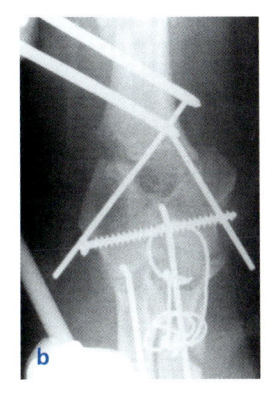

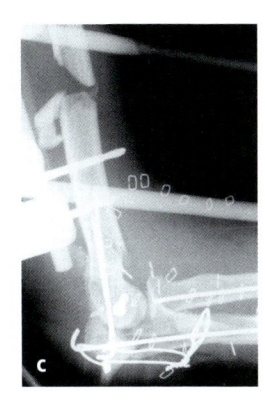

Fig. 2.34-2 a–c   O tratamento inicial consistiu em fixação externa, fixação interna limitada de todas as fraturas e enxerto de pele livre em malha.

2 Úmero distal

1 Descrição de caso (cont.)

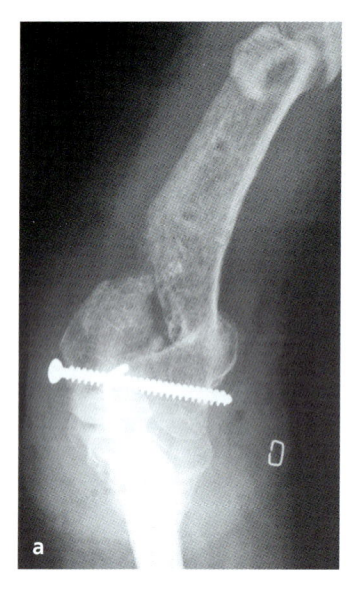

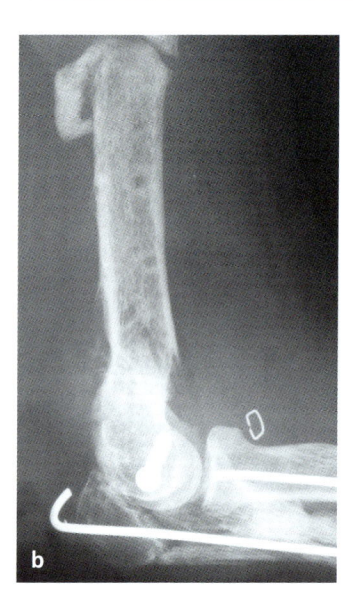

Fig. 2.34-3 a–b   Quatro meses depois da lesão, a paciente teve pseudoartrose diafisária do úmero, pseudoartrose supracondilar, rigidez grave e artrose pós-traumática do cotovelo.

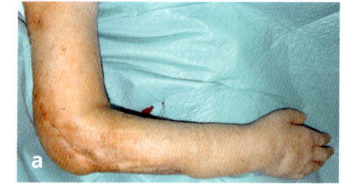

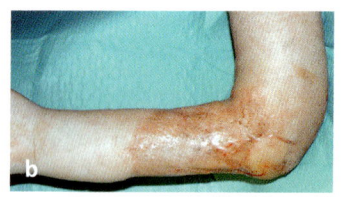

Fig. 2.35-4 a–b   A paciente tinha uma mão muito rígida, um enxerto de pele aderente ao osso e o nervo radial em recuperação. Além disso, apresentou neuropatia ulnar grave, não tinha rotação no antebraço e sofria de ombro rígido.

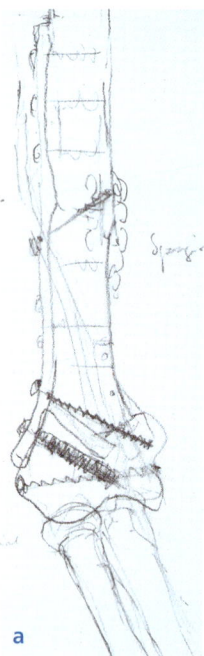

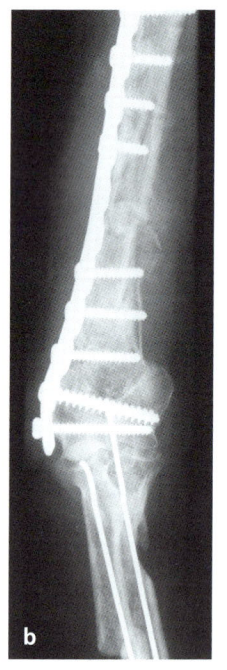

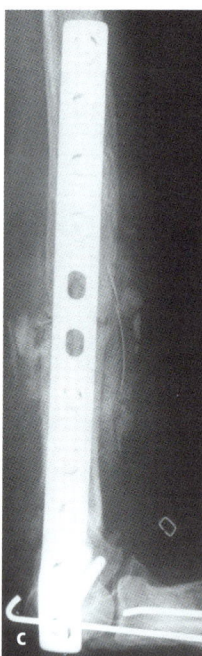

A tomada de decisão incluiu primeiro o tratamento de ambas as pseudoartroses umerais, depois a melhora da cobertura do tecido mole do cotovelo e a avaliação da congruência articular residual, para decidir sobre um segundo procedimento que restaurasse o movimento do cotovelo após o úmero ter consolidado.

Fig. 2.34-5 a–c   Ambas as pseudoartroses foram fixadas em ponte com uma placa lateral associada com enxerto de osso autógeno.

2.34 Artrose pós-traumática

1 Descrição de caso (cont.)

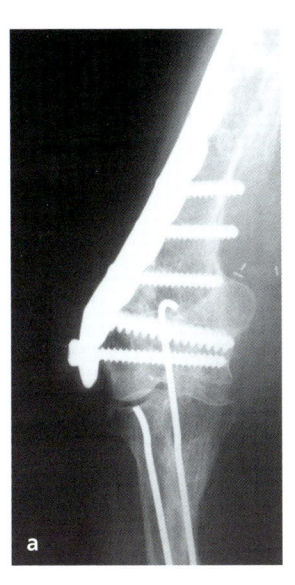

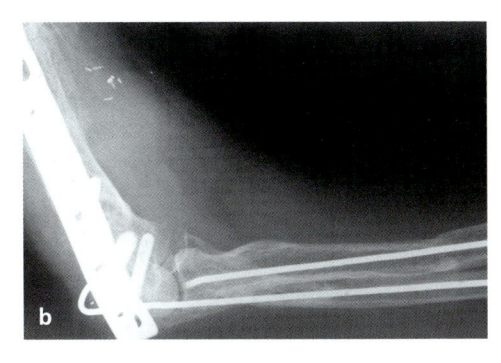

Fig. 2.34-6 a–b Aos cinco meses, as pseudo-artroses umerais tinham consolidado, mas a consolidação viciosa intra-articular e a artrose contribuíram para dor e rigidez substanciais do cotovelo.

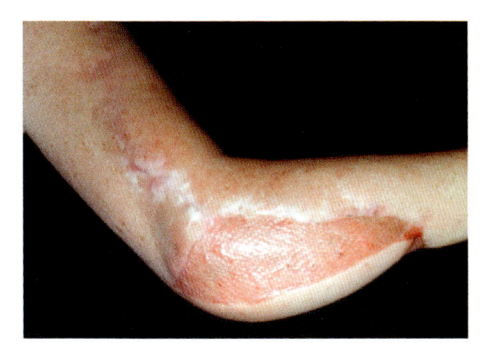

Fig. 2.34-7 Um retalho livre melhorou a cobertura do tecido mole, necessária para a cirurgia secundária (terceira operação).

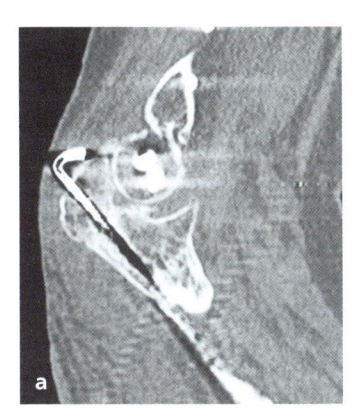

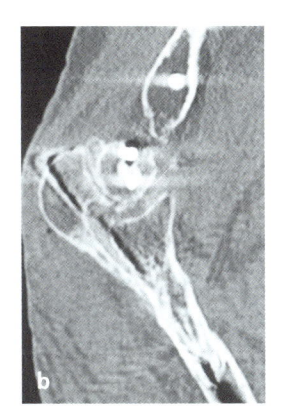

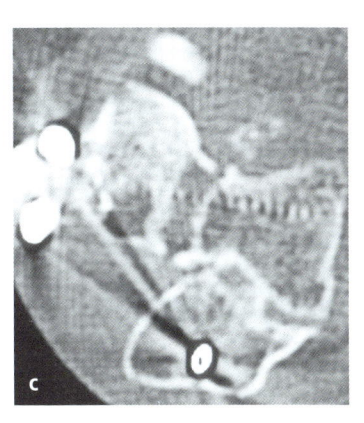

Fig. 2.34-8 a–c Exames de TC mostraram a extensão da artrose.

2 Úmero distal

Indicação

Nesta paciente com rigidez pós-traumática grave e dor, a artroplastia total do cotovelo foi eleita como a melhor opção para atingir um resultado funcional favorável (quarta operação).

Planejamento pré-operatório

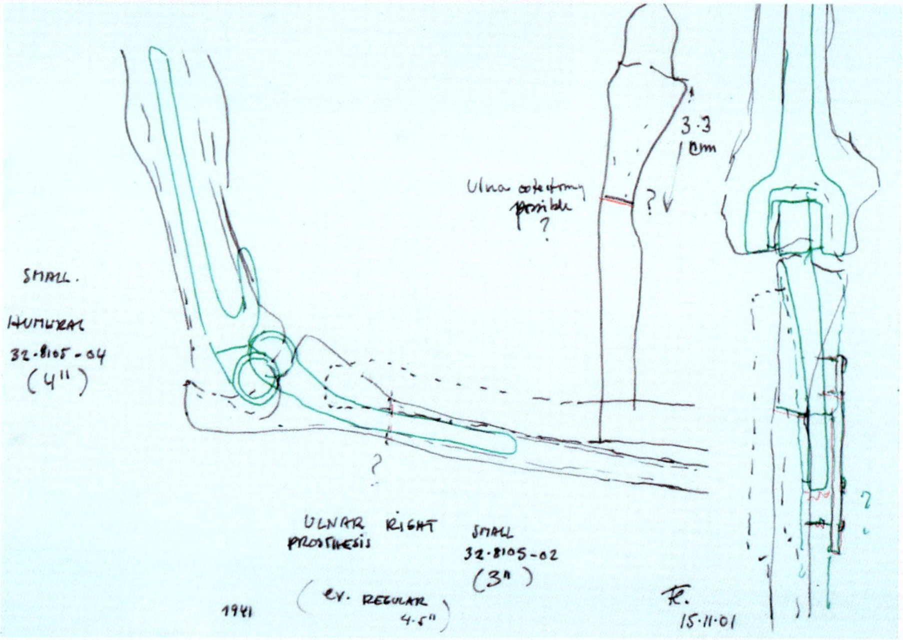

Equipamento

- Artroplastia total do cotovelo semirrestrito
- Metilmetacrilato com antibióticos
- Chave de parafuso (4,5 mm) de fragmento grande

(O tamanho do sistema, dos instrumentos e dos implantes pode variar de acordo com a anatomia.)

Preparação e posicionamento do paciente

O paciente é posicionado em decúbito lateral, com o braço apoiado por uma almofada.

Fig. 2.34-9 O plano pré-operatório antecipou a necessidade de remover os parafusos de placa distal e de cortar a ulna proximal.

2.34 Artrose pós-traumática

2 Abordagem cirúrgica

A incisão original é reaberta, e o retalho livre é mobilizado medialmente para expor a articulação do cotovelo.

3 Redução e fixação

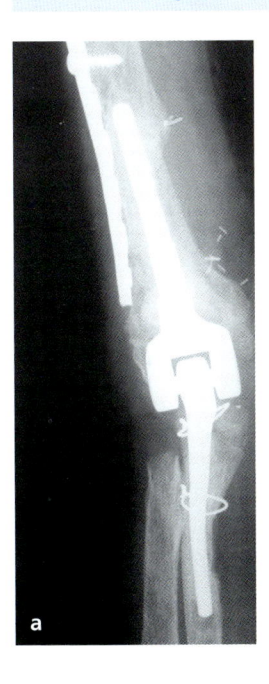

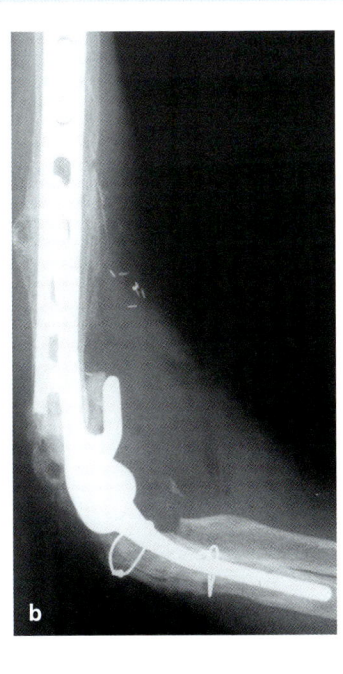

Os parafusos de placa do úmero distal são removidos. A colocação da prótese do cotovelo requer uma osteotomia da ulna proximal devido a um leve mau alinhamento em varo.

Fig. 2.34-10 a–b Uma osteotomia da ulna é necessária para passar a prótese por dentro da diáfise proximal.

2 Úmero distal

4 Reabilitação

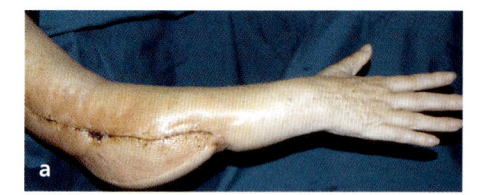

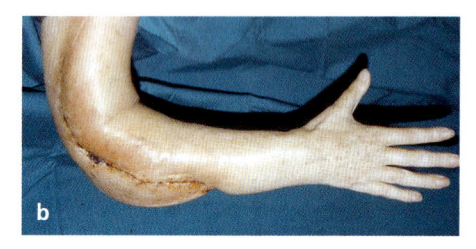

Fig. 2.34-11 a–b O cotovelo foi imobilizado até a cicatrização da ferida cerca de duas semanas depois, após o que o movimento ativo foi permitido.

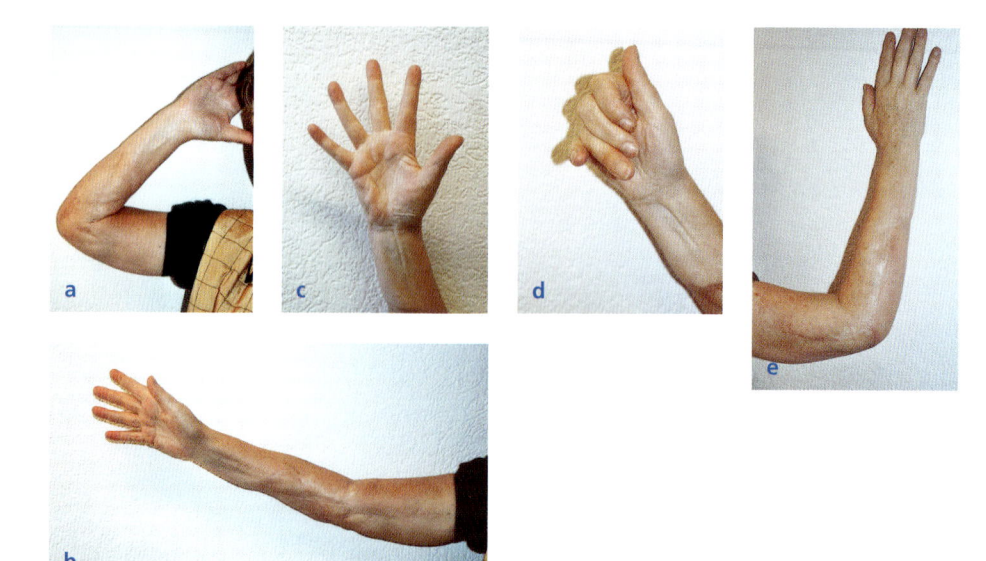

Fig. 2.34-12 a–e Cinco anos após a cirurgia, a prótese estava estável e as funções do cotovelo e da mão eram adequadas. Esteticamente, a aparência do retalho livre foi melhorada com a retirada de gordura e a redução do retalho (quinto procedimento) um ano depois da inserção da prótese total do cotovelo.

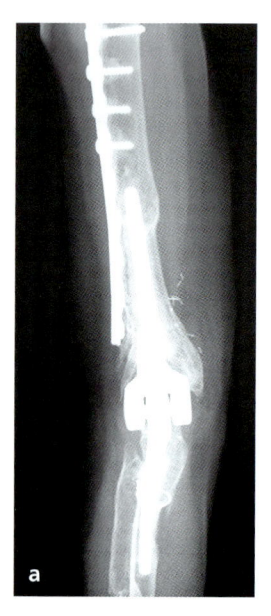

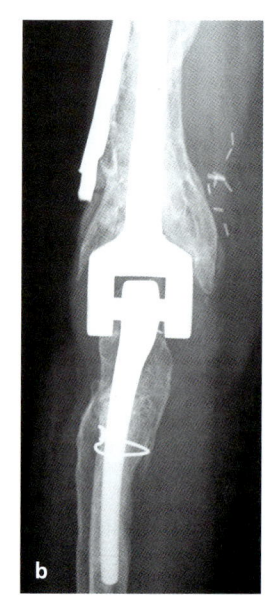

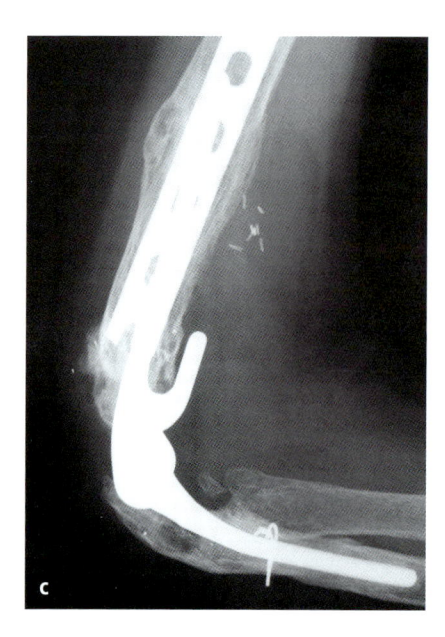

Fig. 2.34-13 a–c Raios X cinco anos após a operação, mostrando consolidação da osteotomia da ulna e nenhuma evidência de afrouxamento da prótese do cotovelo.

2.34 Artrose pós-traumática

Remoção do implante

O implante, neste caso, é o novo cotovelo e só será removido em caso de uma infecção grave.

5 Armadilhas −	6 Dicas +
Redução e fixação A artroplastia total do cotovelo não é ideal após infecção prévia ou em paciente ativo, saudável. A artroplastia é menos útil no cotovelo doloroso móvel do que no cotovelo artrítico, rígido. A artroplastia total está associada com riscos específicos e restrições de atividade, e a artroplastia de interposição está associada com instabilidade relativa, de modo que viver com um cotovelo móvel doloroso pode ser preferível a qualquer uma dessas opções de tratamento cirúrgico.	**Redução e fixação** Considere a artroplastia de interposição neste cenário.

3 Rádio e ulna, proximal

3.1	Fraturas-luxações do cotovelo	261
	Jesse B. Jupiter	
3.2	Fratura extra-articular da ulna proximal, metafisária simples; rádio intacto (21-A1.2)	273
	Jesse B. Jupiter	
3.3	Fratura extra-articular, simples, do colo radial; ulna intacta (21-A2.2)	281
	Daniel A. Rikli	
3.4	Fratura extra-articular, multifragmentária, do colo radial; ulna intacta (21-A2.3)	287
	Jesse B. Jupiter, Ufuk Nalbantoğlu	
3.5	Fratura articular do olécrano; rádio intacto (21-B1.2)	295
	Michael Schütz	
3.6	Fratura articular do olécrano, multifragmentária, unifocal; rádio intacto (21-B1.1)	299
	Sean E. Nork	
3.7	Fratura aberta, articular, do olécrano (21-B1-3); fratura simples da diáfise da ulna (22-A1.2); luxação anterior da cabeça radial	307
	Michael Plecko	
3.8	Fratura bifocal do olécrano; rádio intacto (21-B1.2)	311
	Michael Schütz, Stefan Greiner, Norbert P. Haas	
3.9	Fratura articular do processo coronoide; rádio intacto (21-B1.1)	319
	Jesse B. Jupiter, David C. Ring	
3.10	Fratura articular, multifragmentária bifocal da ulna proximal; rádio intacto (21-B1.3)	327
	Jesse B. Jupiter	
3.11	Fratura articular da cabeça radial; ulna intacta (21-B2.1)	333
	Jesse B. Jupiter, Ufuk Nalbantoğlu	
3.12	Fratura articular, multifragmentária, da cabeça radial; ulna intacta (21-B2.3); depressão do antebraço	341
	Christoph Sommer	
3.13	Fratura articular, multifragmentária, da cabeça radial; ulna intacta (21-B2.3)	347
	Reto H. Babst	

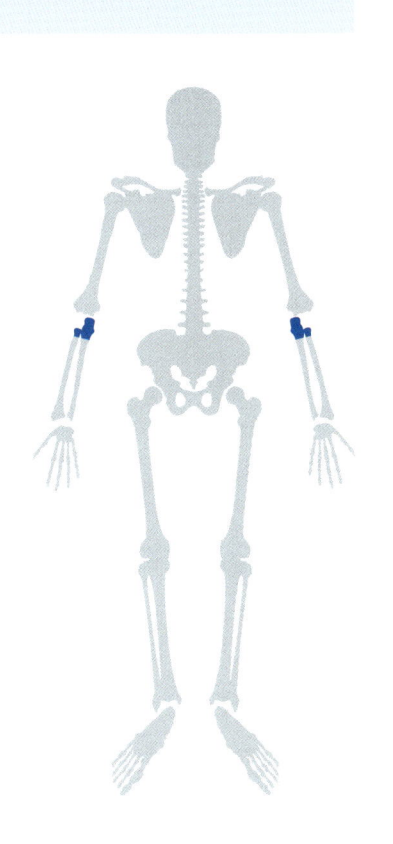

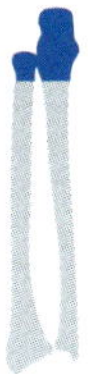

3 Rádio e ulna, proximal

3.14	Fratura simples, articular, da cabeça radial; fratura extra-articular da ulna proximal (21-B3.2) Jesse B. Jupiter, David C. Ring	353
3.15	Fratura articular, multifragmentária, da cabeça radial; fratura extra-articular da ulna proximal (21-B3.3) Michael Schütz, Norbert P. Haas	359
3.16	Fratura simples, articular, da cabeça radial e do processo coronoide (21-C1.2), com luxação do cotovelo ("tríade terrível") David C. Ring	363
3.17	Fratura articular, multifragmentária, da cabeça radial; fratura simples do olécrano (21-C2.1) Daniel A. Rikli	369
3.18	Fratura articular, simples, da cabeça radial; fratura multifragmentária da ulna proximal (21-C2.1) Michael Plecko	373
3.19	Fratura articular, multifragmentária, da cabeça radial; fratura simples do processo coronoide (21-C2.3) Reto H. Babst	381
3.20	Fratura extra-articular da ulna proximal (21-A1.2), com pseudoartrose Christoph Sommer	385
3.21	Fratura do colo radial consolidada viciosamente com sinais clínicos de subluxação dolorosa durante a supinação com carga Reto H. Babst	389
3.22	Consolidação viciosa complexa da diáfise radial proximal associada com a consolidação viciosa intra-articular da cabeça radial Diego L. Fernandez	395
3.23	Fratura de Monteggia antiga, não reduzida, em uma criança com luxação da cabeça radial persistente e consolidação viciosa da ulna proximal Diego L. Fernandez	405

Autor   Jesse B. Jupiter

3.1 Fraturas-luxações do cotovelo

1 Introdução

O tratamento da luxação do cotovelo é um processo em constante evolução. Contudo, é bem reconhecido que as luxações simples estão comumente associadas com bons resultados após uma redução fechada e o estebelecimento de movimento precoce [1]. Infelizmente, o mesmo não pode ser dito para fraturas-luxações do cotovelo, que pode ser um tratamento desafiador, requerendo, muitas vezes, reparo cirúrgico do rádio e da ulna proximal, bem como do úmero [2, 3]. As complicações são comuns e envolvem com frequência perda de movimento do cotovelo, ou do antebraço, ou de ambos, e mudanças radiográficas de artrose. Historicamente, o tratamento dessas lesões envolveu muitos resultados subfavoráveis; contudo, a compreensão contemporânea nos permite analisar a anatomopatologia de cada padrão de fratura, permitindo um melhor reconhecimento dos elementos que precisam ser tratados, levando, assim, a melhores resultados [4, 10].

2 Classificação

A Classificação AO de fraturas em ossos longos de Müller, representa um sistema alfanumérico com três tipos principais, incluindo extra-articular (A), articular (B) e ambos (C). Cada tipo é dividido em três grupos (desde padrões simples de fratura até os mais complexos) (Tab. 3.1-1) e três subgrupos.

3 Considerações anatômicas

As contribuições de vários componentes são cruciais para o funcionamento favorável da articulação do cotovelo. A compreensão dos papéis de cada componente evoluiu [11]; conceitos anteriores, que enfatizavam a importância desses componentes isolados, foram amplamente substituídos por conceitos mais contemporâneos, que consideram vários estabilizadores do cotovelo como sendo interdependentes e complementares. Essencial a essa evolução tem sido a disponibilidade aumentada de dados anatômicos e biomecânicos. Os estabilizadores do cotovelo foram abordados usando o conceito de "anel", o qual considera o cotovelo como estando apoiado por quatro colunas (anterior, posterior, medial e lateral), que são "agrupadas" para formar o anel estabilizador ao redor da articulação do cotovelo [8, 9, 12]. Esse conceito é fundamental para a compreensão da anatomia e da anatomopatologia das luxações e das fraturas-luxações em torno do cotovelo.

3.1 Coluna anterior

A coluna anterior é composta do suporte ósseo fornecido pelo coronoide e pela cabeça radial. Isso é suplementado em alguma extensão pela cápsula anterior e pelo suporte dinâmico do músculo braquial, que trabalha de maneira sinergística, em conjunto com o tríceps, para estabilizar dinamicamente a tróclea dentro da incisura troclear da ulna. A tróclea forma uma articulação muito ajustada com a incisura troclear e é, além disso, coberta pela cartilagem articular a de um arco superior de 300°.

3 Rádio e ulna, proximal

Tabela 3.1-1 Classificação AO de fraturas em ossos longos, de Müller, ulna/rádio proximal

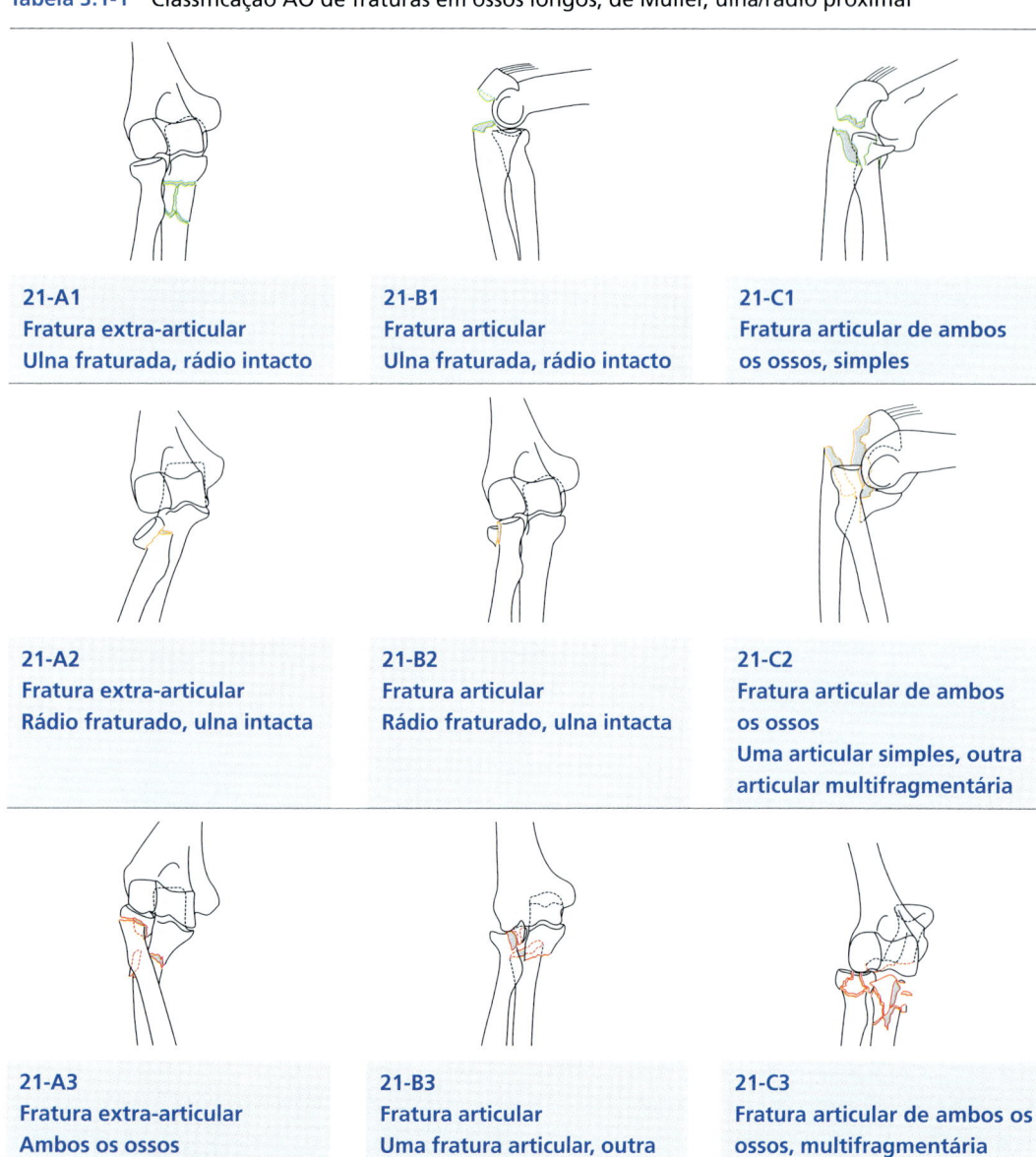

21-A1 Fratura extra-articular Ulna fraturada, rádio intacto	**21-B1** Fratura articular Ulna fraturada, rádio intacto	**21-C1** Fratura articular de ambos os ossos, simples
21-A2 Fratura extra-articular Rádio fraturado, ulna intacta	**21-B2** Fratura articular Rádio fraturado, ulna intacta	**21-C2** Fratura articular de ambos os ossos Uma articular simples, outra articular multifragmentária
21-A3 Fratura extra-articular Ambos os ossos	**21-B3** Fratura articular Uma fratura articular, outra extra-articular, de um osso	**21-C3** Fratura articular de ambos os ossos, multifragmentária

3 Considerações anatômicas (cont.)

3.1.1 Anatomopatologia

Os padrões de fratura coronoide foram tradicionalmente classificados por Regan e Morrey [12] com base no tamanho do fragmento coronoide. Essa classificação (tipo 1 – pequena partícula de osso; tipo 2 – entre uma partícula e 50% da altura do coronoide; e tipo 3 – maior do que 50% da altura do coronoide) tem ampla utilização (Fig. 3.1-1a). O tamanho do fragmento coronoide é determinado por um raio X lateral e representativo da altura do fragmento. Contudo, a falta de reprodutibilidade dessa classificação e a variabilidade das técnicas de raio X levaram ao desenvolvimento de outros sistemas de classificação que se concentram em classificar padrões de fratura conforme a localização anatômica, com subtipos de acordo com a gravidade do envolvimento coronoide.

Tendo como base estudos com cadáveres [13], as fraturas do tipo 1 não podem mais ser consideradas fraturas por avulsão da ponta do coronoide. Em vez disso, representam uma fratura em cisalhamento da ponta coronoide à medida que ela passa por baixo da tróclea, durante o ato de luxação. Essas pequenas fraturas devem, portanto, ser vistas com grande suspeita, uma vez que podem ser indicadoras de instabilidade. Os mesmos estudos também sugerem a probabilidade de que as do tipo 2 tenham o braquial inserido no fragmento. Conceitos contemporâneos de fraturas coronoides, especificamente aqueles que tratam da "tríade terrível" (fraturas coronoides associadas com fraturas da cabeça radial e luxação posterior do cotovelo), sugerem que as fraturas coronoides de tal tríade são, em geral, pequenas fraturas transversais do tipo 2.

Além disso, mesmo os menores fragmentos de fratura coronoide podem estar relacionados com instabilidade persistente do cotovelo, levando a luxação. O reparo desses fragmentos contribui de maneira substancial para a estabilidade do cotovelo [14]. Além disso, os padrões de fratura coronoide mostraram forte associação com padrões específicos de lesão de fratura-luxação do cotovelo. Grandes fragmentos coronoides estão, de modo geral, associados com fraturas-luxações anteriores ou posteriores [11, 15], as lesões da "tríade terrível" costumam estar ligadas a fraturas transversas pequenas, que constituem uma média de 35% da altura coronoide total [16],

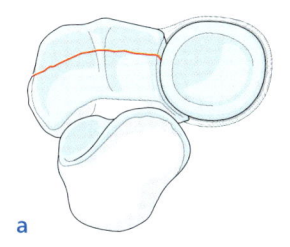

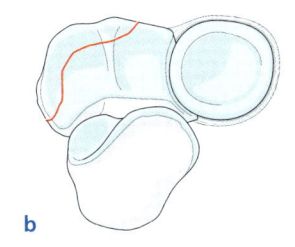

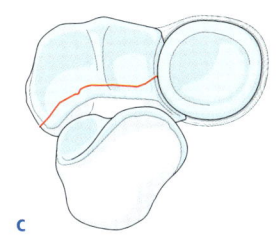

a   b   c

Fig. 3.1-1 a–c Princípios de fixação de acordo com o tipo de fratura.
a Fraturas transversas (tipo I de O'Driscoll) da ponta coronoide incluem a inserção capsular e são, em média, mais de um terço da altura coronoide total. Elas podem ter fragmentos ósseos menores ou maiores. O reparo, em geral com suturas, é necessário se o cotovelo estiver instável.
b Fraturas de faceta anteromedial (tipo II de O'Driscoll) podem ser pequenas ou grandes. As pequenas são reparadas de modo mais eficaz com reinserção por sutura da cápsula mediante uma exposição medial. Fraturas maiores, muitas vezes associadas com subluxação posteromedial em varo, são mais bem fixadas com uma placa anteromedial.
c Fraturas basilares (tipo III de O'Driscoll), tipicamente 1 ou 2 fragmentos grandes. Estas podem muitas vezes ser reparadas com parafusos de compressão através ou ao lado de uma placa dorsal. Uma exposição estendida medial pode ser necessária para redução e fixação. Algumas vezes, uma placa anteromedial adicional pode ser necessária.

3 Considerações anatômicas (cont.)

e fraturas da faceta anteromedial estão em geral relacionadas com padrão de instabilidade rotacional posteromedial em varo [17, 18] (Fig. 3.1-1b–c).

Fraturas coronoides irreparáveis devido a cominuição extrema e/ou osteoporose são encontradas ocasionalmente. A restauração da estabilidade do cotovelo pode requerer uso adicional de um fixador externo em dobradiça.

3.2 Coluna posterior

A coluna posterior compreende o processo do olécrano e a cápsula posterior. Ambos são aumentados pela contribuição dinâmica do tríceps.

A contribuição do processo do olécrano para a estabilidade global do cotovelo tem sido muito prejudicada pela sugestão de que a excisão do olécrano pode ser feita com pouca consideração para instabilidade subsequente. De fato, foi relatado que até 50% do olécrano podem ser ressecados sem comprometer a estabilidade do cotovelo. Contudo, deve-se lembrar que a estabilidade do cotovelo após luxação posterior, na ausência de fraturas associadas, é, em grande parte, decorrente do fato de a incisura troclear da ulna abarcar em cerca de 180° a tróclea, bem como devido a interdigitação entre a crista troclear da superfície articular ulnar e o sulco troclear.

3.2.1 Anatomopatologia

Nas fraturas-luxações transolecranianas anterior e posterior do cotovelo, a articulação umeroulnar fica no mínimo parcialmente intacta e não é de fato luxada. Portanto, parece ser mais apropriado considerar essas lesões como desvio transolecraniano de toda a unidade do antebraço proximal. A chave para diferenciá-las das lesões de Monteggia é o fato de a relação radioulnar proximal ser mantida, isto é, não existe luxação independente do rádio proximal a partir da articulação radioulnar proximal. Contudo, à medida que a unidade do antebraço proximal se desloca em uma direção anterior ou posterior, há uma verdadeira luxação da articulação radiocapitular.

As fraturas-luxações posteriores foram comparadas com uma lesão de Monteggia posterior. Esse padrão de lesão é diferente de sua parte contrária anterior, já que esta costuma ser encontrada em mulheres mais velhas e é frequentemente causada por queda a partir de uma posição ereta. A lesão do complexo do ligamento colateral lateral é comum, como o são as fraturas da cabeça radial. O coronoide é em geral fraturado como um grande pedaço triangular ou quadrangular. A restauração desse pedaço coronoide é crucial para a restauração de um suporte resistente à compressão anterior, visto que o mecanismo de falha mais comum nessas lesões é uma angulação de ápice posterior da ulna, acompanhada por uma luxação posterior da cabeça radial.

3.3 Coluna lateral

A coluna lateral consiste na cabeça radial, no capítulo e no complexo do ligamento colateral lateral. O contato radiocapitular é a chave para a manutenção da estabilidade dessa coluna. Além disso, um complexo ligamentar lateral intacto também aumenta a estabilidade.

A cabeça e o colo radial não são colineares à diáfise radial; mas, ao contrário, formam um ângulo de 15° em relação a ela. A cabeça radial tem uma forma ligeiramente elíptica e uma concavidade deslocada. Seu terço anterolateral está mais predisposto a fratura porque carece de cartilagem articular espessa e de um forte apoio subcondral. A cabeça radial age como um estabilizador secundário para a carga em valgo, com o feixe anterior do ligamento lateral medial sendo o estabilizador primário [19]. Junto com o coronoide, fornece um apoio anterior contra o deslocamento posterior e é um estabilizador secundário (ao LCL) contra a subluxação rotatória posterolateral ou a luxação do cotovelo.

O complexo ligamentar colateral lateral é composto do ligamento colateral radial, que corre do epicôndilo lateral para o ligamento anular, e do ligamento anular e do ligamento colateral ulnar lateral, que corre do epicôndilo lateral para a crista do supinador da ulna proximal [20]. O ligamento colateral ulnar lateral é considerado o estabilizador primário contra a instabilidade rotatória posterolate-

3.1 Fraturas-luxações do cotovelo

3 Considerações anatômicas (cont.)

ral, e sua inadequação tem sido envolvida em luxação do cotovelo mesmo na presença de um feixe anterior adequado do ligamento lateral medial [21]. Os estabilizadores secundários incluem a origem do extensor comum, as cápsulas anterior e posterior e o ligamento colateral radial. O papel dos estabilizadores secundários parece ter recebido pouca atenção, sendo frequentemente subvalorizado até que sua importância fosse demonstrada em estudos com cadáveres.

3.3.1 Anatomopatologia

Foi sugerido que a lesão capsuloligamentar que ocorre durante uma luxação do cotovelo prossegue de lateral para medial, com o feixe anterior do ligamento lateral medial sendo a última estrutura a ser lesionada. Além disso, observações clínicas em pacientes com fraturas-luxações do cotovelo têm revelado uma alta incidência de avulsão do complexo ligamentar lateral a partir de sua inserção no epicôndilo lateral [8, 9].

Estudos com cadáveres têm mostrado que a excisão isolada da cabeça radial na presença de ligamentos colaterais intactos resultou em lassidão posterolateral aumentada. Essa lassidão foi ampliada ainda mais por excisão simultânea de 30% do processo coronoide, uma lesão que é similar à "tríade terrível". Mais importante, a estabilidade foi restaurada pela substituição da cabeça radial e pelo reparo do coronoide, reafirmando, assim, a importância da função complementar de ambos como suporte anterior. Isso também foi confirmado em situações clínicas nas quais substituição/reparo radial junto com reparo coronoide foram mostrados como estando associados a resultados superiores, comparados com aqueles pacientes que não tiveram reparadas uma ou ambas as fraturas em situações de "tríade terrível" [22].

3.4 Coluna medial

A coluna medial compreende o ligamento colateral medial, o processo coronoide e o côndilo medial e o epicôndilo do úmero distal.

O ligamento colateral medial tem sua origem na superfície anteroinferior do epicôndilo medial e inclui um feixe anterior, um feixe posterior e uma porção transversa. O feixe anterior do ligamento lateral medial foi demonstrado como sendo o estabilizador mais importante contra o estresse em valgo [2].

Ele insere-se no processo coronoide a uma distância de 18 mm dorsal à ponta, no tubérculo sublime. Na estabilidade em valgo, seu papel é complementado pela cabeça radial, e, se ambos forem incompetentes, há instabilidade grosseira [20]. Essa interdependência é uma excelente representação da teoria do anel de estabilidade do cotovelo e, em função disso, quanto maior o número de rupturas no anel, maior a instabilidade.

3.4.1 Anatomopatologia

Fraturas deslocadas do coronoide, em especial aquelas que envolvem o tubérculo sublime, bem como as fraturas basais, são em geral associadas a um ligamento colateral medial frouxo e, se deixadas sem tratamento, inevitavelmente levarão a instabilidade.

Fraturas da faceta anteromedial do coronoide costumam ser acompanhadas por ruptura do complexo do ligamento colateral lateral, causando, dessa maneira, duas rupturas no anel, o que leva a maior instabilidade do cotovelo [2, 7].

4 Padrões de luxação

Com base em uma compreensão da anatomia, bem como da anatomopatologia, é possível classificar as luxações e as fraturas-luxações em torno do cotovelo em vários tipos [2, 7] (Tab. 3.1-2).

4   Padrões de luxação (cont.)

Tabela 3.1-2   Classificação das luxações e das fraturas-luxações em torno do cotovelo em vários tipos [2, 7]

Tipos de luxações		
Luxações simples, sem fratura envolvida		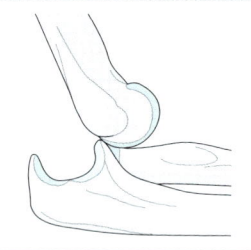
Luxações envolvendo fraturas do úmero distal (incomum)	a	Fraturas epicondilares mediais, em geral vistas em adolescentes
	b	Fraturas condilares laterais, em geral vistas em adultos
Luxações através do olécrano, nas quais a relação da articulação umeroulnar é primariamente retida, mas toda a unidade do antebraço proximal está luxada, com evidente luxação radiocapitular	a	Fratura-luxação do transolécrano anterior
	b	Fraturas-luxações posteriores do olécrano que representam o tipo mais proximal de lesão de Monteggia posterior
Luxação posterior do cotovelo com fratura da cabeça radial		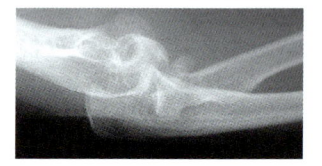
Luxação posterior do cotovelo com fraturas da cabeça radial e do processo coronoide, a "tríade terrível"		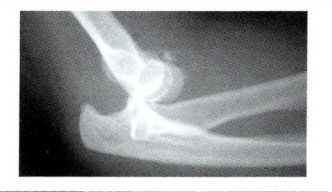

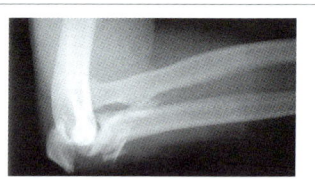

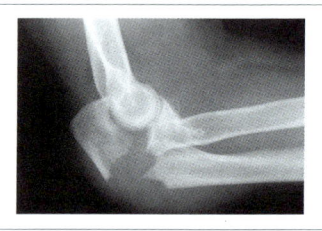

5 Considerações pré-operatórias

Em caso de paciente com uma luxação do cotovelo ou fratura-luxação, atenção particular deve ser dada ao mecanismo da lesão, porque ele muitas vezes pode dar uma indicação da energia envolvida. A dominância do membro superior, bem como a idade do paciente e as demandas funcionais (trabalho e esporte), devem ser observadas.

Raios X simples são em geral adequados na avaliação das luxações simples. Tomografia computadorizada (TC), incluindo reconstruções tridimensionais (3-D) (Fig. 3.1-2), tem grande valor na avaliação da lesão e nas táticas de planejamento cirúrgico [23].

O planejamento pré-operatório meticuloso é essencial para o melhor tratamento dessas difíceis lesões. Quando houver cominuição extensa do rádio e da ulna proximais, os raios X do lado oposto podem ser utilizados para ajudar no esforço de reconstrução e na colocação dos implantes. Uma gama completa de implantes deve estar disponível. Em nossa experiência, estes devem incluir:

- Fios K lisos, bem como rosqueados.
- Parafusos sem cabeça.
- Placas de minifragmentos para fixação das fraturas do colo radial.
- Implantes para cabeça radial.
- Âncoras de suturas
- Placas de compressão dinâmica de contato limitado (LC-DCP).
- Parafusos canulados de 3,0 e 4,0 mm.
- Um fixador externo em dobradiça.

É provável que outras provisões precisem ser feitas com base no caso específico. Por fim, quando necessário, os procedimentos são executados com orientação fluoroscópica intraoperatória.

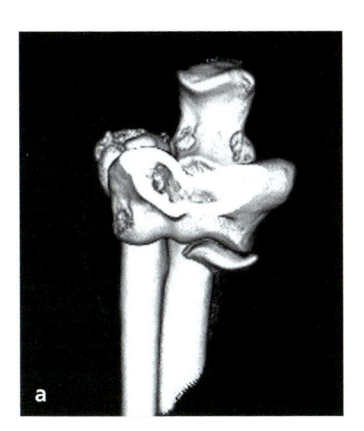

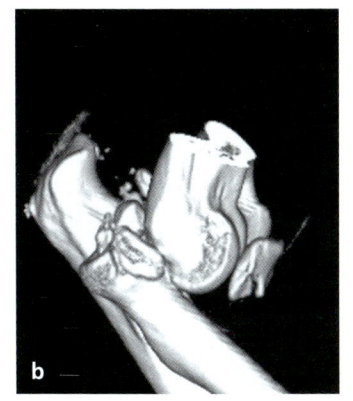

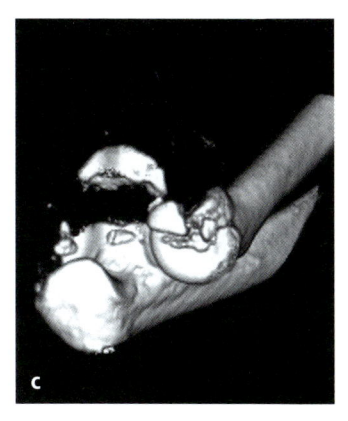

Fig. 3.1-2 a–c   Reconstruções tridimensionais de uma fratura-luxação envolvendo a cabeça radial e coronoide.

6 Táticas operatórias

Enquanto as táticas operatórias variam em alguma extensão com base nos padrões de lesão individuais, os princípios básicos são, de modo geral, similares e aplicáveis pelo espectro de fraturas-luxações. É imperativo que o cirurgião esteja familiarizado com uma abordagem posterior do cotovelo. Essa incisão utilitária pode ser utilizada no tratamento das porções medial e lateral do cotovelo após retalhos grossos terem sido levantados. É útil também conhecer uma abordagem lateral, incluindo vários intervalos intermusculares na porção lateral, e as abordagens mediais para o coronoide [19, 24].

6.1 Luxações do cotovelo com fraturas umerais distais

É imperativo realizar uma redução fechada da luxação o mais cedo possível. Isso permite que o cirurgião obtenha raios X pós-redução, incluindo raios X de estresse que ajudem a melhor definir a fratura. Com base nos exames de TC do cotovelo, as abordagens laterais são em geral adequadas nos adultos. Uma abordagem medial é adequada para adolescentes.

Nas fraturas do epicôndilo medial associadas com um cotovelo luxado, uma abordagem medial é utilizada. O nervo ulnar é isolado e descomprimido, não sendo rotineiramente transposto.

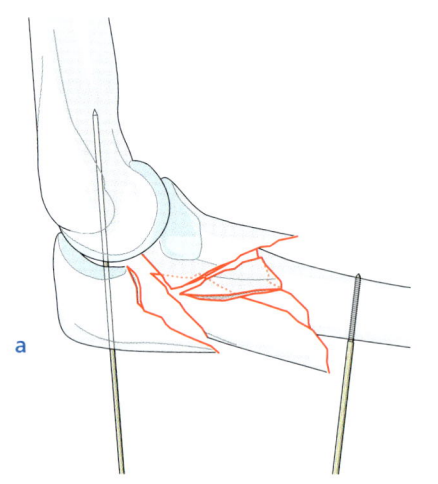

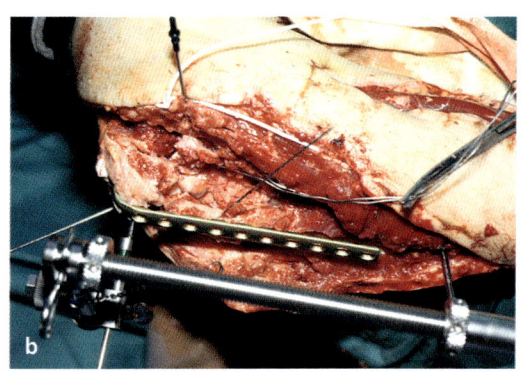

6.2 Fraturas-luxações do olécrano
6.2.1 Fratura-luxação anterior do olécrano

Essas lesões podem estar associadas com uma fratura oblíqua longa do olécrano que se estende distalmente na diáfise ulnar. Contudo, é mais comum ela ser multifragmentada e muitas vezes acompanhada por um grande fragmento coronoide. A cominuição na base da incisura troclear é comum, mas, como mencionado anteriormente, não é um indicador confiável da restauração da geometria da fratura. Essas lesões são mais bem fixadas com uma LC-DCP dorsal moldada [21, 25–28].

6.2.2 Fraturas-luxações posteriores do olécrano

A diferença essencial entre essa lesão e sua contraparte anterior é a ocorrência de lesões do complexo do ligamento lateral e fraturas da cabeça radial. Grandes fragmentos coronoides costumam ser encontrados e podem ser abordados através da fratura ulnar. Raramente a luxação umeroulnar pode acompanhar uma lesão de Monteggia posterior verdadeira [29]. As táticas cirúrgicas no tratamento dessa variante incomum são as mesmas que foram recomendadas aqui (Fig. 3.1-3). Porém, a possível necessidade de um fixador externo em dobradiça deve ser considerada, devido à perda das restrições do tecido mole [30–32].

Fig. 3.1-3 a–b
a Uma fratura-luxação anterior do olécrano é inicialmente reduzida usando um distrator para ajudar a redução. Um pino liso é colocado no fragmento do olécrano proximal no úmero distal. Um pino Schanz de 2,5 mm, de ponta rosqueada, é colocado na diáfise da ulna.
b A foto intraoperatória mostra a placa aplicada, com o distrator ainda no local.

6 Táticas operatórias (cont.)

6.3 Luxação posterior com fratura da cabeça radial

É fundamental no tratamento desse padrão de lesão determinar a integridade mecânica do processo coronoide. Quando uma fratura associada do coronoide está presente, o cotovelo torna-se muito instável, e o coronoide precisa ser reparado. Um exame cuidadoso dos raios X pode revelar um fragmento triangular situado dentro da fossa coronoide. Em geral, esses se originam do coronoide e, se houver qualquer dúvida sobre essa origem, um exame de TC 3-D certamente ajudará a confirmar a condição do coronoide.

A colocação de implante em torno da cabeça radial pode ser desafiadora [33]. A maioria das fraturas pode ser fixada com parafusos que podem ser embutidos sob a cartilagem articular; parafusos sem cabeça podem ser usados alternativamente. Em qualquer dos casos, a ênfase está em evitar a colocação de parafusos em uma localização que irá interferir com a rotação do antebraço. Implantes de 2,0 e 1,5 mm são geralmente satisfatórios, e o comprimento do parafuso na cabeça radial no adulto médio varia entre 20 e 24 mm [34].

O complexo ligamentar colateral lateral é então reparado com a ajuda de âncoras de sutura ou por orifícios de perfuração no úmero. É importante reinserir esse ligamento em sua localização de origem no centro do epicôndilo umeral para evitar uma mudança em seu comprimento de repouso, uma circunstância que pode levar a rigidez pós-operatória. No caso improvável de que a estabilidade do cotovelo não seja restaurada após os reparos já mencionados, devem ser considerados um reparo do ligamento medial ou uma fixação externa em dobradiça, ou ambos [35].

6.4 Lesão da "tríade terrível"

A fratura do coronoide amplia de imediato o nível de complexidade do procedimento operatório [36]. Há evidências mostrando que os resultados nessa lesão grave podem ser mais pobres se a fixação adequada do coronoide e da cabeça radial não for atingida. Deve-se enfatizar que um fragmento coronoide, independentemente de seu tamanho, é um indicador de grave instabilidade potencial se associado com fratura da cabeça radial e luxação posterior do cotovelo. O reparo, ou a reconstrução, do coronoide com autoenxerto colhido da ponta do olécrano ou da cabeça radial é combinado com reparo ou substituição da cabeça radial. Isso restaura o suporte ósseo anterior e a inserção e a função dos estabilizadores do tecido mole anterior e medial [2, 3, 37]. À medida que as perspectivas contemporâneas evoluíram, as recomendações de tratamento atuais passaram a incluir o reparo do coronoide, o reparo ou a substituição da cabeça radial e o reparo do complexo ligamentar colateral lateral [15, 16, 37–43]. Todo o constructo pode então ter de ser aumentado com um fixador externo em dobradiça quando a instabilidade persistir [44–50].

7 Reabilitação

Luxações simples do cotovelo são tratadas com movimento ativo e ativo-assistido precoce tão logo a dor da lesão aguda tenha diminuído. Nas luxações complexas, o objetivo da cirurgia é restaurar a anatomia óssea e ligamentar de modo a permitir a reabilitação precoce. Em geral, esse programa de movimento é iniciado na primeira semana de confirmação da estabilidade da ferida cirúrgica. O movimento ativo é enfatizado, com ajuda da gravidade, para flexão e extensão. Os pacientes são instruídos a evitar o uso de potenciais subterfúgios na utilização do ombro e do tronco. Atenção é dada também para a mobilização simultânea do ombro.

Os pacientes que têm um fixador externo em dobradiça são ensinados a ter cuidado com os pinos e a usar a dobradiça de acordo com a especificação do fabricante, dependendo do tipo de dispositivo usado. O aumento na amplitude de movimento é a chave. Raios X pós-operatórios que confirmem a adequação da fixação e da redução são importantes. Na maioria das circunstâncias, o fixador é removido após quatro semanas, e um programa de amplitude de movimento ativo progressivo é iniciado.

8 Referências

[1] **Hildebrand KA, Patterson SD, King GJW** (1999) Acute elbow dislocations. Simple and complex. *Orthop Clin North Am*; 30(1):63–79.

[2] **O'Driscoll SW** (1993) Classification and spectrum of elbow instability: Recurrent instability. *Bernard F, Morrey MD (eds). The elbow and its disorders*. 2nd ed. Philadelphia, PA: WB Saunders, 453.

[3] **O'Driscoll SW, Jupiter JB, King GJW, et al** (2000) The unstable elbow. *J Bone Joint Surg*; 82A:724–738.

[4] **Ring D, Jupiter JB** (2000) Reconstruction of posttraumatic elbow instability. *Clin Orthop*; 370:44–56.

[5] **McKee MD, Schemitsch EH, Sala MJ, et al** (2003) The pathoanatomy of lateral ligamentous disruption in complex elbow instability. *J Shoulder Elbow Surg*; 12(4):391–396.

[6] **Ring D, Jupiter JB** (2000) Fracture-dislocations of the elbow. Moehring HD, Greenspan A (eds), Fractures. Diagnosis and treatment. Philadelphia: McGraw-Hill, 249–256.

[7] **O'Driscoll SW, Jupiter JB, Cohen MS, et al** (2003) Difficult elbow fractures: Pearls and pitfalls. *Inst Course Lect*; 52:113–134.

[8] **Ring D, Jupiter JB** (1998) Fracture dislocation of the elbow. *J Bone Joint Surg*; 80(4):566–580.

[9] **Ring D, Jupiter JB** (2002) Fracture-dislocation of the elbow. *Hand Clin*; 18(1):55–63.

[10] **Tashjian RZ, Katarincic JA** (2006) Complex elbow instability. *J Am Acad Orthop Surg*; 14(5):278–286.

[11] **Dunning CE, Zarzour Z, Patterson SD, et al** (2001) Ligamentous stabilizers against posterolateral rotatory instability of the elbow. *J Bone Joint Surg*; 83A(12):1823–1828.

[12] **Regan W, Morrey BF** (1989) Fractures of the coronoid process of the ulna. *J Bone Joint Surg*; 71(9):1348–1354.

[13] **Doornberg J, Ring D** (2006) Coronoid fracture patterns. *J Hand Surg*; 31(1)4–52.

[14] **Cage DJN, Abrams RA, Callahan JJ, et al** (1995) Soft tissue attachments of the ulnar coronoid process. *Clin Orthop Relat Res*; (320):154–158.

[15] **Ring D, Quintero J, Jupiter JB** (2002) Open reduction and internal fixation of fractures of the radial head. *J Bone Joint Surg*; 84A(10):1811–1815.

[16] **Ring D, Jupiter JB** (2000) Operative fixation and reconstruction of the coronoid. *Tech Orthop*; 15(2):147–154.

[17] **Schneeberger AG, Sadowski MM, Jacob HAC** (2004) Coronoid process and radial head as posterolateral rotatory stabilizers of the elbow. *J Bone Joint Surg*; 86A(5):975–982.

[18] **Terada N, Yamada H, Seki T, et al** (2000) The importance of reducing small fractures of the coronoid process in the treatment of unstable elbow dislocation. *J Shoulder Elbow Surg*; 9(4):344–346.

[19] **Dowdy PA, Bain GI, King GJW, et al** (1995) The midline posterior elbow incision. An anatomical appraisal. *J Bone Joint Surg*; 77(5):696–699.

3.1 Fraturas-luxações do cotovelo

8 Referências (cont.)

[20] Cohen MS, Hastings H (1997) Rotatory instability of the elbow. *J Bone Joint Surg*; 79(2):225–233.

[21] Karlsson MK, Hasserius R, Karlsson C, et al (2002) Fractures of the olecranon: a 15- to 25-year follow-up of 73 patients. *Clin Orthop Relat Res*; (403):205–212.

[22] Ikeda M, Sugiyama K, Rang C, et al (2005) Comminuted fractures of the radial head: comparison of resection and internal fixation. *J Bone Joint Surg Am*; 87(1):76–84.

[23] Haapamaki VV, Kiuru MJ, Koskinen SK (2004) Multidetector computed tomography diagnosis of adult elbow fractures. *Acta Radiol*; 45(1):65–70.

[24] Patterson SD, Bain GI, Mehta JA (2000) Surgical approaches to the elbow. *Clin Orthop Relat Res*; (370):19–33.

[25] Bailey CS, MacDermid J, Patterson SD, et al (2001) Outcome of plate fixation of olecranon fractures. *J Orthop Trauma*; 15(8):542–548.

[26] Doornberg J, Ring D, Jupiter JB (2004) Effective treatment of fracture-dislocations of the olecranon requires a stable trochlear notch. *Clin Orthop Relat Res*; (429):292–300.

[27] Ring D, Jupiter JB, Sanders RW, et al (1997) Transolecranon fracture-dislocation of the elbow. *J Orthop Trauma*; (11)8:545–550.

[28] Rommens PM, Schneider RU, Reuter M (2004) Functional results after operative treatment of olecranon fractures. *Acta Chir Belg*; 104(2):191–197.

[29] Jupiter JB, Leibovic SJ, Ribbans W, et al (1991) The posterior Monteggia lesion. *J Orthop Trauma*; 5(4):395–402.

[30] Ikeda M, Fukushima Y, Kobayashi Y, et al (2001) Comminuted fractures of the olecranon. Management by bone graft from the iliac crest and multiple tension-band wiring. *J Bone Joint Surg Br*; 83(6):805–808.

[31] Mortazavi SM, Asadollahi S, Tahririan MA (2006) Functional outcome following treatment of transolecranon fracture-dislocation of the elbow. *Injury*; 37(3):284–288.

[32] Strauss EJ, Tejwani NC, Preston CF, et al (2006) The posterior Monteggia lesion with associated ulnohumeral instability. *J Bone Joint Surg*; 88(1):84–89.

[33] Smith GR, Hotchkiss RN (1996) Radial head and neck fractures: anatomic guidelines for proper placement of internal fixation. *J Shoulder Elbow Surg*; 5(2 Pt 1):113–117.

[34] Hotchkiss RN (1997) Displaced fractures of the radial head: internal fixation or excision? *J Am Acad Orthop Surg*; 5(1):1–10.

[35] van Riet RP, Morrey BF, O'Driscoll SW, et al (2005) Associated injuries complicating radial head fractures. *Clin Orthop Relat Res*; 441:351–355.

[36] Ring D, Jupiter JB, Zilberfarb J (2002) Posterior dislocation of the elbow with fractures of the radial head and coronoid. *J Bone Joint Surg*; 84-A(4):547–551.

[37] Ott K, Rikli D, Babst R (2003) Osteosynthesis of combined radius head and capitulum humeri fractures with mini-implants. *Swiss Surg*; 9(6):275–282.

[38] Moro JK, Werier J, MacDermid JC, et al (2001) Arthroplasty with a metal radial head for unreconstructible fractures of the radial head. *J Bone Joint Surg Am*; 83-A(8):1201–1211.

[39] Popovic N, Gillet P, Rodriguez A, et al (2000) Fracture of the radial head with associated elbow dislocation: results of treatment using a floating radial head prosthesis. *J Orthop Trauma*; 14(3):171–177.

[40] Dotzis A, Cochu G, Mabit C, et al (2006) Comminuted fractures of the radial head treated by the Judet floating radial head prosthesis. *J Bone Joint Surg Br*; 88(6):760–764.

[41] Ikeda M, Yamashina Y, Kamimoto M, et al (2003) Open reduction and internal fixation of comminuted fractures of the radial head using low-profile mini-plates. *J Bone Joint Surg Br*; 85(7):1040–1044.

[42] Harrington IJ, Sekyi-Otu A, Barrington TW, et al (2001) The functional outcome with metallic radial head implants in the treatment of unstable elbow fractures: a long-term review. *J Trauma*; 50(1):46–52.

[43] Ashwood N, Bain GI, Unni R (2004) Management of Mason type-III radial head fractures with a titanium prosthesis, ligament repair, and early mobilization. *J Bone Joint Surg Am*; 86-A(2):274–280.

[44] McKee MD, Pugh DM, Wild LM, et al (2005) Standard surgical protocol to treat elbow dislocations with radial head and coronoid fractures. Surgical technique. *J Bone Joint Surg*; 87 Suppl 1 (Pt 1):22–32.

[45] Hall JA, McKee MD (2005) Posterolateral rotatory instability of the elbow following radial head resection. *J Bone Joint Surg Am*; 87(7):1571–1579.

[46] Jupiter JB, Ring D (2002) Treatment of unreduced elbow dislocations with hinged external fixation. *J Bone Joint Surg*; 84-A(9):1630–1635.

[47] Lerner A, Stahl S, Stein H (2000) Hybrid external fixation in high-energy elbow fractures: a modular system with a promising future. *J Trauma*; 49(6):1017–1022.

8 Referências (cont.)

[48] **Ring D, Hannouche D, Jupiter JB** (2004) Surgical treatment of persistent dislocation or subluxation of the ulnohumeral joint after fracture-dislocation of the elbow. *J Hand Surg Am*; 29(3):470–480.

[49] **McKee MD, Bowden SH, King GJ, et al** (1998) Management of recurrent complex instability of the elbow with a hinged external fixator. *J Bone Joint Surg Br*; 80(6):1031–1036.

[50] **Pugh DM, Wild LM, Schemitsch EH, et al** (2004) Standard surgical protocol to treat elbow dislocations with radial head and coronoid fractures. *J Bone Joint Surg Am*; 86-A(6):l122–1130.

Autor   Jesse B. Jupiter

3.2 Fratura extra-articular da ulna proximal, metafisária simples; rádio intacto (21-A1.2)

1 Descrição de caso

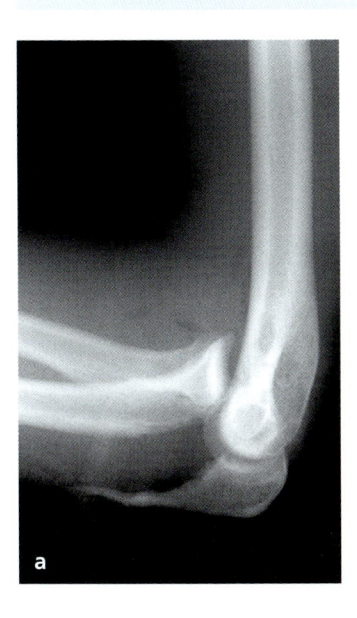

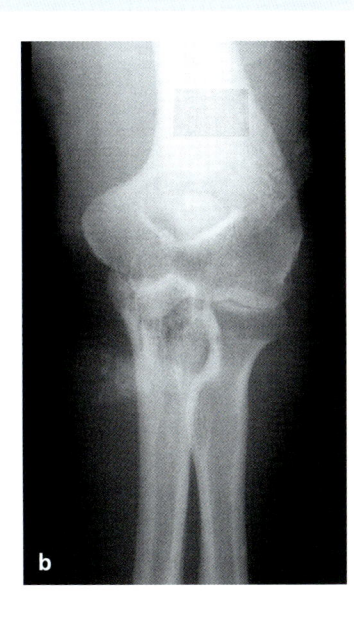

Um homem de 44 anos apresentou-se com uma lesão fechada em seu cotovelo direito. O paciente observou sensibilidade alterada na distribuição do nervo ulnar.

Fig. 3.2-1 a–b
a   Raio X AP.
b   Raio X lateral.

Indicações

Esta lesão representa uma fratura do antebraço do tipo Monteggia anterior. A estabilidade da ulna irá fornecer redução da articulação radiocapitular e permitirá resolução rápida dos sintomas de irritação do nervo ulnar.

Planejamento pré-operatório

Equipamento
- LC-DCP 3,5
- Conjunto de fragmentos pequenos
- Distrator pequeno
- Braço-C
- Torniquete estéril

(O tamanho do sistema, dos instrumentos e dos implantes pode variar de acordo com a anatomia.)

Preparação e posicionamento do paciente

Antibióticos: dose única de cefalosporina de segunda geração.

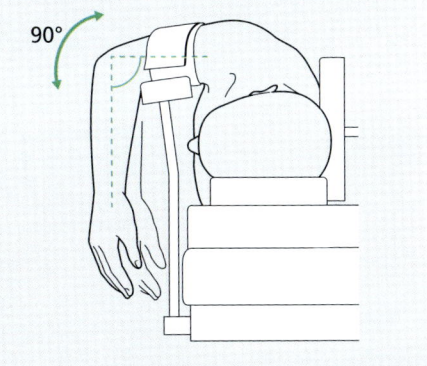

Fig. 3.2.-2   O paciente é colocado na posição posterior de decúbito semilateral.

3 Rádio e ulna, proximal

2 Abordagem cirúrgica

a

b

c

1 Músculo ancôneo
2 Músculo extensor ulnar do carpo
3 Músculo flexor ulnar do carpo

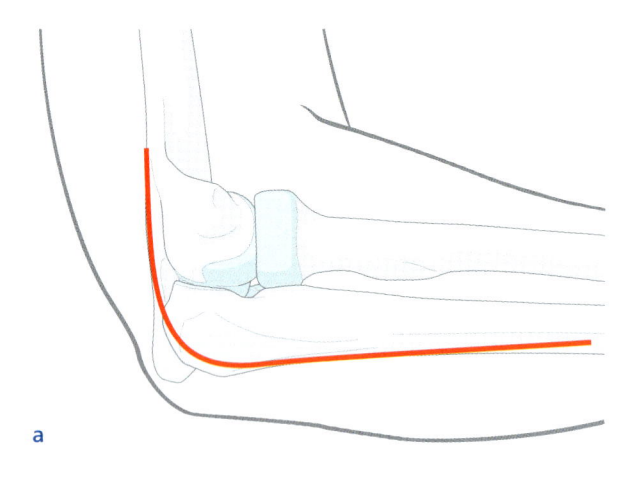

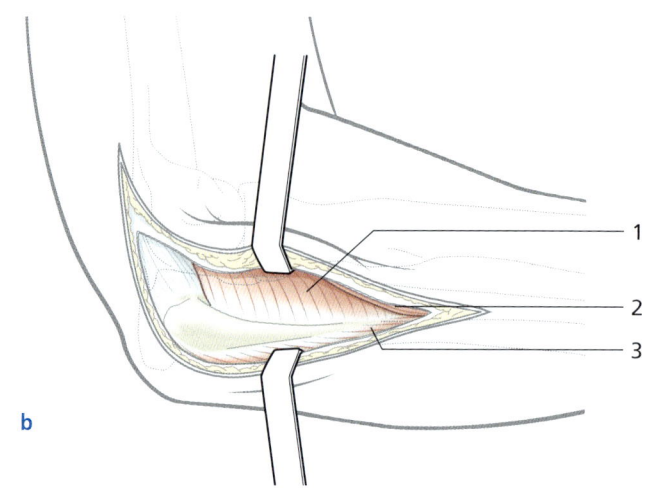

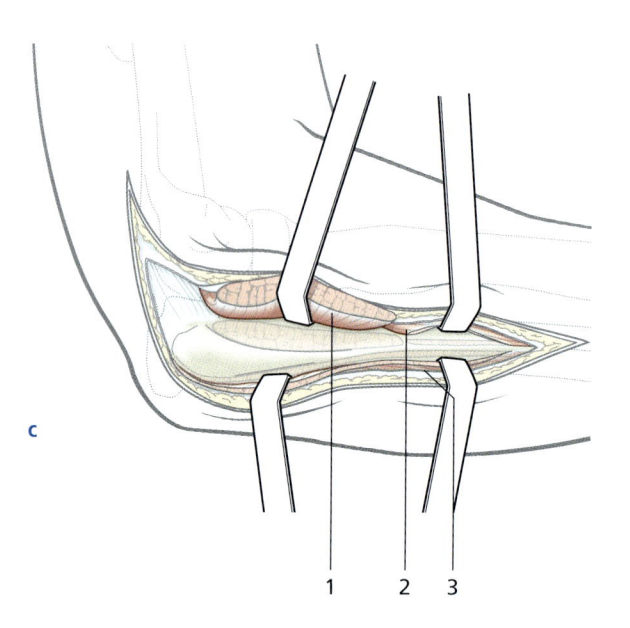

Fig. 3.2-3 a–f Abordagem posterior.

a A ulna é um osso subcutâneo. Comece a incisão a poucos centímetros da ponta do olécrano, conforme necessário para o acesso à área lesionada. Curve um pouco na direção medial em torno da ponta do olécrano e prossiga alguns centímetros para distal, o que for preciso para acessar a área lesionada. Observação: em casos de fratura associada da cabeça radial, a incisão pode ser feita distalmente ao longo da borda lateral da ulna proximal.

b A elevação do retalho lateral fornece acesso às estruturas laterais do cotovelo. Na porção proximal, disseque e eleve o tecido subcutâneo. Sobre o olécrano, remova a bolsa do olécrano e corte a aponeurose do tríceps, expondo o osso. Atrás do epicôndilo umeral medial, identifique e proteja o nervo ulnar. Separe o tendão do flexor ulnar do carpo na porção medial e o tendão do ancôneo na porção lateral o tão longe quanto necessário para expor as superfícies articulares envolvidas e para uma redução anatômica e uma fixação estável. Algumas fraturas coronoides podem ser tratadas por meio da extensão lateral dessa abordagem, em particular com o cotovelo luxado e/ou com o deslocamento de uma fratura radial proximal.

c Para fraturas da ulna proximal que se estendam para a diáfise, a abordagem posterior pode ser estendida em direção distal tão longe quanto necessário. Separe cuidadosamente as origens musculares (ancôneo, flexor ulnar e extensor ulnar do carpo) da ulna quando necessário para reduzir e fixar as fraturas. A ulna posterior situa-se em um plano internervoso entre os nervos ulnar e radial.

3.2 Fratura extra-articular da ulna proximal, metafisária simples; rádio intacto (21-A1.2)

2 Abordagem cirúrgica (cont.)

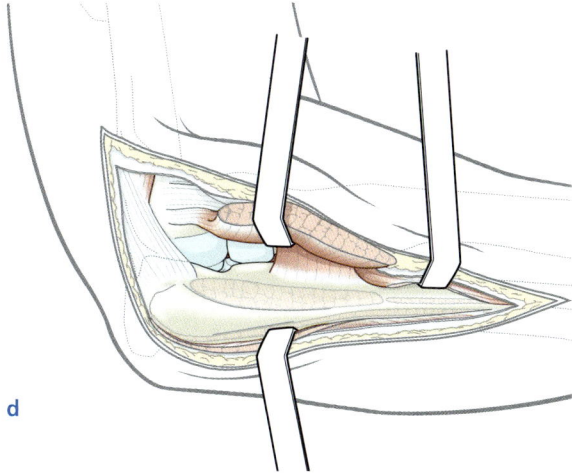

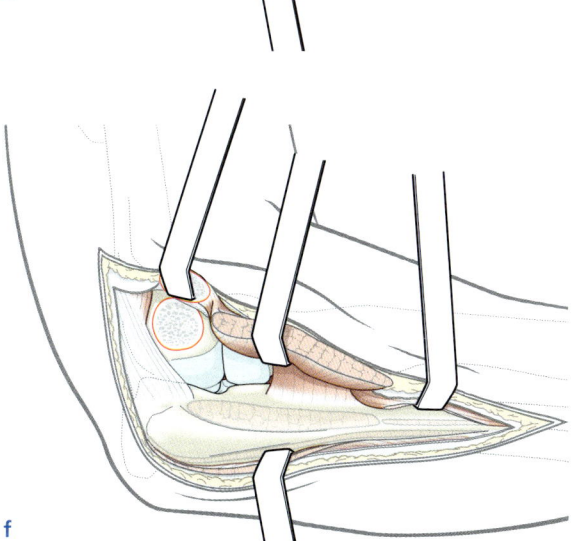

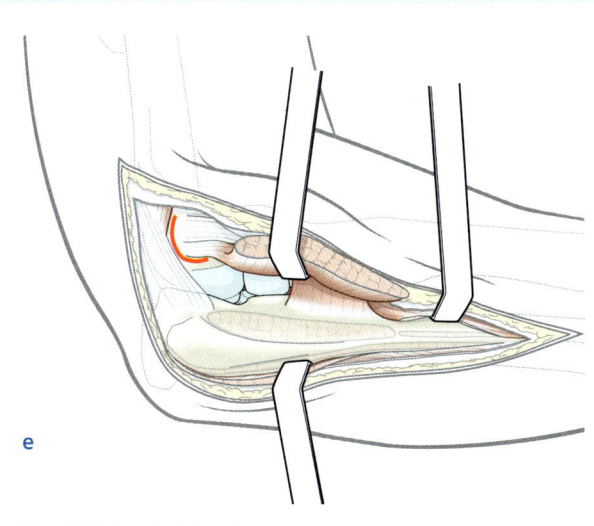

Fig. 3.2-3 a–f Abordagem posterior.

d No caso de lesões da ulna proximal associadas com fratura da cabeça radial, ambas podem ser tratadas por meio de uma extensão lateral da incisão posterior. A incisão deve iniciar a 7 cm da ponta do olécrano. A decisão de separar o músculo ancôneo da ulna depende da necessidade de tratar uma fratura da cabeça radial, ou do colo, ou da ulna proximal envolvendo a incisura sigmoide. Em uma fratura combinada radial e ulnar proximal simples pode não ser necessário separar o ancôneo. A fratura radial proximal pode ser abordada pela dissecação e elevação dos tecidos subcutâneos lateralmente, expondo o septo entre os músculos ancôneo e extensor ulnar do carpo.

e Uma variação para exposição lateral com preservação dos ligamentos colaterais e da origem do tendão extensor envolve a osteotomia do epicôndilo umeral lateral.

f Os tecidos moles e o epicôndilo são refletidos anteriormente para fornecer acesso ao rádio e à ulna proximais. O reparo após essa abordagem requer fixação do epicôndilo. O orifício de parafuso necessário pode ser perfurado antes da osteotomia.

3 Redução e fixação

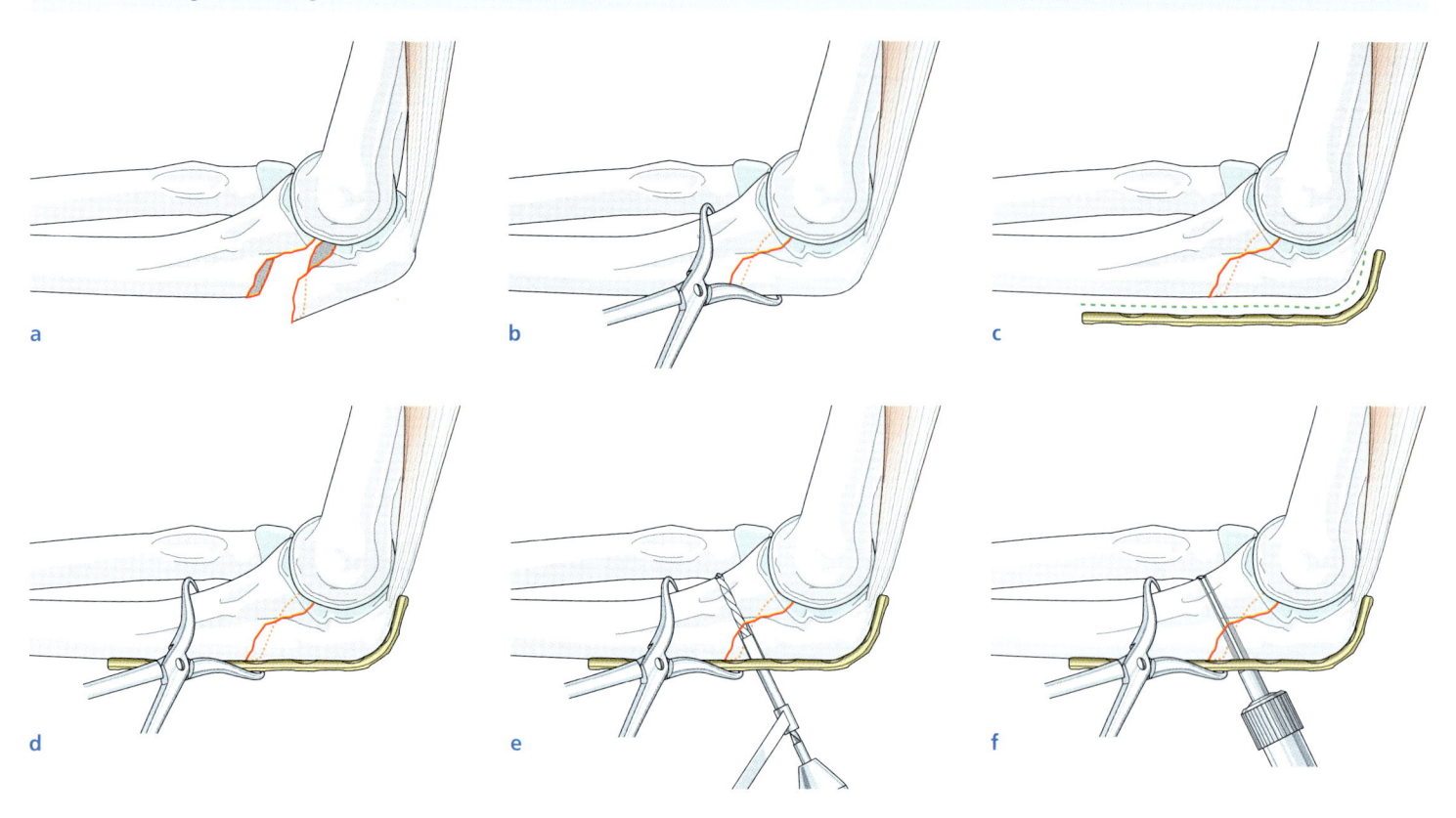

Fig. 3.2-4 a–h

a Exponha as extremidades da fratura com dissecação mínima de tecido mole fora do osso. Remova o hematoma e irrigue. Verifique a estabilidade do cotovelo.

b Reduza a fratura com a ajuda de um pequeno fórceps de redução pontiagudo e fixe provisoriamente com fórceps ou fios K.

c Modele a placa de acordo com a anatomia da superfície posterior da ulna proximal, com entortador ou prensa.

d Aplique a placa moldada e prenda-a contra o osso com uma pinça de osso ou com 1 ou 2 dedos.

e Através do orifício proximal à fratura, perfure um orifício de deslizamento de 3,5 mm, dentro do osso cortical posterior do fragmento proximal, para o parafuso de compressão. Esse parafuso deve evitar o rádio proximal. Insira a guia de perfuração de 2,5 mm no orifício de deslizamento até que ela atinja o osso cortical oposto. Então, perfure o córtex oposto com a broca de 2,5 mm.

f Meça a profundidade do orifício com o gancho do calibre de profundidade apontando distalmente. Rosqueie o córtex oposto com a rosca cortical de 3,5 mm e a guia de proteção. Observação: meça sempre antes de rosquear de modo a não danificar a rosca.

3.2 Fratura extra-articular da ulna proximal, metafisária simples; rádio intacto (21-A1.2)

3 Redução e fixação (cont.)

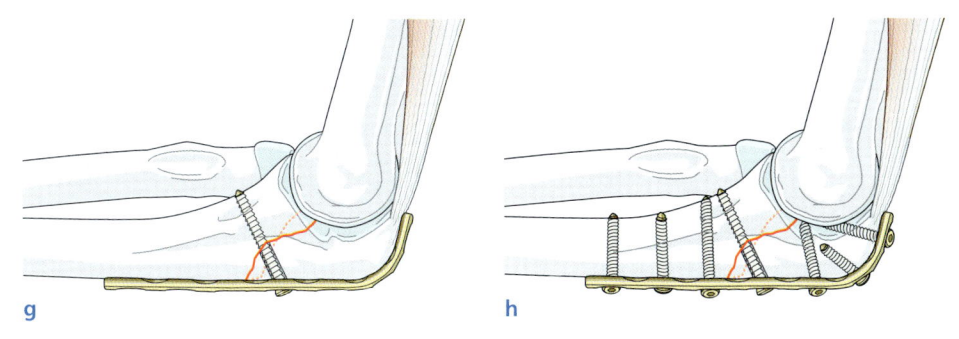

Fig. 3.2-4 a–h (cont.)

g Observe de perto o efeito da compressão sobre a linha de fratura enquanto aperta o parafuso de compressão. O fórceps de redução deve ser removido antes do aperto final do parafuso.

h Fixe a placa ao osso com três parafusos proximais e três distais à fratura na posição neutra para proteger o parafuso de compressão. Avalie a amplitude de movimento em pronação, supinação, flexão e extensão. As pontas dos parafusos não devem tocar o rádio. Verifique os resultados com intensificador de imagem ou raio X.

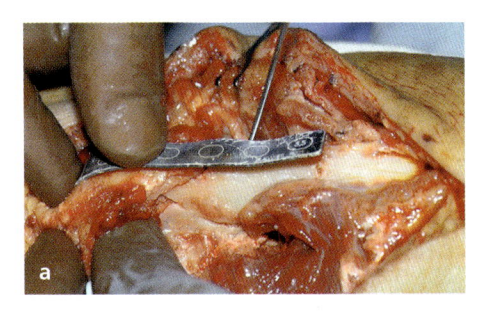

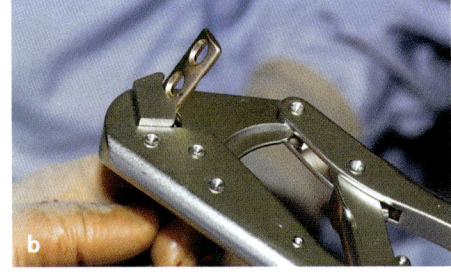

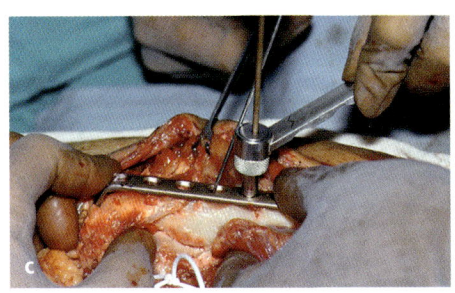

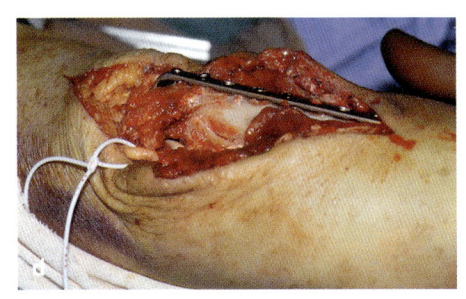

A tração longitudinal permite que as superfícies da fratura se interdigitem. Um fio K temporário ou um parafuso interfragmentar podem fornecer fixação provisória.

Fig. 3.2-5 a–d

a A moldagem da placa é julgada por meio de um molde maleável.

b O aspecto proximal da placa é dobrado, usando prensa de moldar manual.

c A fixação é iniciada pela aplicação da placa à diáfise.

d Os parafusos são colocados proximalmente, bem como os parafusos interfragmentares, através das fraturas oblíquas até a superfície.

3 Rádio e ulna, proximal

3 Redução e fixação (cont.)

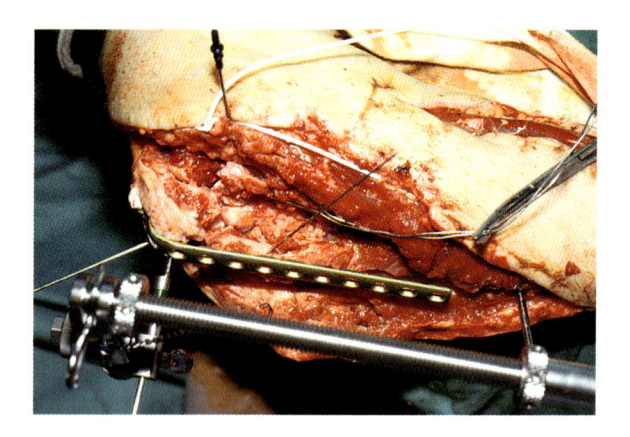

Fig. 3.2-6 Um método alternativo para lesões mais complexas envolve o uso de um pequeno distrator. Um pino Schanz liso é colocado a partir do olécrano proximal dentro do úmero distal; um pino Schanz de ponta rosqueada é fixado na diáfise; ambos são então inseridos em um pequeno distrator.

4 Reabilitação

Flexão e extensão ativas do cotovelo e rotação do antebraço podem ser iniciadas de 24 a 48 horas após a operação.

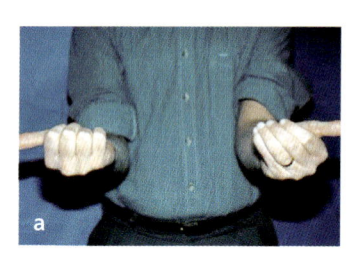

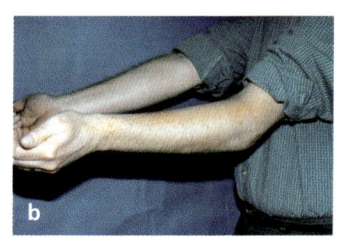

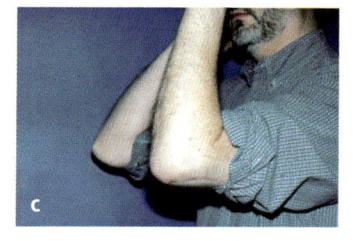

Fig. 3.2-7 a–c Acompanhamento do movimento um ano após a lesão.

3.2 Fratura extra-articular da ulna proximal, metafisária simples; rádio intacto (21-A1.2)

4 Reabilitação (cont.)

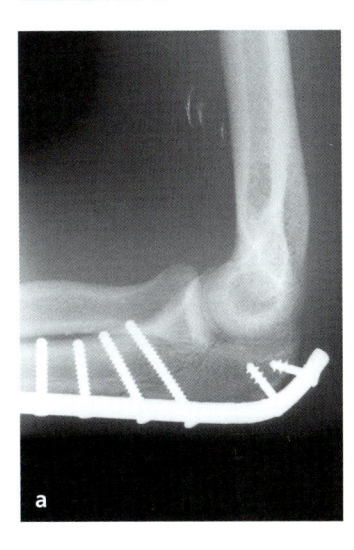

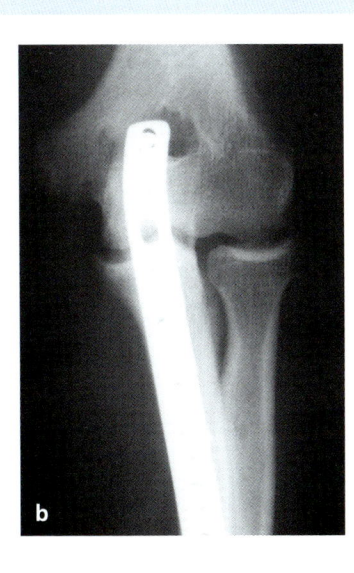

Fig. 3.2-8 a–b   Raios X um ano após a lesão.

Remoção do implante

A posição dorsal do implante pode requerer remoção devido a sua localização subcutânea.

5 Armadilhas −

Equipamento
A moldagem dos implantes requer entortadores de placa adequados.

Abordagem cirúrgica
A identificação do nervo ulnar não é normalmente requerida, mas quando sintomas pré-operatórios estão presentes, a falha na exposição do nervo pode prolongá-los.

Redução e fixação
Se a cabeça radial não reduzir após o realinhamento da fratura ulnar, a interposição do tecido mole pode estar presente.

6 Dicas +

Equipamento
Nunca use uma LCP pré-moldada. Placas de ulna proximal são excepcionalmente úteis, em especial com fraturas mais complexas.

Redução e fixação
Um método alternativo para lesões mais complexas envolve o uso de um pequeno distrator (ver Fig. 3.2-6).

3.3 Fratura extra-articular, simples, do colo radial; ulna intacta (21-A2.2)

Descrição de caso

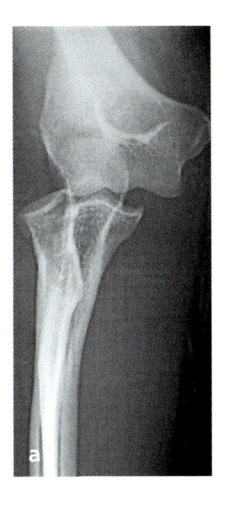

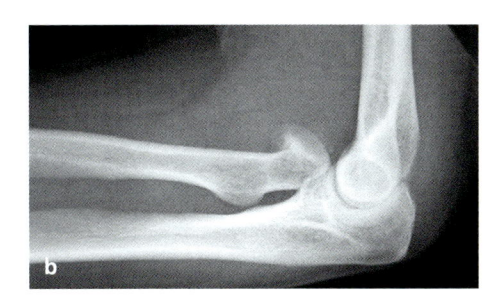

Uma mulher de 40 anos caiu sobre sua mão não dominante distendida e sofreu um trauma único, resultando em lesão fechada no cotovelo esquerdo.

Fig. 3.3-1 a-b Os raios X iniciais mostram uma fratura-luxação lateral pura (rara), com uma fratura angulada do colo radial.

Indicação

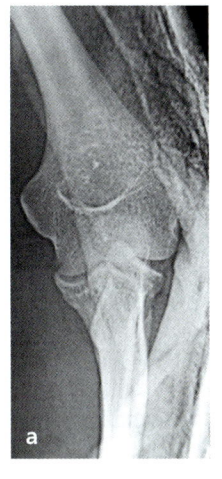

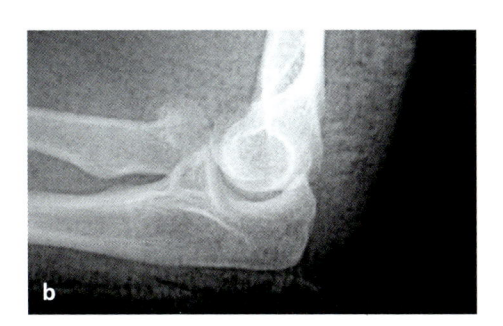

Fig. 3.3-2 a-b Após redução fechada sob anestesia geral, a articulação umeroulnar foi restaurada, mas a cabeça radial ainda não fez contato com o capítulo.

3 Rádio e ulna, proximal

Planejamento pré-operatório

Equipamento

- Parafusos de titânio de 2,0 mm
- Âncoras de sutura Mitek

(O tamanho do sistema, dos instrumentos e dos implantes pode variar de acordo com a anatomia.)

Preparação e posicionamento do paciente

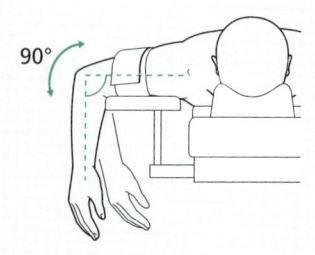

Fig. 3.3-3 O paciente é colocado em decúbito ventral, com o braço afetado sustentado por uma mesa de braço.

Abordagem cirúrgica

a

b

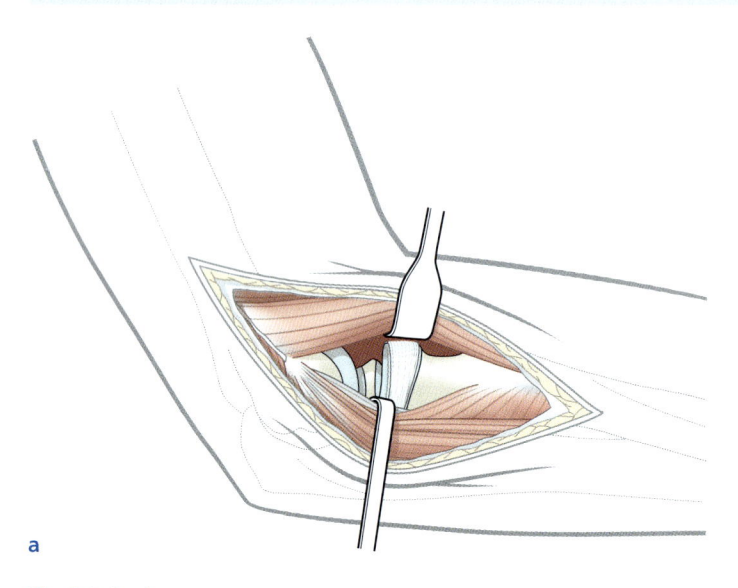

Fig. 3.3-4 a-b

a Uma abordagem lateral segundo Kocher é feita no cotovelo, entre o ancôneo e o músculo extensor ulnar do carpo.
b Uma abordagem medial direta é realizada anterior ao epicôndilo medial.

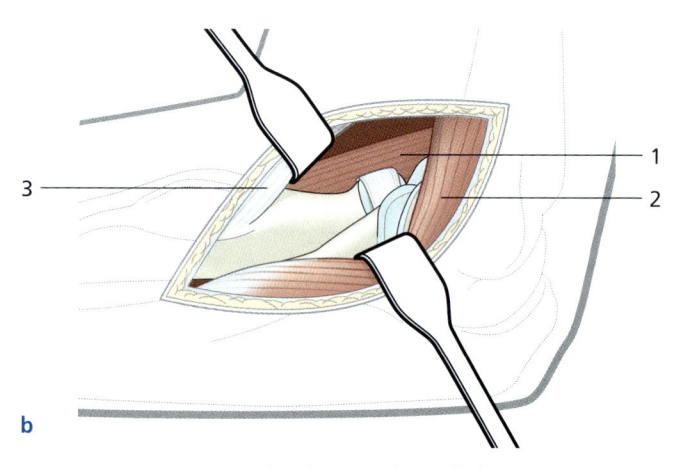

1 Músculo braquiorradial
2 Músculo braquial
3 Músculo bíceps braquial

3.3 Fratura extra-articular, simples, do colo radial; ulna intacta (21-A2.2)

3 Redução e fixação

A fratura é exposta por meio de uma incisão lateral. Neste caso, os ligamentos colateral ulnar lateral e anular estão avulsados da ulna e não do úmero, como em geral acontece. Os músculos extensores são parcialmente rompidos da sua inserção no úmero. Isso fornece exposição suficiente da porção lateral da articulação do cotovelo. Primeiro, a angulação da cabeça radial é corrigida para restaurar a congruência articular da articulação radioumeral. O tecido periosteal entre o colo e a diáfise permanece intacto. A cabeça radial é então fixada à diáfise com três parafusos de titânio de 2,0 mm. As cabeças dos parafusos de suporte devem ser bem escondidas dentro da cartilagem quando introduzidas proximalmente. Esses parafusos não devem ser usados como parafusos de compressão, visto que essa técnica produzirá desvio angular da cabeça. As pontas dos parafusos não devem se projetar muito para fora do córtex oposto para não interferir na rotação do antebraço e/ou ocasionar sinostose.

A decisão de revisar o lado medial é tomada após o término do reparo ligamentar lateral. O complexo ligamentar colateral ulnar lateral é reinserido na ulna com uma âncora de sutura de Mitek, e a origem do músculo extensor reinserida com suturas transósseas. A seguir, a incisão lateral é fechada em camadas. Uma abordagem medial é então estabelecida, revelando avulsão completa do complexo ligamentar medial e avulsão subtotal da origem do músculo flexor, ambas a partir do úmero. Os ligamentos são subsequentemente reinseridos usando uma âncora de sutura de Mitek, e os músculos reinseridos com suturas transósseas.

A incisão é fechada em camadas, e uma tala de gesso dorsal aplicada.

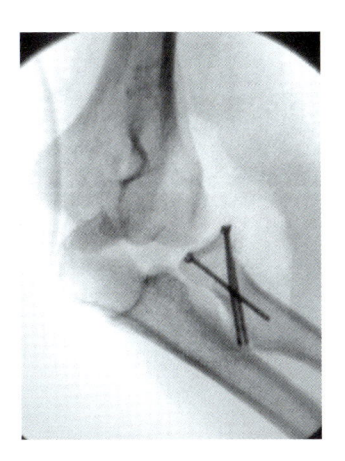

Fig. 3.3-5 Após restaurar o suporte ósseo radial, a estabilidade do cotovelo para estresse em valgo é testada sob fluoroscopia, revelando instabilidade medial substancial.

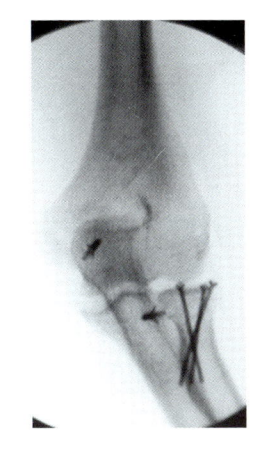

Fig. 3.3-6 Controle intraoperatório sob fluoroscopia demonstrou um reparo estável sob estresse em valgo.

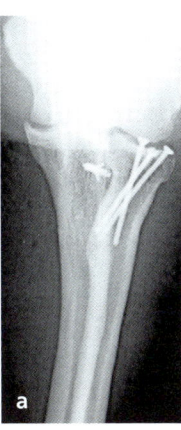

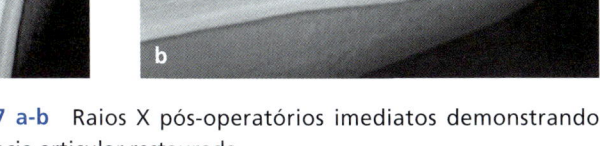

Fig. 3.3-7 a-b Raios X pós-operatórios imediatos demonstrando congruência articular restaurada.

Reabilitação

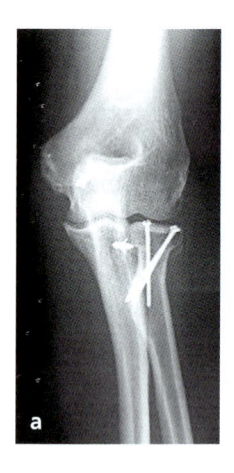

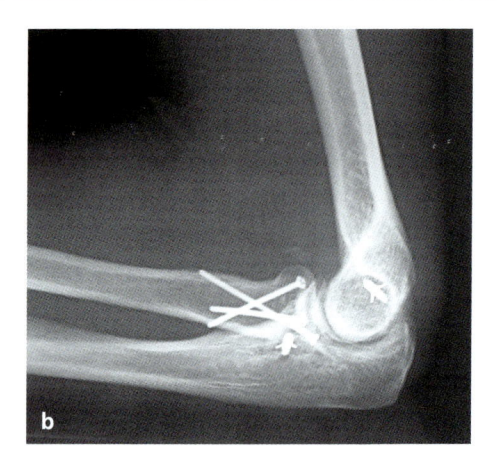

Movimento ativo-assistido imediato foi iniciado desde o primeiro dia, sob supervisão de um fisioterapeuta. Uma tala de gesso dorsal protetora noturna foi prescrita. Após oito semanas, exercícios sem carga foram estimulados. Depois de três meses, exercícios de fortalecimento foram iniciados.

Fig. 3.3-8 a-b Raios X, seis meses após a cirurgia, sem sinais de necrose avascular da cabeça radial, uma pequena quantidade de calcificação capsular anterior e um espaço articular preservado. Um ano após o procedimento inicial, a paciente tinha rotação livre do antebraço, uma contratura em flexão de 15° e flexão ativa de 130°.

Remoção do implante

Não é necessário remover o implante.

3.3 Fratura extra-articular, simples, do colo radial; ulna intacta (21-A2.2)

5 Armadilhas −

Abordagem cirúrgica
Deve-se tomar cuidado para proteger o nervo ulnar ao usar uma abordagem medial.

Redução e fixação
As cabeças dos parafusos de suporte devem ser bem escondidas dentro da cartilagem quando introduzidas proximalmente. Esses parafusos não devem ser usados como parafusos de compressão, visto que essa técnica irá produzir desvio angular da cabeça. As pontas dos parafusos não devem se projetar muito para fora do córtex oposto para não interferir na rotação do antebraço e/ou ocasionar sinostose.

6 Dicas +

Abordagem cirúrgica
Em casos com instabilidade ligamentar potencial (luxação, fraturas-luxações), os procedimentos cirúrgicos são iniciados com uma abordagem lateral. Em casos com instabilidade posterolateral, a reconstrução ligamentar lateral em geral é suficiente. Uma abordagem medial é realizada apenas quando instabilidade substancial persistir após o reparo lateral.

Redução e fixação
Parafusos de "não compressão" para estabilizar a cabeça radial podem ser uma alternativa elegante à fixação de placa. Eles podem ser introduzidos de distal para proximal ou de proximal para distal. Na última técnica, as cabeças dos parafusos devem ser introduzidas na borda, entre as superfícies articulares das articulações radiocapitular e radioulnar.

Reabilitação
Movimento ativo precoce é um pré-requisito para obter um resultado satisfatoriamente funcional.

Autores   Jesse B. Jupiter, Ufuk Nalbantoğlu

3.4 Fratura extra-articular, multifragmentária, do colo radial; ulna intacta (21-A2.3)

1   Descrição de caso

Uma mulher de 21 anos caiu de bicicleta sobre sua mão esquerda estendida, sofrendo uma fratura multifragmentada, desviada, do colo radial. O exame neurovascular foi normal, e o cotovelo mantinha-se estável.

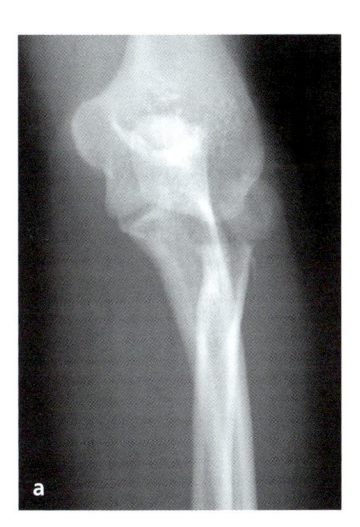

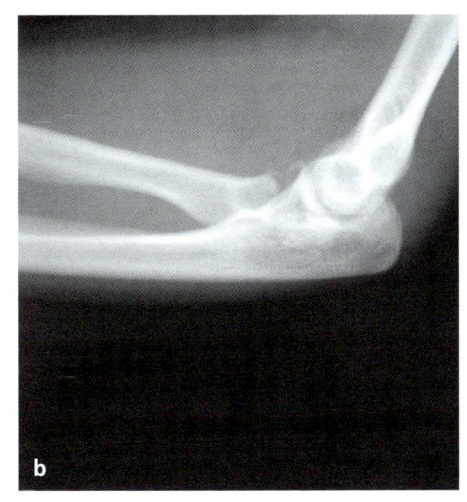

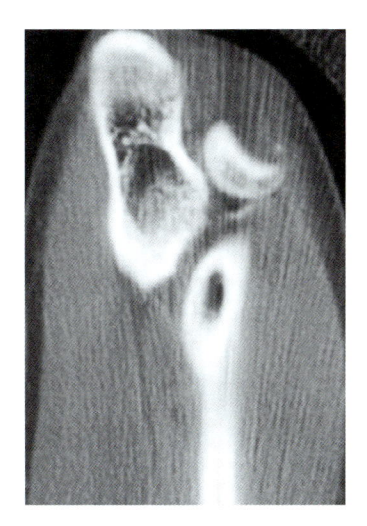

Fig. 3.4-1 a-b   Raios X da fratura desviada do colo.

Fig. 3.4-2   Exame de TC sugere cominuição.

Indicações

No caso de uma paciente jovem, todas as tentativas devem ser feitas para salvar a cabeça radial em vez de substituí-la por uma prótese de cabeça radial.

3 Rádio e ulna, proximal

Planejamento pré-operatório

Equipamento

- Placa T (1,5 ou 2,0) ou placa bloqueada para rádio proximal
- Parafusos de 1,5 ou 2,0 mm ou parafusos de compressão sem cabeça
- Minibraço-C
- Seleção de prótese que permitirá reconstrução do comprimento

(O tamanho do sistema, dos instrumentos e dos implantes pode variar de acordo com a anatomia.)

Preparação e posicionamento do paciente

O paciente é colocado em decúbito dorsal com o braço sobre uma mesa de mão; torniquete estéril.

Antibióticos: dose única de cefalosporina de segunda geração.

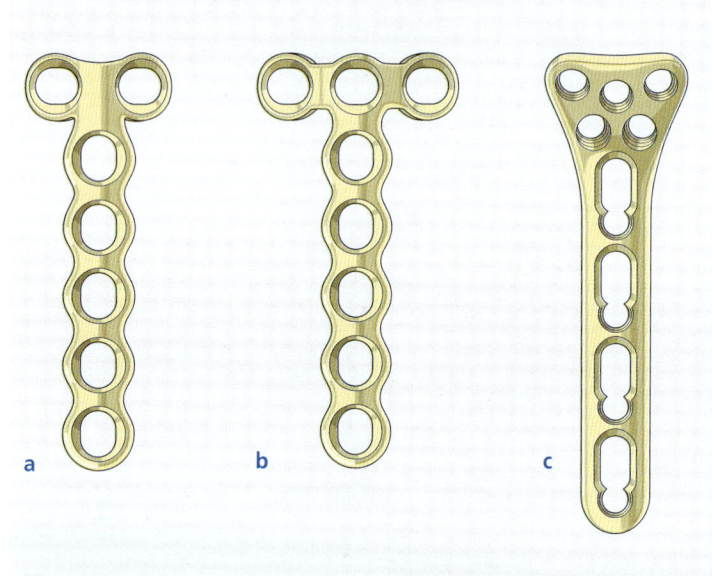

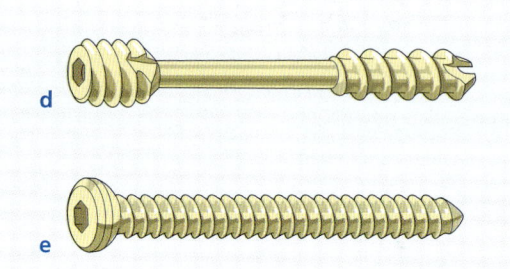

Fig. 3.4-3 a–e

a–c Como a cabeça radial é um fragmento pequeno, uma placa-T de minifragmento 1,5 ou 2,0 ou uma placa bloqueada de rádio proximal é usada para permitir o encaixe de 2 ou 3 parafusos no fragmento proximal. O comprimento da placa depende da fragmentação da fratura. Com uma zona de fratura maior, uma placa mais longa deve ser escolhida. Pré-molde a placa de acordo com a anatomia da superfície do rádio proximal.

d–e Parafusos de 1,5 ou 2,0 mm de minifragmento ou parafusos de compressão sem cabeça (Herbert ou parafusos similares) são usados.

3.4 Fratura extra-articular, multifragmentária, do colo radial; ulna intacta (21-A2.3)

2 Abordagem cirúrgica

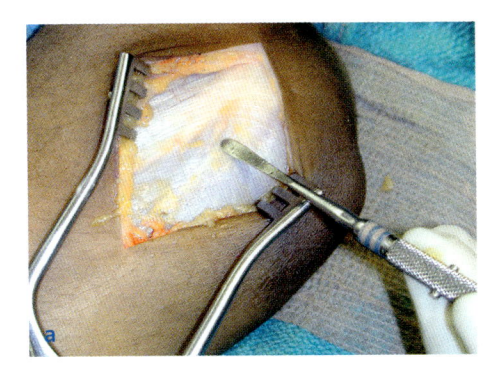

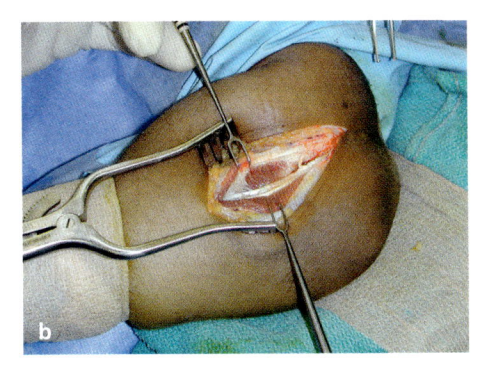

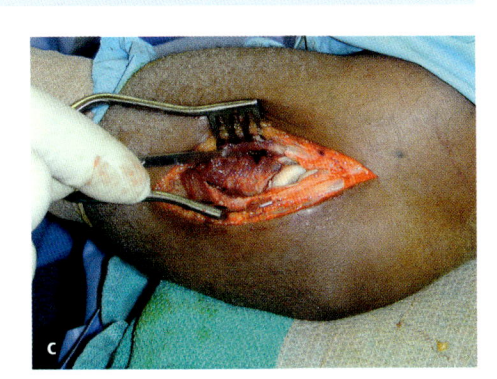

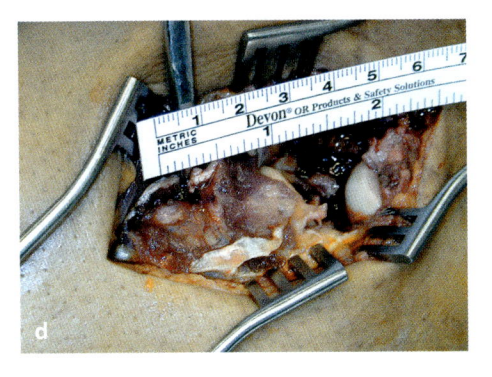

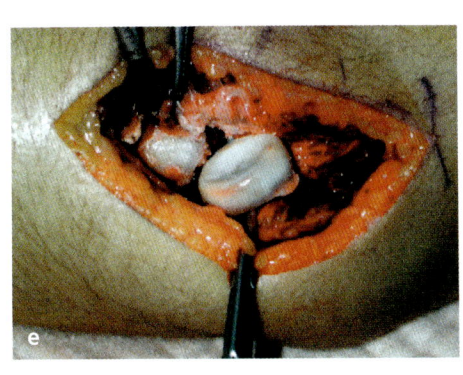

Fig. 3.4-4 a-e
a-b Uma abordagem de Kocher lateral-padrão permite acesso à fratura e ao colo do rádio.
c É importante abordar a fratura mantendo-se acima do equador da cabeça radial e do colo, mantendo o ligamento colateral ulnar lateral intacto.
d O nervo interósseo posterior, em geral, está situado cerca de 4 cm distal ao capítulo.
e O fragmento de fratura pode ser exposto diretamente a partir da exposição cirúrgica.

3 Rádio e ulna, proximal

3 Redução e fixação

A redução da cabeça radial pode requerer o uso de um fio K temporário na cabeça para ajudar a posicionar o fragmento da cabeça de volta no colo radial.

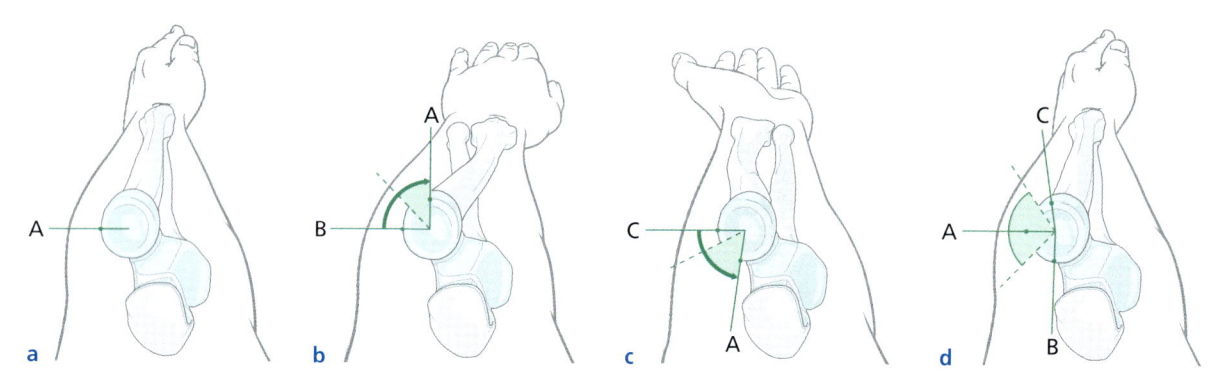

Fig. 3.4-5 a-d A cabeça radial é toda coberta com cartilagem articular. O implante é aplicado a ela em uma localização que cause o mínimo comprometimento de pronação e supinação completas. Para determinar a localização da "zona segura", pontos de referência são feitos ao longo da cabeça e do colo radiais para marcar o ponto médio da superfície óssea visível. Três marcas assim são feitas com o antebraço em rotação neutra, pronação total e supinação total. O limite posterior da zona segura fica no meio, entre os pontos de referência feitos com o antebraço em rotação neutra e pronação. O limite anterior fica quase a dois terços da distância entre a marca neutra e a marca feita em supinação total. Observação: a porção não articulada da zona segura para a aplicação de implantes na cabeça radial (ou zona segura para fixação proeminente) abrange com consistência um ângulo de 90°, localizado por palpação do estiloide radial e do tubérculo de Lister.

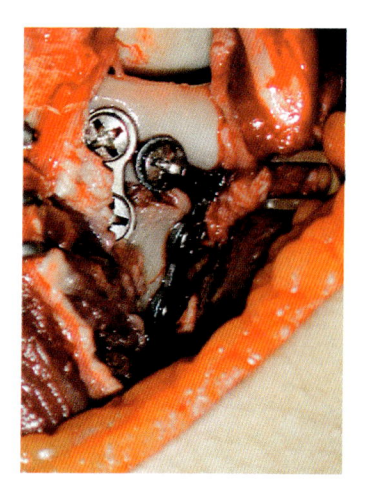

Fig. 3.4-6 Uma vez reduzida, a fixação interna estável é atingida, neste caso, com miniplacas e parafusos.

Reparar o ligamento anular usando suturas não absorvíveis. Testar a estabilidade medial do cotovelo aplicando estresse em valgo. Se houver instabilidade, o ligamento colateral medial deve ser reparado.

3.4 Fratura extra-articular, multifragmentária, do colo radial; ulna intacta (21-A2.3)

3 Redução e fixação (cont.)

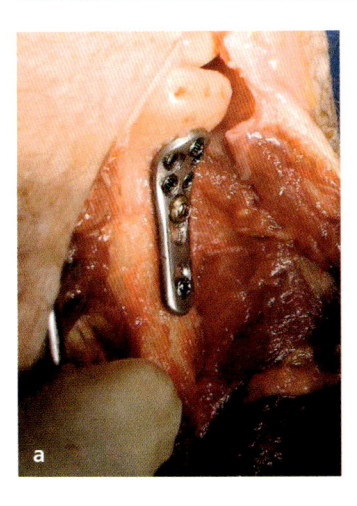

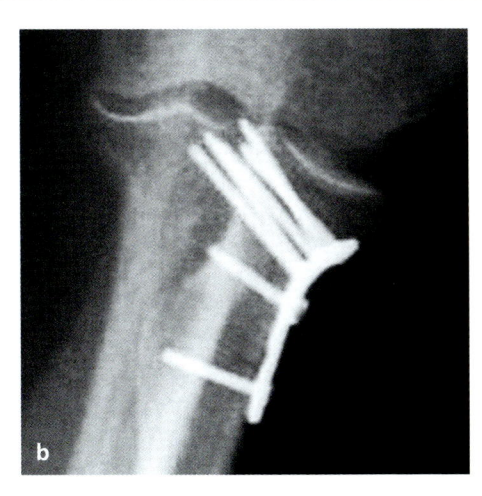

Métodos alternativos incluem parafusos colocados no colo, a partir da cabeça, ou placas especialmente projetadas para fratura do colo radial.

Fig. 3.4-7 a-b Fixação alternativa pode ser atingida com uma placa de colo radial.

3 Rádio e ulna, proximal

4 Reabilitação

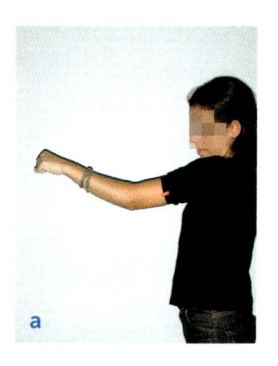

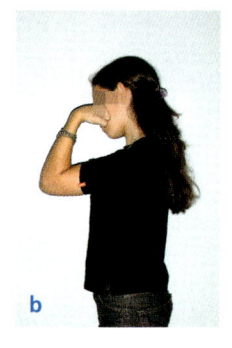

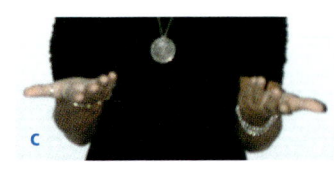

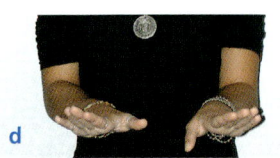

Fixação estável permitiu rápida recuperação da rotação do antebraço e do movimento do cotovelo, 24 a 48 horas após a cirurgia.

Fig. 3.4-8 a-b Exame após seis meses de pós-operatório mostrou alguma falta da extensão total, mas rotação do antebraço excelente.

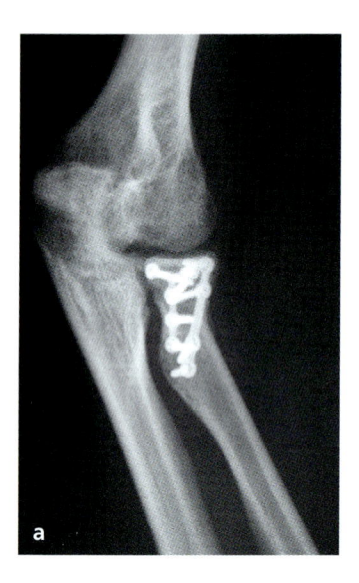

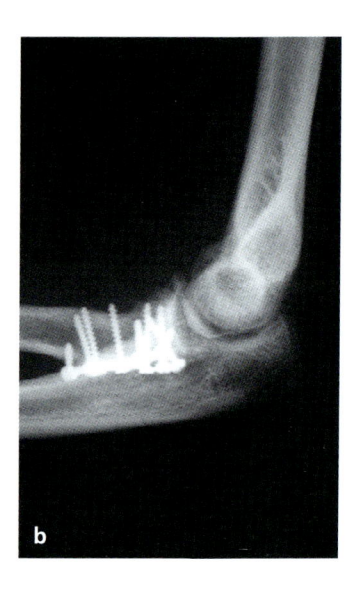

Fig. 3.4-9 a-b Raios X aos seis meses de pós-operatório mostraram consolidação total.

Remoção de implante

A remoção do implante é incomum.

3.4 Fratura extra-articular, multifragmentária, do colo radial; ulna intacta (21-A2.3)

Armadilhas −

Dicas +

Planejamento pré-operatório

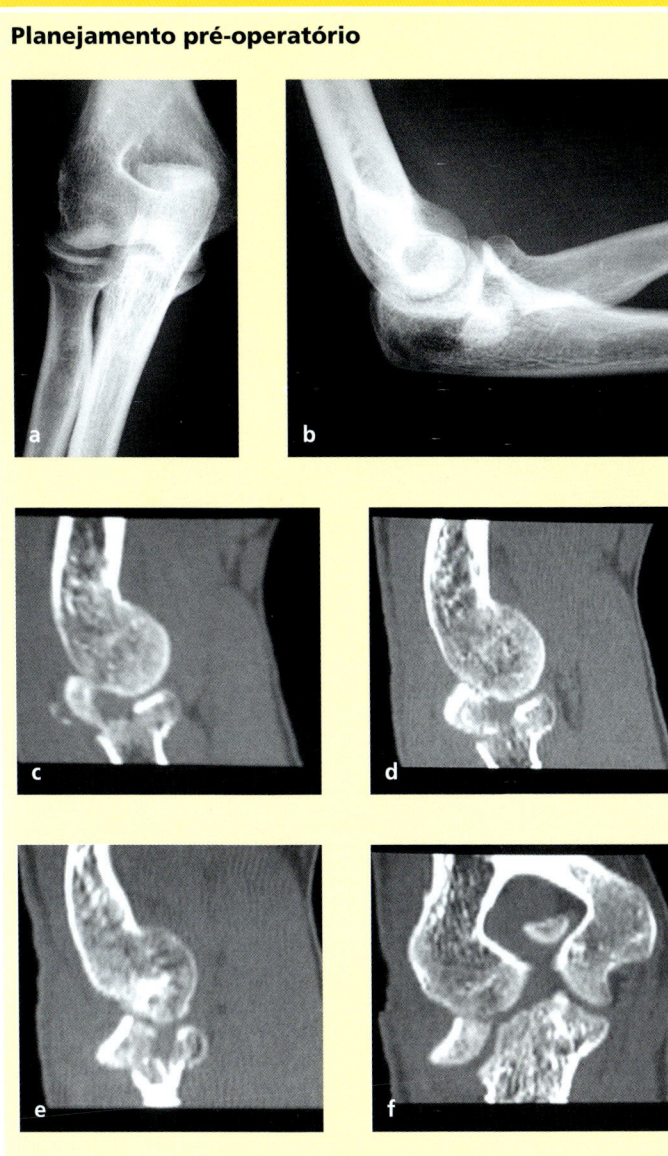

Fig. 3.4-10 a-f   Em fraturas mais complexas, os raios X podem não mostrar muitos detalhes. Portanto, exames de TC podem ser úteis no planejamento pré-operatório.

Armadilhas – (cont.)

Equipamento
O tamanho pequeno da cabeça radial requer colocação precisa de implantes de perfil baixo. Placas ou parafusos muito proeminentes bloquearão a rotação do antebraço.

Abordagem cirúrgica
As duas principais preocupações são lesão no nervo interósseo posterior e/ou no complexo ligamentar colateral lateral.

Redução e fixação
Implantes não colocados na "zona de segurança" irão interferir na rotação do antebraço.

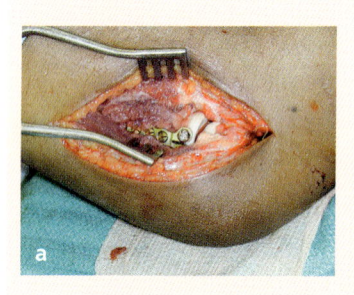

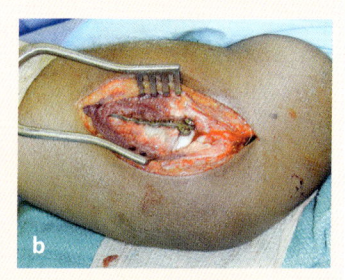

Fig. 3.4-11 a-b
a   Supinação.
b   Pronação.

Reabilitação
Fraturas da cabeça radial podem afetar a função do antebraço e do cotovelo; assim, a reabilitação depende da restauração anatômica e de fixação interna estável.

Dicas + (cont.)

Equipamento
Implantes pré-moldados que ofereçam fixação com estabilidade angular são extremamente úteis.

Recomenda-se que uma seleção de próteses esteja disponível.

Abordagem cirúrgica
Para abordagem lateral, deve-se ter cuidado para sempre permanecer acima do equador da cabeça radial. O nervo interósseo posterior estará localizado em média 4 a 5 cm distal ao capítulo.

Para fraturas mais complexas, uma osteotomia dos epicôndilos laterais oferece exposição excelente.

Redução e fixação
A "zona segura" para colocação de implante é anterolateral em rotação neutra do antebraço e posterolateral em supinação total.

Reabilitação
A fixação estável permite mobilização a ser iniciada 24 a 48 horas após a cirurgia para a função do cotovelo e do antebraço.

Autor   Michael Schütz

3.5   Fratura articular do olécrano; rádio intacto (21-B1.2)

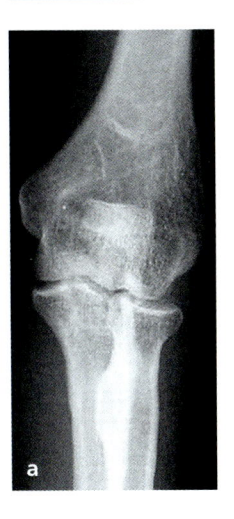

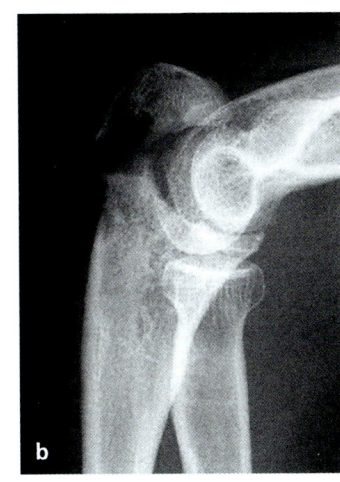

1   Descrição de caso

Uma mulher de 46 anos caiu e teve uma fratura bifocal do olécrano. Não houve outras lesões.

Fig. 3.5-1 a-b   Raios X pré-operatórios.
a   Incidência AP.
b   Incidência lateral.

Indicação

De acordo com os princípios do tratamento da fratura articular, uma osteossíntese estável que permita tratamento funcional precoce com ou sem uma tala deve ser atingida. Devido a um fragmento intra-articular intermediário, uma osteossíntese com placa foi realizada, em vez de fixação com fio K ou cerclagem.

Planejamento pré-operatório

Equipamento

- Placa metafisária LCP de 3, 5 e 6 orifícios
- Parafusos de cabeça bloqueada de 3,5 mm
- Parafusos corticais de 3,5 mm
- Fios K de 1,25 e 1,6 mm

(O tamanho do sistema, dos instrumentos e dos implantes pode variar de acordo com a anatomia.)

Preparação e posicionamento do paciente

Antibióticos: dose única de cefalosporina de segunda geração.
Profilaxia de trombose: heparina de baixo peso molecular.

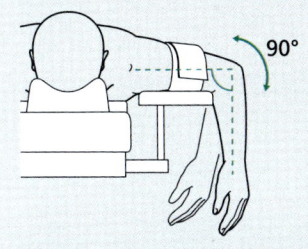

Fig. 3.5-2   Decúbito ventral, braço sobre uma mesa de braço, torniquete pneumático (estéril ou não estéril), raio X e intensificador de imagem.

3   Rádio e ulna, proximal

2   Abordagem cirúrgica

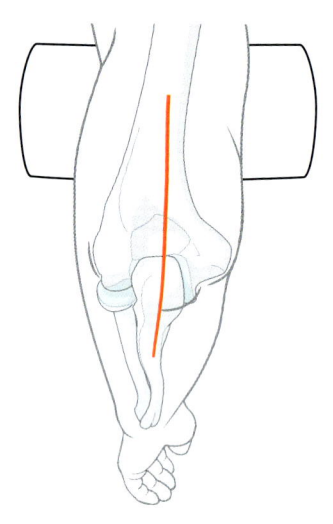

Fig. 3.5-3   Uma incisão dorsal reta é feita sob controle de torniquete.

3   Redução e fixação

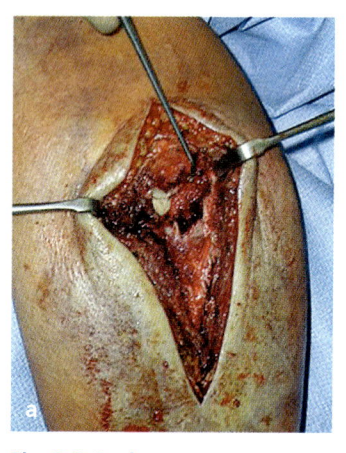

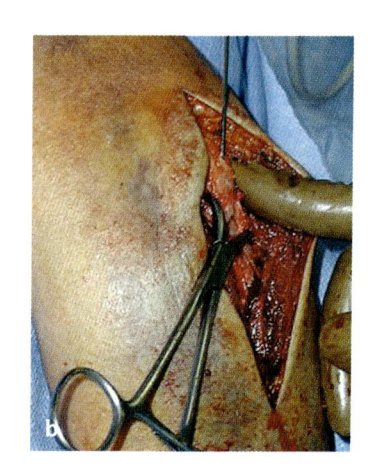

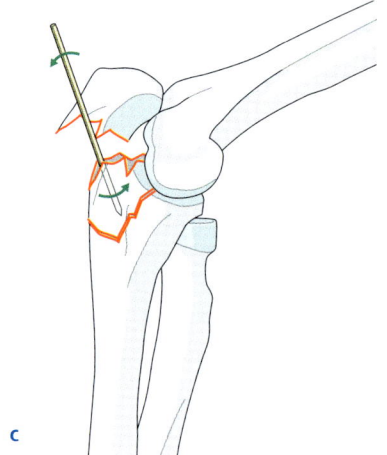

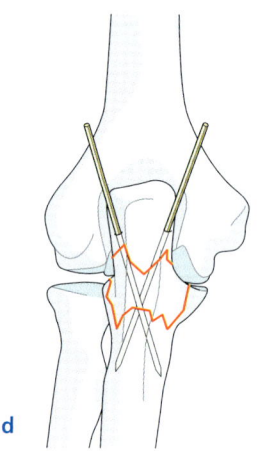

Fig. 3.5-4 a-i
a   A zona da fratura articular é exposta.
b-d   O fragmento de fratura intermediário é reduzido, sob visão, em alinhamento correto ao fragmento articular distal e temporariamente fixado com dois fios K. Esses fios devem ser inseridos de modo que não interfiram na posição planejada da placa.

O fragmento principal proximal é, então, reduzido de forma anatômica no fragmento distal com a ajuda do fórceps de redução pontiagudo. A redução completa é estabilizada com fios K de 1,6 mm.

3.5 Fratura articular do olécrano; rádio intacto (21-B1.2)

3 Redução e fixação

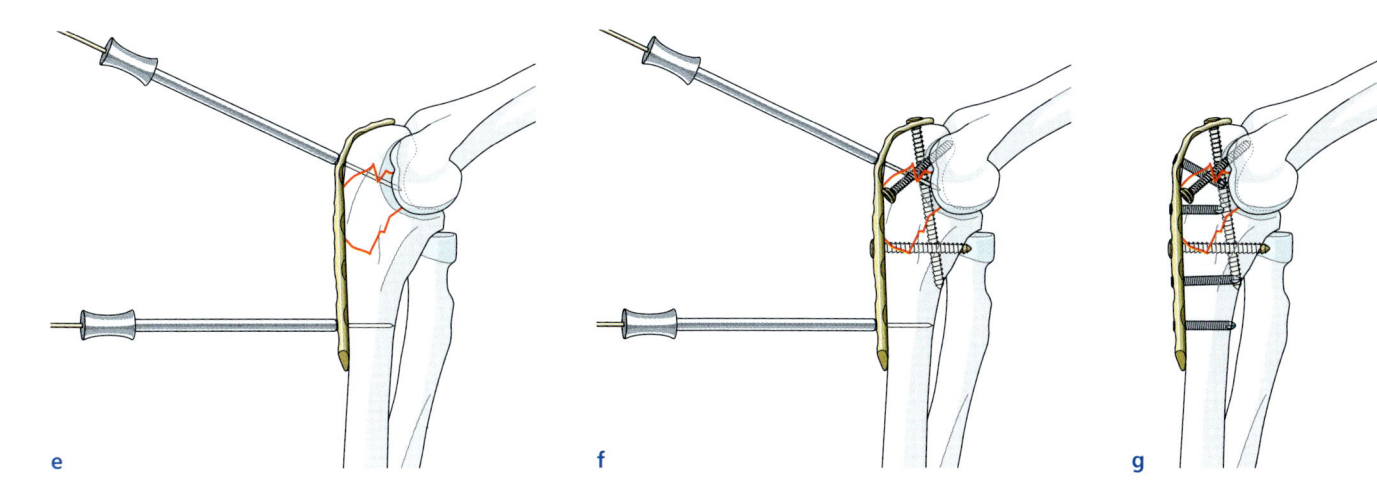

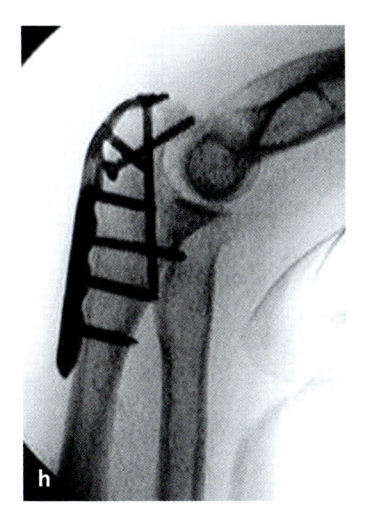

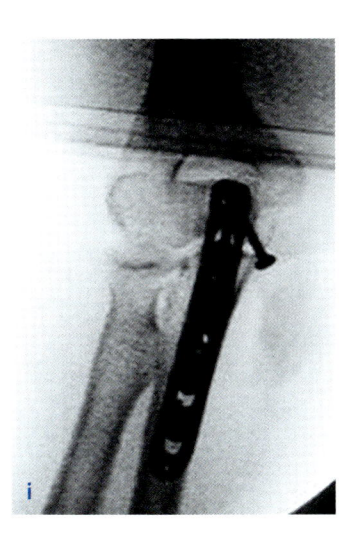

e f g

Fig. 3.5-4 a–i (cont.)

e A LCP metafisária de seis orifícios é moldada anatomicamente em sua extremidade proximal para abranger o olécrano. Para atingir o contato íntimo da placa com o uso, a inserção do tríceps fendida, e a placa é posicionada. A placa é mantida na posição desejada com dois fios K inseridos através de dois trocartes.

f O primeiro parafuso é de compressão cortical de 3,5 mm, posicionado de forma subcondral do modo mais proximal possível. Esse passo é monitorado por intensificador de imagem. Outro parafuso cortical de 3,5 mm é inserido na diáfise. O fragmento metafisário intermediário é fixado com um parafuso de compressão cortical de 3,5 mm orientado para o olécrano.

g Quatro parafusos de cabeça bloqueada são inseridos para a fixação final.

h–i O teste clínico da amplitude de movimento e o controle radiológico finalizam a operação.

3 Rádio e ulna, proximal

4 Reabilitação

Uma tala posterior para o membro superior foi aplicada até que a cicatrização da ferida tivesse ocorrido.

A fisioterapia iniciou no segundo dia após a operação, inicialmente com movimento passivo e, depois, com ativo.

Remoção do implante

A remoção do implante pode ser necessária devido à cobertura muito fina do tecido mole e à probabilidade de irritação.

5 Armadilhas –

Redução e fixação
Se os parafusos corticais e os de cabeça bloqueada estiverem ambos inseridos na mesma placa, há um risco de que as técnicas de fixação interfiram uma com a outra, o que pode levar ao afrouxamento do implante.

Reabilitação
O prolongamento da fisioterapia pode levar a rigidez do cotovelo, e a terapia agressiva pode levar a falha na fixação (cabeça radial).

6 Dicas +

Redução e fixação
É altamente recomendado que todos os parafusos corticais (convencionais) sejam inseridos antes da inserção dos parafusos de cabeça bloqueada.

Reabilitação
Deve ser encontrado um equilíbrio cuidadoso entre a fisioterapia precoce e a mobilização suave para prevenir rigidez do cotovelo (em especial pronação e supinação).

Autor Sean E. Nork

3.6 Fratura articular do olécrano, multifragmentária, unifocal; rádio intacto (21-B1.1)

1 Descrição de caso

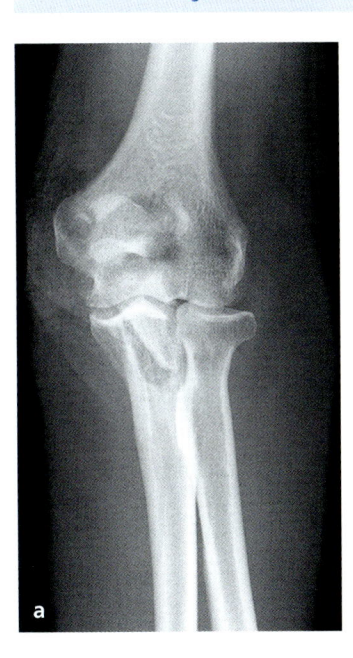

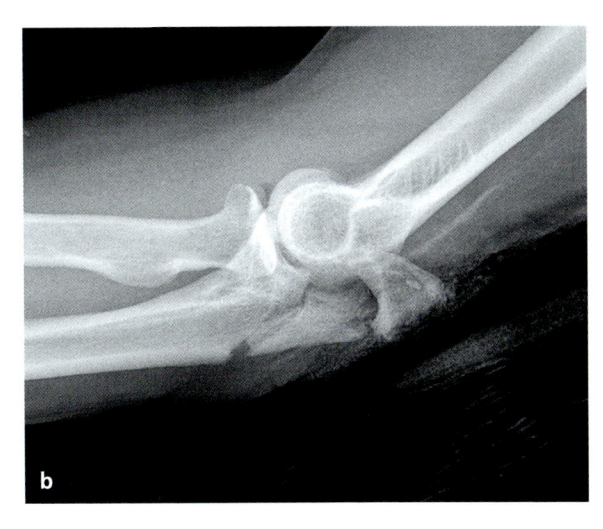

Um homem de 28 anos sofreu um trauma único resultando em fratura fechada do cotovelo esquerdo após queda de uma escada.

Fig. 3.6-1 a–b   Raios X pré-operatórios.

Indicação

Este paciente jovem apresentou-se com fratura intra-articular desviada do cotovelo. Além disso, o mecanismo extensor do cotovelo foi rompido. De modo a maximizar a recuperação funcional do cotovelo, o tratamento operatório é necessário. Isso permite o movimento precoce, para minimizar rigidez articular, e a reconstrução anatômica da superfície articular, para minimizar artrite.

Indicação (cont.)

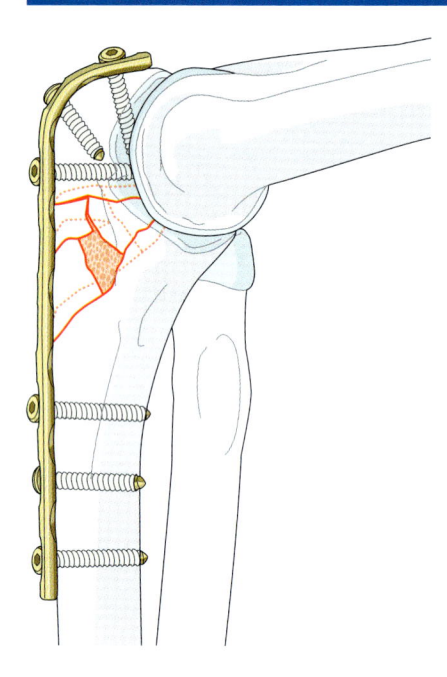

Fig. 3.6-2 Princípio da placa em ponte.
Uma placa em ponte pode ser comparada a fixação de haste intramedular bloqueada de uma fratura da diáfise cominuída. Nas fraturas multifragmentares do olécrano, a reconstrução anatômica da própria superfície articular é o objetivo primário. Fragmentos intermediários não articulares não precisam de redução anatômica. Enxerto de osso esponjoso pode ser usado para sustentar os fragmentos articulares e preencher os defeitos.
Manipule diretamente apenas os fragmentos articulares. A manipulação excessiva dos fragmentos intermediários arrisca perturbar seu suprimento sanguíneo. Se as inserções de tecido mole forem preservadas e os fragmentos estiverem bem alinhados, a consolidação é previsível. O alinhamento dos fragmentos principais em geral pode ser atingido de forma indireta usando tração e tensão dos tecidos moles. A estabilidade mecânica, fornecida pela placa em ponte, é adequada para consolidação indireta (formação de calo).

Planejamento pré-operatório

Raios X de tração são úteis na compreensão do padrão de fratura. Eles permitem a identificação de cominuição intra-articular e metafisária. Neste caso, existiam dois fragmentos de fraturas principais da superfície articular. O principal fragmento articular incluiu o processo do olécrano. O fragmento intercalado continha um segmento da superfície articular. A natureza oblíqua distal da fratura tornou a cerclagem com banda de tensão muito menos confiável. A fixação com placa deve ser usada para esta fratura.

Equipamento

- Placas para a ulna proximal moldadas de maneira anatômica são potencialmente vantajosas. Elas permitem fixação em torno da ponta do olécrano, com fixação proximal de parafuso a partir da placa até a diáfise ulnar intacta distalmente.
- Placas retas 2,0 para ajudar com a redução e a manutenção dos fragmentos de fratura intercalados
- Parafusos corticais de 2,4, 2,7 e 3,5 mm
- Fios K de 1,5, 1,8 e 2,0 mm
- Pinças de redução pontiagudas (grandes e pequenas)
- Ganchos de dentista
- Placas de compressão bloqueadas podem ser consideradas, sobretudo se houver osteopenia associada ou feridas abertas

(O tamanho do sistema, dos instrumentos e dos implantes pode variar de acordo com a anatomia.)

3.6 Fratura articular do olécrano, multifragmentária, unifocal; rádio intacto (21-B1.1)

Planejamento pré-operatório (cont.)

a

b

c

d

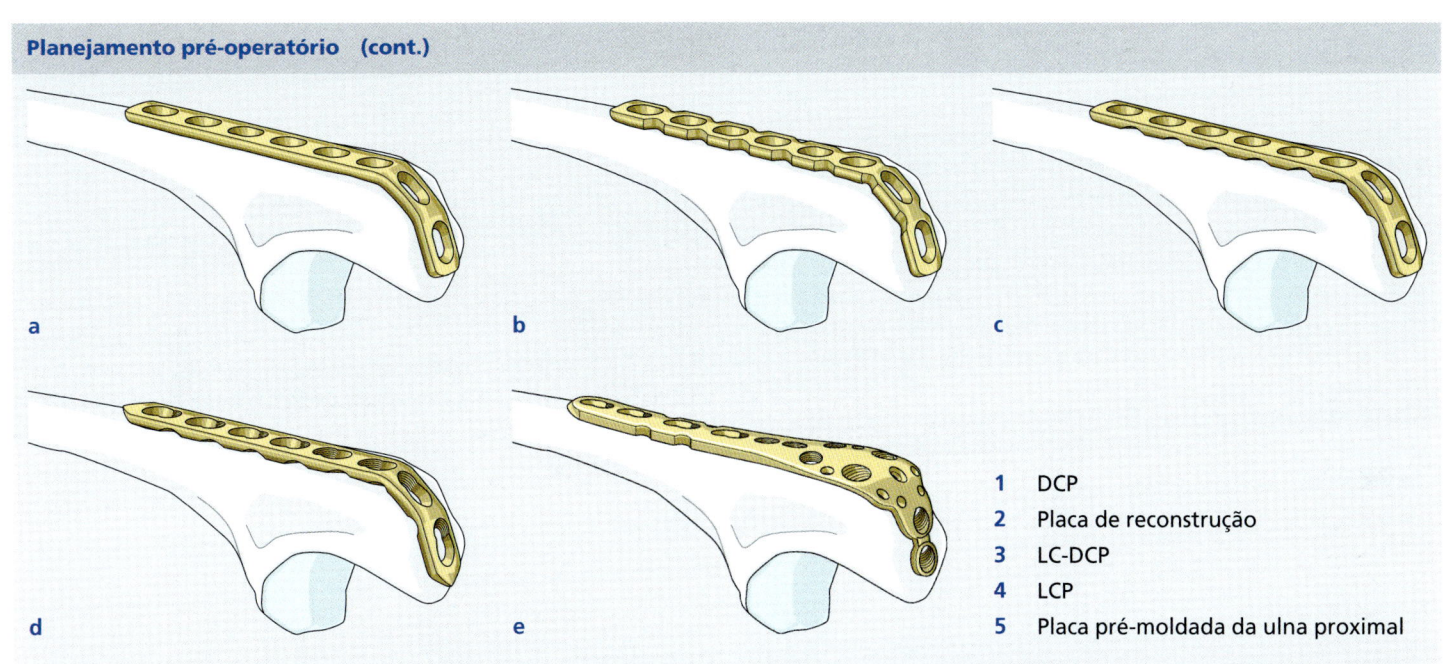

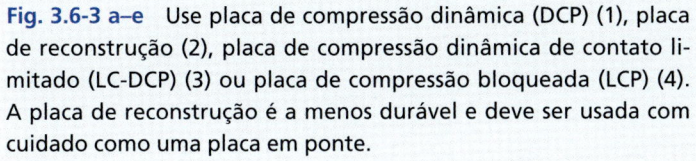

e

1 DCP
2 Placa de reconstrução
3 LC-DCP
4 LCP
5 Placa pré-moldada da ulna proximal

Fig. 3.6-3 a–e Use placa de compressão dinâmica (DCP) (1), placa de reconstrução (2), placa de compressão dinâmica de contato limitado (LC-DCP) (3) ou placa de compressão bloqueada (LCP) (4). A placa de reconstrução é a menos durável e deve ser usada com cuidado como uma placa em ponte.

Escolha o comprimento da placa de modo que pelo menos três parafusos possam ser inseridos no fragmento mais proximal e três na diáfise.

Se a fratura estiver muito proximal ou em um osso osteoporótico, uma LCP de olécrano pré-moldada com parafusos de cabeça bloqueada pode ser usada para permitir melhor fixação.

3   Rádio e ulna, proximal

Planejamento pré-operatório   (cont.)

Preparação e posicionamento do paciente

Antibióticos: dose única de cefalosporina de primeira geração.
Profilaxia de trombose: heparina de baixo peso molecular.

O paciente é posicionado em decúbito lateral com 90° de flexão do cotovelo afetado. Uma prancha de braço radiotransparente é usada. Isso permite a aquisição de imagem fluoroscópica desobstruída nos planos AP e lateral posicionando o braço-C em paralelo com o corpo do paciente. De maneira alternativa, o posicionamento em decúbito ventral pode ser usado para apresentar o cotovelo em uma posição similar. O posicionamento e a aquisição de imagem são muitas vezes mais fáceis em decúbito ventral, mas aumentam potencialmente os riscos anestésicos. Ambas as posições (lateral e em decúbito ventral) permitem que o cirurgião sente ou fique em pé de frente para a superfície dorsal do úmero distal.

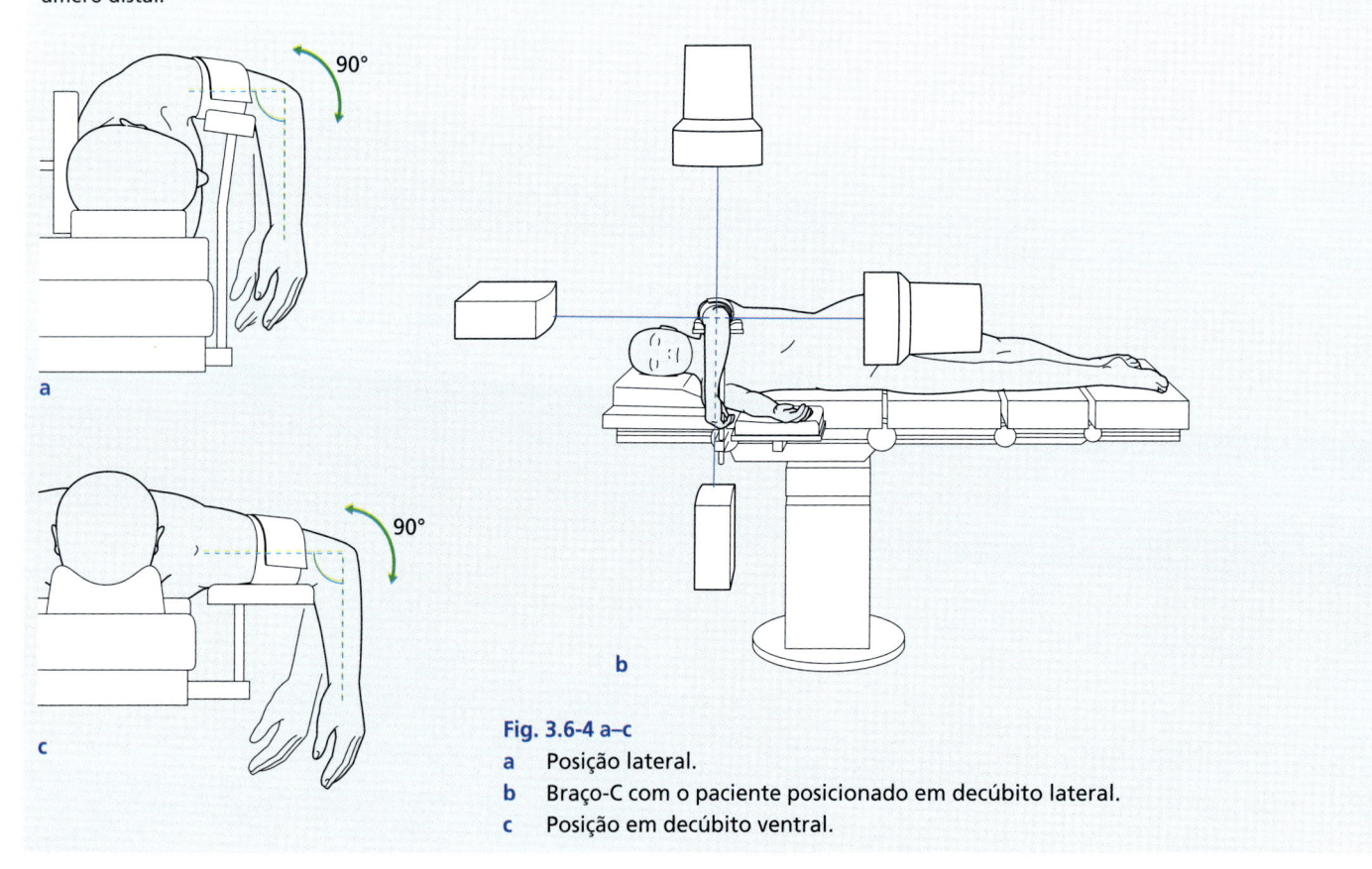

Fig. 3.6-4 a–c
a   Posição lateral.
b   Braço-C com o paciente posicionado em decúbito lateral.
c   Posição em decúbito ventral.

3.6 Fratura articular do olécrano, multifragmentária, unifocal; rádio intacto (21-B1.1)

2 Abordagem cirúrgica

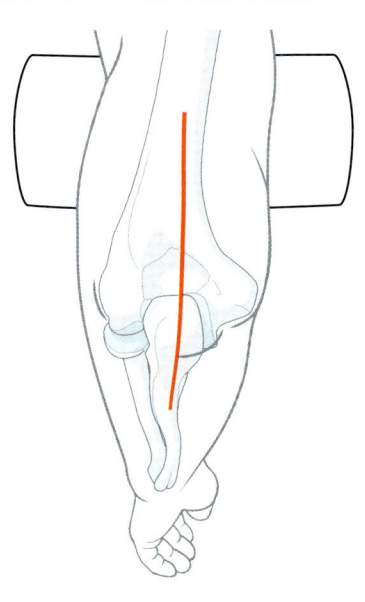

Uma incisão dorsal extensível, evitando a ponta do olécrano, é usada. Retalhos de pele de espessura total são criados medial e lateralmente, expondo a fáscia do tríceps dorsal e o ancôneo proximalmente e a ulna proximal distalmente. A exposição e a mobilização do nervo ulnar devem ser consideradas, dada a necessidade de exposição proximal e medial. A maior parte da redução pode ser feita com base no realinhamento cortical dorsal.

Fig. 3.6-5 Uma incisão dorsal reta é feita sob o controle de um torniquete.

3 Redução e fixação

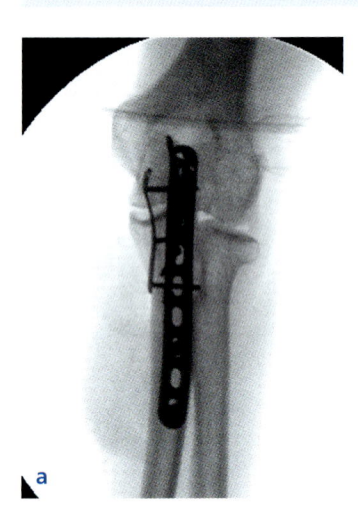

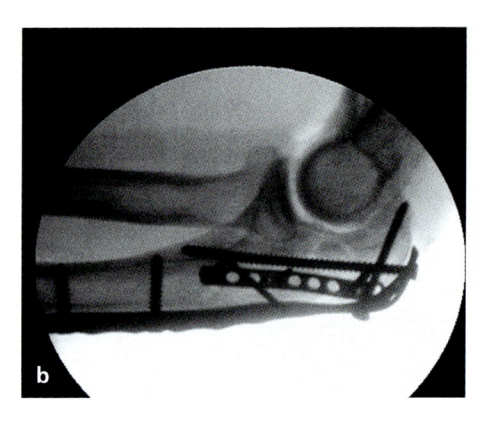

Fig. 3.6-6 a–b Incidências fluoroscópicas intraoperatórias mostrando a redução e as posições dos implantes.

O fragmento intercalado pode ser, primeiro, anatomicamente reduzido para a ulna distal, dada a grande área cortical. Eles podem, então, ser estabilizados com um parafuso de compressão, de 2,4 mm, de dorsal a palmar, convertendo de fato a lesão em uma fratura de duas partes. Orifícios de medial para lateral e de lateral para medial na diáfise ulnar distal à fratura permitem colocações de pinças laterais e mediais. O fragmento do processo do olécrano é então comprimido de forma simétrica para o segmento diafisário. Em geral, de início, isso é feito com mais facilidade em extensão, seguido por flexão, para evitar a má redução em extensão que costuma ocorrer. Uma pequena placa (2,0 mm) pode ser colocada em posição medial para manter a redução e fornecer um ponto adicional de fixação no fragmento intercalado. Uma placa dorsal que se enrole em torno do processo do olécrano pode então ser colocada. Uma pequena divisão longitudinal e vertical na inserção do tríceps é necessária para permitir a colocação da placa proximal diretamente no osso. Dois pontos de fixação proximal podem ser obtidos com parafusos colocados através da placa. O mais proximal pode ser colocado como um parafuso de compressão; o ponto de saída distal deve ser ulnar para evitar interferência na rotação do antebraço. Distalmente, dois pontos de fixação são adequados.

3.6 Fratura articular do olécrano, multifragmentária, unifocal; rádio intacto (21-B1.1)

4 Reabilitação

A imobilização em extensão, incluindo imobilização noturna, deve ser considerada até que a fisioterapia seja iniciada. Este paciente foi aconselhado a não sustentar carga até que o enxerto ósseo tivesse se incorporado e houvesse evidência radiográfica de consolidação. A fisioterapia foi iniciada no segundo dia após a operação, com exercícios de amplitude de movimento ativo e passivo.

Medicação: analgesia foi administrada quando requerida.

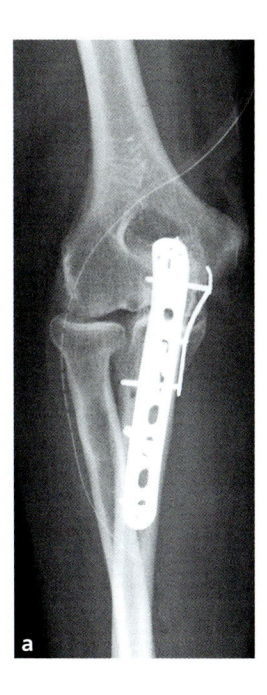

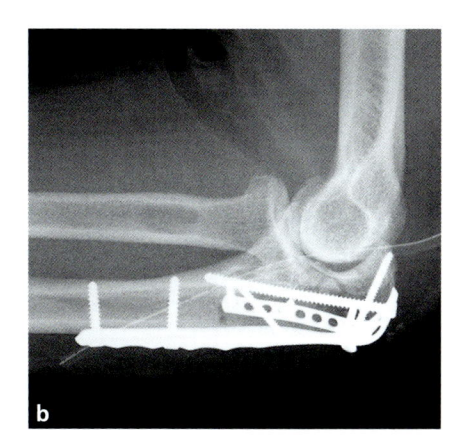

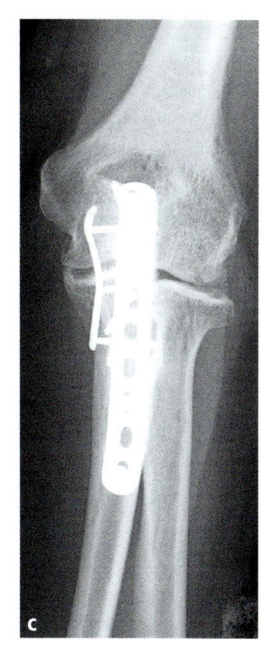

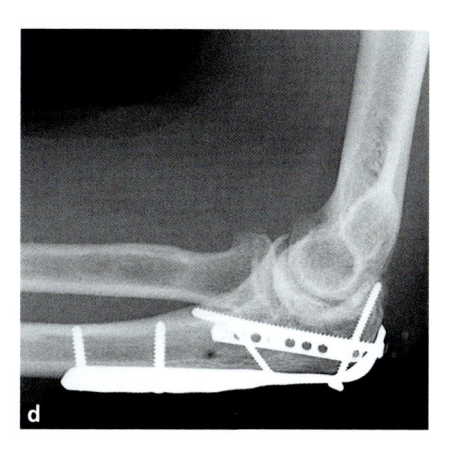

Fig. 3.6-7 a–d
a–b Raios X pós-operatórios imediatos.
c–d Raios X após quatro meses, mostrando consolidação sem intercorrências.

Remoção do implante

A remoção do implante, em geral, não é necessária, se ele estiver apropriadamente posicionado. Contudo, se sintomáticas, as placas podem ser removidas após a consolidação da fratura ter ocorrido.

Como a consolidação óssea primária tem prioridade, a remoção da placa deve ser retardada por no mínimo 12 a 18 meses após a operação.

3   Rádio e ulna, proximal

5   Armadilhas –

Equipamento
Uma placa que não se enrole em torno do processo do olécrano deve contar com parafusos pequenos para fixar o segmento proximal. A placa dorsal deve ter força adequada para resistir às forças de flexão proximais que ocorrem com a reabilitação.

Abordagem cirúrgica
Na extremidade agudamente lesionada, a borda dorsal subcutânea do olécrano pode não ser palpada com facilidade. Deve-se ter cuidado para identificar o intervalo entre os músculos ancôneo e flexor ulnar do carpo.

Redução e fixação
A articulação radioulnar proximal deve ser evitada durante a fixação dos parafusos.

Reabilitação
A carga prematura e as atividades físicas agressivas antes da consolidação podem comprometer a fixação.

6   Dicas +

Equipamento
Uma LC-DCP pode ser moldada para encaixar-se na ulna proximal, incluindo a angulação em torno da ponta do olécrano.

Uma pinça Weber grande (pinça de redução pontiaguda) pode ser modificada pelo endireitamento de uma das duas pontas, que pode então ser colocada em um orifício de perfuração transverso na ulna, distal à fratura. A ponta curvada pode ser posicionada no segmento do olécrano proximal, lateral à posição antecipada da placa.

Placas pré-moldadas têm uma angulação que incorpora o arco da ulna, permitindo um melhor encaixe.

Abordagem cirúrgica
A incisão deve evitar a pele que está sobre a ponta do olécrano para diminuir um futuro desconforto.

A exposição adequada das superfícies articulares mediais e laterais do olécrano ajuda a garantir uma redução articular precisa.

Redução e fixação
Parafusos de compressão menores (2,0 e 2,4 mm) têm a vantagem de prender fragmentos cominuídos e intercalados, permitindo, no entanto, colocação da placa dado o perfil baixo dos parafusos de cabeça cruzada.

Reabilitação
A mobilização precoce com exercícios de amplitude de movimento passivos e ativos do cotovelo é recomendada. A carga é restrita até que haja evidência de consolidação.

A perda de extensão terminal, apesar da reabilitação agressiva, ocorre com frequência. Considerar a imobilização do cotovelo em extensão durante o período pós-operatório imediato.

Autor Michael Plecko

3.7 Fratura aberta, articular, do olécrano (21-B1-3); fratura simples da diáfise da ulna (22-A1.2); luxação anterior da cabeça radial

1 Descrição de caso

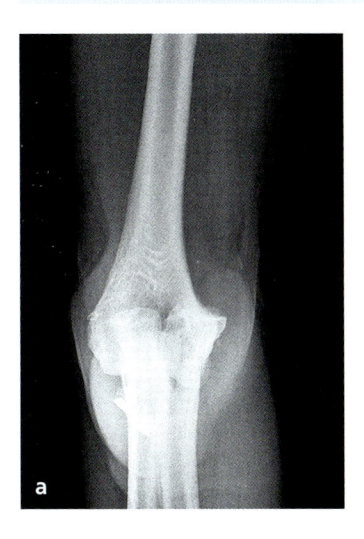

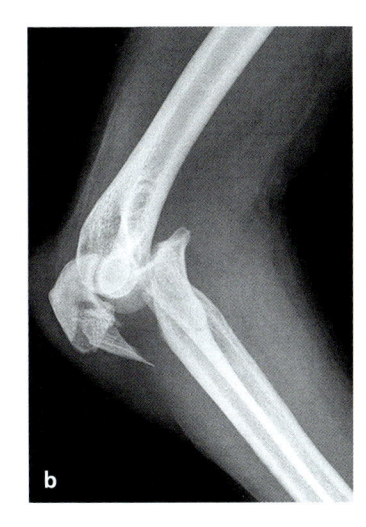

Um homem de 79 anos caiu de uma escada e sofreu uma fratura multifragmentar, aberta, do tipo I de Gustilo da ulna proximal, com luxação anterior da cabeça radial e uma fratura simples não desviada da diáfise ulnar. Seu braço direito dominante foi afetado. Adicionalmente, teve um grave trauma no tórax, com múltiplas fraturas nas costelas, e um hematopneumotórax.

Fig. 3.7-1a–b Raios X pré-operatórios.
a   Incidência AP do cotovelo direito.
b   Incidência lateral.

Indicação

Fratura segmentar da ulna 21-B1, fratura multifragmentar aberta do tipo I de Gustilo da ulna proximal, luxação anterior da cabeça radial e junto uma fratura 22-A1 não desviada, simples, na diáfise da ulna.
Após estabilizar a condição geral do paciente, a redução aberta e a fixação interna com redução adicional da cabeça radial tiveram de ser realizadas nas primeiras 48 horas.

Planejamento pré-operatório

Equipamento

- Placa de olécrano LCP 3,5, oito orifícios.
- Parafusos de cabeça bloqueada, autorrosqueantes, de 3,5 mm.
- Parafusos de cabeça bloqueada de 3,5 mm.
- Parafusos corticais de 3,5 mm.
- Parafusos corticais de 2,4 mm.
- Fio K.

(O tamanho do sistema, dos instrumentos e dos implantes pode variar de acordo com a anatomia).

Preparação e posicionamento do paciente

Antibióticos: cefalosporina intravenosa por 24 horas.
Profilaxia de trombose: nenhuma.

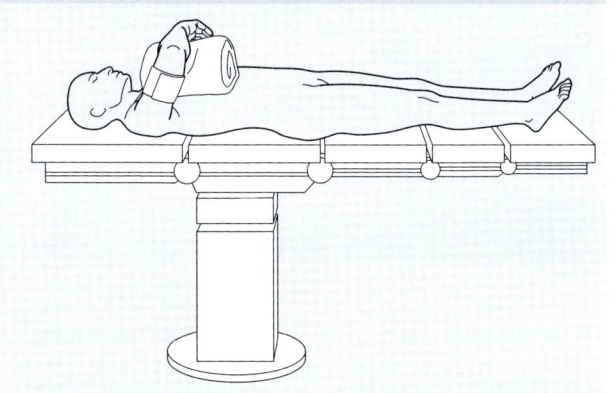

Fig. 3.7-2 Decúbito dorsal, com um rolo de toalha no nível da caixa torácica e o braço lesionado colocado sobre ele. Torniquete estéril.

3   Rádio e ulna, proximal

2   Abordagem cirúrgica

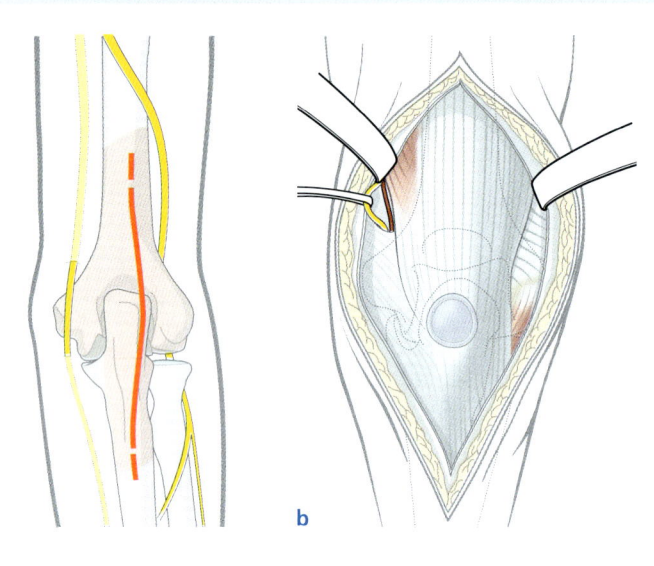

Fig. 3.7-3 a-b Abordagem posterior da ulna. Excisão de coágulo sanguíneo e da bolsa do olécrano. Preparação do nervo ulnar e marcação do nervo com uma fita vascular.

3   Redução e fixação

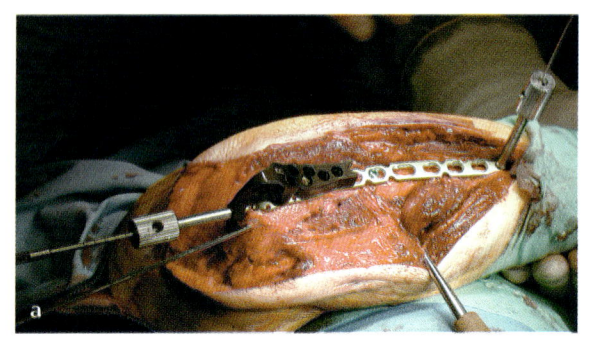

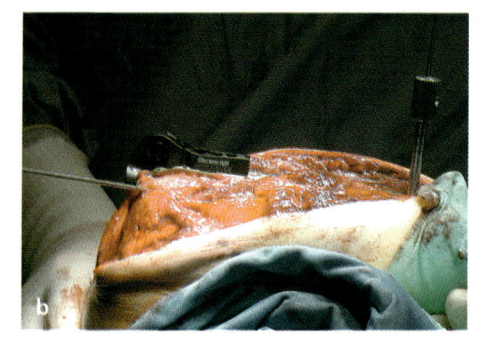

Fig. 3.7-4 a-c
a-b Redução anatômica da fratura do olécrano com um fórceps de redução pontiagudo e fixação temporária com um fio K. Posicionamento de uma placa de olécrano LCP de oito orifícios e fixação temporária da extremidade proximal da placa por inserção de um fio K através de uma guia de perfuração rosqueada. A guia de perfuração é corretamente posicionada com ajuda de um bloco guia.
O primeiro parafuso a ser introduzido através da placa é cortical, para fixar o processo coronoide. O segundo, um parafuso de cabeça bloqueada, de 3,5 mm, é inserido no fragmento da diáfise. O fragmento cortical na porção radial é fixado com um parafuso cortical de 2,4 mm, independente da placa, usando o método de compressão.

3.7 Fratura aberta, articular, do olécrano (21-B1-3); fratura simples da diáfise da ulna (22-A1.2); luxação anterior da...

3 Redução e fixação (cont.)

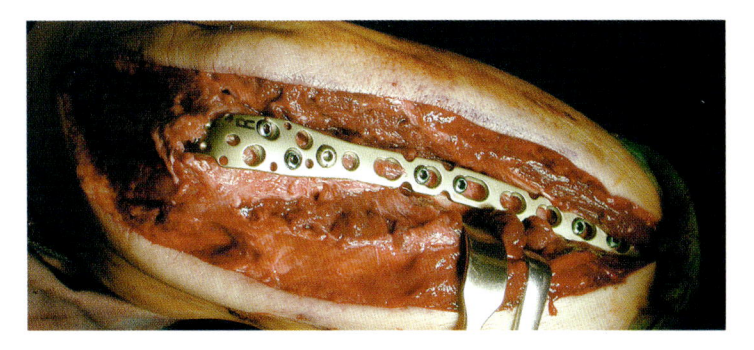

Fig. 3.7-4 a-c   (cont.)
c   A fixação da placa é finalizada com quatro parafusos de cabeça bloqueada no fragmento proximal, dois no fragmento de diáfise intermediário e três no fragmento de diáfise distal.

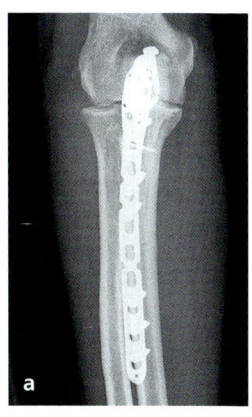

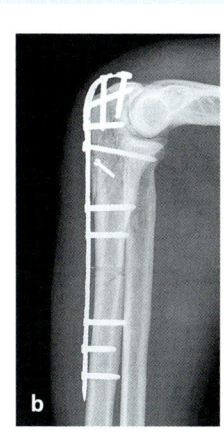

Fig. 3.7-5 a–b   O raio X pós-operatório lateral mostra uma fratura adicional, não desviada, da diáfise da ulna. Essa fratura não foi vista claramente nos raios X pré-operatórios. A cabeça radial está reduzida.
a   Incidência AP.
b   Incidência lateral.

4 Reabilitação

O tratamento funcional foi iniciado no primeiro dia após a operação, com movimento ativo e passivo da articulação do cotovelo e do antebraço.

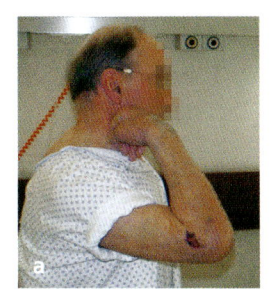

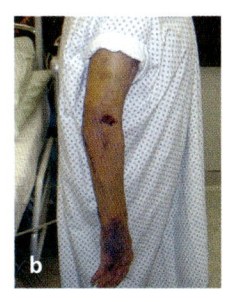

Fig. 3.7-6 a–b   Amplitude de movimento 12 dias após a operação.

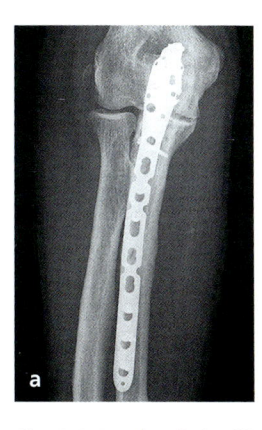

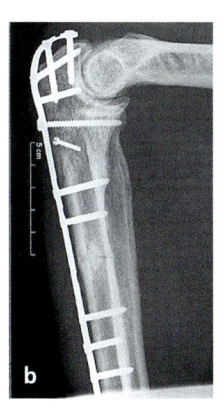

Fig. 3.7-7 a–b   Raios X obtidos seis meses após a operação mostraram consolidação óssea de ambas as fraturas, com a cabeça radial no alinhamento correto.
a   Incidência AP.
b   Incidência lateral.

309

3   Rádio e ulna, proximal

4   Reabilitação (cont.)

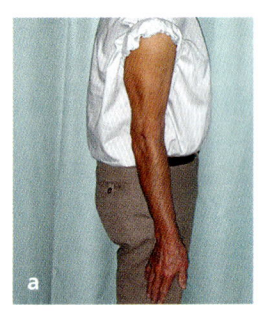

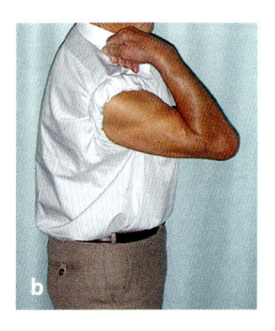

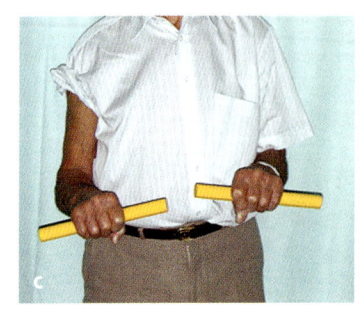

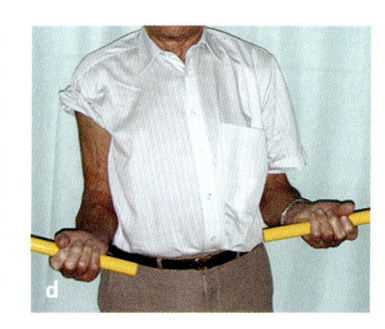

Fig. 3.7-8 a–d Seis meses após a operação, o paciente estava sem dor, tinha apenas ligeiras restrições funcionais e força igual em ambos os lados.
a–b Amplitude de movimento: flexão/extensão 0/5/140.
c–d Amplitude de movimento: pronação/supinação 70/0/70.

5   Armadilhas –

Redução e fixação
Neste caso, a fratura adicional não desviada da diáfise ulnar não foi claramente observada nos raios X pré-operatórios.

A redução e a fixação corretas da fratura do olécrano multifragmentar são pré-condição para a redução da cabeça radial luxada.

6   Dicas +

Equipamento
Placas pré-moldadas anatômicas são úteis nas situações de fraturas complexas.

Redução e fixação
A placa 3,5 do olécrano, LCP especial, anatomicamente pré-moldada, com orifício de combinação, permite a fixação estável dessa fratura segmentar por meio de dois métodos diferentes: o de compressão para a fratura do olécrano e o de imobilização para a fratura da diáfise não desviada.

A placa com estabilidade angular da ulna proximal leva também a uma estabilidade mais alta nas situações de fratura multifragmentária. Isso permite um programa de reabilitação ativo precoce.

Autores   Michael Schütz, Stefan Greiner, Norbert P. Haas

3.8 Fratura bifocal do olécrano; rádio intacto (21-B1.2)

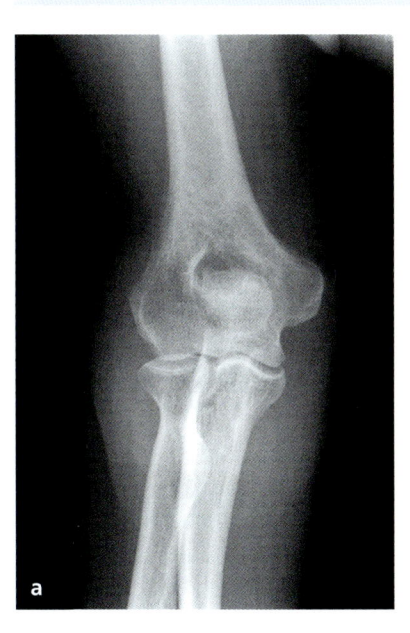

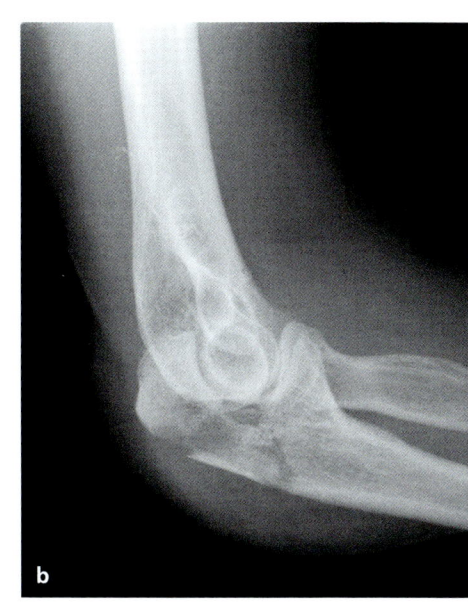

1   Descrição de caso

Uma mulher de 72 anos sofreu um trauma único, uma lesão de fratura fechada do cotovelo direito.

Fig. 3.8-1 a–b   Raios X pré-operatórios.
a   Incidência AP.
b   Incidência lateral.

Indicação

A paciente apresentou-se com uma fratura articular do olécrano com pelo menos duas linhas de fratura. Uma depressão da superfície articular estava evidente no fragmento do meio. Considerando a idade da paciente no momento da lesão, o tratamento operatório foi julgado necessário para restaurar a superfície articular e preservar a amplitude de movimento e a função do cotovelo.

3 Rádio e ulna, proximal

Indicação (cont.)

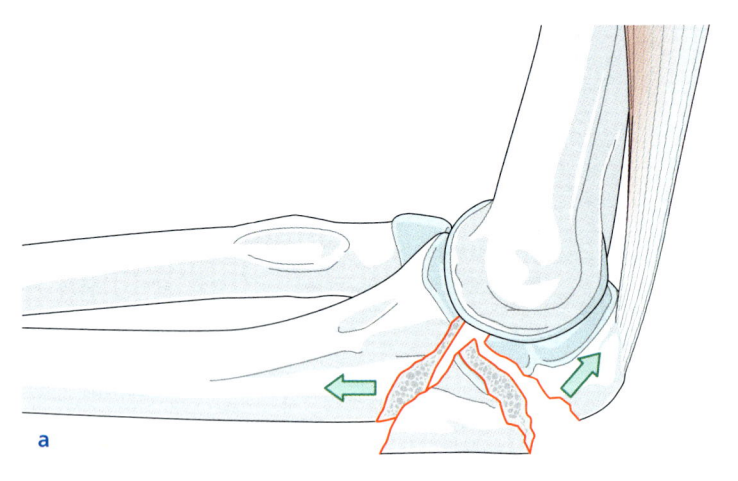

Fig. 3.8-2a–b Princípio da banda de tensão.

a A banda de tensão converte forças de tração em forças de compressão. Não deve haver cominuição no lado oposto da placa. Observe o contato da superfície articular nesta fratura.

b Os seguintes critérios devem ser preenchidos para que uma placa atue como uma banda de tensão:
  - O osso fraturado deve estar excentricamente carregado.
  - A placa deve ser colocada no lado da tensão.
  - A placa deve ser capaz de resistir às forças de tensão.
  - O osso deve ser capaz de resistir à força compressiva que resulta da conversão das forças de distração pela placa.
  - Deve haver um suporte ósseo oposto à placa para prevenir a angulação cíclica. A superfície articular precisa ter contato, conforme ilustrado aqui.

3.8 Fratura bifocal do olécrano; rádio intacto (21-B1.2)

Planejamento pré-operatório

Equipamento

- LCP 3,5, de sete orifícios
- Parafusos de cabeça bloqueada autorrosqueantes de 3,5 mm
- Fios K de 2,0 mm
- Parafusos corticais de 2 mm

(O tamanho do sistema, dos instrumentos e dos implantes pode variar de acordo com a anatomia.)

Preparação e posicionamento do paciente

Antibióticos: combinação intravenosa de 2,2 g de Agmentan composto de amoxicilina (penicilina) e ácido clavulânico.
Profilaxia de trombose: heparina de baixo peso molecular.

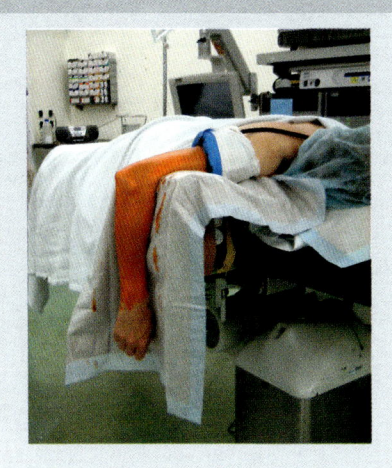

Fig. 3.8-3 A paciente é posicionada com o rosto para baixo, tendo o braço lesionado flexionado a 90° sobre um cilindro e mantendo a liberdade de movimento.

2 Abordagem cirúrgica

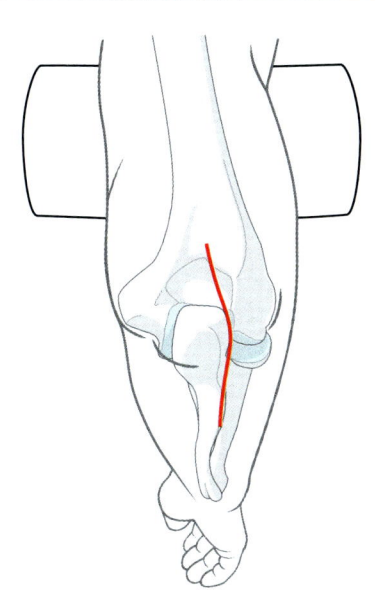

Uma abordagem posterior é inicialmente adotada. A incisão na pele é iniciada cerca de 2 cm acima da ponta do olécrano no aspecto dorsal do úmero, curvando ao redor do olécrano em direção radial e terminando cerca de 5 cm distal de sua ponta, seguindo a borda ulnar. O tendão do tríceps é deixado intacto, e o tecido subcutâneo é dissecado no periósteo.

Fig. 3.8-4 Abordagem posterior.

3 Redução e fixação

A fratura é exposta, e as bordas são limpas de forma cuidadosa com uma cureta. A articulação é reduzida por tração, e a superfície articular colabada é gentilmente elevada para restaurar a congruência. A fixação temporária é atingida pela inserção de dois fios K de 2,0 mm. O fragmento médio é fixado com um parafuso ulnorradial cortical. Após a visualização da posição da placa pelo braço-C em dois planos, uma LCP 3,5, de sete orifícios, é dobrada cerca de 60° entre o primeiro e o segundo orifício do parafuso e ajustada para encaixar na borda ulnar proximal. Se necessário, o tendão do tríceps é dividido em sua inserção sobre o olécrano para permitir o posicionamento da placa. Um parafuso cortical é colocado a partir da ponta do olécrano até o primeiro orifício da placa em direção ao coronoide, sob a superfície articular. Um parafuso de cabeça bloqueada, autorrosqueante, monocortical, é colocado no segundo orifício da placa. Dois orifícios acima da fratura são deixados vazios. Por fim, dois parafusos bicorticais e um monocortical de cabeça bloqueada, autorrosqueante, são colocados na placa em posição distal.

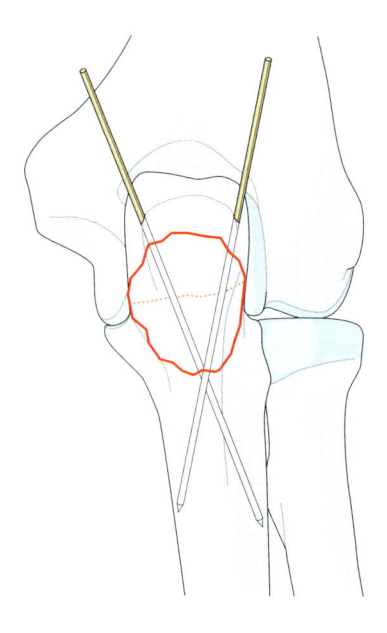

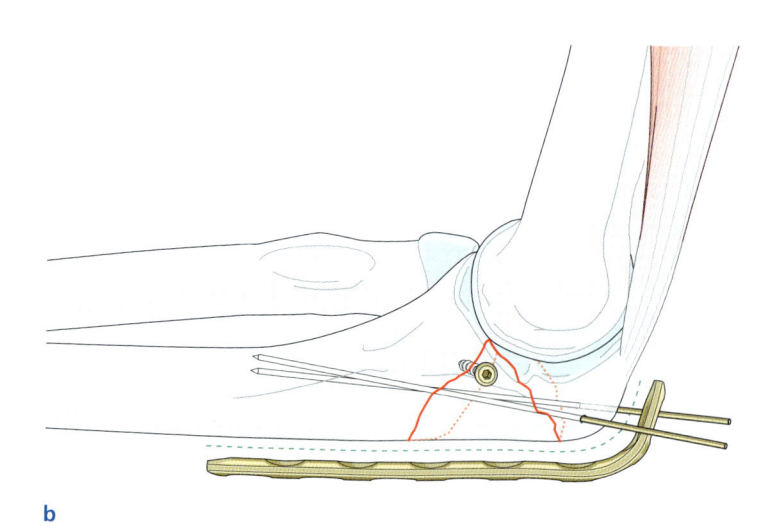

Fig. 3.8-5 a–e

a Por meio de uma incisão posterior, efetue a redução direta da fratura com ajuda de um fórceps de redução pontiagudo. Segure temporariamente a redução com 1 ou 2 fios K. Insira-os em uma posição em que não interfiram nos parafusos e na placa planejados. Controle a redução com a visualização direta da incisura sigmoide e do córtex posterior do olécrano, e confirme com controle fluoroscópico do braço-C.

b O fragmento médio é fixado com um parafuso ulnorradial cortical de 2,0 mm. Uma LCP 3,5, de sete orifícios, é dobrada e ajustada para encaixar na borda ulnar proximal.

3.8 Fratura bifocal do olécrano; rádio intacto (21-B1.2)

3 Redução e fixação (cont.)

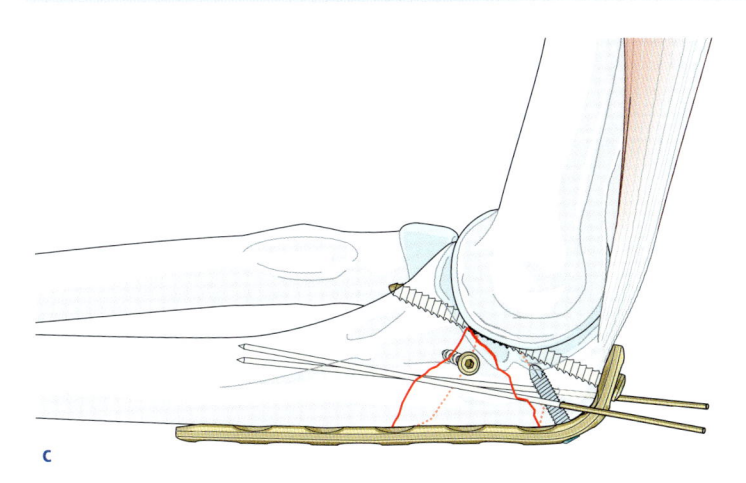

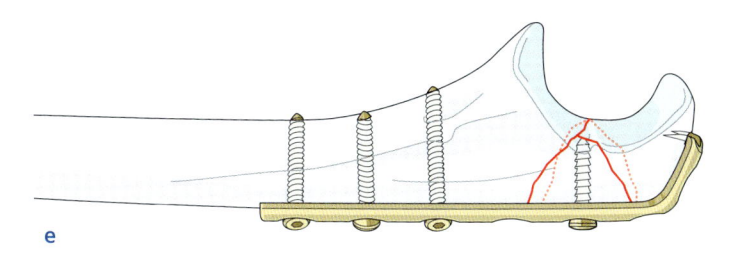

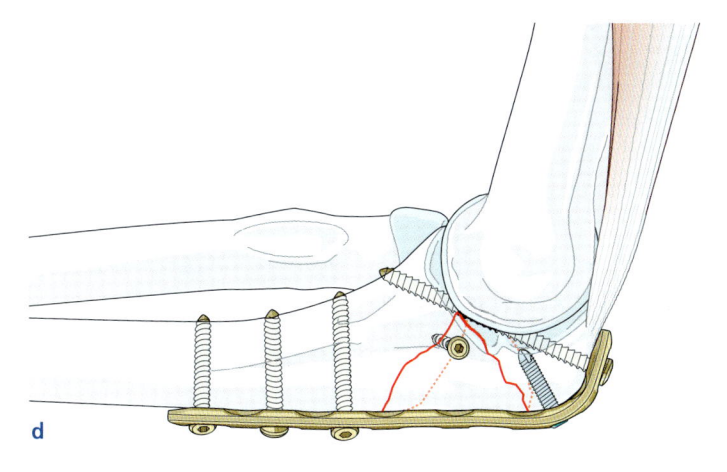

Fig. 3.8-5 a–e (cont.)

c Para atingir contato íntimo da placa no osso, divida a inserção do tríceps antes de posicionar a placa. Ancore-a com dois parafusos na ponta do olécrano. Assegure-se de que os parafusos não estejam penetrando na articulação.

d Se parafusos corticais forem usados, insira três de modo bicortical no fragmento distal. Assegure-se de manter o contorno e a largura da incisura sigmoide maior.

e Uma alternativa em fraturas da ulna muito proximais pode ser o uso de uma placa tubular de um terço em gancho. Corte o orifício do parafuso em uma extremidade da placa e dobre-o para formar um gancho bífido. O gancho é inserido no fragmento proximal, onde pode ser adicionalmente fixado com 1 ou 2 parafusos. Aplique a placa por baixo do tendão do tríceps braquial e certifique-se de que a ponta não encoste na fossa do olécrano. Observação: a placa tubular de um terço é fina e pode romper sob cargas de flexão. Assim, deve ser usada apenas como banda de tensão com bom suporte ósseo.

3 Rádio e ulna, proximal

3 Redução e fixação (cont.)

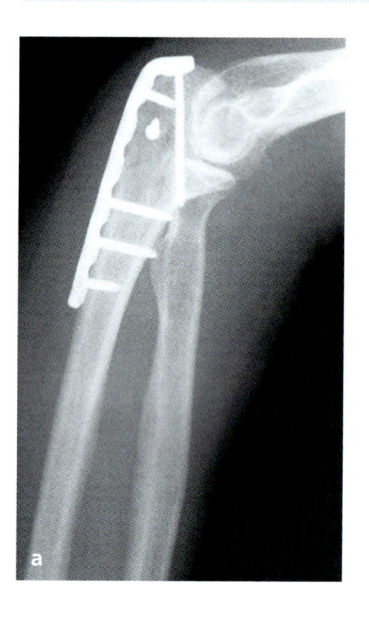

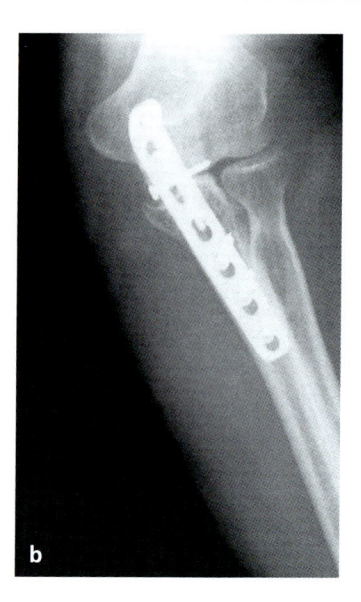

Fig. 3.8-6 a–b   Raios X pós-operatórios após uma semana.

4 Reabilitação

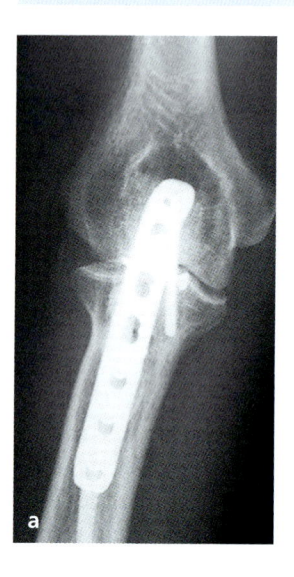

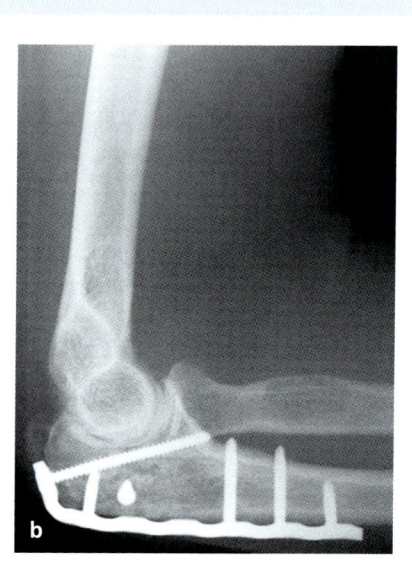

O membro foi protegido por uma imobilização dorsal do cotovelo em 90° de flexão e rotação neutra até a cicatrização da ferida. A amplitude de movimento precoce foi iniciada no primeiro dia após a operação, permitindo amplitude total em extensão, flexão, pronação e supinação. A paciente foi aconselhada a limitar carga em extensão ou flexão durante quatro semanas. O aumento da atividade dependeu dos raios X de acompanhamento e dos exames clínicos.

Fig. 3.8-7 a–b   Raios X AP e lateral, um mês e meio após a operação.

3.8 Fratura bifocal do olécrano; rádio intacto (21-B1.2)

4 Reabilitação (cont.)

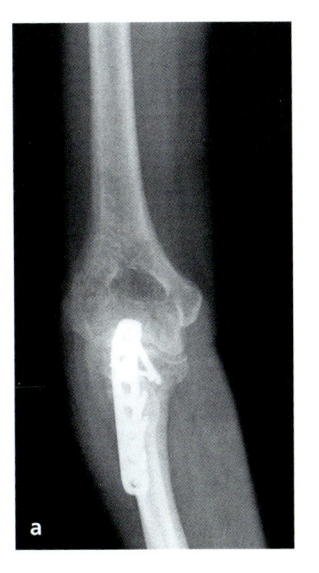

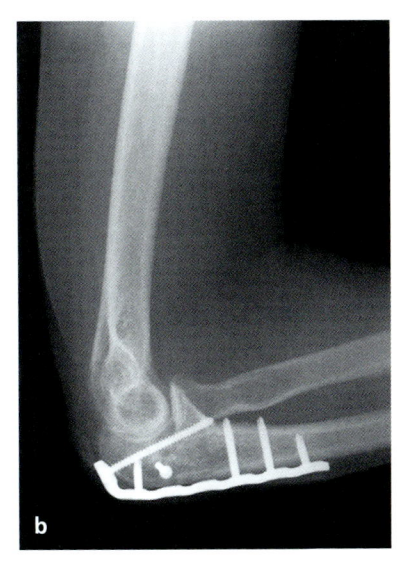

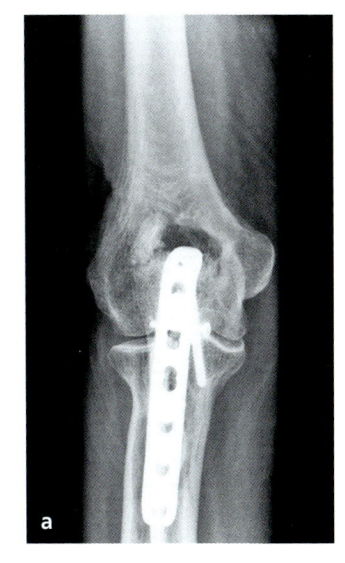

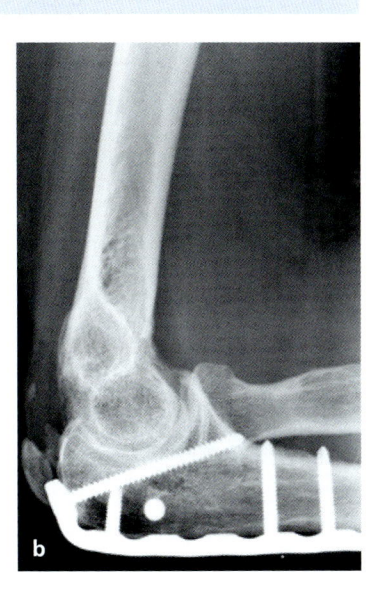

Fig. 3.8-8 a–b   Raios X AP e lateral, dois meses e meio após a operação.

Fig. 3.8-9 a–b   Raios X AP e lateral, 12 meses e meio após a operação.

Remoção do implante

A remoção do implante pode ser necessária, mais tarde, devido a irritação mecânica pela posição subcutânea superficial da placa. Contudo, não deve ser feita antes de 12 meses após a operação.

5 Armadilhas −

Equipamento
Podem ocorrer problemas se a placa for muito curta e, por essa razão, forem colocados poucos parafusos no fragmento distal. De modo inverso, se a placa for muito longa proximalmente, pode ocorrer impacto na fossa do olécrano com limitação de extensão.

Abordagem cirúrgica
A incisão da pele que cruza a ponta do olécrano pode levar a irritação da pele ou contratura.

Redução e fixação
A ancoragem inadequada dos parafusos autobloqueados pode impedir fixação estável.

Reabilitação
A reabilitação atrasada pode levar a imobilização do cotovelo, causando limitação da amplitude de movimento ativo e contratura articular.

6 Dicas +

Equipamento
A LCP moldada é favorável para fraturas mais complexas.

Redução e fixação
Com o osso osteoporótico, a LCP é favorável.

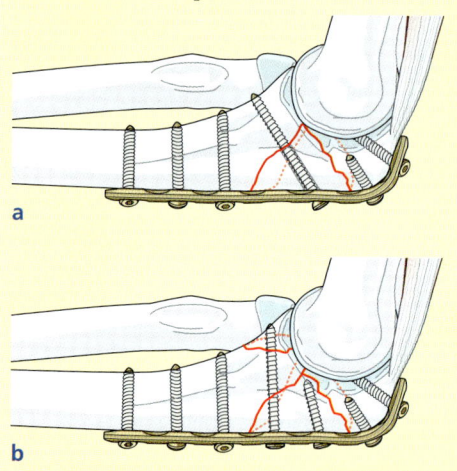

Fig. 3.8-10 a–b
a Dependendo da configuração da fratura, a compressão interfragmentária pode ser atingida pela inserção de um parafuso de compressão através da placa.
b A redução de um grande componente coronoide de fraturas multifragmentárias da ulna proximal com frequência pode ser feita através do local da fratura. A fixação provisória ou definitiva pode ser realizada nessa ocasião, mas às vezes é útil usar um parafuso através de uma placa posterior para fixação, como mostrado aqui. Insira-o como um parafuso de compressão, o mais perpendicular possível em relação ao plano da fratura, na base do coronoide. Parafusos de diâmetro menor podem ser mais indicados.

Reabilitação
Havendo um envoltório de pele contundida, atrase a mobilização por 3 a 5 dias.

Autores   Jesse B. Jupiter, David C. Ring

3.9 Fratura articular do processo coronoide; rádio intacto (21-B1.1)

1 Descrição de caso

Um homem de 31 anos caiu sobre seu braço direito estendido, sofrendo dor aguda no cotovelo. Os raios X revelaram uma pequena fratura coronoide medial. O exame neurovascular estava normal. Durante as duas semanas seguintes, o paciente teve episódios repetidos de estalido doloroso ao movimentar o cotovelo. No exame, as porções lateral e medial do cotovelo estavam sensíveis. Um raio X sob estresse revelou alargamento do espaço articular lateral, consistente com lesão no complexo do ligamento lateral, bem como uma fratura da faceta coronoide medial.

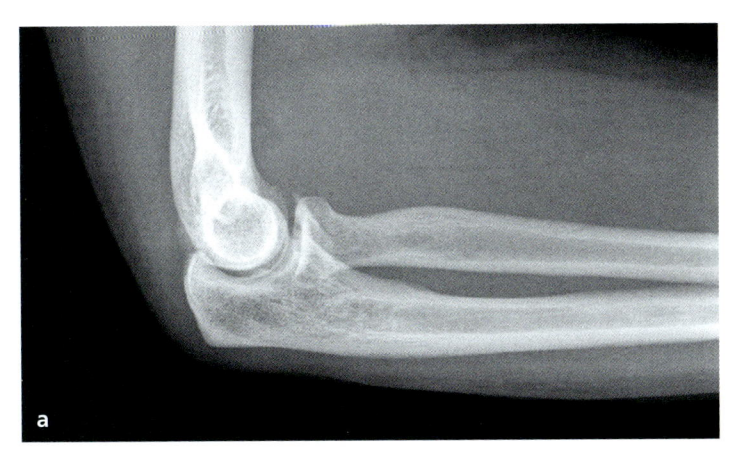

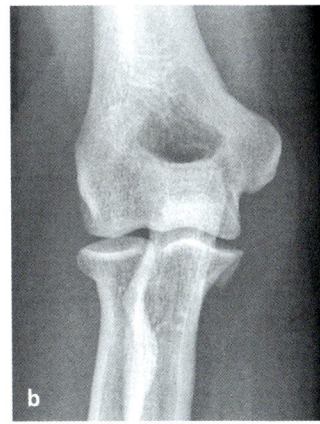

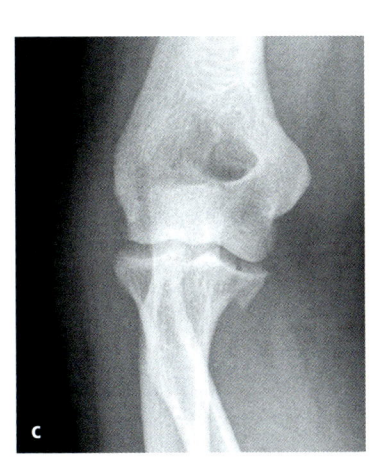

Fig. 3.9-1 a–c   Raios X do cotovelo.

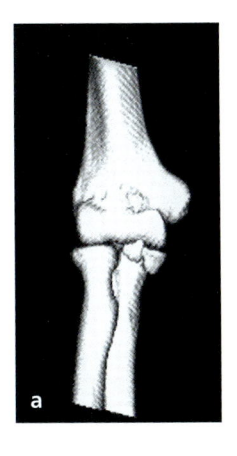

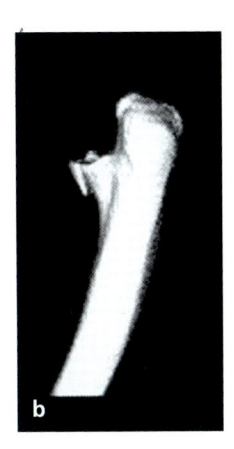

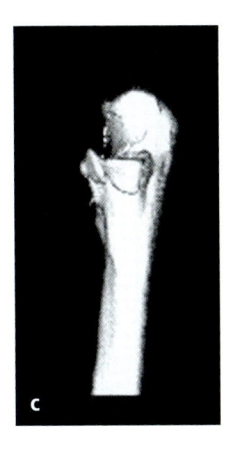

Fig. 3.9-2 a–c   Exames de TC da fratura coronoide medial.

3　Rádio e ulna, proximal

1　Descrição de caso

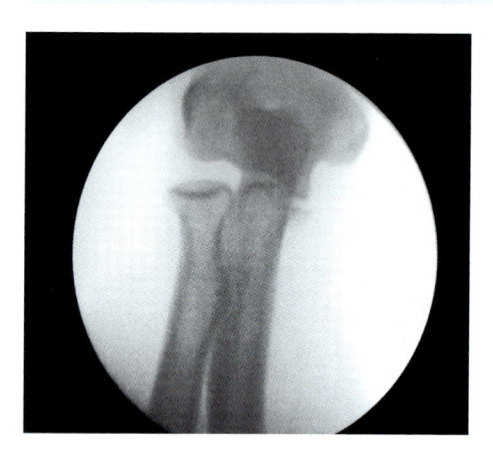

Fig. 3.9-3　Imagem sob estresse mostrando alargamento articular lateral.

Indicação

Fraturas coronoides isoladas são extremamente raras. O coronoide é quase sempre fraturado em associação com uma luxação da articulação umeroulnar. O reparo da fratura coronoide pode ser necessário para restaurar a estabilidade da articulação do cotovelo após fratura-luxação.

A restauração da estabilidade do cotovelo é o objetivo da redução e da fixação de fraturas 21-B1.1. A combinação de uma fratura da cabeça radial com uma do processo coronoide confirma o potencial para instabilidade do cotovelo. Ambas as fraturas devem ser reduzidas e fixadas. Em geral, a fratura ulnar é tratada primeiro. O reparo da fratura radial segue, então, o da ulna.
A estabilidade do cotovelo deve ser confirmada na conclusão da redução e da fixação. Se a instabilidade permanecer, a fixação externa suplementar pode ser necessária.
Os achados clínicos e de raio X são consistentes com instabilidade em varo posteromedial. É vital estabilizar a fratura da faceta medial, bem como reparar a lesão do tecido mole lateral.

3.9 Fratura articular do processo coronoide; rádio intacto (21-B1.1)

Indicação (cont.)

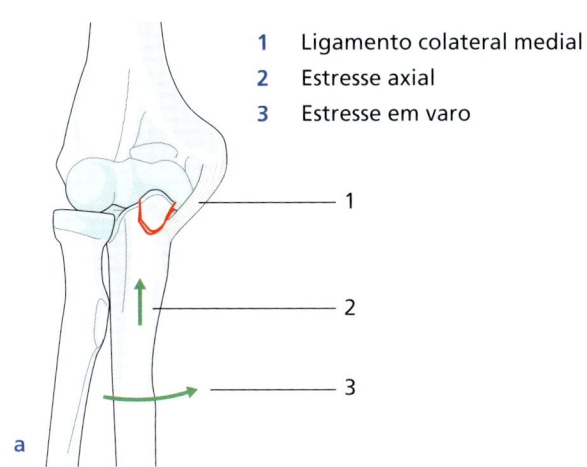

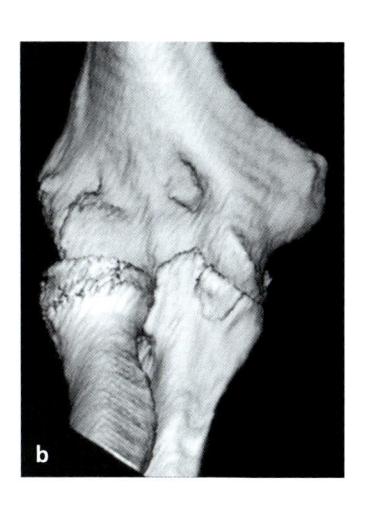

1 Ligamento colateral medial
2 Estresse axial
3 Estresse em varo

Fig. 3.9-4 a–b   A instabilidade persistente resultará em incapacidade do cotovelo e artrose.

Planejamento pré-operatório

Equipamento

- Fio K
- Placa tubular de um terço (três orifícios); de maneira alternativa, podem ser usadas miniplacas (1,5 ou 2,0)
- Miniparafusos
- Minibraço-C
- Âncoras de sutura

(O tamanho do sistema, dos instrumentos e dos implantes pode variar de acordo com a anatomia.)

Preparação e posicionamento do paciente

O paciente é colocado em decúbito dorsal, com o braço afetado sobre uma mesa de mão. Um torniquete estéril é necessário.
Antibióticos: antibióticos de amplo espectro.

3 Rádio e ulna, proximal

2 Abordagem cirúrgica

Existem várias opções a considerar ao planejar a abordagem cirúrgica desta lesão. Para reparar não apenas a fratura coronoide medial, mas também a lesão do tecido mole lateral, as opções incluem incisões de pele individuais em cada lado ou uma incisão dorsal reta com elevação dos retalhos de pele medial e lateral.

De modo a abordar a faceta medial do coronoide, o flexor ulnar do carpo pode ser fendido e a metade anterior, elevada, ou todo o músculo pode ser elevado a fim de expor o ligamento colateral medial e a faceta coronoide medial.

Para uma fratura coronoide mais anterior, considere a elevação da metade anterior da inserção do músculo flexor pronador no úmero distal.

O nervo ulnar deve ser protegido e, em alguns casos, mobilizado para uma posição subcutânea.

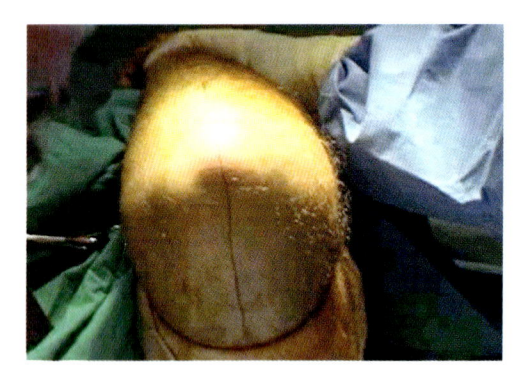

Fig. 3.9-5 Incisão dorsal reta.

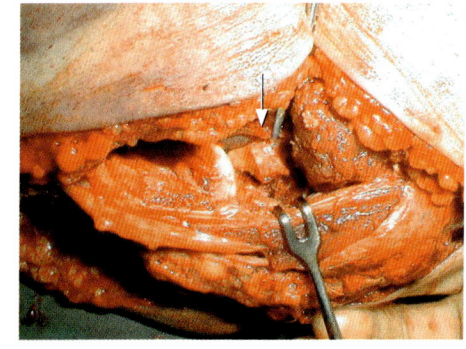

Fig. 3.9-6 Abordagem medial: elevação da metade anterior do flexor ulnar do carpo. Observe o fragmento coronoide (seta).

3.9 Fratura articular do processo coronoide; rádio intacto (21-B1.1)

3   Redução e fixação

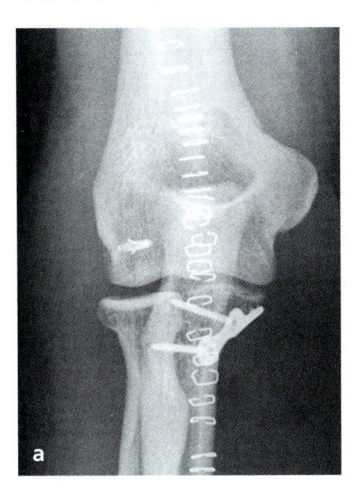

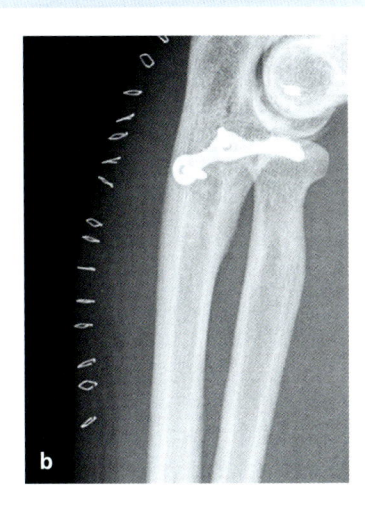

Uma vez isolado, o fragmento é temporariamente mantido com um fio K liso. Se o fragmento for de tamanho suficiente, a fixação será possível com uma placa formatada, customizada, pequena ou com uma placa-padrão de minifragmento 2,0 ou 1,5.

Fig. 3.9-7 a–b   Placa formatada, customizada.

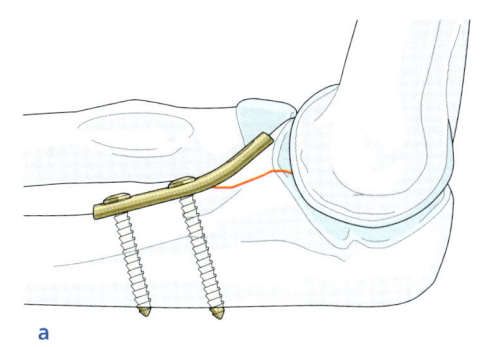

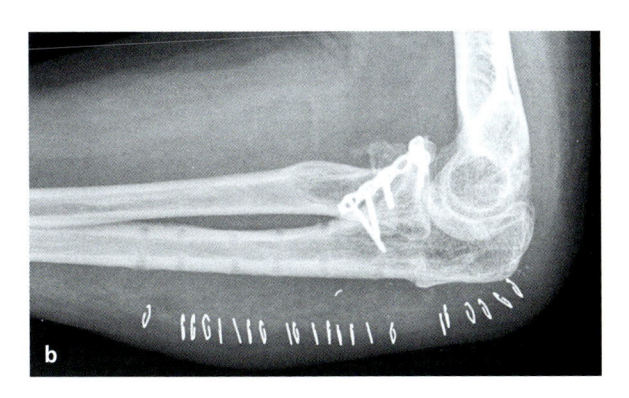

Fig. 3.9-8 a–b
a   Para fraturas coronoides de faceta anteromedial maiores (do tipo II de O'Driscoll), uma placa anteromedial com ou sem parafusos de compressão adicionais fornece boa estabilidade. Isso requer uma exposição medial. As forças que agem sobre os fragmentos coronoides fraturados são de distração axial pelo braquial e forças de cisalhamento anterior criadas pelo úmero distal pressionando para a frente. A placa anterior age contra essas forças de cisalhamento (efeito de suporte), aumentando a estabilidade e permitindo o movimento precoce. Isso pode ser feito com uma placa tubular de um terço, com três orifícios, apropriadamente moldada.
b   Uma técnica alternativa é usar uma placa pequena de 2,0.

É preferível fixar o fragmento coronoide com apenas 1 ou 2 miniparafusos.

Uma vez atingida a fixação estável, a porção lateral do cotovelo é explorada e o complexo do tecido mole rompido é reparado com âncoras de sutura ou suturas colocadas através de orifícios de perfuração no ponto de origem.

3 Rádio e ulna, proximal

4 Redução e fixação alternativas

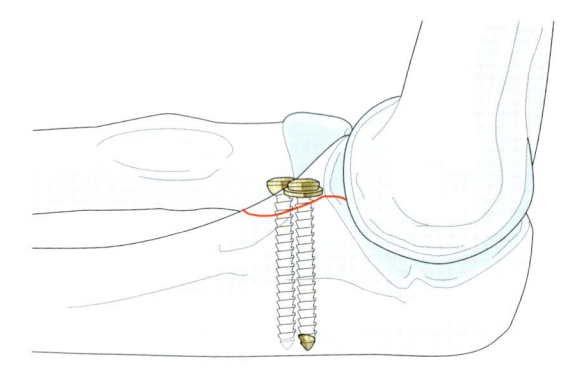

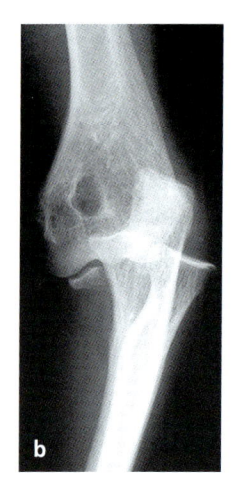

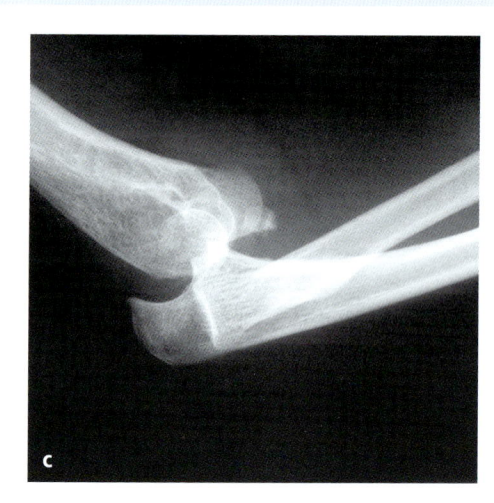

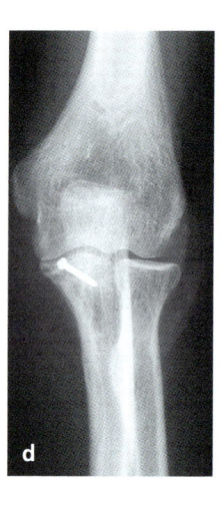

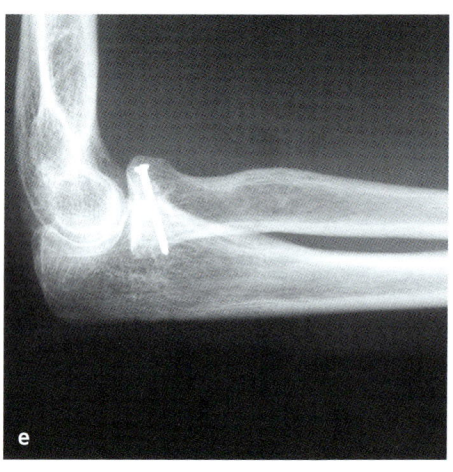

Fig. 3.9-9 a–e Técnica de fixação alternativa com parafusos de compressão.

a Nas fraturas simples em que no mínimo 50% do processo coronoide esteja envolvido, o fragmento de fratura pode ser reinserido e mantido com 1 ou 2 parafusos de compressão de 2,7 mm. Use uma arruela em pelo menos um dos parafusos de compressão. Observação: isso é difícil devido à anatomia do tecido mole nessa área. O processo coronoide é uma estrutura muito profunda e pode ser difícil colocar a broca e os parafusos de modo favorável. Dissecação adicional do tecido mole é necessária, talvez com liberação de origem no flexor-pronador usando uma osteotomia epicondilar medial.

b–e Um pequeno fragmento coronoide medial preso com um parafuso.

Sendo alcançada a fixação estável, a porção lateral do cotovelo é explorada e o complexo do tecido mole rompido é reparado com âncoras de sutura ou suturas colocadas através de orifícios de perfuração no ponto de origem.

3.9 Fratura articular do processo coronoide; rádio intacto (21-B1.1)

5 Reabilitação

Nas primeiras 24 a 48 horas após a operação, uma tala forneceu suporte para manter o cotovelo em extensão. Depois, o movimento ativo com exercícios auxiliados pela gravidade foi iniciado, supervisionado por um fisioterapeuta.

Se necessário, a imobilização estática controlada pelo paciente pode ser iniciada quatro semanas após a operação e continuada até que mais nenhum ganho adicional no movimento seja obtido.

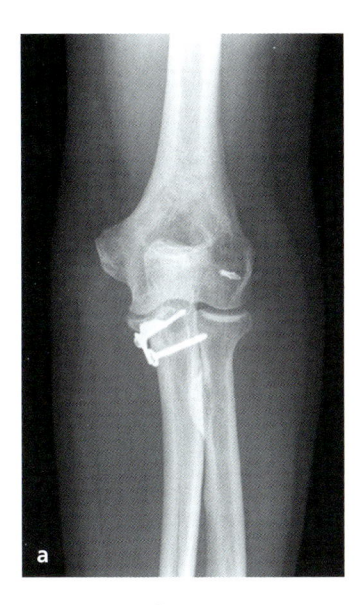

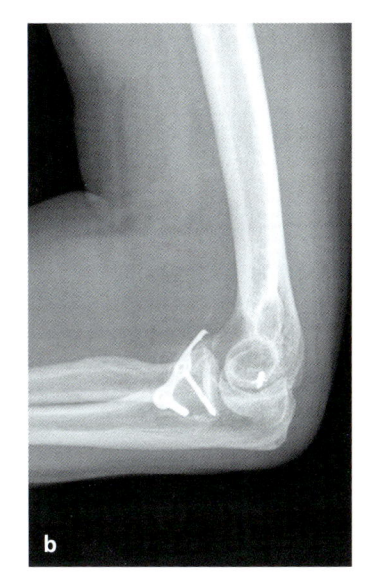

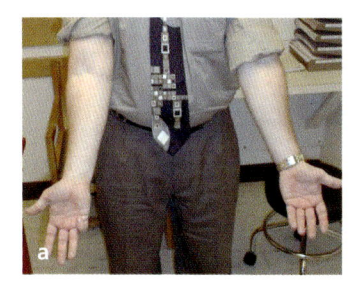

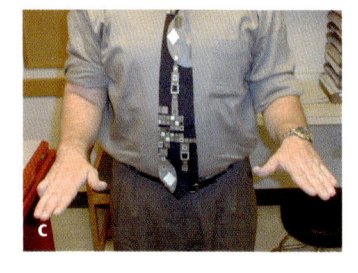

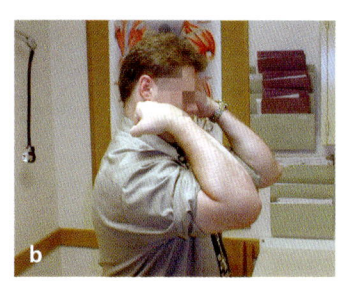

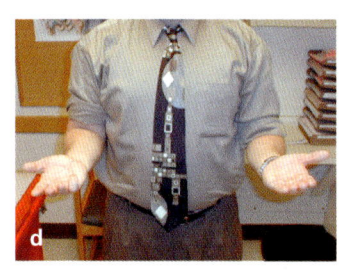

Fig. 3.9-10 a–b Raios X seis meses após a operação.
a Incidência AP.
b Incidência lateral.

Fig. 3.9-11 a–d Movimento funcional seis meses após a operação.

3　Rádio e ulna, proximal

Remoção do implante

A remoção do implante raramente é requerida.

6　Armadilhas –	7　Dicas +
Equipamento As fraturas de faceta medial isoladas podem ser fragmentadas ou pequenas para fixação apenas com miniparafusos. Portanto, placas pequenas devem estar disponíveis.	**Equipamento** Uma ampla gama de implantes deve estar disponível, incluindo fio de aço inoxidável, âncoras de sutura, bem como placas customizadas e miniplacas padronizadas. Passadores de sutura também são úteis.
Abordagem cirúrgica O acesso à porção medial do cotovelo pode envolver risco de lesão no nervo ulnar ou em suas ramificações motoras. Igualmente, a lesão no músculo, ou mesmo nas estruturas neurovasculares anteriores, representa um risco potencial.	**Abordagem cirúrgica** O nervo ulnar e suas ramificações motoras devem ser protegidos. Exames de TC pré-operatórios ajudam a definir a natureza precisa do fragmento da fratura, que, por sua vez, influencia a abordagem cirúrgica.
Redução e fixação A fratura coronoide pode ser fendida, pequena ou bastante instável, criando impedimentos para a fixação interna adequada.	**Redução e fixação** É importante proteger a inserção do ligamento colateral medial no fragmento coronoide. Deve-se ter o cuidado de não fragmentar um coronoide intacto, e fios de cerclagem adicionais ou suturas devem estar disponíveis para serem passados através da ulna na base da fratura e amarrados sobre o córtex dorsal. Um fixador dinâmico é especialmente útil se ocorrer fixação instável.
Reabilitação A fixação instável ou a instabilidade persistente da articulação do cotovelo representam uma ameaça para a reaquisição do movimento funcional.	**Reabilitação** A imobilização estática ou dinâmica ajudará a readquirir o movimento do cotovelo no caso de rigidez pós-operatória.

Autor   Jesse B. Jupiter

3.10 Fratura articular, multifragmentária bifocal da ulna proximal; rádio intacto (21-B1.3)

1   Descrição de caso

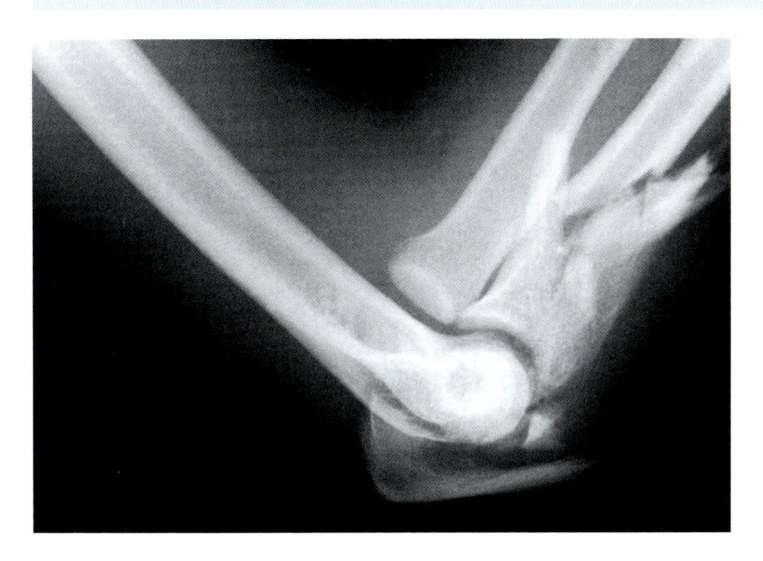

Um estudante de 17 anos sofreu uma fratura aberta complexa da ulna, com impactação do úmero distal no olécrano, durante um acidente automobilístico. Seu estado neurovascular permaneceu intacto.

Fig. 3.10-1   O raio X lateral mostra uma fratura complexa da ulna e uma fratura-luxação transolecraniana do cotovelo.

Indicação

Este tipo de lesão coloca em perigo a função do antebraço e do cotovelo. A ferida aberta e a fratura requerem debridamento para prevenir infecção. As articulações precisam ser realinhadas e, mais importante, a mobilização do cotovelo e do antebraço deve ser iniciada o mais cedo possível após a cirurgia.
O raio X exibe um padrão de fratura transolecraniano que permite um resultado favorável se a restauração da anatomia puder ser obtida.

3 Rádio e ulna, proximal

Planejamento pré-operatório

Equipamento

- Pino de Steinmann
- Distrator pequeno
- LC-DCP 3,5
- Pino de Schanz
- Distrator
- Minibraço-C
- Fio de aço inoxidável
- Fios K

(O tamanho do sistema, dos instrumentos e dos implantes pode variar de acordo com a anatomia.)

Preparação e posicionamento do paciente

O paciente é colocado em decúbito dorsal, com o braço afetado sobre uma mesa de mão. Um torniquete estéril é usado.
Antibióticos profiláticos: dose única de cefalosporina de segunda geração.
Imunização de tétano: o estado do paciente deve ser determinado antes da cirurgia.

2 Abordagem cirúrgica

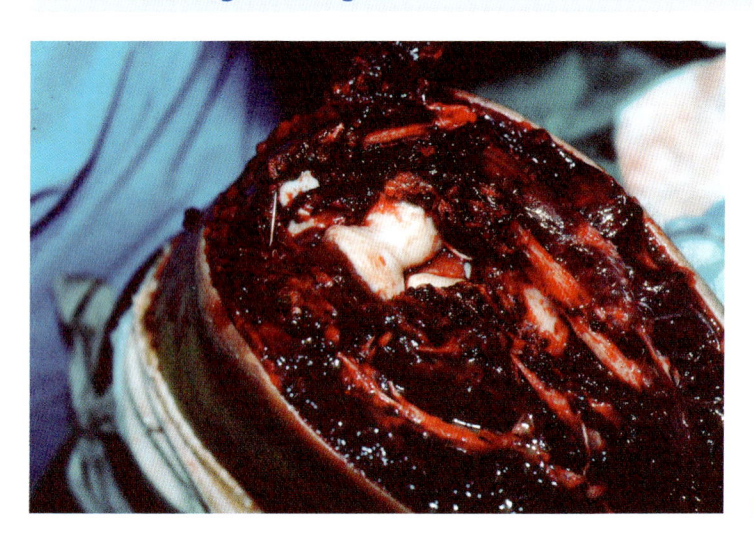

Uma incisão dorsal reta permitirá a exposição extensiva. Com tal lesão de alta energia, é preferível identificar a localização do nervo ulnar.

Fig. 3.10-2 Exposição da fratura com hematoma extenso presente.

3.10 Fratura articular, multifragmentária bifocal da ulna proximal; rádio intacto (21-B1.3)

3 Redução e fixação

O uso de um pequeno distrator facilita a redução da fratura. Um pino de Steinmann liso é colocado através do fragmento do olécrano proximal no úmero distal. É importante garantir que o olécrano proximal seja reduzido de forma correta sob a tróclea.

Para fixação, molde uma LC-DCP 3,5 que se encaixará em torno da ulna proximal. A placa escolhida deve ser suficientemente comprida a fim de estender-se, distalmente, por pelo menos 3 ou 4 orifícios de parafuso, além da parte mais distal da fratura.

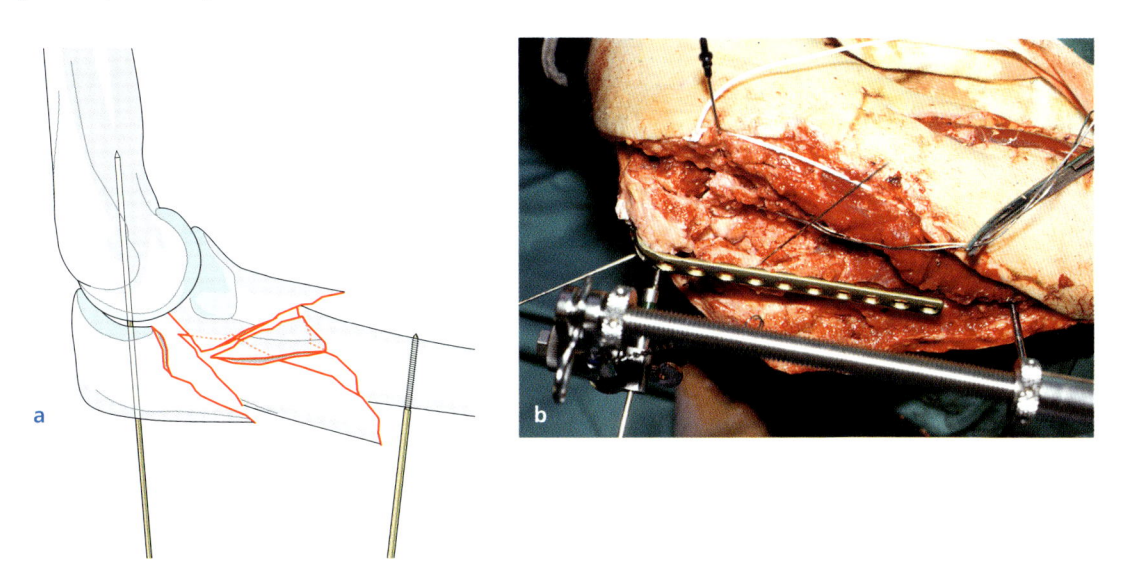

Fig. 3.10-3 a–b   A fratura, incluindo a fratura coronoide fendida, pode ser reduzida através dela mesma. O uso de fio de aço inoxidável e de pequenos fios K ajudará a estabilizar os fragmentos cominuídos do olécrano proximal.

3   Rádio e ulna, proximal

4   Reabilitação

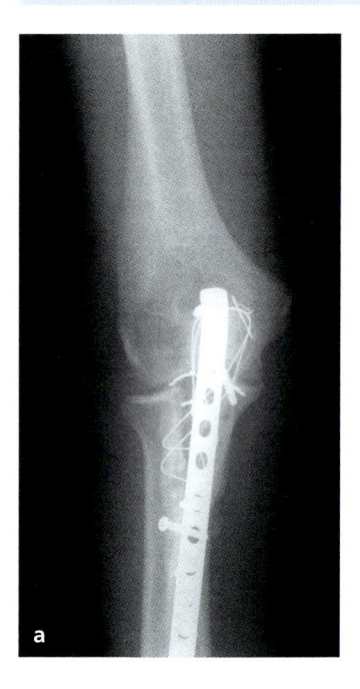

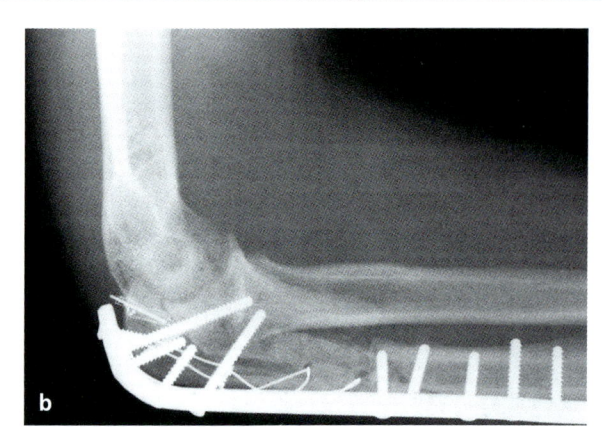

Fig. 3.10-4 a–b   Uma excelente consolidação foi obtida um ano após a operação.

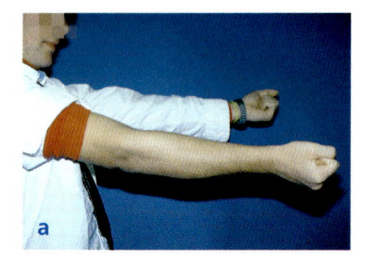

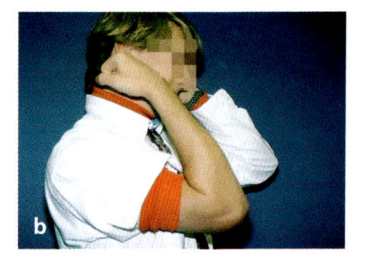

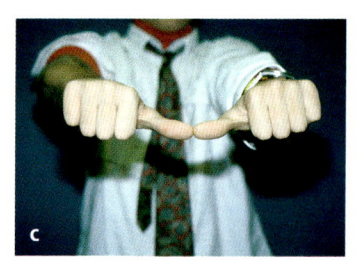

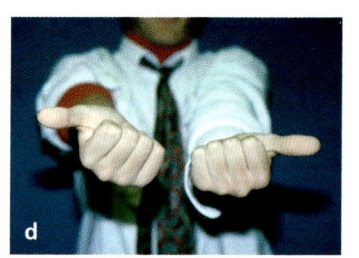

Fig. 3.10-5 a–d   A função total foi evidente.

3.10 Fratura articular, multifragmentária bifocal da ulna proximal; rádio intacto (21-B1.3)

Remoção do implante

A remoção é necessária apenas em caso de implante proeminente ou sintomático.

5 Armadilhas –	6 Dicas +
Equipamento Placas padronizadas e parafusos podem não ser adequados para a fixação de todos os fragmentos menores.	**Equipamento** Um pequeno distrator é crucial para auxiliar na redução com desvascularização mínima do tecido mole.
Abordagem cirúrgica Os componentes da fratura coronoide podem ser difíceis de reduzir através da fratura original. O edema do tecido mole pode comprometer o fechamento da ferida.	**Abordagem cirúrgica** A fratura do coronoide e, em particular da faceta medial, pode não ser reduzida com tanta facilidade ao ser abordada através da fratura. Uma opção alternativa é trabalhar sob o flexor ulnar do carpo para obter acesso à faceta medial e, então, aplicar uma placa pequena adicional.
Redução e fixação Os fragmentos cominuídos são difíceis de reduzir, em especial os componentes articulares. Pode haver dificuldade na restauração da faceta medial do coronoide.	**Redução e fixação** LCPs recentes formatadas para a ulna proximal podem proporcionar pontos adicionais de fixação. Se um distrator for usado, é importante a colocação dos pinos de Schanz, caso a placa seja colocada sobre eles antes de aplicar a distração. Como ilustrado neste caso, pequenos fragmentos articulares podem ser estabilizados com fios K pequenos e fios de tensão.
Reabilitação A fixação instável impedirá o retorno ativo à função.	**Reabilitação** O movimento ativo-assistido do cotovelo e do antebraço é fundamental para a obtenção do melhor resultado.

Autores   Jesse B. Jupiter, Ufuk Nalbantoğlu

3.11   Fratura articular da cabeça radial; ulna intacta (21-B2.1)

1   Descrição de caso

Um homem de 23 anos caiu sobre sua mão estendida em um evento esportivo. Ele apresentou-se com dor e edema em torno do cotovelo e movimentos limitados no antebraço e no cotovelo. Os raios X mostraram uma fratura desviada da cabeça radial.

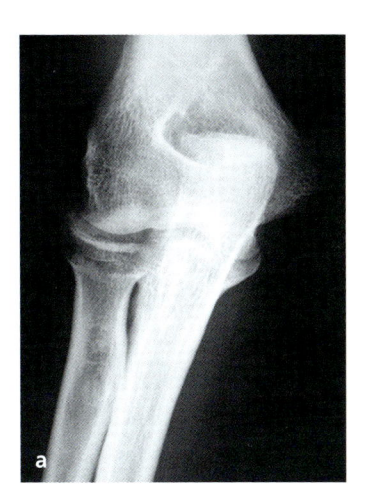

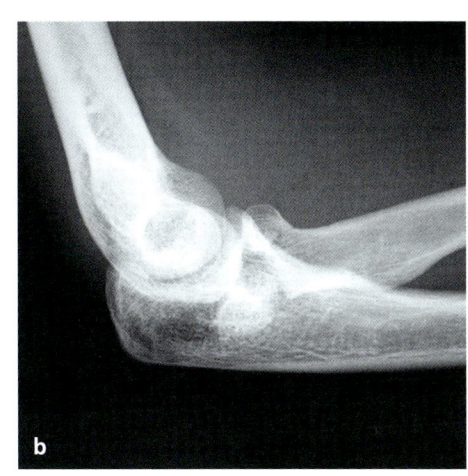

Fig. 3.11-1 a–b   Raios X AP e lateral.

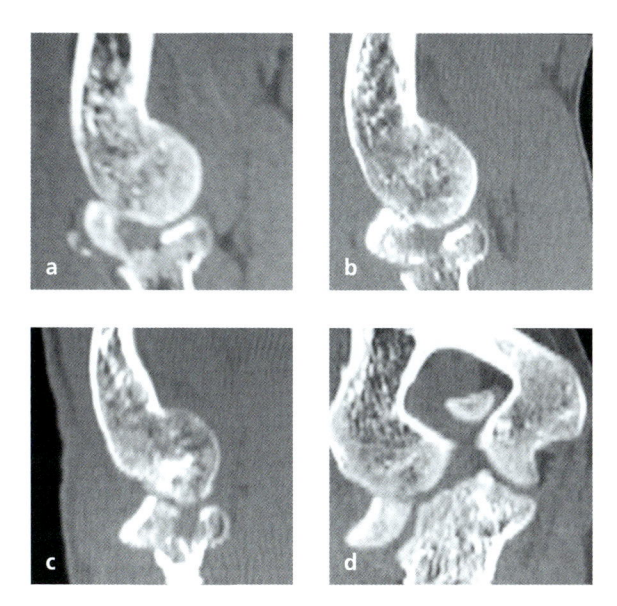

Fig. 3.11-2 a–d   O exame de TC mostrou a impactação da superfície articular.

3 Rádio e ulna, proximal

Indicação

O desvio da superfície articular combinado com a limitação do movimento do antebraço e do cotovelo requer tratamento operatório. Com grandes fragmentos articulares, a abordagem deve focalizar a salvação da cabeça radial em vez de a artroplastia de substituição.

Planejamento pré-operatório

Equipamento

- Fórceps de redução pontiagudo, pequeno
- Fios K
- Parafusos de compressão
- Parafusos interfragmentares
- Placas-T
- Âncoras de sutura
- Minibraço-C

(O tamanho do sistema, dos instrumentos e dos implantes pode variar de acordo com a anatomia.)

Preparação e posicionamento do paciente

O paciente é colocado em decúbito dorsal, com o braço afetado sobre uma mesa de mão. Um torniquete estéril é usado. Antibióticos profiláticos são administrados.

2 Abordagem cirúrgica

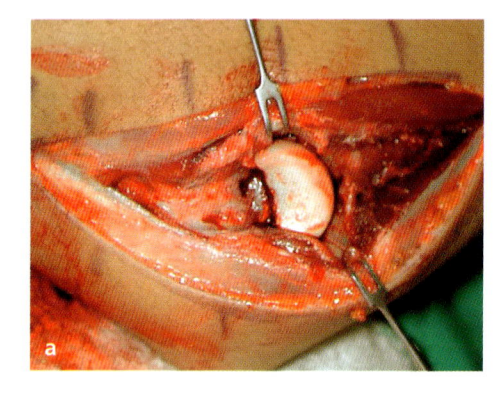

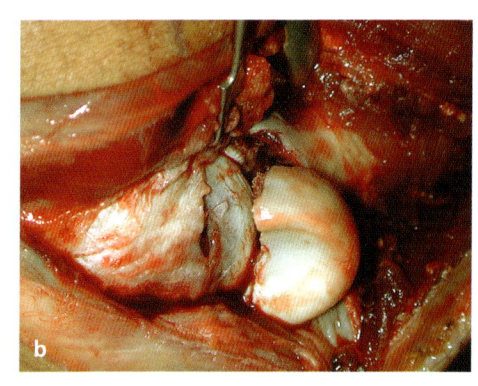

Fig. 3.11-3 a–b A maioria das fraturas pode ser alcançada pela abordagem interna de Kocher.

Uma abordagem alternativa nas fraturas mais complexas é a osteotomia do epicôndilo lateral com retração distal dos músculos inseridos.

3.11 Fratura articular da cabeça radial; ulna intacta (21-B2.1)

3 Redução e fixação

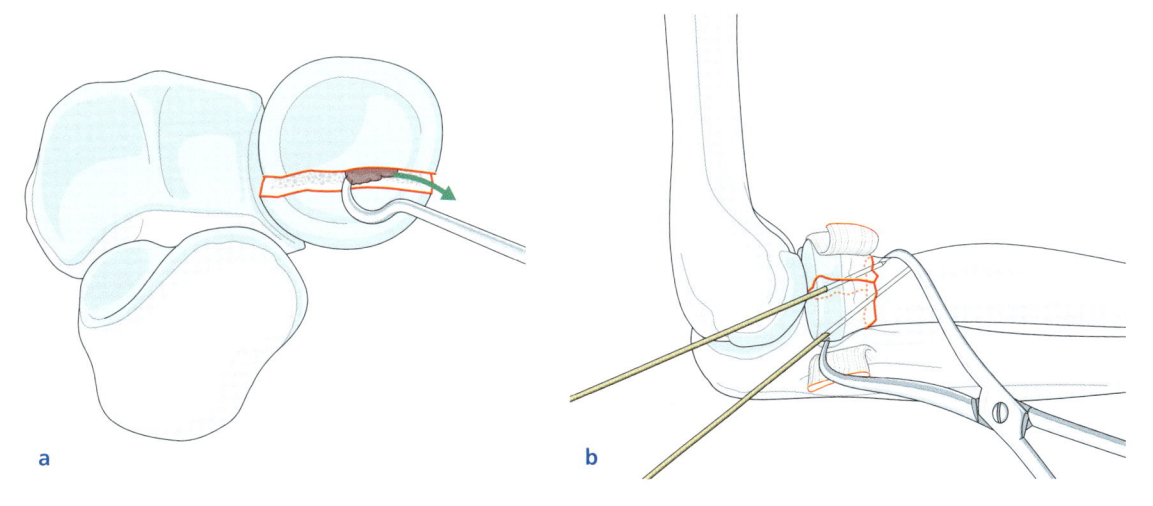

Fig. 3.11-4 a–b
a   Exponha as extremidades da fratura com dissecação mínima do tecido mole a partir do osso. Remova e irrigue o hematoma. Antes do final da redução e da fixação temporária, a cartilagem articular interposta deve ser removida. Se a cabeça radial tiver sido posteriormente desviada, garanta que ela seja reduzida de modo satisfatório até o capítulo.
b   A redução é atingida de forma direta. Se o ligamento anular estiver ainda intacto, corte e retraia-o para atingir um melhor acesso ao local da fratura. Reduza e fixe provisoriamente a fratura com ajuda de um pequeno fórceps de redução pontiagudo e 1 ou 2 fios K.

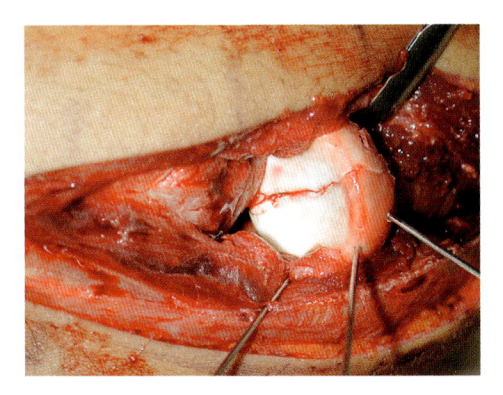

Fig. 3.11-5   O fragmento é reduzido com cuidado até o colo, sendo fixado temporariamente com fios K lisos.

3 Redução e fixação (cont.)

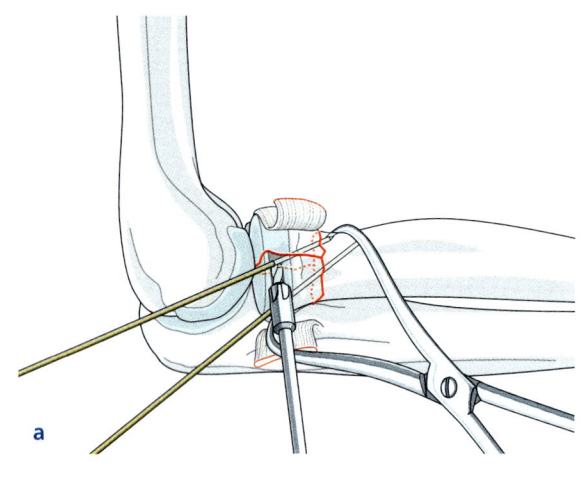

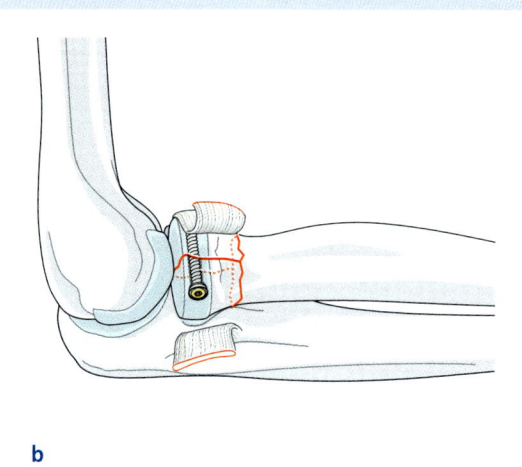

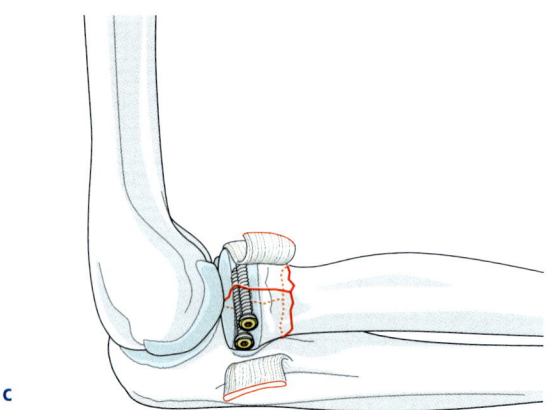

Fig. 3.11-6 a–c

a Escareie a cartilagem que cobre o fragmento solto de modo a prevenir a protrusão da cabeça do parafuso. Meça a profundidade do orifício e rosqueie a epífise distante com a rosca cortical apropriada e a guia de proteção. Observação: meça sempre após escarear para evitar a penetração da ponta do parafuso na articulação.

b Observe de perto o efeito de compressão sobre a linha da fratura enquanto aperta o parafuso de compressão. O(s) fio(s) K deve(m) ser removido(s) bem antes do aperto final do parafuso.

c Se a configuração da fratura permitir a inserção de um segundo parafuso de compressão, ele pode ser inserido agora, usando a mesma técnica já descrita. Observação: verifique a redução e o comprimento do parafuso com exame de supinação/pronação. Os parafusos não devem obstruir a rotação.

3.11 Fratura articular da cabeça radial; ulna intacta (21-B2.1)

3 Redução e fixação   (cont.)

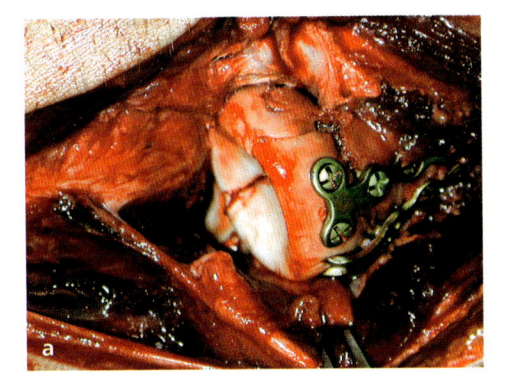

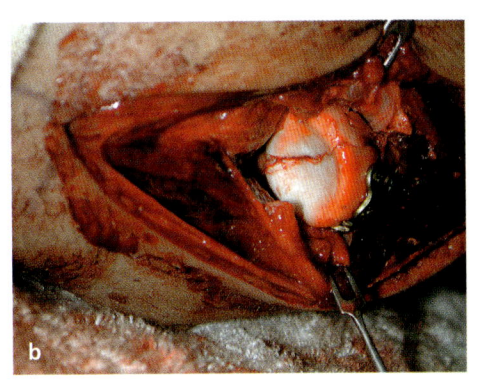

Fig. 3.11-7 a–b Fixação definitiva com dois parafusos interfragmentares pequenos, duas placas-T e parafusos.

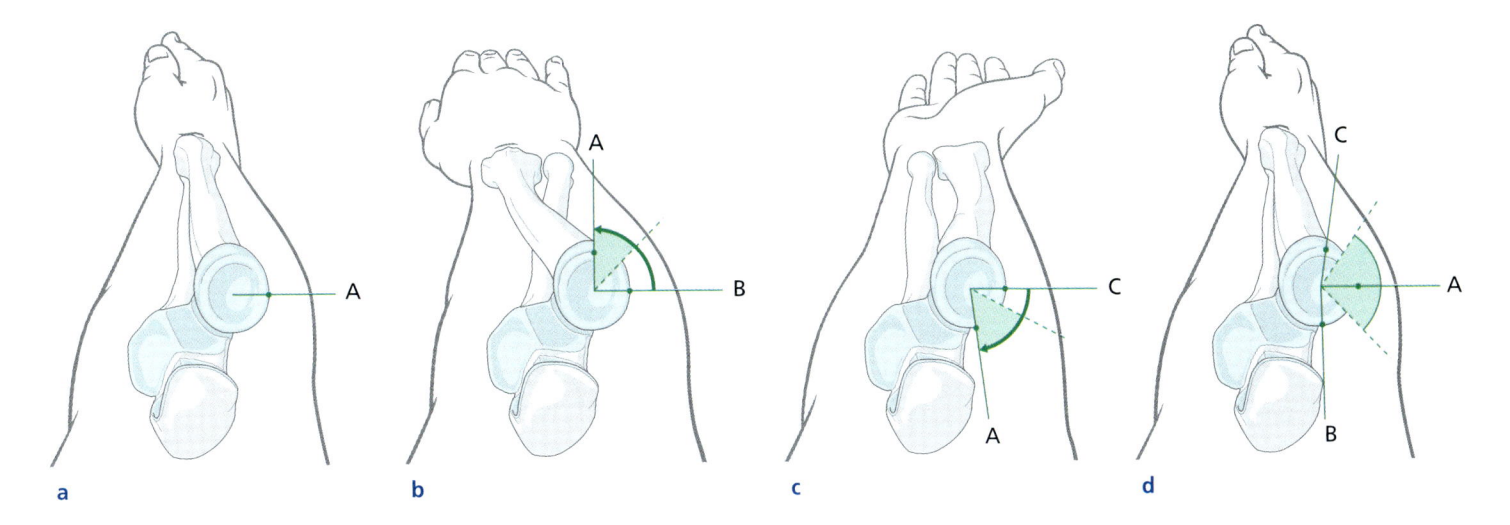

Fig. 3.11-8a–d A cabeça radial está completamente coberta pela cartilagem articular. O implante deve ser aplicado à cabeça radial em uma localização que seja a menos comprometedora para a pronação e a supinação totais.

Para determinar a localização da "zona de segurança", marcos de referência são feitos ao longo da cabeça radial e do colo, a fim de indicar o ponto médio da superfície óssea visível. Três desses marcos podem ser feitos com o antebraço em rotação neutra, pronação total e supinação total (b–d).

O limite posterior da zona de segurança situa-se a meio caminho entre os marcos de referência feitos com o antebraço em rotação neutra e pronação total. O limite anterior está a cerca de dois terços de distância entre o marco neutro e o marco feito em supinação total.

Observação: a porção não articular da zona de segurança para a aplicação dos implantes da cabeça radial (ou zona de segurança para fixação proeminente) inclui consistentemente um ângulo de 90°, localizado pela palpação do estiloide radial e do tubérculo de Lister.

337

3 Rádio e ulna, proximal

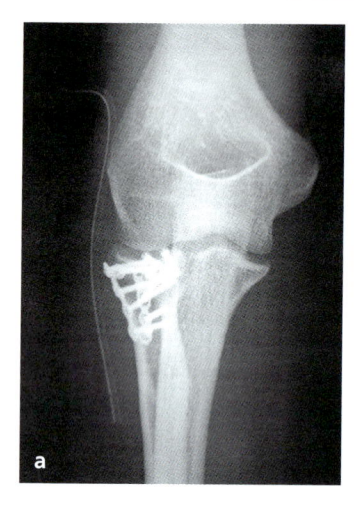

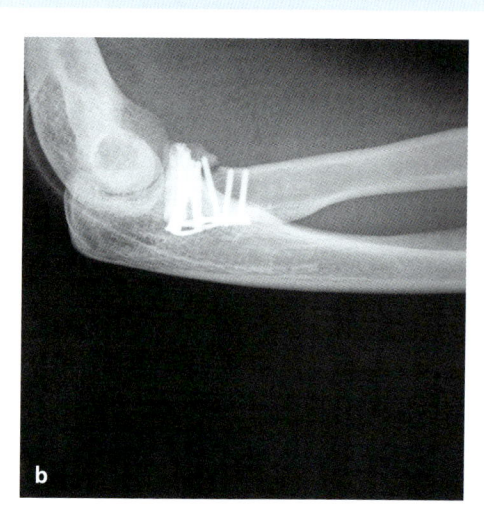

3 Redução e fixação (cont.)

Fig. 3.11-9 a–b Os raios X demonstram a construção da fixação.

4 Reabilitação

O movimento do antebraço e do cotovelo foi iniciado 48 horas após a operação.
Para prevenir a ossificação heterotópica, nenhuma profilaxia foi ministrada.

Fig. 3.11-10 a–b Raios X um ano após a operação.

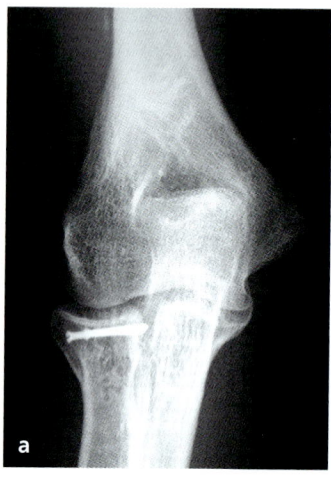

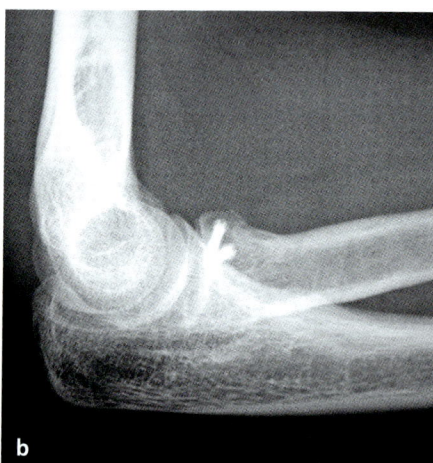

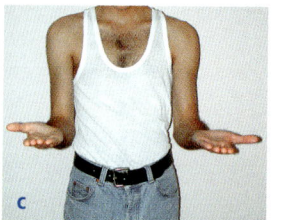

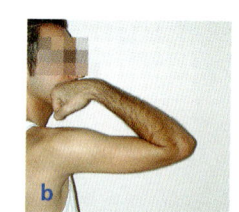

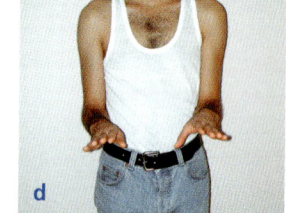

Fig. 3.11-11 a–d Movimento funcional um ano após a operação.

3.11 Fratura articular da cabeça radial; ulna intacta (21-B2.1)

Remoção do implante

Se a placa interferir no movimento ou se for fonte de desconforto, pode ser removida na primeira oportunidade seis meses após a operação. Neste caso, as placas-T pequenas foram removidas devido a sensibilidade local.

5 Armadilhas −

Equipamento
As fraturas articulares complexas podem requerer uma variedade de pequenos e mini-implantes.

Abordagem cirúrgica
O complexo ligamentar colateral lateral estará em risco se a exposição for muito inferior em relação ao epicôndilo lateral.

Redução e fixação
Os implantes colocados do lado de fora da "zona de segurança" podem bloquear a rotação do antebraço.

A dissecação excessiva para a aplicação da placa pode resultar em necrose avascular.

Reabilitação
As fraturas complexas da cabeça radial podem afetar a flexão e a extensão do cotovelo, bem como a rotação do antebraço.

6 Dicas +

Equipamento
Muitas fraturas da cabeça radial podem ser tratadas com miniplacas estrategicamente colocadas. Para fraturas que envolvam três ou mais fragmentos, uma prótese pode ser necessária.

Abordagem cirúrgica
Para fraturas mais complexas, considere a osteotomia do epicôndilo lateral com seus ligamentos inseridos.

Redução e fixação
Para fraturas cominuídas, existe o risco de necrose avascular; assim, se a fixação interna não for muito estável e permitir uma amplitude total da rotação do antebraço, uma prótese pode ser a melhor opção.

Autor   Christoph Sommer

3.12   Fratura articular, multifragmentária, da cabeça radial; ulna intacta (21-B2.3); depressão do antebraço

1   Descrição de caso

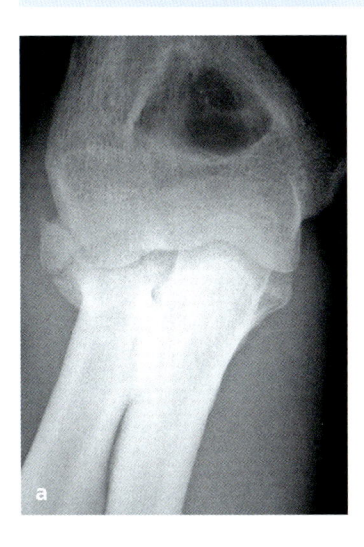

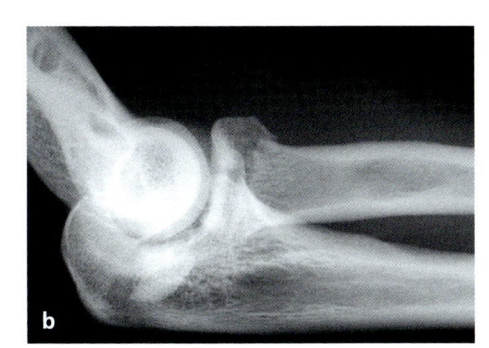

Um homem de 45 anos caiu sobre seu braço direito completamente estendido e sofreu uma fratura multifragmentária, fechada da cabeça radial, com uma pequena fratura em lasca não desviada na ponta do processo coronoide. Nenhuma instabilidade maior estava evidente na porção ulnar.

Fig. 3.12-1 a–b   Raios X pré-operatórios.
a   Incidência AP.
b   Incidência lateral. Um fragmento radial maior está extremamente desviado proximalmente e sobreposto sobre a parte central do olécrano.

Indicação

Este tipo de fratura multifragmentária e desviada é uma indicação absoluta para o tratamento operatório. O principal objetivo é atingir a redução anatômica e a fixação estável da cabeça radial. Em uma situação em que a reconstrução seja impossível, pode ser necessária a excisão da cabeça radial (com sua substituição protética na porção ulnar instável).

3   Rádio e ulna, proximal

Planejamento pré-operatório

Equipamento

- Sistema de minifragmento (placas-T 1,5 ou 2,0 e parafusos)
- Fios K de 1,0 mm

(O tamanho do sistema, dos instrumentos e dos implantes pode variar de acordo com a anatomia.)

Preparação e posicionamento do paciente

Antibiótico profilático: dose única de cefalosporina de segunda geração.
Profilaxia de trombose: heparina de baixo peso molecular.
O paciente é colocado em decúbito dorsal, com o braço lesionado sobre um suporte de braço radiotransparente. Todo o braço é preparado com um torniquete estéril sobre sua parte superior.

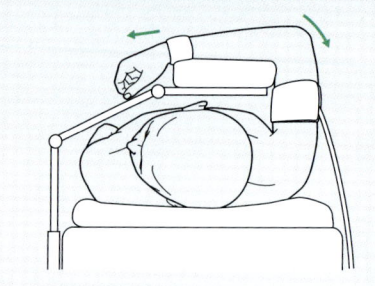

Fig. 3.12-2   Decúbito dorsal, com o braço sobre o suporte de braço.

2   Abordagem cirúrgica

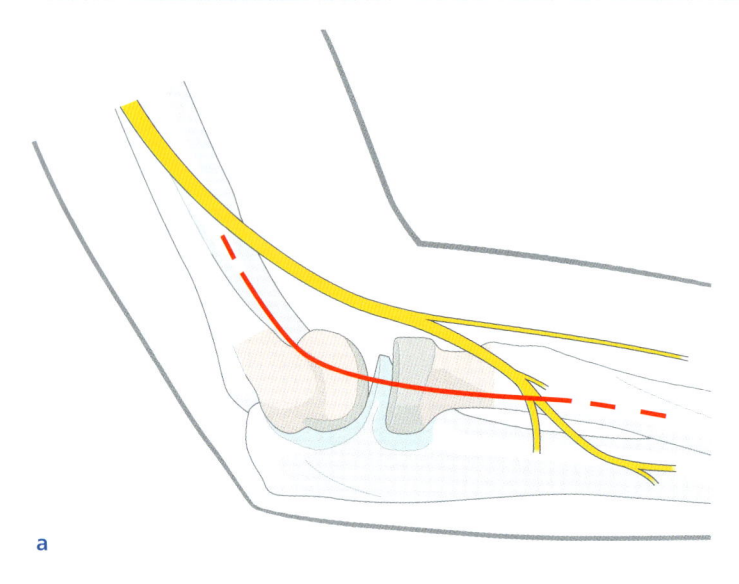

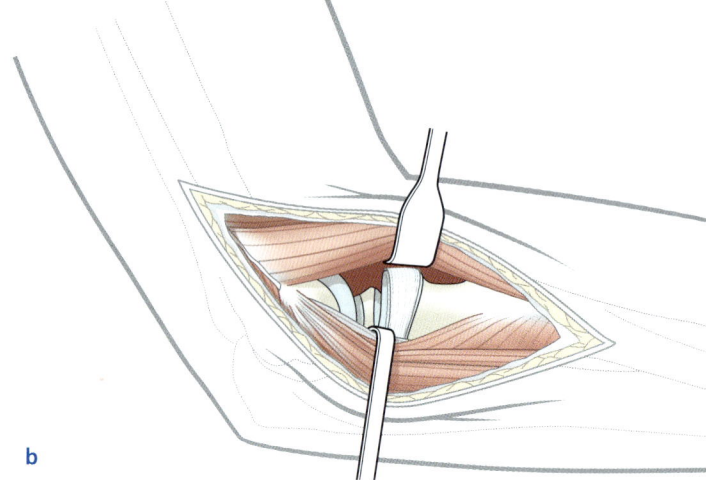

Fig. 3.12-3 a–b

a   Uma incisão ligeiramente curvada começa 2 cm acima do epicôndilo radial e estende-se de 4 a 5 cm abaixo da articulação umerorradial.

b   O ligamento anular é incisado, e as fibras musculares, são fendidas ao longo da diáfise radial proximal por uma distância de 3 a 4 cm. Deve-se ter cuidado para preservar a ramificação profunda do nervo radial, que está próxima da incisão.

3.12 Fratura articular, multifragmentária, da cabeça radial; ulna intacta (21-B2.3); depressão do antebraço

3 Redução e fixação

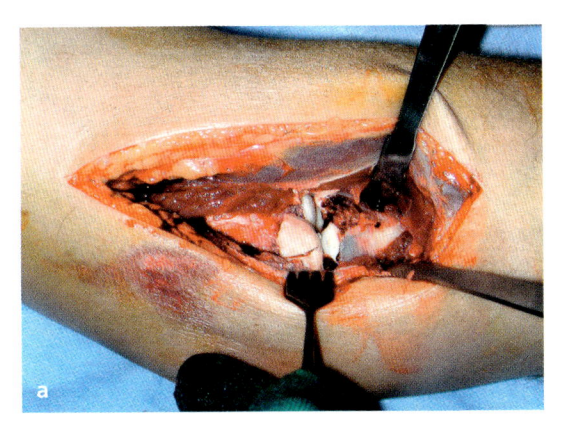

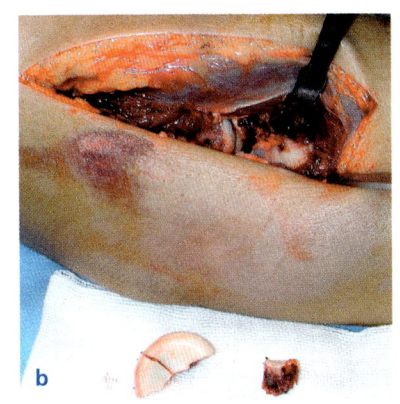

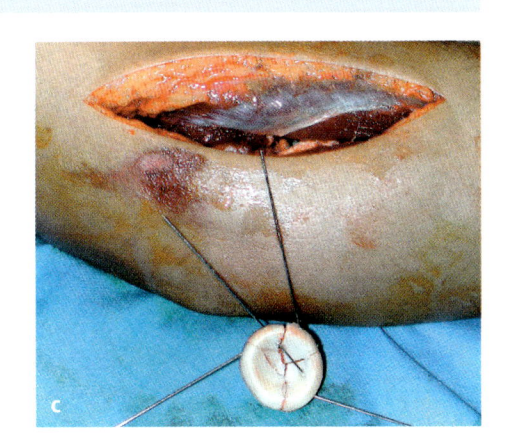

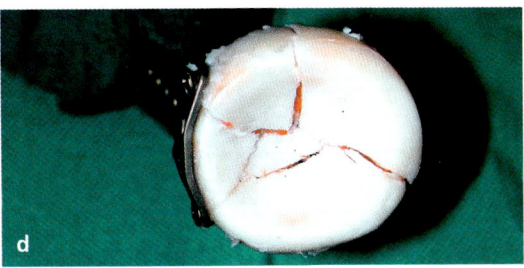

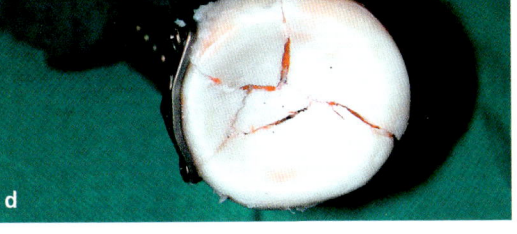

Fig. 3.12-4 a–h
a–b Três fragmentos da cabeça radial estão visivelmente desviados e completamente desvascularizados.
c Dois fragmentos adicionais mostram apenas uma mínima inserção remanescente no periósteo e também são removidos primeiramente para uma reconstrução "sobre a mesa", a qual é obtida por manobras diretas usando fios K de 1,0 mm como *joysticks* e para estabilização preliminar.
d Uma placa-T convencional 2,0, com um parafuso de compressão de 2,0 mm separado, é usada para a estabilização definitiva da fratura.
e–h É essencial que a placa seja colocada sobre o aspecto radial da diáfise radial (oposta à articulação radioulnar em posição neutra), permitindo o máximo de pronação/supinação possível.
f Incidência intraoperatória em posição neutra.
g Incidência AP intraoperatória em supinação máxima.
h Incidência AP intraoperatória em pronação máxima.

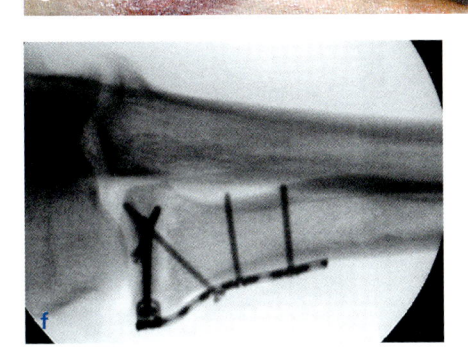

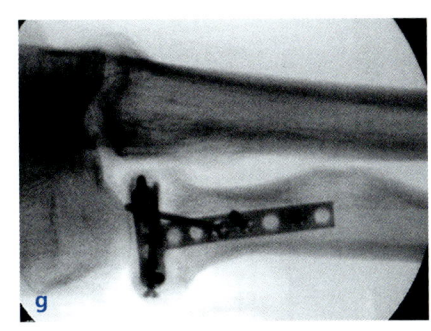

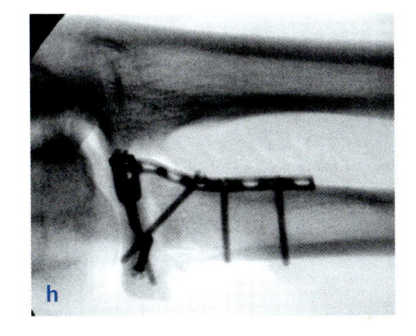

3 Rádio e ulna, proximal

3 Redução e fixação (cont.)

No final da operação, o exame clínico do cotovelo demonstrou movimento livre e boa estabilidade; nenhum reparo ligamentar adicional, portanto, foi necessário.

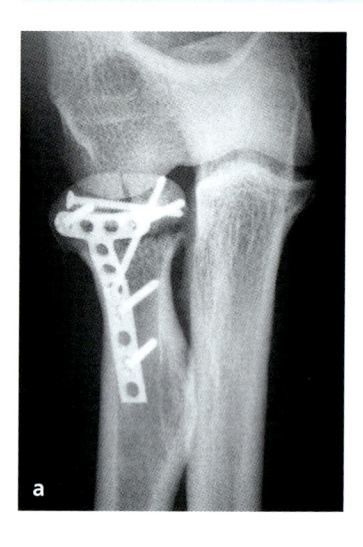

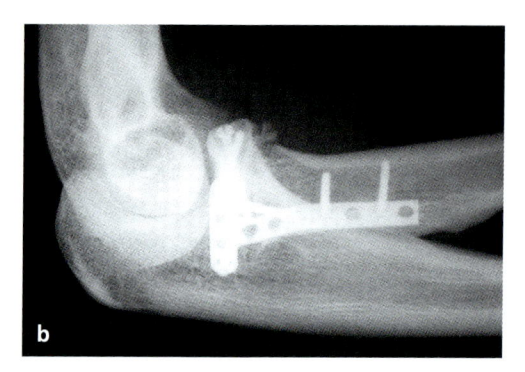

Fig. 3.12-5 a–b Raios X AP e lateral imediatamente após a operação.

4 Reabilitação

O cuidado posterior funcional com movimento ativo-assistido começou no primeiro dia após a operação. Nenhuma imobilização foi necessária, mas não foi permitida carga durante cinco semanas. Depois de três meses, a carga foi aumentada até o limite total.

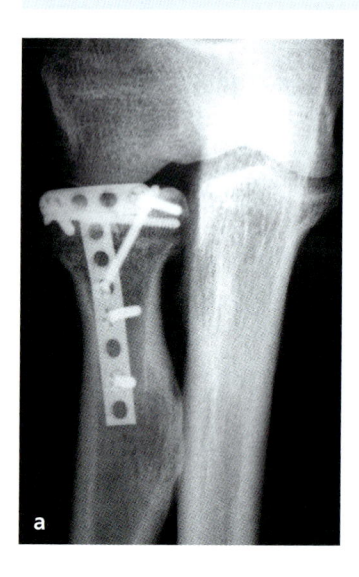

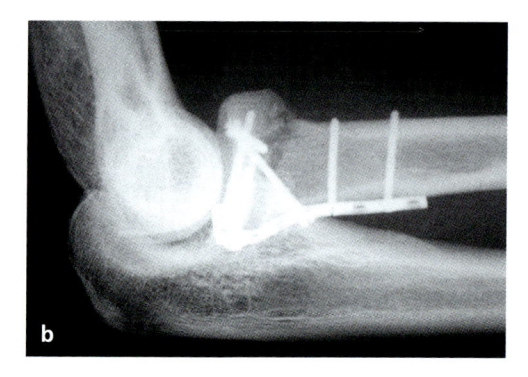

Fig. 3.12-6 a–b Os raios X em cinco semanas confirmaram a situação estável com os implantes intactos.
a Incidência AP.
b Incidência lateral.

3.12 Fratura articular, multifragmentária, da cabeça radial; ulna intacta (21-B2.3); depressão do antebraço

4 Reabilitação (cont.)

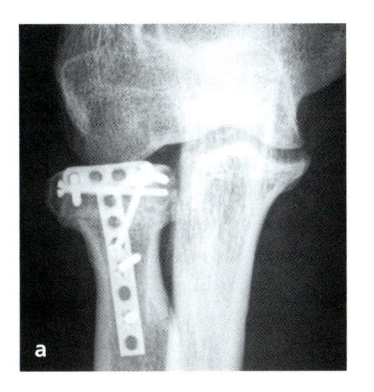

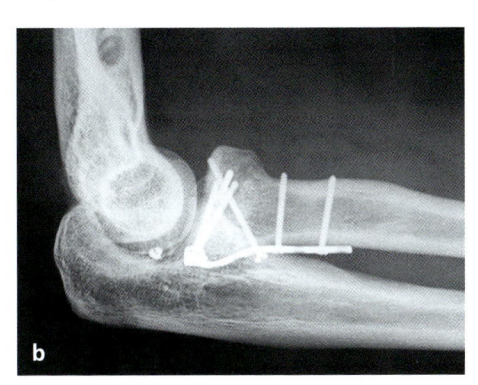

Fig. 3.12-7 a–b Cinco meses após a operação, a fratura estava completamente consolidada, embora um parafuso tenha quebrado em algum ponto durante o período pós-operatório, com deslocamento da cabeça do parafuso para o espaço da articulação umeroulnar.

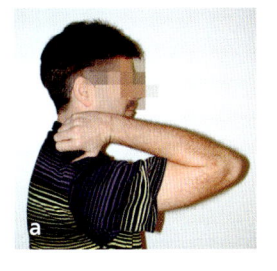

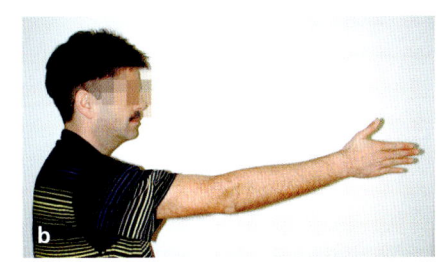

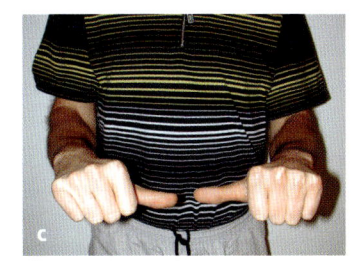

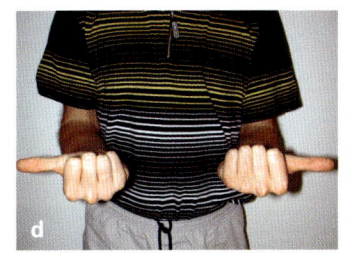

Fig. 3.12-8 a–d O paciente readquiriu amplitude de movimento total e estava completamente livre da dor sete meses após a operação.

Remoção do implante

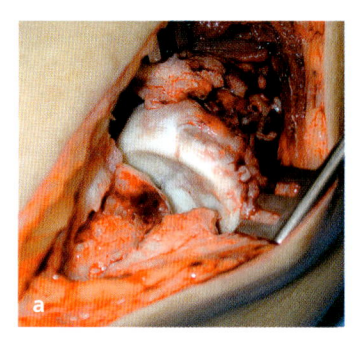

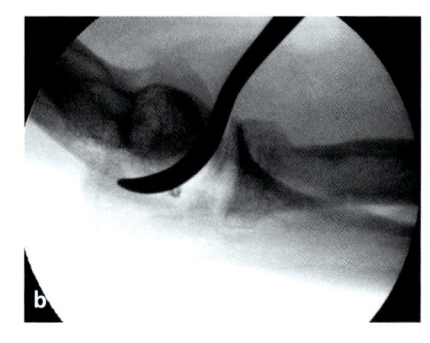

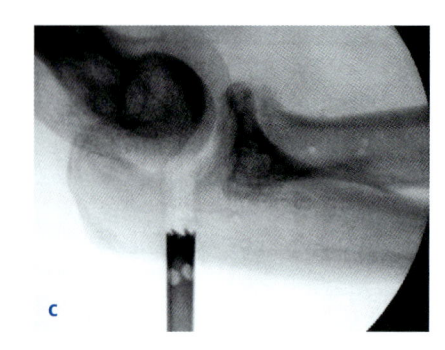

Fig. 3.12-9 a–c

a A inspeção intraoperatória da cabeça radial, após a remoção do implante, demonstrou cartilagem vital e macia e consolidação intra-articular lisa.

b A cabeça do parafuso quebrado foi impactada na cartilagem articular do olécrano.

c A cabeça do parafuso quebrado foi removida de maneira transóssea com o uso de uma broca canulada de 5 mm.

5 Armadilhas −

Equipamento
Pode ocorrer falha dos mini-implantes, sobretudo em fraturas cominuídas, as quais não fornecem estabilidade intrínseca suficiente.

Abordagem cirúrgica
A exploração de mais de 5 cm da diáfise radial proximal pode comprometer a ramificação profunda do nervo radial.

Redução e fixação
A reconstrução "sobre a mesa" é arriscada e pode levar a falha mecânica e biológica. Boa qualidade óssea, fragmentos que permitam a reconstrução e ausência de cominuição metafisária são essenciais para esse procedimento.

Reabilitação
Retardar a mobilização pós-operatória sem necessidade pode resultar em cotovelo rígido com função pobre.

6 Dicas +

Equipamento
Mini-implantes (1,5 ou 2,0 mm) são ideais para a reconstrução de fraturas complexas da cabeça radial. A cabeça do parafuso é plana e pode ser facilmente embutida na cartilagem.

Abordagem cirúrgica
A abordagem cirúrgica é descomplicada, fornecendo fácil acesso à articulação umerorradial.

Redução e fixação
Se feita adequadamente, sob condições ideais, a reconstrução da cabeça radial "sobre a mesa" pode levar a resultados excelentes.

Reabilitação
A mobilização imediata ou quase imediata permite o movimento precoce com melhor resultado funcional.

Autor Reto H. Babst

3.13 Fratura articular, multifragmentária, da cabeça radial; ulna intacta (21-B2.3)

1 Descrição de caso

Uma mulher de 55 anos caiu sobre sua mão estendida, sofrendo um trauma único que resultou em uma fratura-luxação posterolateral fechada do cotovelo esquerdo.

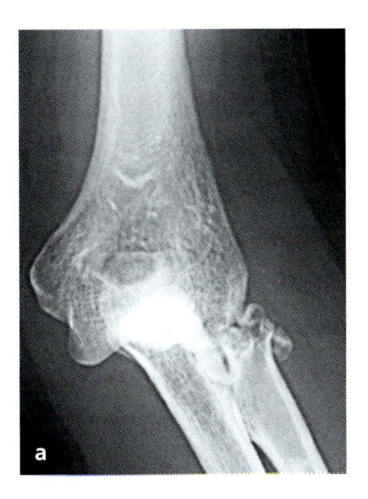

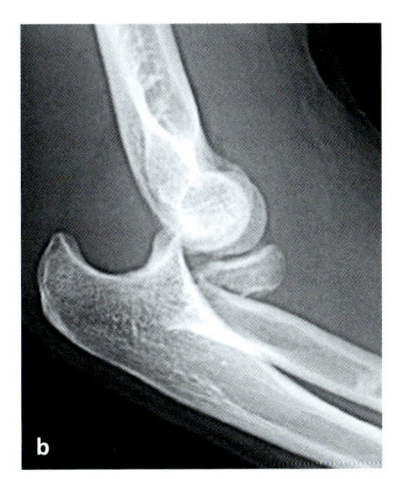

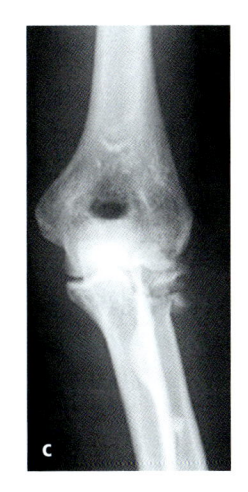

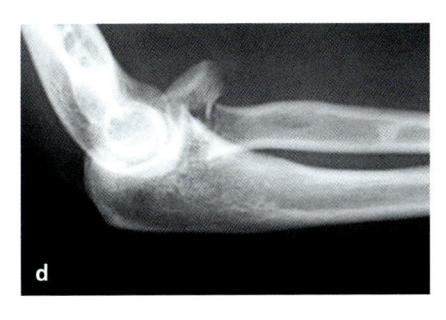

Fig. 3.13-1 a–d Raios X pré-operatórios.
a Incidência AP.
b Incidência lateral.
c Incidência AP após redução.
d Incidência lateral após redução.

Indicação

Artroplastia da cabeça radial
A restauração estável do comprimento radial é em geral importante para a estabilidade do cotovelo ou do antebraço. Se isso não puder ser atingido com RAFI, uma prótese de rádio proximal será necessária.
A prótese de substituição para fraturas do colo radial impossíveis de serem reconstruídas é indicada:
- Quando a articulação do cotovelo é instável.
- Com uma fratura de coronoide instável.
- Com insuficiência do ligamento colateral medial ou instabilidade umeroulnar.
- Com lesão de membrana interóssea associada (lesão de Essex-Lopresti).

Tamanho correto da prótese
Selecione o tamanho correto da prótese para evitar super ou subpreenchimento da articulação radiocapitular que pode causar amplitude de movimento restrita (prótese muito grande e/ou muito longa) ou instabilidade do cotovelo (prótese muito pequena e/ou muito curta). Pode ser difícil determinar o comprimento correto da prótese para fraturas cominuídas do colo radial. A comparação com um raio X do cotovelo oposto (intacto) pode ser útil para o planejamento pré-operatório.
Reconstrua a cabeça e o colo do rádio com os fragmentos ressecados e escolha o tamanho da prótese de forma adequada.
O cirurgião deve escolher entre prótese cimentada e não cimentada – sendo esta mais fácil, embora talvez menos estável.

3   Rádio e ulna, proximal

Planejamento pré-operatório

Equipamento

- Miniparafusos de 2,0 mm
- Miniplaca-T
- Prótese de cabeça radial bipolar (prótese de Judet)

(O tamanho do sistema, dos instrumentos e dos implantes pode variar de acordo com a anatomia.)

Preparação e posicionamento do paciente

Antibiótico profilático: dose única de cefalosporina de segunda geração.
Profilaxia de trombose: heparina de baixo peso molecular.
Um torniquete pneumático pode ser usado, mas não é imperativo.

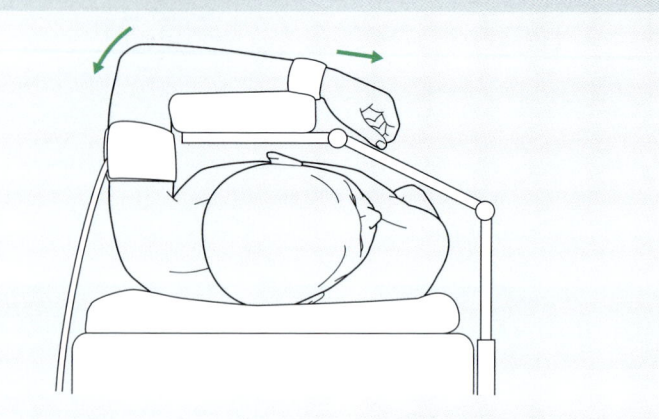

Fig. 3.13-2   A paciente é colocada em decúbito dorsal, com o braço afetado sobre a mesa de braço, sem cobertura, para permitir a flexão livre do cotovelo.

2   Abordagem cirúrgica

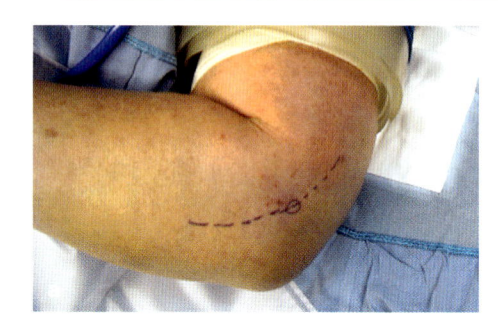

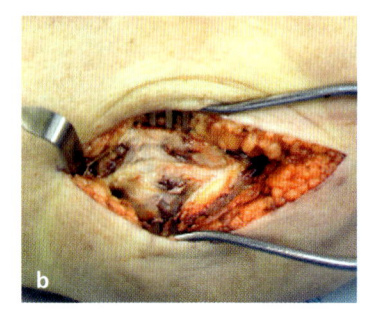

Uma abordagem de Kocher é executada entre os músculos extensor radial do carpo e ancôneo.

Fig. 3.13-3 a–b
a   Incisão na pele.
b   Incisão da fáscia entre o extensor radial longo do carpo e o ancôneo, e dissecação da cápsula articular.

3.13 Fratura articular, multifragmentária, da cabeça radial; ulna intacta (21-B2.3)

3   Redução e fixação

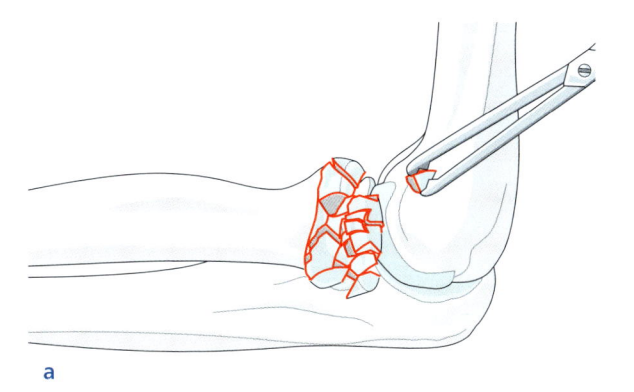

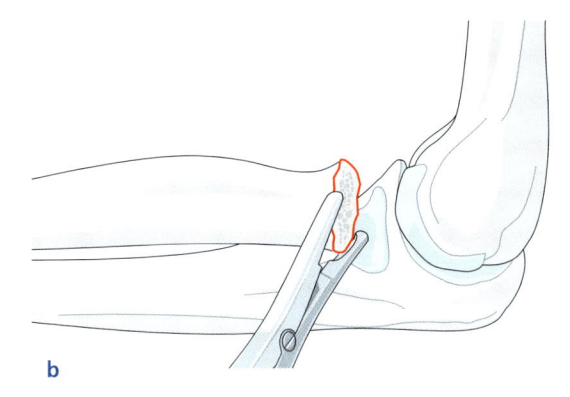

Fig. 3.13-4 a–b
a   Resseque cuidadosamente todos os fragmentos radiais e do colo. Se for possível, preserve o ligamento anular para reparo.
b   Prepare o colo radial com um saca-bocado pequeno para encaixar a prótese.

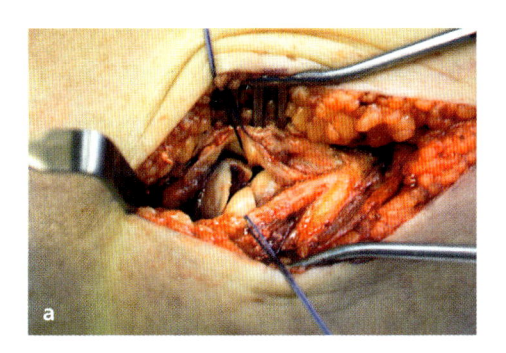

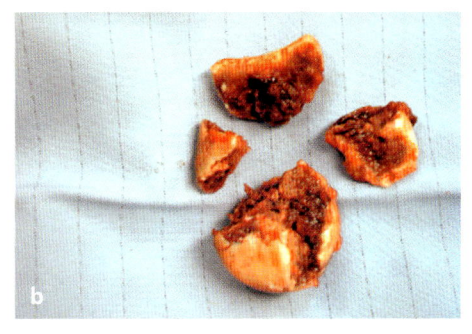

Fig. 3.13-5 a–b   A ressecção da cabeça radial é executada devido a impossibilidade de realizar uma reconstrução estável.
a   Exposição intraoperatória da cabeça radial fragmentada.
b   Cabeça radial ressecada com fragmentos múltiplos.

349

3 Redução e fixação (cont.)

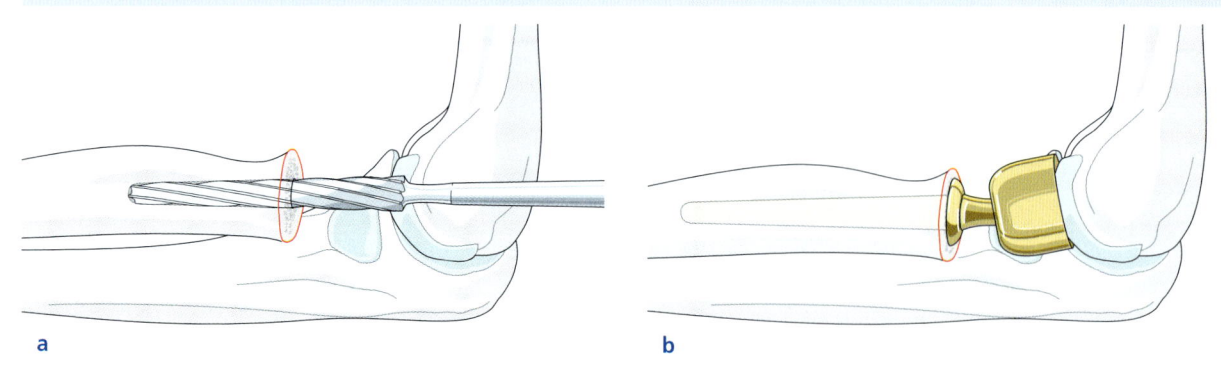

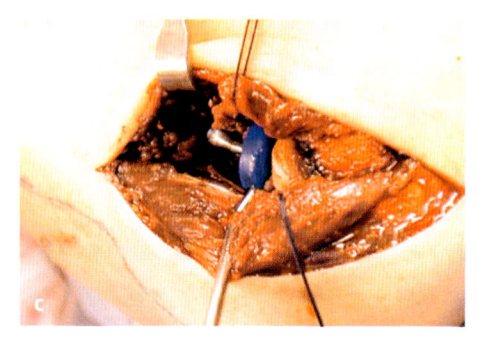

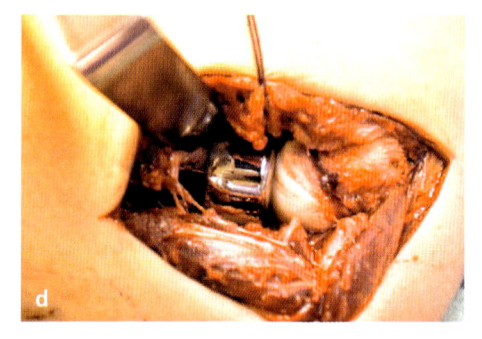

Fig. 3.13-6 a–d

a Abra com cuidado o canal medular com uma sovela para encaixar a base da prótese.
b Preparação da diáfise radial para prótese. Inserção da prótese de teste.
c Insira a prótese escolhida. Avalie seu comprimento e a estabilidade. Pode ser necessário cimentar a prótese para uma estabilidade favorável; tal procedimento pode ser determinado nesse momento.
d Fixação cimentada da prótese. O aparato extensor é fixado pelas suturas transósseas com o uso de uma âncora de osso. A cápsula articular anterior com inserção ligamentar dos extensores é presa com uma âncora. A estabilidade é verificada.

3.13 Fratura articular, multifragmentária, da cabeça radial; ulna intacta (21-B2.3)

4 Reabilitação

O exercício de movimento ativo-assistido, abaixo do limiar de dor do paciente, foi permitido 24 horas após a operação. Nenhuma carga foi permitida durante as primeiras seis semanas. O controle de raio X foi feito em seis semanas e em um ano após a operação.

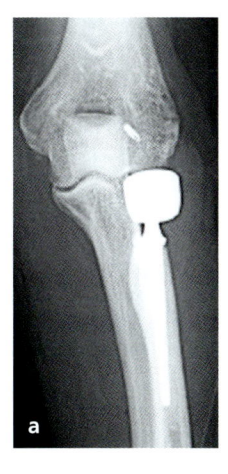

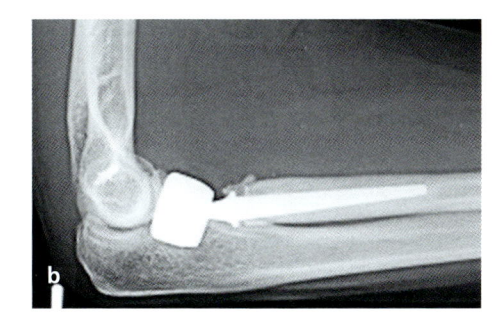

Fig. 3.13-7 a–b   Raios X, seis semanas após a operação.

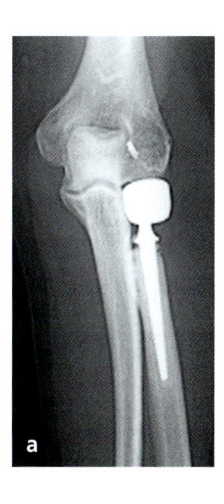

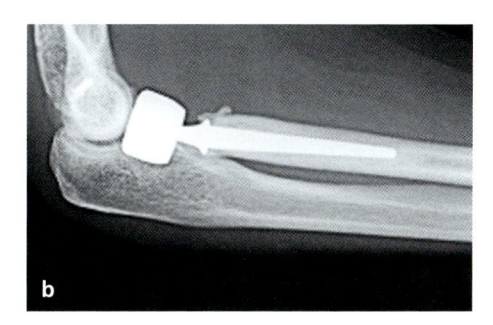

Fig. 3.13-8 a–b   Incidência AP e lateral, um ano após a operação.

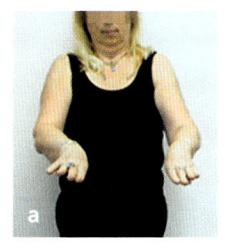

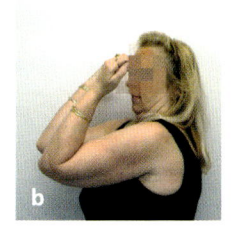

Fig. 3.13-9 a–b   Função um ano após a operação.

Remoção do implante

A remoção do implante somente será necessária se ocorrer afrouxamento da prótese.

5 Armadilhas –

Planejamento pré-operatório

É importante ter os comprimentos e as versões corretas da prótese prontamente disponíveis durante a cirurgia.

6 Dicas +

Redução e fixação

A osteotomia com a prótese de Judet é alguns milímetros proximal à tuberosidade do rádio. O canal radial é preparado usando dilatadores sucessivos até que um dos implantes de teste, que vêm em dois comprimentos e diâmetros, encaixe-se no canal. A profundidade da inserção da prótese é medida com o uso de um calibrador, colocado entre a cabeça da prótese e o côndilo umeral. Essa medida deve ser o mais exata possível para prevenir a lassidão ou a hiperpressão sobre o côndilo. Uma fresa-piloto especial permite o encurtamento do corte radial, de modo que a prótese esteja situada com o colo rente ao corte e tenha um bom encaixe quando o calibrador for posicionado entre o côndilo umeral e a cabeça da prótese. Várias tentativas podem ser necessárias para que se alcance um bom encaixe. A implantação da diáfise é executada com a pronação do antebraço, com o colo da prótese posicionado na direção do polegar após a aplicação do cimento. Depois da implantação da diáfise, a cúpula radial é colocada sobre a cabeça esférica da haste. O tamanho da última é escolhido respeitando a anatomia do cotovelo operado e com a ajuda de calibres de dimensão.

Autores   Jesse B. Jupiter, David C. Ring

3.14 Fratura simples, articular, da cabeça radial; fratura extra-articular da ulna proximal (21-B3.2)

1 Descrição de caso

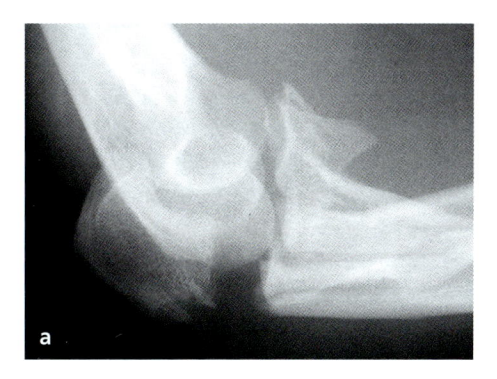

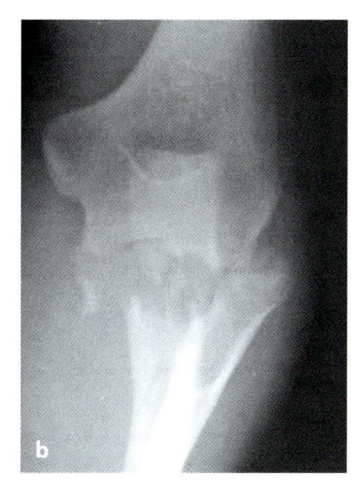

Um farmacêutico de 47 anos sofreu trauma de alta energia em seu cotovelo esquerdo em um acidente de motocicleta. O envelope do tecido mole estava intacto, e o exame neurovascular estava normal.
Os raios X iniciais revelaram o úmero distal impactado na ulna proximal, criando uma fratura-luxação metafisária, complexa, associada com uma fratura da cabeça radial intra-articular.

Fig. 3.14-1 a–b   Os raios X AP e lateral revelam uma fratura metafisária da ulna proximal, incluindo parte do coronoide, e uma fratura da cabeça radial.

Indicação

Esta é uma fratura extremamente complexa e problemática que coloca em risco a função do cotovelo e do antebraço. O objetivo deve ser a restauração de ambas as unidades funcionais, a preservação do envelope do tecido mole e a reaquisição do movimento funcional.

Planejamento pré-operatório

Equipamento

- Placas pequena e de minifragmento e parafusos
- LC-DCP 3,5
- Distrator pequeno
- Prótese de cabeça radial
- Braço-C

(O tamanho do sistema, dos instrumentos e dos implantes pode variar de acordo com a anatomia.)

Preparação e posicionamento do paciente

O paciente é posicionado em uma posição semilateral ou em decúbito ventral. Torniquete pneumático estéril.
Antibióticos: uma ampla variedade de antibióticos é administrada. A crista ilíaca é preparada e esterilizada para o caso de ser necessário um enxerto de osso autógeno.

3 Rádio e ulna, proximal

2 Abordagem cirúrgica

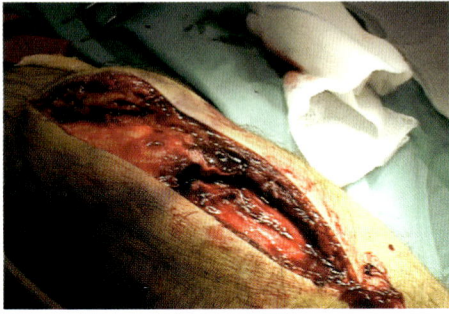

Fig. 3.14-2 Uma incisão de pele dorsal reta é a preferida.

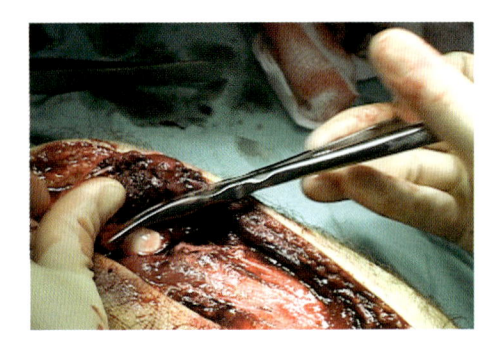

Fig. 3.14-3 Por meio deste acesso, o hematoma inicial da fratura é removido.

Através do local da fratura ulnar, tanto a cabeça radial fraturada quanto os fragmentos do coronoide podem ser minuciosamente avaliados.

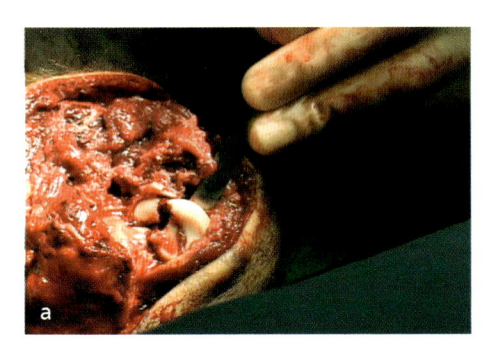

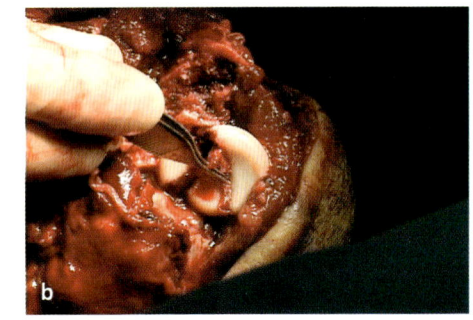

Fig. 3.14-4 a–b
a A cabeça radial mostra uma fragmentação substancial.
b A limpeza cuidadosa do hematoma confirma a impactação articular e a fragmentação.

3.14 Fratura simples, articular, da cabeça radial; fratura extra-articular da ulna proximal (21-B3.2)

3 Redução e fixação

Inicialmente, a cabeça radial é ressecada no nível do colo e é colocada uma prótese de cabeça radial.

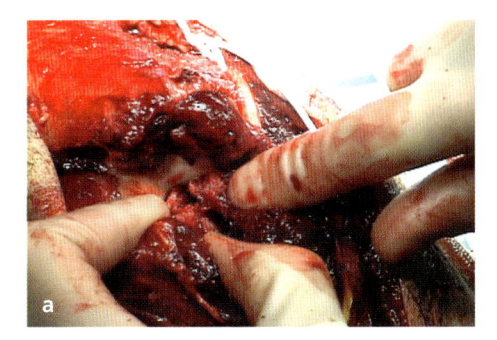

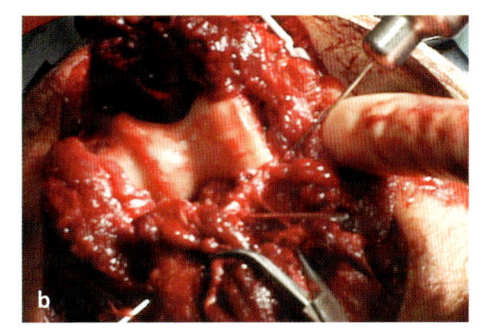

Fig. 3.14-5 a–b Os fragmentos metafisários da ulna, incluindo a fratura coronoide, podem ser reduzidos manualmente e mantidos com uma pinça Weber pontiaguda.

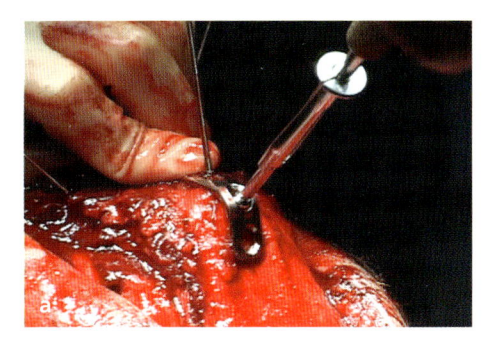

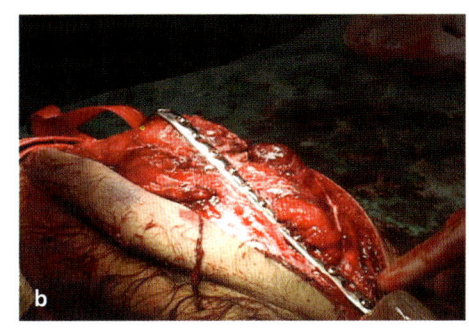

Fig. 3.14-6 a–b Após a redução do olécrano, uma LC-DCP 3,5 pré-moldada é colocada em torno do olécrano proximal e estendida até a diáfise ulnar.

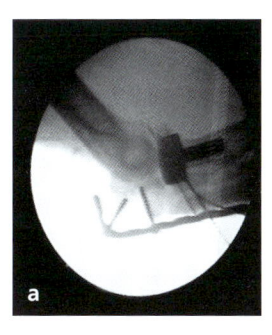

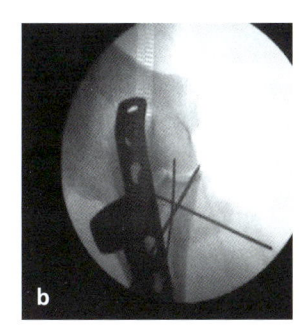

Fig. 3.14-7 a–b A aquisição de imagem intraoperatória e a redução da fratura são cruciais para a colocação do implante.

355

3 Rádio e ulna, proximal

4 Reabilitação

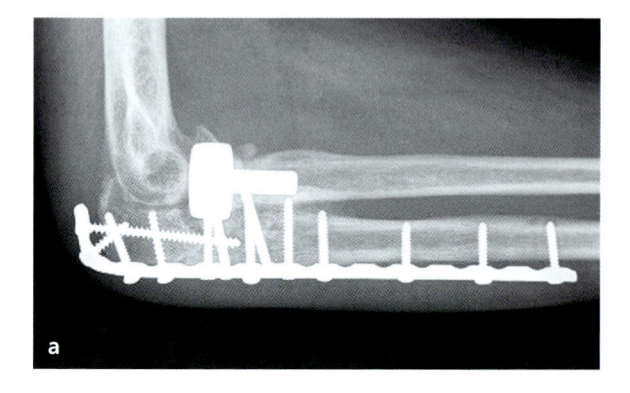

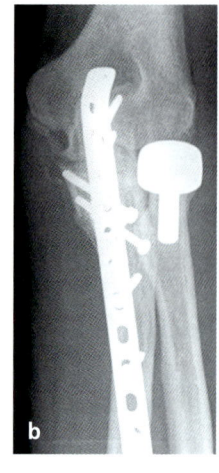

Foi necessário inserir um grande dreno antes de fechar a ferida a fim de minimizar a formação de hematoma no espaço potencial do olécrano. Com base na condição da ferida, foi decidido iniciar a mobilização ativa em 48 horas.

A remoção da sutura foi planejada para aproximadamente duas semanas após a cirurgia, e o paciente continuou a ser acompanhado até a consolidação da fratura e o movimento funcional terem sido alcançados.

Fig. 3.14-8 a–b   Raios X seis meses após a operação.

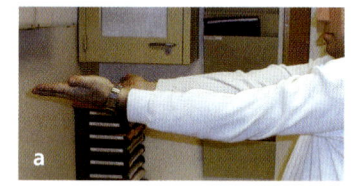

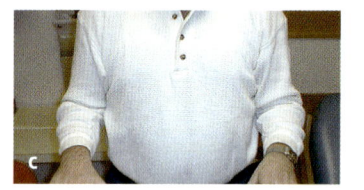

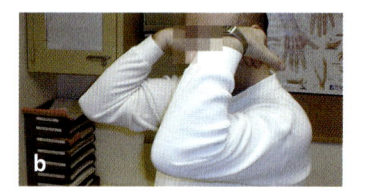

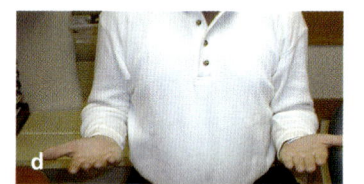

Fig. 3.14-9 a–d   Movimento funcional seis meses após a operação.

Remoção do implante

A remoção da placa somente é requerida se estiver proeminente ou sintomática.

3.14 Fratura simples, articular, da cabeça radial; fratura extra-articular da ulna proximal (21-B3.2)

5 Armadilhas –

Equipamento

Em algumas ocasiões, as fraturas da cabeça radial podem não ser receptivas à fixação interna em virtude da extensão da cominuição ou do grau do dano vascular. É útil ter disponíveis implantes mais novos, especificamente para fraturas da cabeça radial, e implantes protéticos.

Abordagem cirúrgica

A combinação de uma fratura da cabeça radial com uma lesão ulnar metafisária complexa exigirá a exposição extensível, com o risco de desvascularização dos fragmentos da fratura.

6 Dicas +

Equipamento

Modelos de placas mais recentes, os quais usam parafusos de cabeça bloqueada de 2,4 mm, estão disponíveis para fraturas mais complexas da cabeça ou do colo radial.

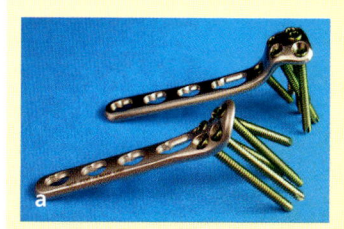

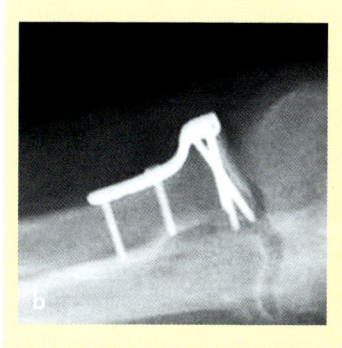

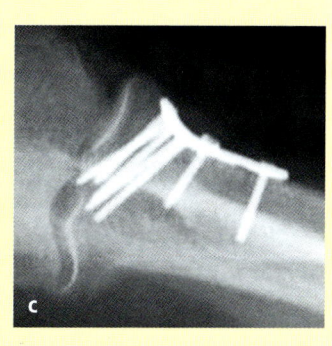

Fig. 3.14-10 a–c Placas de cabeça e colo radiais mais recentes.

Abordagem cirúrgica

O tratamento da fratura por meio de uma incisão dorsal longa irá minimizar o descolamento excessivo do tecido mole e da lesão muscular.

O nervo ulnar deve ser identificado, sobretudo se houver lesão no lado medial da metáfise ulnar.

3 Rádio e ulna, proximal

5 Armadilhas − (cont.)

Redução e fixação
Com este tipo de fratura da ulna, pode ser difícil obter redução adequada dos fragmentos principais, tanto no plano sagital como no frontal, especialmente de fragmentos da faceta medial do coronoide.

Reabilitação
Evite reabilitação superagressiva, sobretudo quanto aos exercícios de carga.

6 Dicas + (cont.)

Reabilitação
Assegure-se de que haja estabilidade do cotovelo antes de iniciar a reabilitação. Se necessário, considere o uso de um distrator de dobradiça dinâmica.

Autores Michael Schütz, Norbert P. Haas

3.15 Fratura articular, multifragmentária, da cabeça radial; fratura extra-articular da ulna proximal (21-B3.3)

1 Descrição de caso

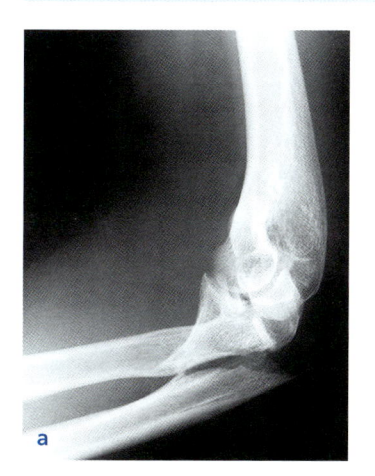

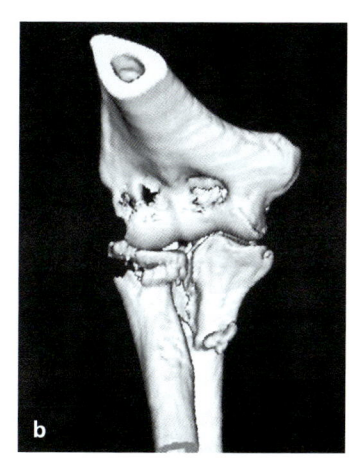

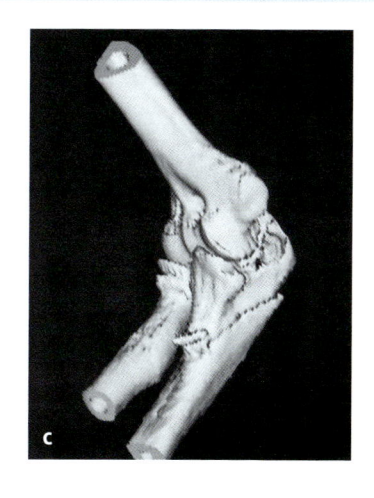

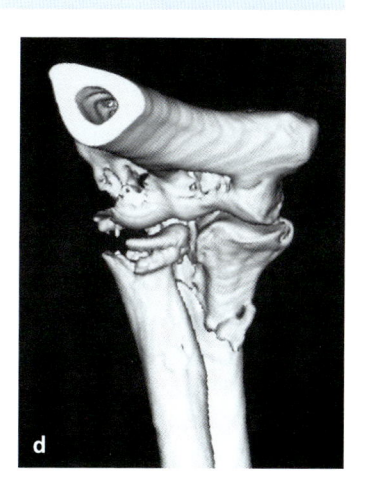

Um homem de 53 anos caiu enquanto andava de bicicleta e sofreu uma fratura no cotovelo. Não houve outras lesões. O paciente foi operado no mesmo dia, após o exame radiológico de TC.

Fig. 3.15-1 a–d
a   Raio X pré-operatório, incidência lateral.
b–d Exames de TC.

Indicação

De acordo com os princípios do tratamento de fraturas intra-articular, uma osteossíntese estável e (dependendo das lesões ligamentares) um tratamento funcional precoce, com ou sem tala, devem ser obtidos.

Planejamento pré-operatório

Equipamento

- LCP 3,5, oito orifícios
- Parafusos corticais de 2,0 mm
- Parafusos corticais de 3,5 mm
- Parafusos de cabeça bloqueada (LHS) de 3,5 mm
- Fios K de 1,25 mm
- Fios K de 1,6 mm

(O tamanho do sistema, dos instrumentos e dos implantes pode variar de acordo com a anatomia.)

Preparação e posicionamento do paciente

Antibióticos: dose única de cefalosporina de segunda geração.
Profilaxia de trombose: heparina de baixo peso molecular.

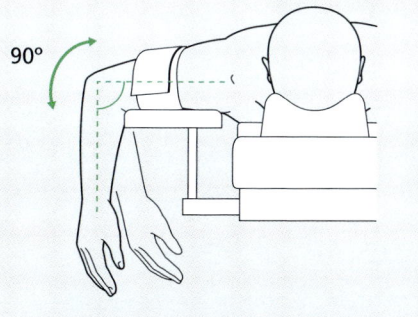

Fig. 3.15-2 O paciente é colocado em decúbito ventral, com o braço em uma mesa de braço. É necessário um torniquete pneumático.

3 Rádio e ulna, proximal

2 Abordagem cirúrgica

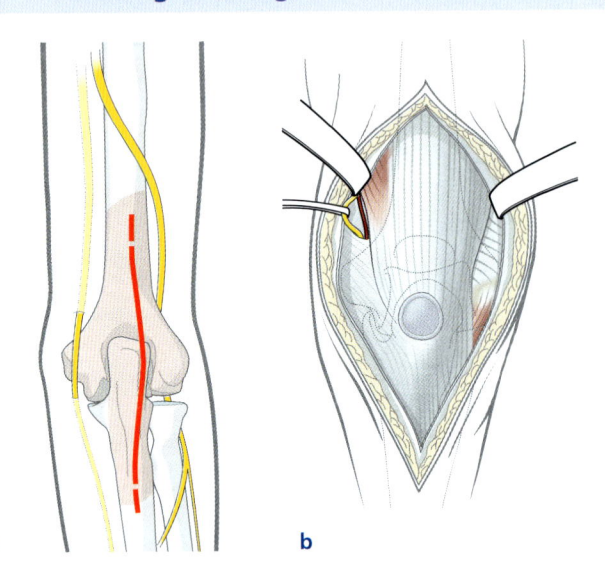

Fig. 3.15-3 a–b Incisão posterior. A fratura radial pode ser exposta através da fratura do olécrano.

3 Redução e fixação

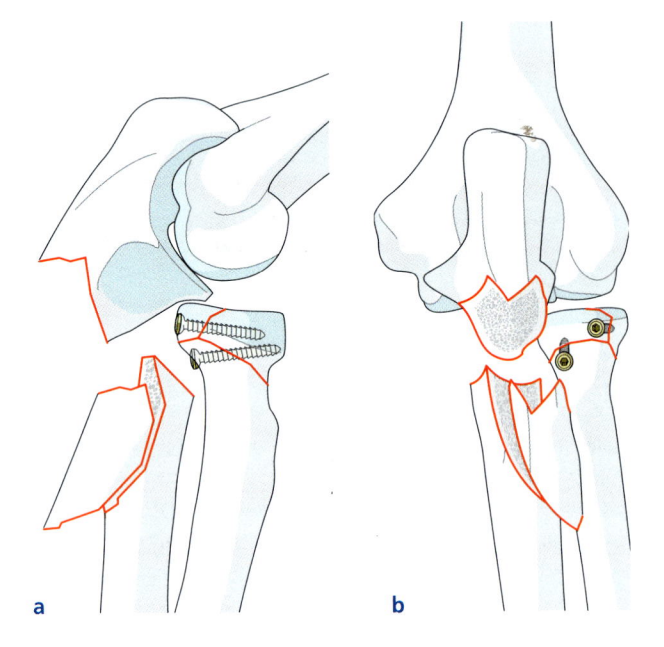

Fig. 3.15-4 a–h
a–b O fragmento articular radial impactado é elevado e inicialmente fixado com fios K de 1,25 mm. Dois parafusos de compressão de 2,0 mm são inseridos para estabilizar os fragmentos da fratura radial principal. Um dos parafusos deve ter contato com a zona do colo radial intacto.

3.15 Fratura articular, multifragmentária, da cabeça radial; fratura extra-articular da ulna proximal (21-B3.3)

3 Redução e fixação (cont.)

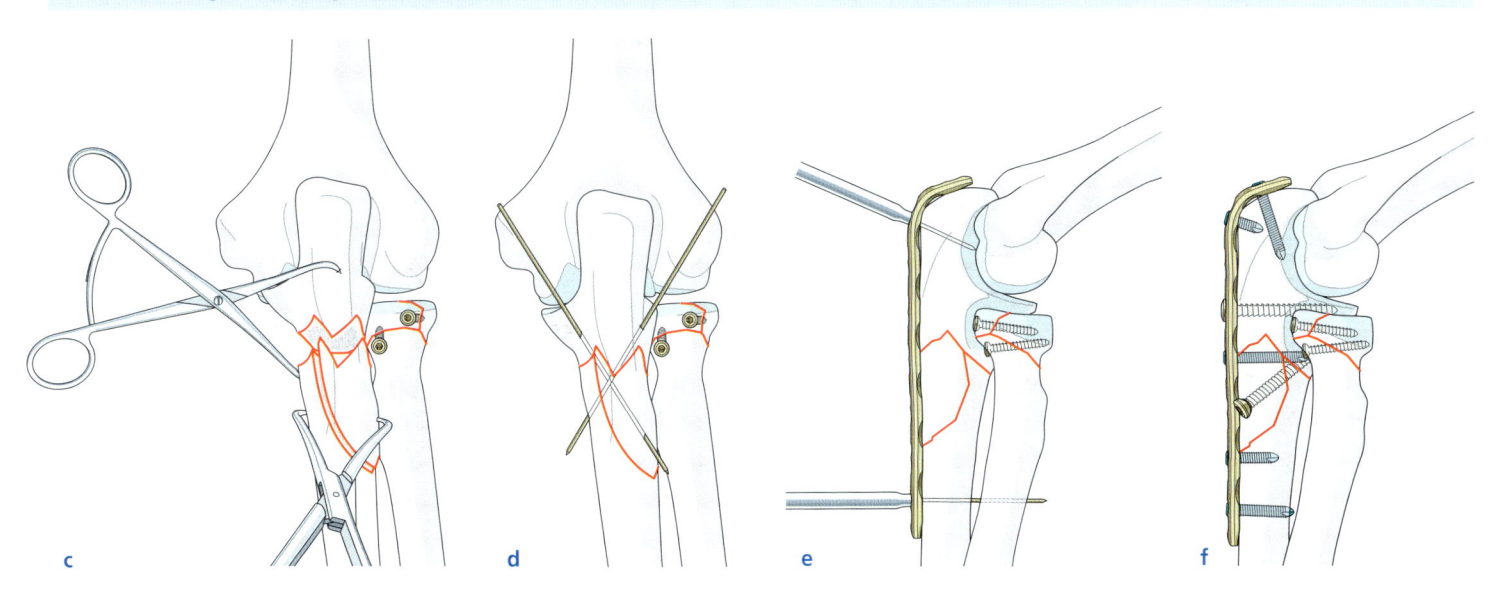

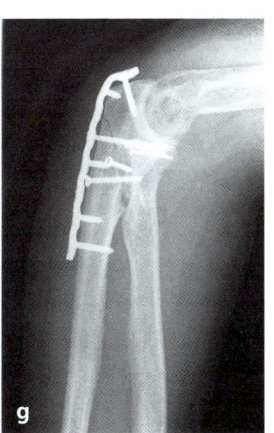

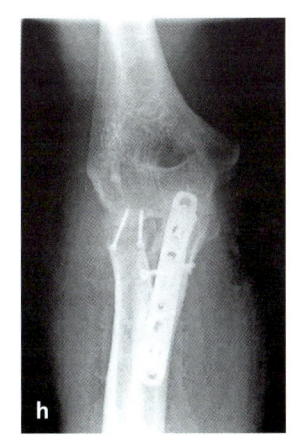

c d e f

Fig. 3.15-4 a–h (cont.)

c–d Redução da fratura extra-articular da ulna, e fragmento metafisário adicional. Dois pequenos fórceps de redução pontiagudos são usados para manter os fragmentos principais. A redução e o fragmento adicional são inicialmente fixados com dois fios K. Ao posicionar os fios, a posição planejada da placa deve ser considerada. A LCP de oito orifícios é dobrada para abranger a ponta do olécrano. Para atingir o contato firme osso-placa, a inserção do músculo tríceps é fendida, e a placa posicionada. No final da operação, o músculo deve ser suturado.

e A placa é alinhada, e as guias de perfuração são inseridas proximal e distalmente. A placa é, neste momento, presa com dois fios K de 1,6 mm.

f Um parafuso cortical de 3,5 mm é inserido através do quinto orifício e direcionado para o processo coronoide. A perfuração é feita sob controle de intensificador de imagem na projeção lateral, a fim de garantir a colocação exata desse parafuso essencial. O fragmento intermediário é preso com um parafuso de compressão adicional, isolado, inserido em uma direção radioulnar. Dois parafusos de cabeça bloqueada em posição proximal e três na distal estabilizam a fratura ulnar em uma técnica de fixador-interno.

g–h Com a avaliação clínica da amplitude de movimento em pronação e supinação (cabeça radial) e com um controle radiológico, a operação é encerrada.

4 Reabilitação

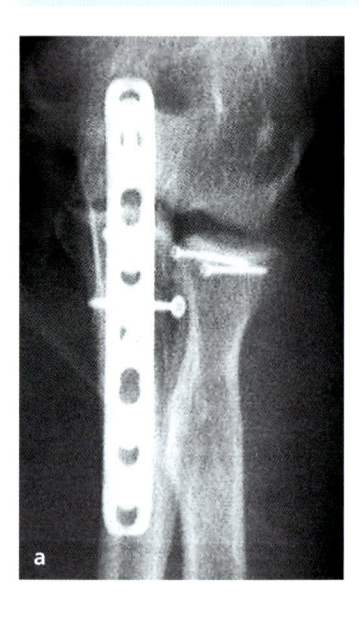

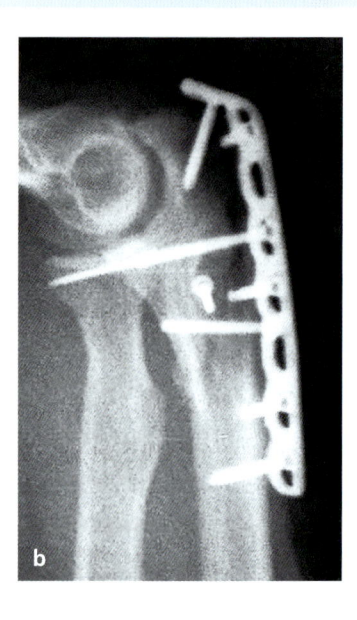

Uma tala para a parte superior do braço foi necessária até que a cicatrização definitiva da ferida tivesse ocorrido.

A fisioterapia começou no segundo dia após a operação, inicialmente com mobilização passiva, seguida, mais tarde, pela ativa.

Fig. 3.15-5 a–b Raios X nove meses após a operação.

Remoção do implante

A remoção do implante pode ser necessária em razão da cobertura extremamente fina do tecido mole e da probabilidade de irritação.

5 Armadilhas –

Redução e fixação
Se parafusos corticais e parafusos de cabeça bloqueada forem inseridos na mesma placa, há risco de que as técnicas de fixação interfiram uma na outra, o que pode levar ao afrouxamento do implante.

Reabilitação
A fisioterapia retardada pode resultar em rigidez do cotovelo, e a terapia agressiva, em falha na fixação (cabeça radial).

6 Dicas +

Redução e fixação
É altamente recomendado inserir todos os parafusos corticais (convencionais) antes de inserir os de cabeça bloqueada.

Reabilitação
Deve-se encontrar o equilíbrio entre a fisioterapia precoce, para prevenir a rigidez do cotovelo (em especial pronação e supinação), e a mobilização moderada.

Autor David C. Ring

3.16 Fratura simples, articular, da cabeça radial e do processo coronoide (21-C1.2), com luxação do cotovelo ("tríade terrível")

1 Descrição de caso

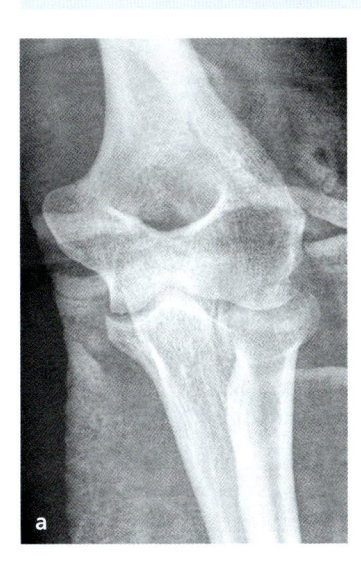

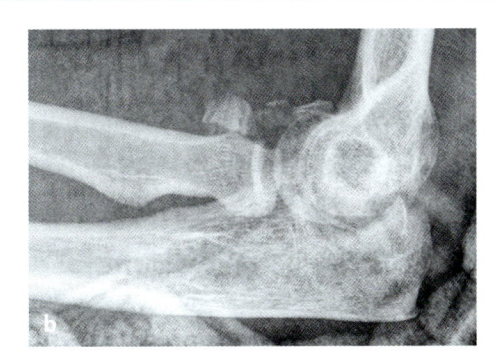

Um homem de 40 anos sofreu uma fratura-luxação do cotovelo ao escorregar em um pedaço de gelo.

Fig. 3.16-1 a–b Os raios X mostraram luxação do cotovelo com fraturas da cabeça radial e do processo coronoide. As fraturas estavam mais distintas após a redução e a imobilização. A fratura coronoide era um pequeno fragmento triangular, e a da cabeça radial, um fragmento simples, único, da parte anterolateral da cabeça radial.

Indicação

As luxações do cotovelo com fratura do processo coronoide e da cabeça radial são tão propensas a subluxação recorrente ou luxação que são chamadas de "tríade terrível" do cotovelo.

A fixação do coronoide, o reparo ou a substituição protética da cabeça radial, bem como reinserção do complexo do ligamento colateral lateral para o epicôndilo lateral, são importantes para favorecer a função do cotovelo.

Planejamento pré-operatório

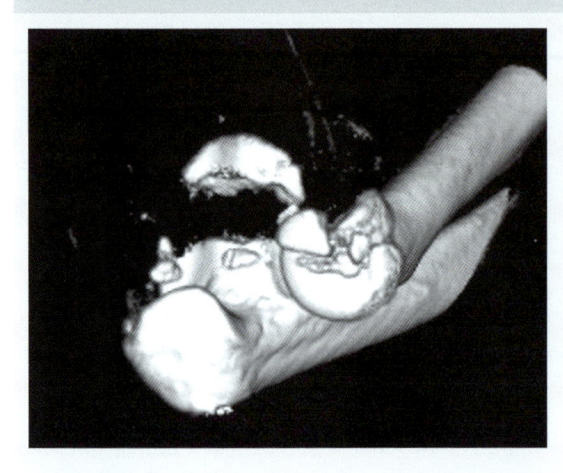

Fig. 3.16-2 A fratura da cabeça radial parece simples, mas esse tipo de fratura é, com frequência, muito mais complexo do que parece. Exames de TC com reconstruções tridimensionais são úteis no planejamento.

Pequenos parafusos para eventual fixação da cabeça radial e a prótese de metal da cabeça radial devem estar disponíveis.

Pode-se prever o coronoide como um pequeno fragmento transverso com a cápsula inserida. A fixação é direta, desde que o cirurgião esteja familiarizado com as técnicas de exposição e fixação, que são diretas, mas não fáceis.

Equipamento

- Torniquete estéril
- Broca-guia para um fio liso ou uma broca (como para a reconstrução do ligamento cruzado anterior)
- Passador de sutura com alça
- Prótese de cabeça radial
- Parafusos pequenos para potencial redução aberta e fixação interna (RAFI) da cabeça radial (1,5 e 2,0 mm)
- Broca pequena

(O tamanho do sistema, dos instrumentos e dos implantes pode variar de acordo com a anatomia.)

Preparação e posicionamento do paciente

O paciente é colocado em decúbito dorsal, com o braço afetado sustentado em uma mesa de mão.
Antibiótico profilático: dose única de cefalosporina de primeira geração.
Um torniquete estéril é utilizado.

2　Abordagem cirúrgica

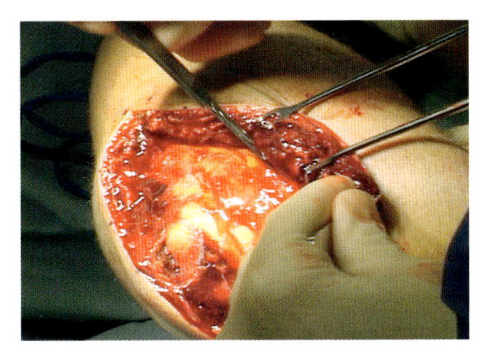

Uma incisão de pele longitudinal dorsal é feita em linha média. Um retalho de pele lateral é elevado.

Fig. 3.16-3　De modo típico, há pouca ou nenhuma evidência de lesão ligamentar ou muscular até que a fáscia tenha sido incisada.

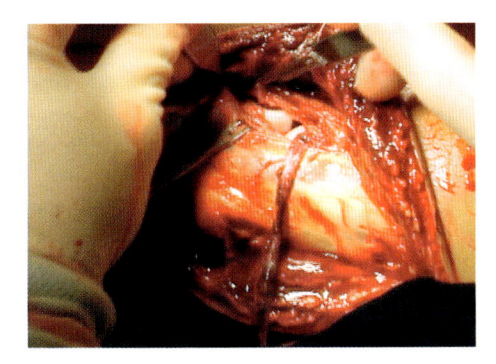

Fig. 3.16-4　Um intervalo é desenvolvido, aproximadamente entre o extensor radial curto do carpo e o extensor comum dos dedos.

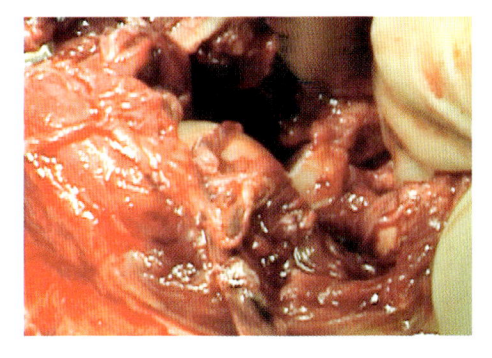

Fig. 3.16-5　As origens dos extensores radiais longo e curto do carpo são incisadas e elevadas da crista supracondilar.

3 Redução e fixação

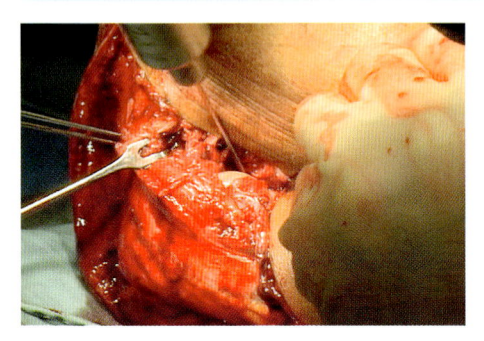

Fig. 3.16-6 Os fragmentos da cabeça radial são movidos para fora do caminho, de modo a melhorar a exposição do coronoide. São perfurados orifícios no fragmento da fratura do coronoide para a passagem da sutura, mostrados aqui.

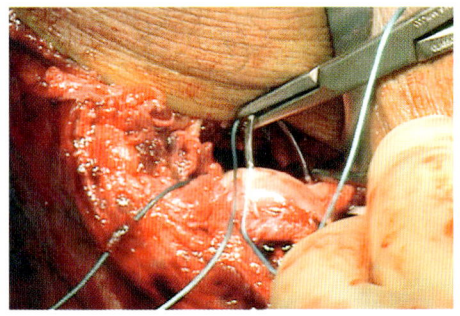

Fig. 3.16-7 Com o uso de uma broca-guia ou à mão livre, dois orifícios são feitos através da metáfise ulnar, de posterior a anterior, saindo no leito da fratura coronoide – um próximo ao limite medial e outro, ao limite lateral da fratura. Usando um passador de sutura (uma agulha Keith com alça de sutura inserida no furo é a preferível), uma sutura não absorvível, entrelaçada duas vezes, é passada pelo orifício medial. A sutura é, então, usada para engajar o coronoide, passando-a através dos orifícios de perfuração no coronoide (se o fragmento for grande o suficiente) ou em torno dele, e pegando a inserção capsular na ponta do osso.

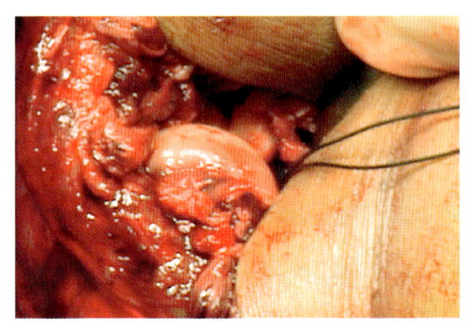

Fig. 3.16-8 A sutura é, então, passada pelo orifício mais lateral à ulna e apertada e amarrada sobre o dorso desse osso. É útil esperar até que a cabeça radial tenha sido tratada para efetuar essa amarração. O fragmento da cabeça radial é alinhado e provisoriamente preso com pequenos fios K.

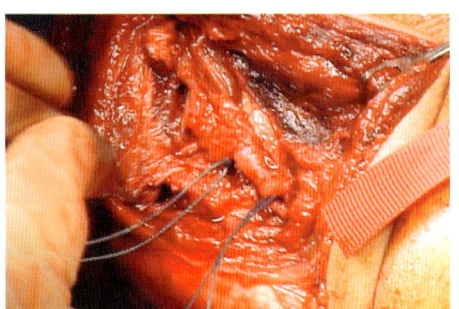

Parafusos de 1,5 ou 2,0 mm são usados para prender a cabeça radial. Se a fixação da superfície articular da cabeça for necessária, as cabeças dos parafusos podem ser escareadas. De maneira alternativa, são usados parafusos sem cabeça.

Fig. 3.16-9 O ligamento colateral lateral e a musculatura do extensor comum são reinseridos no epicôndilo lateral com o uso de âncoras de sutura ou furos de perfuração através do osso. Não há necessidade de tentar identificar separadamente o ligamento – toda a manga do tecido mole é apenas suturada de volta à posição.

4 Reabilitação

O curativo pós-operatório incluiu imobilização posterior do cotovelo, mantendo-o em 90° de flexão, e rotação neutra do antebraço. Foi importante limitar o estresse em varo do cotovelo, limitação executada pela restrição da abdução do ombro. O paciente foi ensinado a fazer exercícios e atividades diárias com o cotovelo junto ao corpo nas primeiras 3 a 4 semanas pós-operatórias. Embora a mobilização precoce do cotovelo seja útil para readquirir o movimento, até uma semana de imobilização para conforto e conveniência é razoável e tem sido associada a bons resultados. Os exercícios ativo-assistidos do cotovelo e do antebraço foram iniciados tão logo o alívio permitiu – em muitos casos, no dia seguinte à cirurgia. O paciente foi solicitado a colocar ativamente o cotovelo em posições de flexão, extensão, supinação e pronação máximas e, em seguida, a usar a outra mão para pressionar com delicadeza o braço mais para a frente. A manipulação passiva feita pelo fisioterapeuta não é muito vantajosa, sobretudo porque o paciente deve ter responsabilidade e ser um participante ativo em sua recuperação para obter um resultado favorável. Os exercícios de fortalecimento foram iniciados aproximadamente seis semanas após a lesão, mas exercícios de movimentos foram sempre priorizados. O paciente foi aconselhado a evitar esportes e outras atividades de risco nos primeiros 3 a 4 meses após a operação.

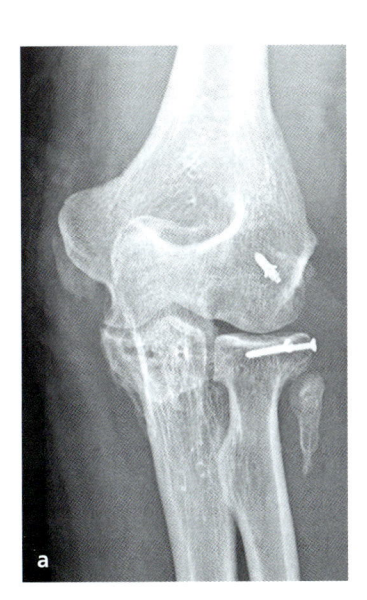

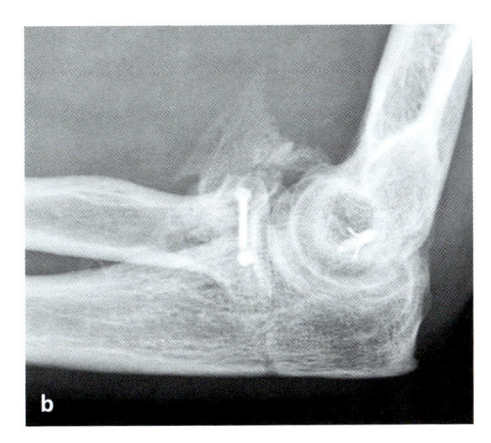

Fig. 3.16-10 a–b Raios X seis meses após a operação.

Remoção do implante

Os implantes raramente precisam ser removidos; contudo, se solicitado pelo paciente, podem ser removidos após seis meses.

5 Armadilhas –

Abordagem cirúrgica
Exposição se o acesso à fratura coronoide for inadequado.

Redução e fixação
Pode ser difícil fazer buracos de perfuração precisos a partir da superfície posterior da ulna para o leito da fratura do coronoide.

O reparo da cabeça radial pode ser difícil.

A instabilidade pode persistir após o reparo do coronoide, da cabeça radial e do ligamento colateral lateral.

6 Dicas +

Abordagem cirúrgica
As origens dos extensores radiais longo e curto do carpo são incisadas e elevadas. Os fragmentos da cabeça radial são removidos.

Redução e fixação
Um guia pode ser usado para direcionar o fio K (p. ex., o guia do conjunto de instrumentos usado para auxiliar na reconstrução do ligamento cruzado anterior).

Se houver quaisquer fragmentos perdidos, impactação/deformidade, ou se o reparo for tênue, a substituição protética é aconselhada.

Essa situação felizmente é muito incomum. Pode-se considerar o reparo do complexo ligamentar colateral medial, a fixação externa em dobradiça ou a colocação de pino cruzado na articulação do cotovelo.

Autor   Daniel A. Rikli

3.17 Fratura articular, multifragmentária, da cabeça radial; fratura simples do olécrano (21-C2.1)

1   Descrição de caso

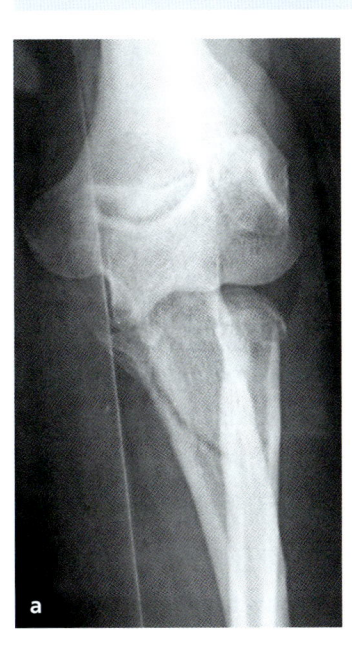

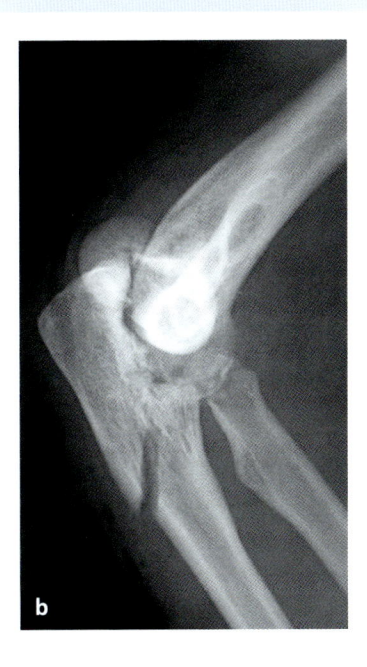

Um psiquiatra de 46 anos pulou do terceiro andar de um prédio em uma tentativa de suicídio. Ele sofreu fratura na vértebra lombar, um trauma torácico e uma lesão fechada no cotovelo esquerdo. Contudo, estava hemodinamicamente estável.

Fig. 3.17-1 a–b   Raios X AP e lateral.

Indicação

Os raios X iniciais mostraram uma fratura-luxação transolecraniana com uma fratura cominuída da cabeça radial. A cabeça radial foi separada do colo; um grande fragmento foi desviado posteriormente e situado na fossa do olécrano.

3   Rádio e ulna, proximal

Planejamento pré-operatório

Equipamento

- Conjunto de LCP de úmero distal
- Placa de olécrano de compressão bloqueada
- Miniparafusos (2,0 mm)
- Âncoras de sutura Mitek

(O tamanho do sistema, dos instrumentos e dos implantes pode variar de acordo com a anatomia.)

Preparação e posicionamento do paciente

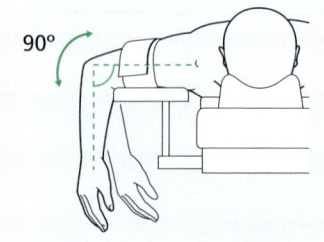

Fig. 3.17-2   O paciente é colocado em decúbito ventral, com o braço afetado repousando em uma almofada no tórax.

2   Abordagem cirúrgica

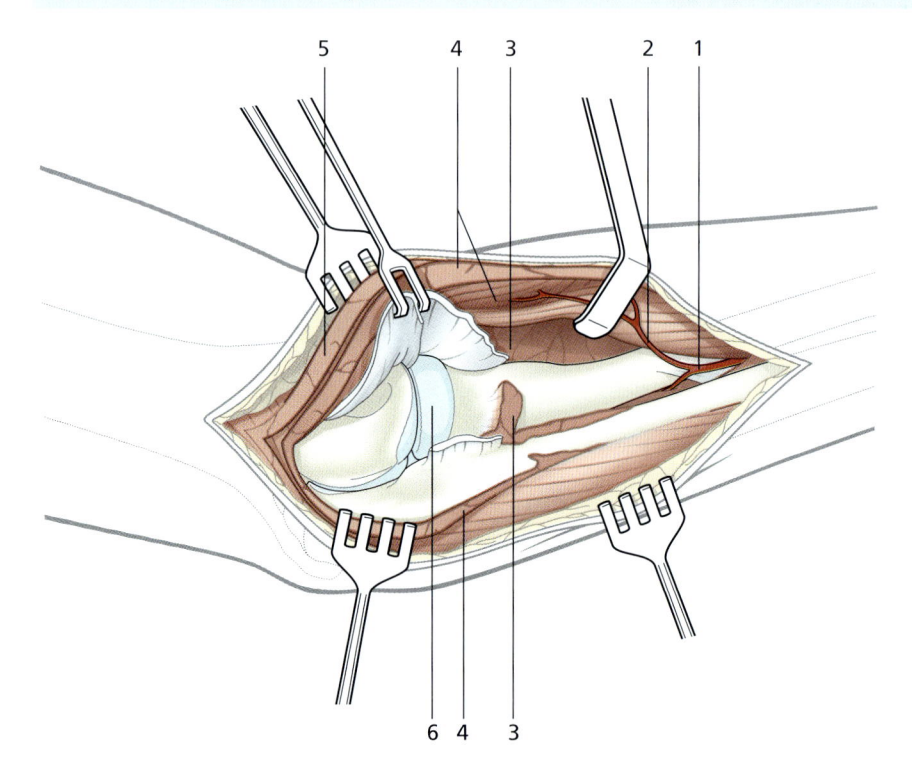

1   Artéria interóssea posterior
2   Artéria interóssea recorrente
3   Músculo supinador
4   Músculo ancôneo
5   Músculo tríceps do braço
6   Cabeça do rádio (circunferência articular)

Fig. 3.17-3   Uma incisão posterior permite acesso à ulna proximal e à cabeça radial (abordagem de Boyd).

3   Redução e fixação

O rompimento do tecido mole devido ao mecanismo de luxação determinou a abordagem. Neste caso, o fragmento grande da cabeça radial estava situado no tecido subcutâneo, rompendo a cápsula articular. Primeiramente, o músculo ancôneo e o ligamento anular são separados da ulna. O fragmento da cabeça radial é salvo para uma posterior reimplantação. Para melhorar a estabilidade, a fratura da ulna é tratada em primeiro lugar.

A fratura oblíqua é reduzida e fixada com um parafuso de compressão. Uma placa de olécrano, de compressão, bloqueada, pré-moldada, é usada para neutralização. O fragmento grande da cabeça radial é, então, reduzido para um segundo fragmento principal que permanece ligado ao colo por uma ponte periosteal. A fixação estável dos dois fragmentos é obtida com dois parafusos de compressão, de 2,0 mm, para reconstruir a cabeça. Esta é, em seguida, fixada à diáfise com dois parafusos de ancoragem, de 2,0 mm. O ligamento anular é reinserido na ulna com suturas transósseas. Uma âncora de Mitek é usada para reinserir o complexo ligamentar lateral no úmero.

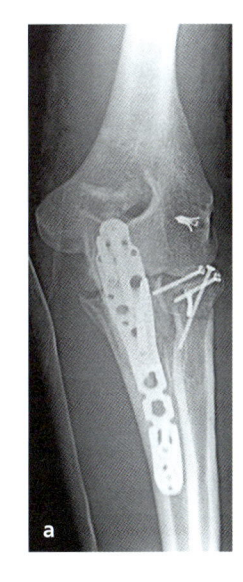

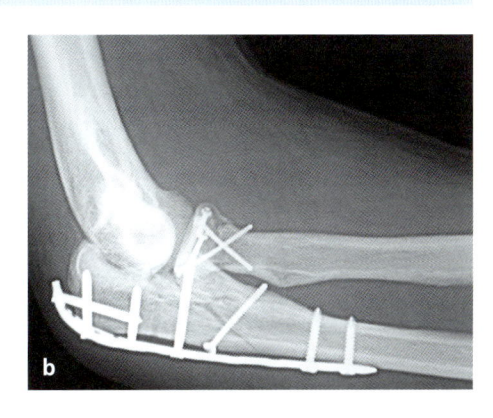

Fig. 3.17-4 a–b   Raios X pós-operatórios imediatos. A congruência articular foi restaurada.

4   Reabilitação

A fixação interna estável permitiu a reabilitação ativo-assistida a partir do primeiro dia pós-operatório, sob a supervisão de um fisioterapeuta.

Dois anos após a operação, o paciente tinha uma limitação da extensão de 20°, 130° de flexão e livre rotação do antebraço. Ele não sentia dor.

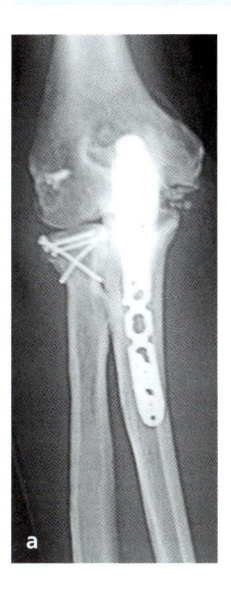

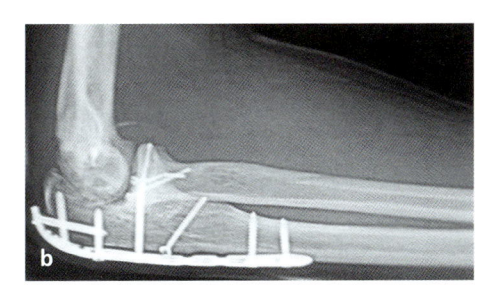

Fig. 3.17-5 a–b   Raios X de acompanhamento, um ano após a operação. As fraturas tinham consolidado sem sinais de necrose avascular da cabeça radial reimplantada. O espaço articular foi preservado.

3 Rádio e ulna, proximal

Remoção do implante

Os parafusos na cabeça radial são deixados no local. A placa do olécrano é geralmente removida devido a interferência nos tecidos moles e na pele subjacente.

5 Armadilhas –

Redução e fixação
As cabeças dos parafusos de ancoragem na cabeça radial devem estar bem encravadas na cartilagem quando introduzidas proximalmente. Os parafusos não devem ser usados como parafusos de compressão, uma vez que essa técnica produzirá desvio angular da cabeça. As pontas dos parafusos não devem projetar-se em excesso no córtex, de modo a não interferir na rotação do antebraço e/ou ocasionar sinostose.

6 Dicas +

Redução e fixação
Parafusos de ancoragem para estabilizar a cabeça radial podem ser uma boa alternativa à fixação com placa. Eles podem ser introduzidos de distal à proximal e de proximal à distal. Na última técnica, devem entrar na cabeça pela borda, entre as superfícies articulares das articulações radiocapitular e radioulnar.

Reabilitação
A mobilização ativa precoce é pré-requisito para um resultado funcional satisfatório.

Autor Michael Plecko

3.18 Fratura articular, simples, da cabeça radial; fratura multifragmentária da ulna proximal (21-C2.1)

1 Descrição de caso

Um homem de 42 anos sentiu dor em seu cotovelo direito após cair de uma escada. Um exame clínico revelou edema na articulação do cotovelo, hematoma local, além de uma pequena escoriação na porção medial do olécrano. Uma amplitude de movimento limitada em flexão/extensão, bem como em pronação/supinação, estava evidente devido a dor. Não havia sinais de dano neurovascular. Os raios X mostraram uma fratura multifragmentária, da ulna proximal e uma fratura não desviada da cabeça radial. Foi aplicado um curativo na ferida e adicionado um molde de gesso para o controle da dor.
Após exames de rotina e de sangue, a redução aberta e a estabilização operatória foram executadas nas primeiras 24 horas.

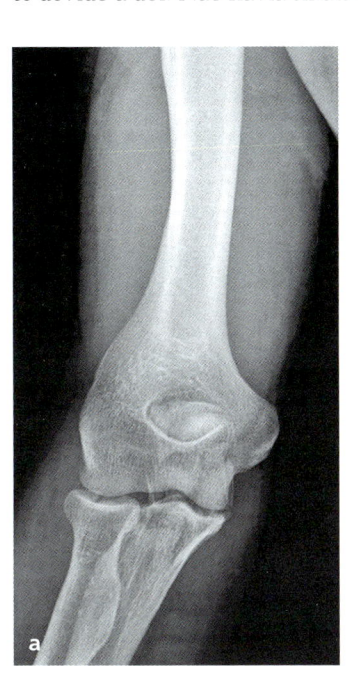

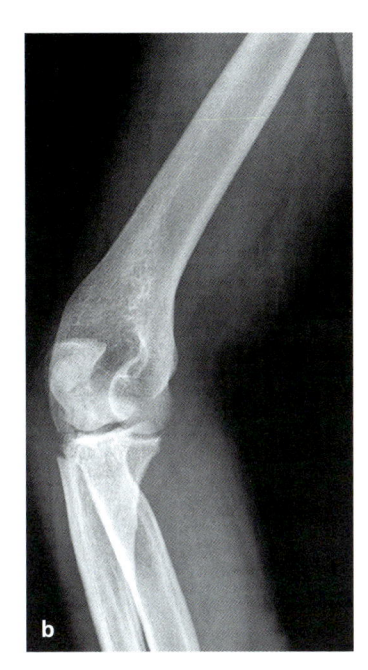

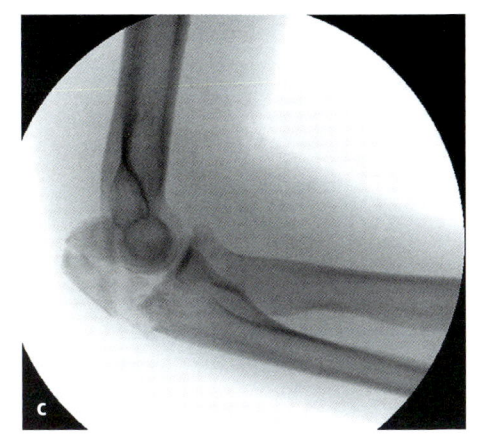

Fig. 3.18-1 a–c Raios X primários em incidências oblíquas, AP e lateral, mostrando uma fratura complexa da ulna proximal e outra não desviada, simples, da cabeça radial.

3   Rádio e ulna, proximal

1   Descrição de caso   (cont.)

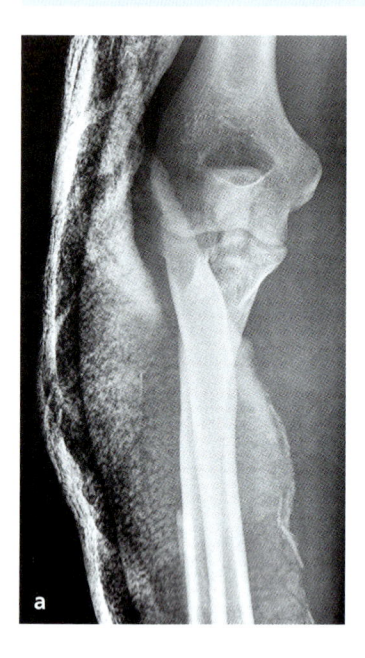

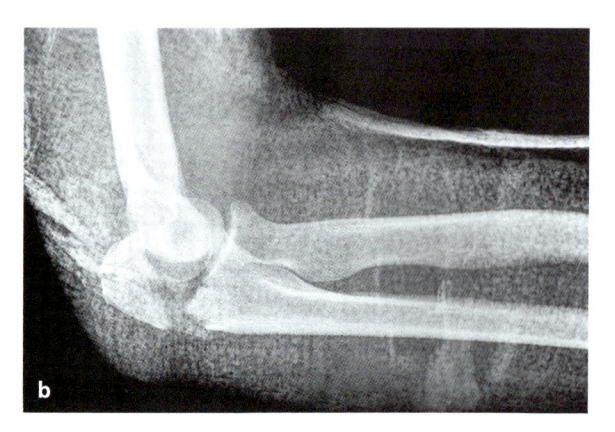

Fig. 3.18-2 a–b   Raios X no molde de gesso antes da operação.

Indicação

O paciente apresentou-se com uma fratura cominuída, instável, da ulna proximal, uma fratura da cabeça radial não desviada, simples, e uma escoriação adicional da pele próximo ao local da fratura.

3.18 Fratura articular, simples, da cabeça radial; fratura multifragmentária da ulna proximal (21-C2.1)

Planejamento pré-operatório

Equipamento

- Placa de olécrano LCP 3,5 (cinco orifícios)
- Parafusos de cabeça bloqueada autorrosqueantes de 3,5 mm
- Parafusos corticais de 3,5 mm
- Parafusos corticais de 2,4 mm

(O tamanho do sistema, dos instrumentos e dos implantes pode variar de acordo com a anatomia.)

Preparação e posicionamento do paciente

Um torniquete é usado na maioria dos casos. Não são administrados antibióticos ou profilaxia de trombose.

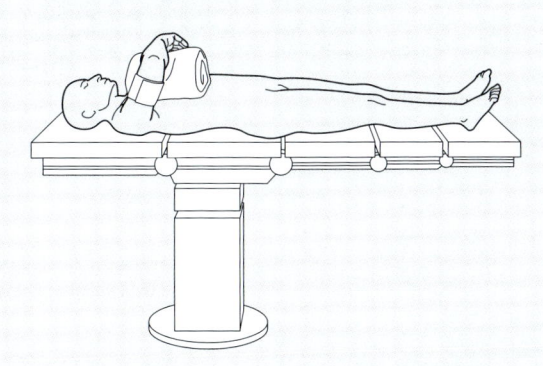

Fig. 3.18-3 O paciente é colocado em decúbito dorsal, com o braço sobre o tórax e uma toalha enrolada colocada diretamente abaixo da articulação do cotovelo.

2 Abordagem cirúrgica

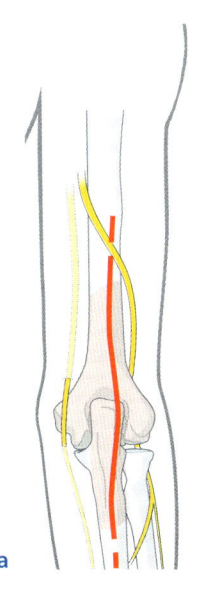

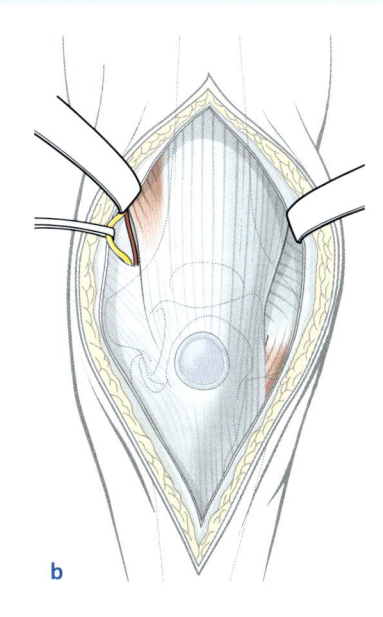

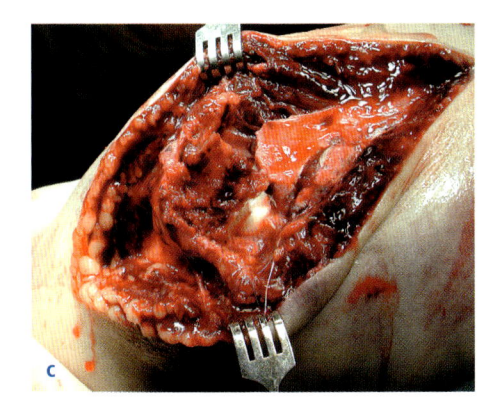

Fig. 3.18-4 a–c Abordagem dorsal por meio de uma incisão de pele direta. O hematoma local é removido, e a bolsa do olécrano, excisada. O nervo ulnar é identificado.

3 Redução e fixação

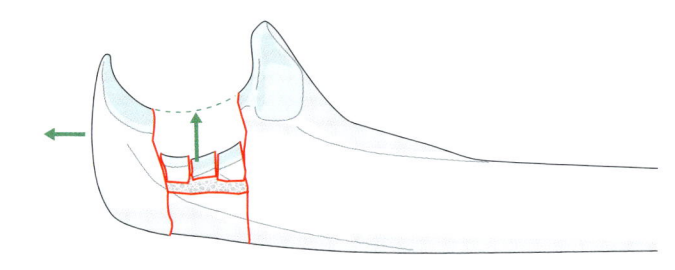

A fratura do olécrano é cuidadosamente reduzida, deixando os pequenos fragmentos em contato periosteal sempre que possível. É preciso cuidado para não estreitar a incisura sigmoide. O comprimento correto do olécrano é restaurado.

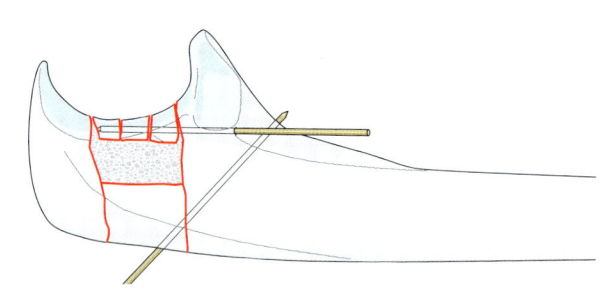

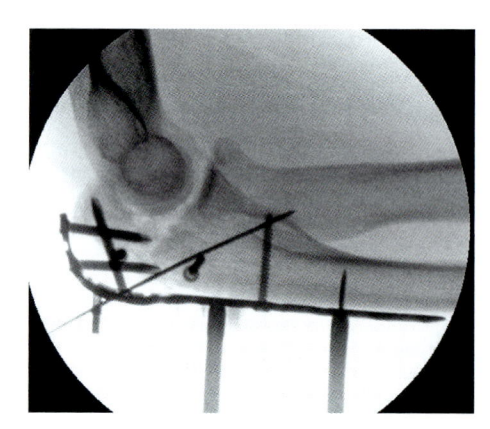

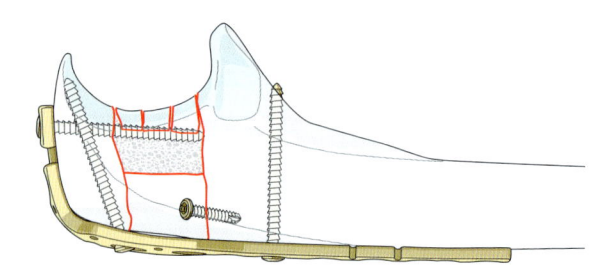

Fig. 3.18-5 a–d
a Acesso aos fragmentos deprimidos da fratura. Os pequenos fragmentos são reduzidos mediante elevação cuidadosa para o nível correto da superfície articular, com a ajuda de um pequeno elevador.
b Fragmentos pequenos são protegidos e estabilizados com pequenos fios K. Um desses fios é inserido de proximal a distal para manter os pequenos fragmentos da superfície articular no local quando a redução do fragmento proximal é executada. A direção é oblíqua para permitir a remoção do fio K após a fixação da placa. Se necessário, enxerto de osso esponjoso pode ser adicionado; contudo, isso não foi necessário no caso apresentado.
c O fragmento proximal é reduzido, e o comprimento correto do olécrano, restaurado com a fixação de placa (LCP 3,5 de olécrano). A placa é presa com fios K através de guias de perfuração rosqueadas com uma inserção especial para fios K ou através de orifícios de sutura. A redução correta pode ser verificada com intensificador de imagem.
d Um parafuso cortical de 3,5 mm é inserido na diáfise ulnar, pressionando a placa ao osso. Os orifícios para os parafusos de cabeça bloqueada são pré-perfurados usando um bloco-guia. Os parafusos proximais são inseridos primeiro, depois os distais.

3.18 Fratura articular, simples, da cabeça radial; fratura multifragmentária da ulna proximal (21-C2.1)

3 Redução e fixação   (cont.)

Os parafusos de cabeça bloqueada de 3,5 mm são inseridos para estabilizar a fratura. A quantidade de parafusos depende do padrão da fratura. Neste caso, cinco parafusos de cabeça bloqueada foram usados na porção proximal, quatro na porção distal da placa e dois corticais de 2,4 mm, independentes dela.

Parafusos adicionais (muitas vezes corticais de 2,4 mm) podem ser usados para estabilizar fragmentos maiores na parede lateral ou medial.

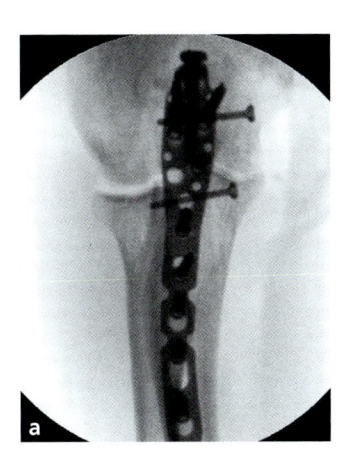

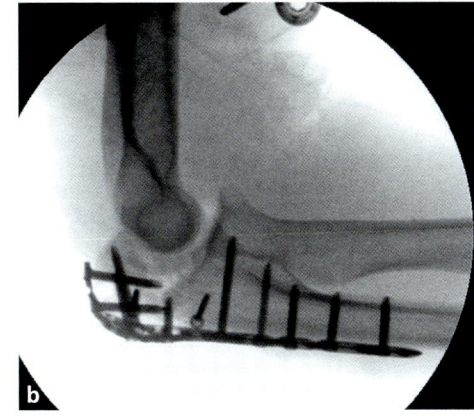

Fig. 3.18-6 a–b   A posição correta e a estabilidade são verificadas usando um braço-C.

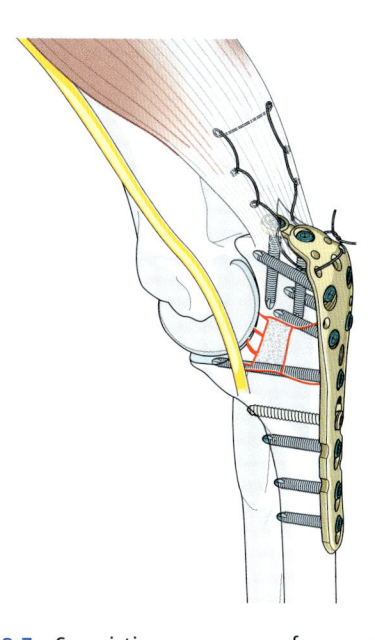

Fig. 3.18-7   Se existirem pequenos fragmentos na porção proximal do olécrano, ou se a qualidade óssea for fraca, suturas de Krakow através do tendão do tríceps devem ser adicionadas e fixadas à placa, usando os orifícios de sutura pré-preparados. Essas suturas não absorvíveis, pesadas, podem ajudar a resistir à tração do músculo tríceps e evitar o desvio dos fragmentos proximais.

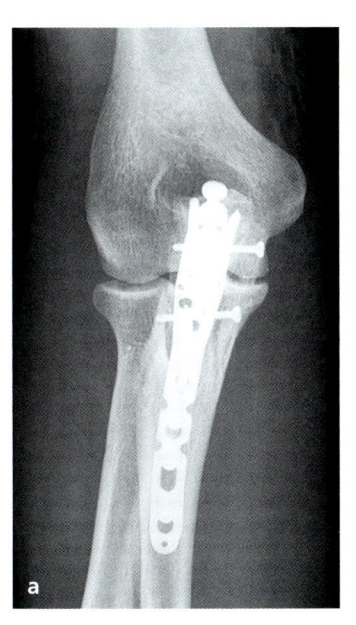

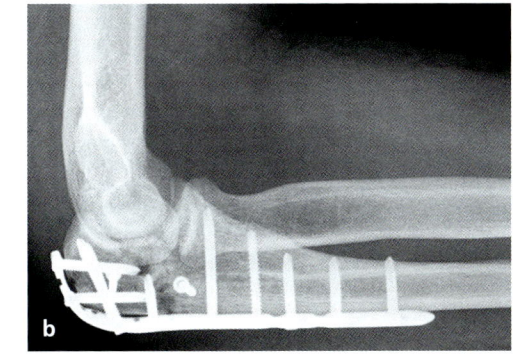

Fig. 3.18-8 a–b   Os raios X pós-operatórios imediatos em dois planos (AP e lateral) mostram o comprimento restaurado da ulna proximal, sem estreitamento da incisura sigmoide. A articulação do cotovelo é reduzida. Os fragmentos articulares na zona de cominuição estão em nível satisfatório.

377

4 Reabilitação

A mobilização passiva e ativo-assistida precoce começou no primeiro dia após a operação, sendo mantida durante três semanas.

Um protocolo de reabilitação funcional precoce foi acompanhado, evitando a carga axial.

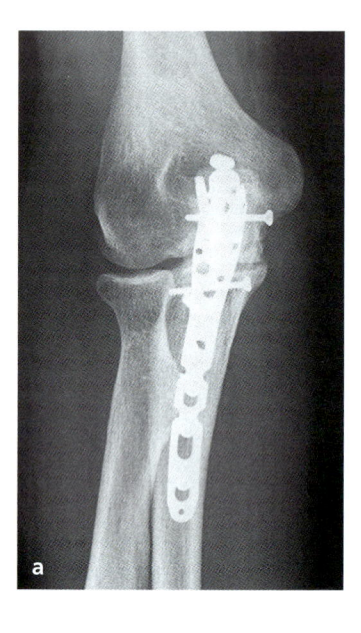

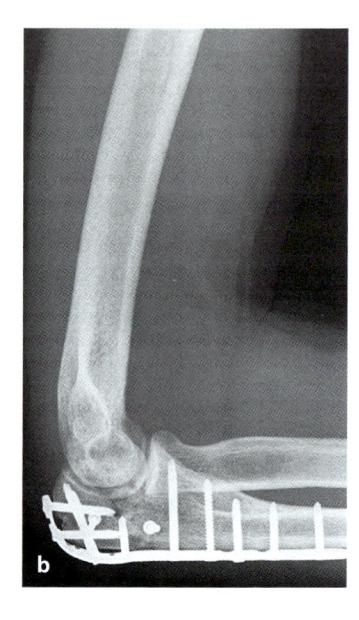

Fig. 3.18-9 a–b Raios X de acompanhamento seis meses após a operação, mostrando boa restauração da ulna proximal. Contudo, o defeito ósseo na zona de cominuição ainda continuava visível.

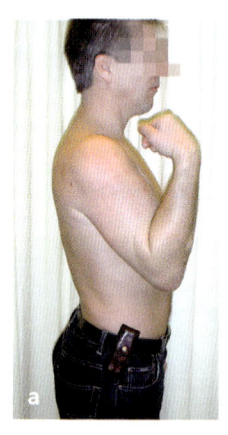

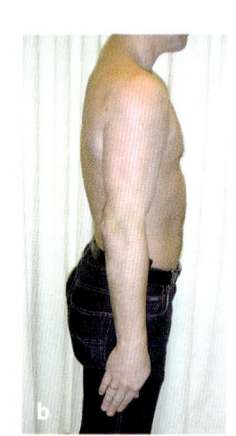

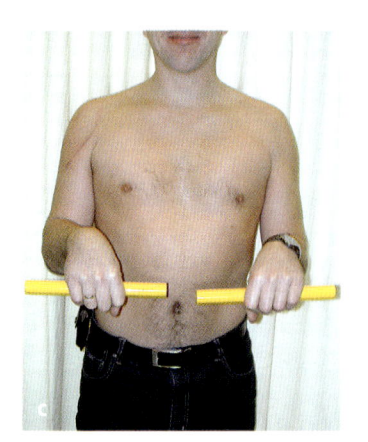

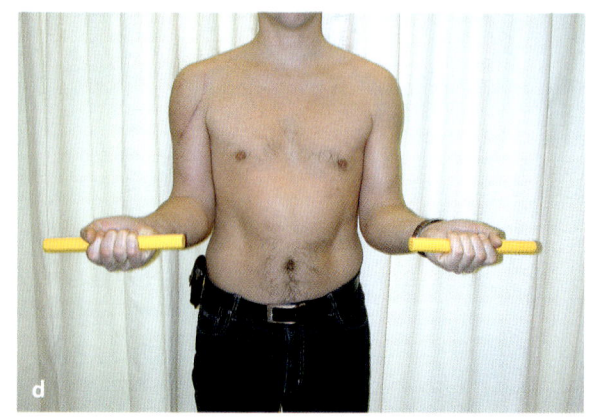

Fig. 3.18-10 a–d Amplitude de movimento seis meses após a operação.

3.18 Fratura articular, simples, da cabeça radial; fratura multifragmentária da ulna proximal (21-C2.1)

4 Reabilitação (cont.)

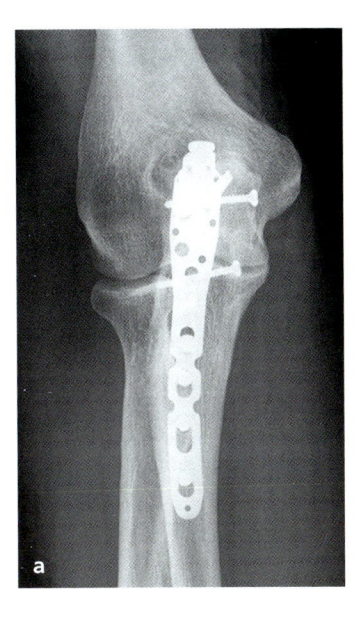

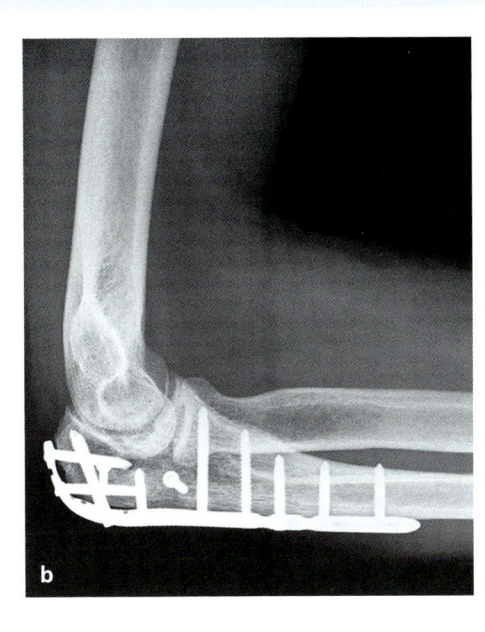

Fig. 3.18-11 a–b Raios X AP e lateral do cotovelo direito 15 meses após a operação. Nenhuma luxação ou subluxação da articulação do cotovelo, bem como nenhuma nova luxação dos fragmentos de fratura, estavam evidentes.

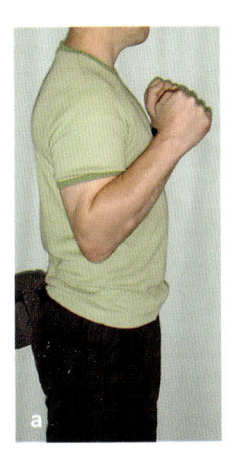

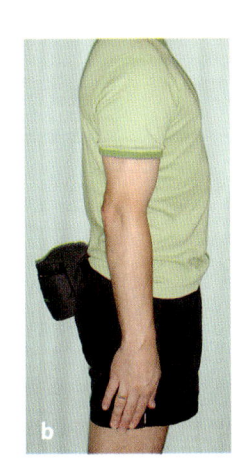

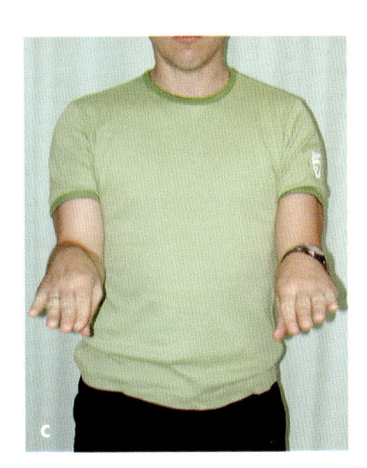

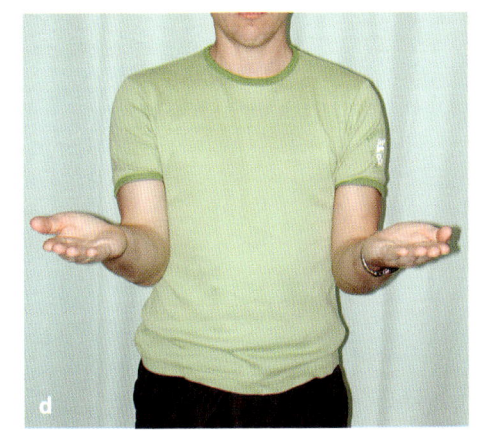

Fig. 3.18-12 a–d Resultado clínico 15 meses após a operação. O paciente estava sem dor; sem restrições às atividades da vida diária e com boa amplitude de movimento (flexão/extensão: 0/0/140, pronação/supinação: 90/0/90). Além disso, a força estava igual à do lado contralateral saudável.

3 Rádio e ulna, proximal

Remoção do implante

A remoção do implante em geral é executada entre 1 e 2 anos depois da operação, quando a fratura está consolidada. Razão para a remoção do implante: irritação mecânica devido à cobertura limitada de tecido mole no cotovelo do lado dorsal. No entanto, desde que se passou a usar a placa de olécrano LCP 3,5 de perfil baixo, não é mais rotina remover os implantes. Neste caso em particular, a placa ainda está no local, uma vez que o paciente não sente quaisquer limitações devido ao implante.

5 Armadilhas –

Redução e fixação
Nos padrões de fratura multifragmentárias do olécrano, com depressão dos múltiplos fragmentos, a restauração anatômica pode não ser realizável.

Algumas vezes, o enxerto ósseo adicional pode ser necessário para melhorar a estabilidade intrínseca.

Nos padrões de fratura multifragmentárias da porção proximal do olécrano, a fixação com parafusos, mesmo com os de cabeça bloqueada, pode não ser suficiente para estabilizar fraturas de pontas menores.

6 Dicas +

Equipamento
Placas de compressão bloqueadas, anatomicamente pré-moldadas, na maioria dos casos, não precisam de moldagem adicional.

Redução e fixação
Placas de compressão bloqueadas, anatomicamente pré-moldadas, são úteis para restaurar fraturas complexas na ulna proximal e evitar uma nova luxação.

Às vezes, os novos implantes estáveis angulares podem ajudar a evitar o uso de enxerto ósseo adicional.

Suturas pesadas, não absorvíveis, que pegam o tendão do tríceps por meio de um ponto de Krackow e são fixadas através de orifícios de sutura preparados na porção proximal da placa de compressão bloqueada, ajudam a evitar nova luxação dos fragmentos do olécrano proximal, resistindo às forças de tração do músculo tríceps.

Autor Reto H. Babst

3.19 Fratura articular, multifragmentária, da cabeça radial; fratura simples do processo coronoide (21-C2.3)

1 Descrição de caso

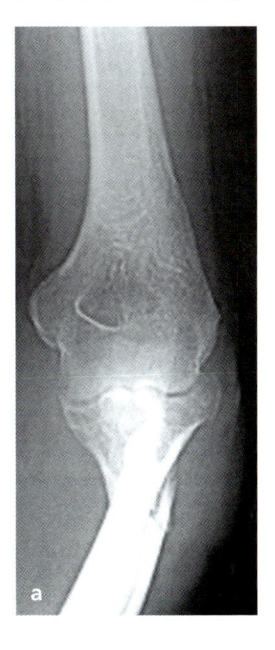

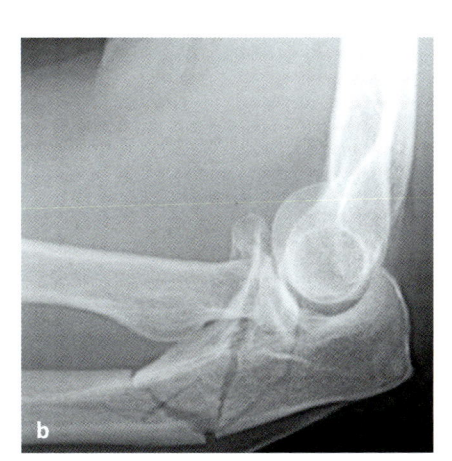

Uma mulher de 58 anos caiu na rua, sofrendo um trauma único que resultou em uma lesão fechada no cotovelo esquerdo.

Fig. 3.19-1 a–b Raios X pré-operatórios.
a Incidência AP.
b Incidência lateral.

Indicação

A paciente teve uma fratura intra-articular desviada da incisura ulnar, com desvio parcial da cabeça radial multifragmentada. Foi escolhido o tratamento operatório para reconstrução da ulna e da cabeça radial a fim de permitir a mobilização precoce da articulação. Um tratamento não operatório resultaria em cabeça radial viciosamente consolidada, parcialmente desviada, e angulação persistente da ulna. Além disso, a imobilização articular poderia resultar em rigidez articular.

3   Rádio e ulna, proximal

Planejamento pré-operatório

Equipamento

- Placa 3,5 de reconstrução, de nove orifícios
- Miniparafusos de 1,5 e 2,0 mm

(O tamanho do sistema, dos instrumentos e dos implantes pode variar de acordo com a anatomia.)

Preparação e posicionamento do paciente

Antibiótico profilático: dose única de cefalosporina de segunda geração.
Profilaxia de trombose: heparina de baixo peso molecular.

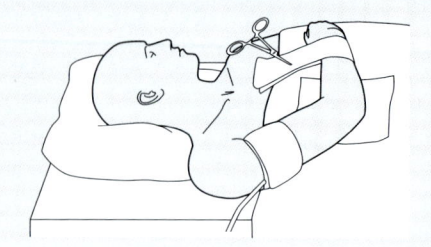

Fig. 3.19-2 A paciente é colocada em decúbito dorsal, com o braço afetado sobre uma mesa de braço. Um torniquete estéril pode ser usado.

2   Abordagem cirúrgica

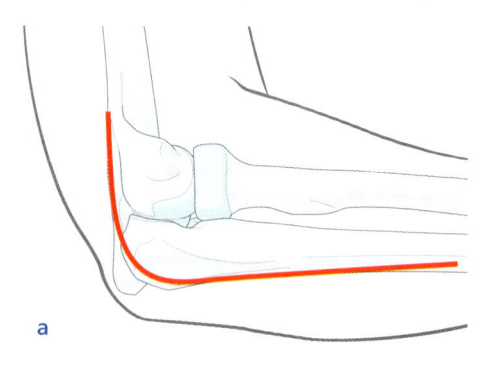

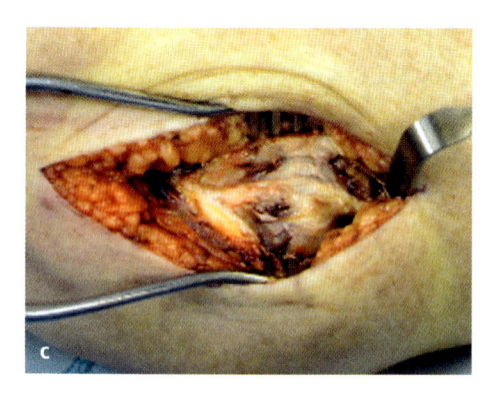

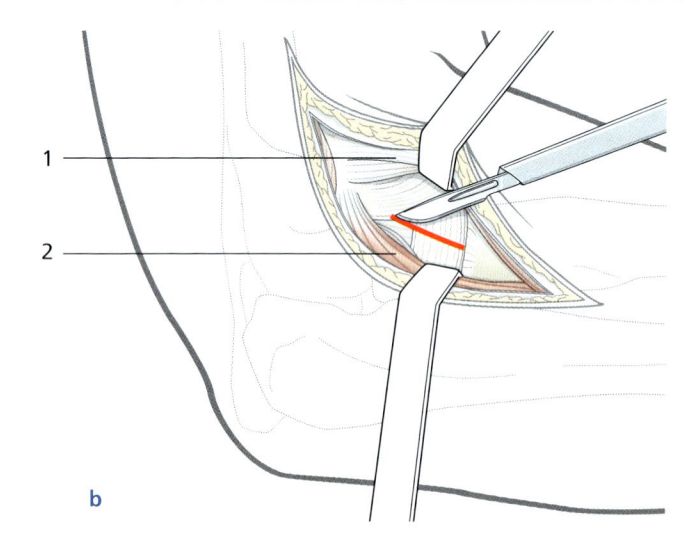

1   Músculo extensor ulnar do carpo
2   Músculo ancôneo

Fig. 3.19-3 a–c
a   Incisão reta ao longo do eixo da diáfise ulnar.
b–c Incisão de Kocher para abordagem da cabeça radial.

3.19 Fratura articular, multifragmentária, da cabeça radial; fratura simples do processo coronoide (21-C2.3)

3 Redução e fixação

O fragmento coronoide é primeiramente fixado com um parafuso de compressão independente da placa. A fratura ulnar é, em seguida, reduzida com o uso da placa como ferramenta de redução, e um parafuso de 2,7 mm é inserido através do quarto orifício a partir do orifício distal. São colocados três parafusos de 3,5 mm na porção distal, e três de 2,7 mm na porção proximal da ulna. Após, a ferida posterior é fechada. Uma incisão de Kocher (ver Fig. 3.19-3c) é usada para abordar a fratura radial. A cabeça radial é subsequentemente reconstruída com três parafusos de compressão de 2,0 mm e um de 1,5 mm.

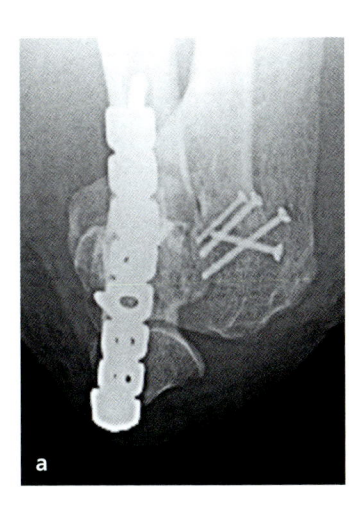

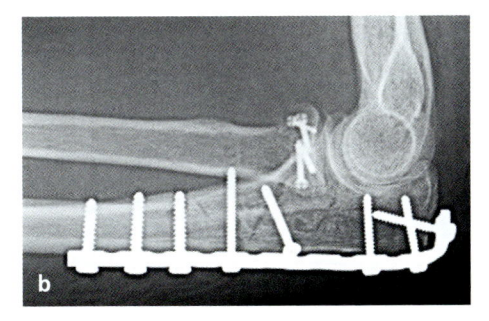

Fig. 3.19-4 a–b   Raios X pós-operatórios imediatos.

3 Rádio e ulna, proximal

4 Reabilitação

Por razões de conforto, o braço afetado foi imobilizado em um gesso durante os primeiros 3 a 4 dias. Os exercícios de movimento ativo-assistidos, supervisionados por um fisioterapeuta e mantidos abaixo do limiar de dor da paciente, foram permitidos, iniciando no primeiro dia pós-operatório e continuando duas vezes por semana durante seis semanas. Nenhuma carga foi permitida durante esse tempo. Os controles de raio X foram feitos seis semanas e um ano após a operação.

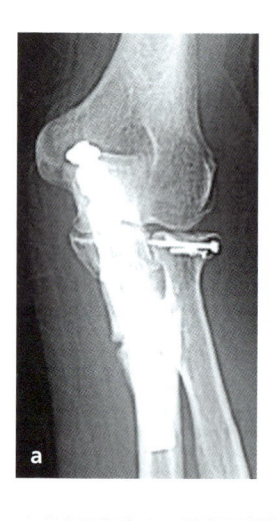

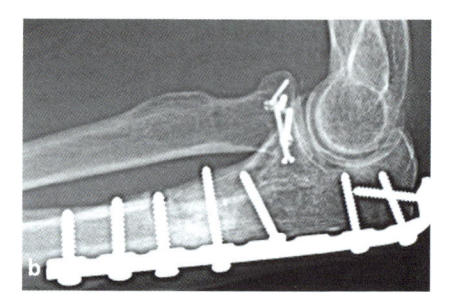

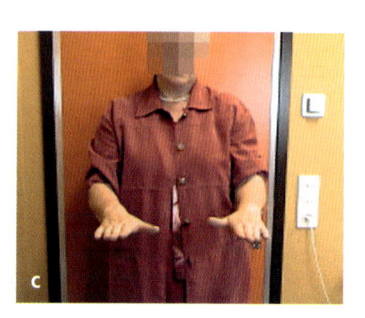

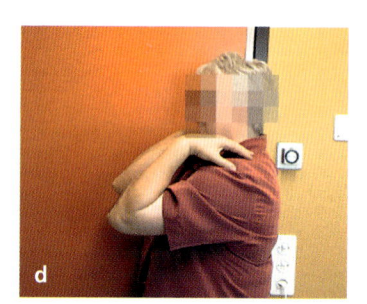

Fig. 3.19-5 a–d Doze semanas após a operação.
a–b Incidência AP e lateral.
c–d Resultado funcional.

Remoção do implante

A remoção do implante na extremidade superior raramente é necessária. Se for solicitada pela paciente devido a irritação local, ele pode ser removido sob anestesia local.

5 Armadilhas –

Abordagem cirúrgica
A ulna deve ser abordada primeiro, a fim de que atinja seu comprimento e sua estabilidade adequados antes de se tratar a cabeça radial.
Uma abordagem dorsal, de acordo com Boyd, não foi usada para esse padrão de fratura, uma vez que a redução da ulna com uma placa de suporte parecia ser a mais simples. Tratar a cabeça radial por uma abordagem de Boyd pode não proporcionar a fixação apropriada da cabeça radial.

6 Dicas +

Redução e fixação
Tenha cuidado para garantir que o comprimento ulnar correto seja atingido. Isso proporciona o espaço necessário para que se obtenha uma redução anatômica da cabeça radial por meio de uma incisão separada.

Autor Christoph Sommer

3.20 Fratura extra-articular da ulna proximal (21-A1.2), com pseudoartrose

1 Descrição de caso

Uma mulher de 80 anos caiu, em casa, sobre seu cotovelo esquerdo. Ela sofreu uma fratura diafisária extra-articular, fechada, ligeiramente angulada, da ulna proximal esquerda. A paciente tinha uma pseudoartrose assintomática abaixo da cabeça do rádio desde a infância.

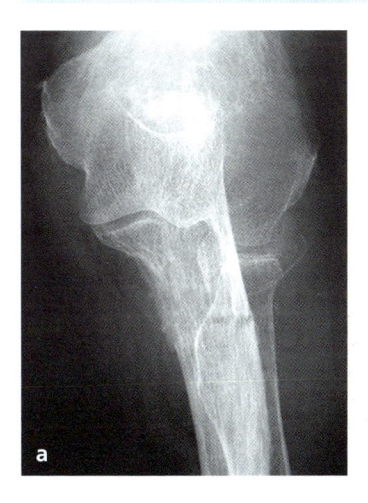

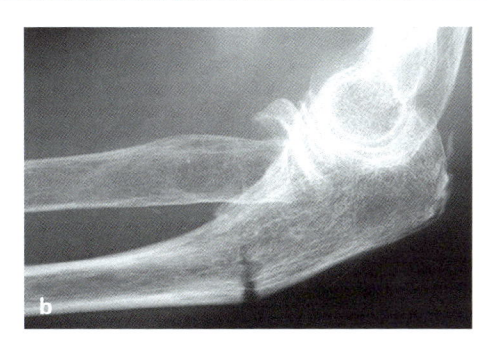

Fig. 3.20-1 a–b Raios X pré-operatórios.
a Incidência AP.
b Incidência lateral.

Indicação

Existe apenas uma leve indicação para a cirurgia, posto que o tratamento não operatório da fratura também é possível. Dada a pseudoartrose na cabeça do rádio, um procedimento cirúrgico é preferido para permitir a reabilitação funcional precoce. Uma vez que existe uma osteoporose evidente, um sistema de placa com parafusos de cabeça bloqueada, tal como o LCP, é adequado. O objetivo do tratamento para este padrão de fratura simples (fratura oblíqua) é a redução anatômica e a fixação com placa de compressão para obter a estabilidade absoluta.

Planejamento pré-operatório

Equipamento
- LCP 3,5, sete orifícios
- Parafusos de cabeça bloqueada de 3,5 mm
- Parafusos corticais de 3,5 mm

(O tamanho do sistema, dos instrumentos e dos implantes pode variar de acordo com a anatomia.)

Preparação e posicionamento do paciente
Antibióticos: cefalosporina de segunda geração.
Profilaxia de trombose: heparina de baixo peso molecular.

1 Cirurgião
2 Instrumentadora
3 Primeiro assistente
4 Segundo assistente

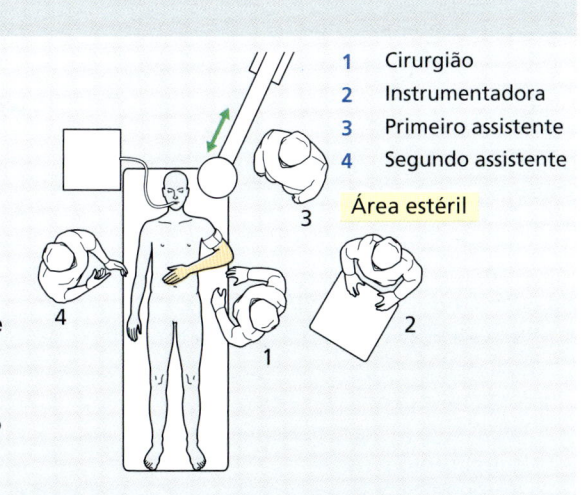

Área estéril

Fig. 3.20-2 Em decúbito dorsal, a extremidade superior esquerda é coberta, esterilizada e intraoperatoriamente móvel. Torniquete não estéril na parte superior do braço (inflado apenas se necessário). O braço com liberdade de movimento é posicionado sobre o estômago da paciente; isso requer um segundo assistente.

2 Abordagem cirúrgica

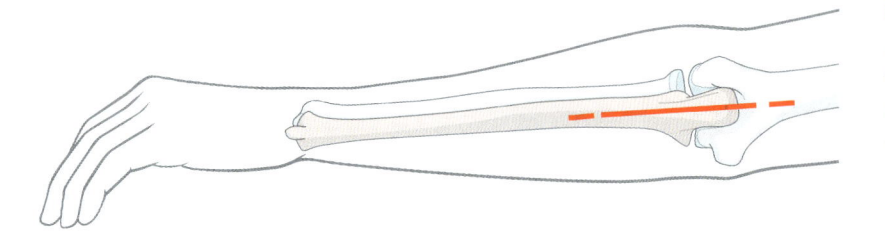

Fig. 3.20-3 Abordagem posterior proximal-padrão para a ulna, desde a ponta do olécrano até a junção dos terços proximal e médio. Incisão das fáscias do músculo no aspecto ulnar posterior, com exposição cuidadosa da crista ulnar.

3 Redução e fixação

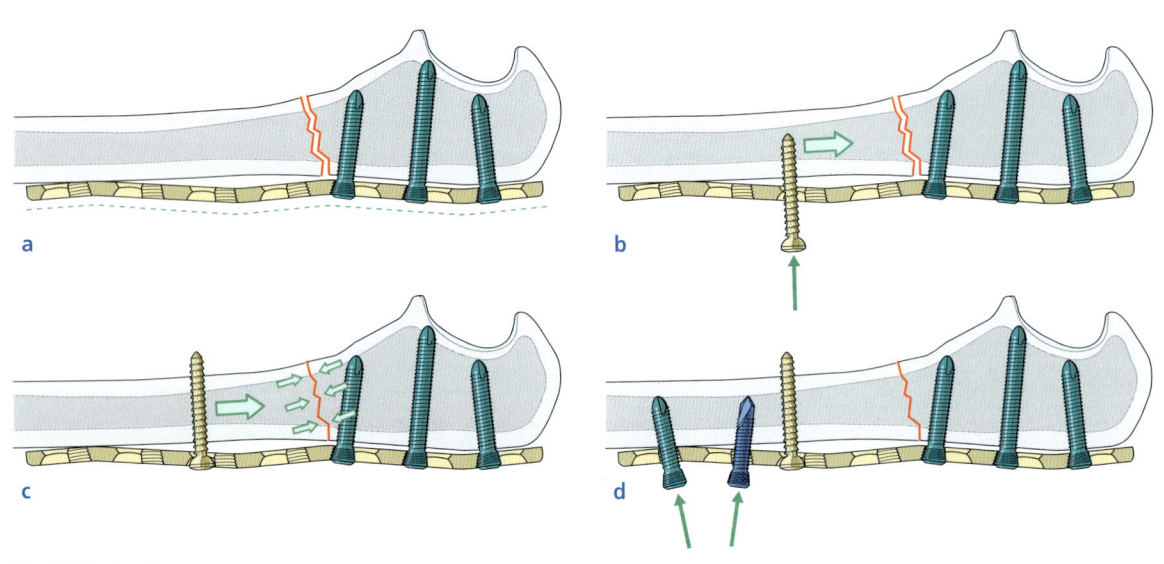

Fig. 3.20-4 a–d

a Na presença de uma osteoporose grave, a comumente chamada técnica de "placa em onda" é um tratamento adequado, por meio do qual a placa é ligeiramente dobrada entre cada um de seus orifícios de modo que adquiram um formato de onda. Isso permite a inserção dos parafusos de cabeça bloqueada em direções diferentes, não paralelas, aumentando, assim, a força de arrancada do implante. Na primeira etapa, a placa pré-moldada é presa ao fragmento principal proximal da ulna com três parafusos de cabeça bloqueada com o maior comprimento possível.

b–c Em seguida, um parafuso cortical de 3,5 mm é inserido de forma excêntrica na diáfise proximal para criar uma compressão interfragmentar.

d A fratura anatomicamente reduzida e comprimida é então estabilizada em definitivo pela inserção de dois parafusos de cabeça bloqueada na diáfise, na extremidade distal da placa. Esses são orientados de modo divergente, aumentando, assim, a estabilidade primária.

3.20 Fratura extra-articular da ulna proximal (21-A1.2), com pseudoartrose

3 Redução e fixação (cont.)

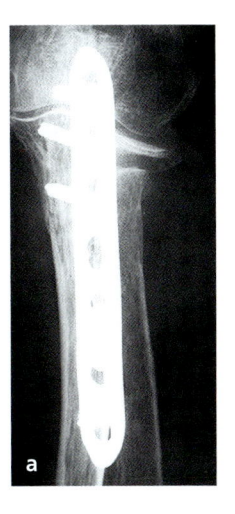

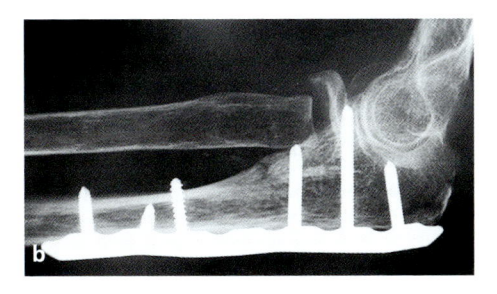

Fig. 3.20-5 a–b   Raios X pós-operatórios confirmam a redução anatômica e a compressão interfragmentar da fratura.

4 Reabilitação

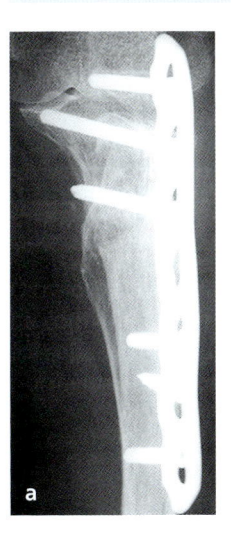

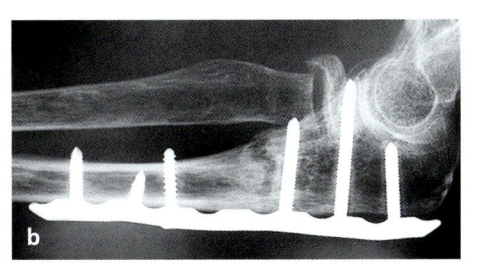

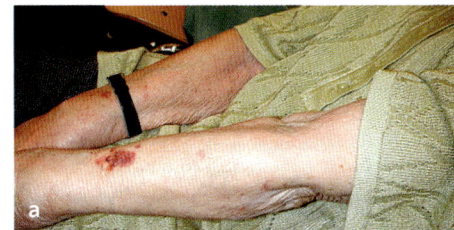

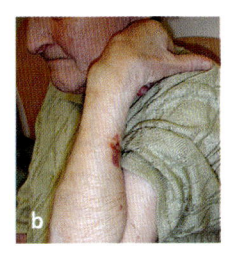

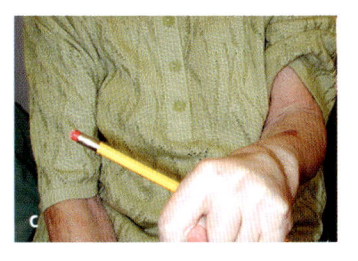

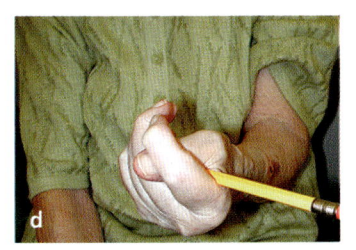

Fig. 3.20-6 a–b   Reabilitação funcional precoce sem qualquer forma de imobilização. Seis semanas após a operação, os raios X mostraram nítida consolidação da fratura, com algum escurecimento do primeiro traço de fratura e sinais de formação de calo periosteal indicando leve micromovimento.

Fig. 3.20-7 a–d   A função do cotovelo estava quase normal nesta ocasião e idêntica ao nível da função antes do acidente. Exames clínicos e radiológicos adicionais não precisam ser realizados, uma vez que a paciente permanece livre dos sintomas.

Remoção do implante

Os implantes não são removidos.

5 Armadilhas –

Equipamento
Durante a pré-moldagem da LCP 3,5, os orifícios podem ficar dobrados, e os parafusos de cabeça bloqueada não se prender de maneira satisfatória. Portanto, a placa deve ser sempre dobrada e girada entre os orifícios.

Abordagem cirúrgica
Essa abordagem-padrão da ulna proximal em geral não é problemática.

Redução e fixação
A redução é fácil e pode ser executada usando o princípio da redução à placa. No osso osteoporótico grave, é possível não atingir a compressão axial pela inserção excêntrica do parafuso cortical, pois há risco de o parafuso ser arrancado do osso. O parafuso de cabeça bloqueada proximal deve ser o mais longo possível, mas não deve penetrar o córtex oposto, uma vez que é indesejável ter as pontas dos parafusos em posição intra-articular.

6 Dicas +

Equipamento
A LCP é um implante ideal para o tratamento das fraturas do antebraço, sobretudo no osso osteoporótico.

Redução e fixação
A técnica comumente chamada de "placa em onda" permite a inserção dos parafusos de cabeça bloqueada em direções diferentes, não paralelas, o que aumenta a estabilidade primária de todo o constructo. Existe uma resistência maior às forças de tensão.

Reabilitação
A LCP aplicada como descrito neste caso proporciona uma estabilização favorável, permitindo o tratamento pós-operatório funcional precoce.

Autor   Reto H. Babst

3.21 Fratura do colo radial consolidada viciosamente com sinais clínicos de subluxação dolorosa durante a supinação com carga

1   Descrição de caso

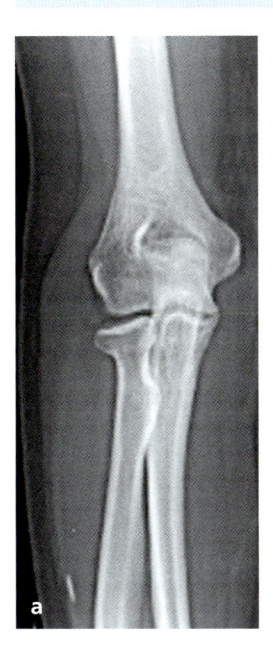

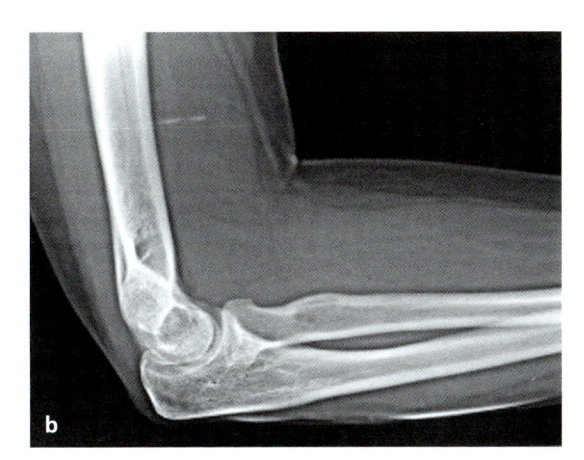

Uma mulher de 30 anos caiu da bicicleta sobre sua mão esquerda estendida, sofrendo um trauma único que resultou em uma lesão fechada do cotovelo esquerdo. Quatro meses após a lesão, a paciente apresentou-se para o tratamento. A fratura do colo radial foi tratada de maneira conservadora.

Fig. 3.21-1 a–b
a   Incidência AP.
b   Incidência lateral.

Indicação

A paciente apresentou-se com uma fratura do colo radial consolidada viciosamente, com 25° de desvio no plano frontal, na supinação. No exame, a instabilidade em extensão no lado ulnar também esteve evidente. A paciente sofreu subluxação dolorosa na supinação com carga. Isso serviu de indicação para a osteotomia de correção do colo radial, a fim de melhorar a estabilidade radial e encurtar o ligamento colateral ulnar alongado.

3   Rádio e ulna, proximal

Planejamento pré-operatório

Equipamento
- Miniplacas 2,0 (de 5 e 6 orifícios)
- Miniparafusos de 2,0 mm
- Enxerto pequeno de osso esponjoso, de acordo com o plano operatório

(O tamanho do sistema, dos instrumentos e dos implantes pode variar de acordo com a anatomia.)

Preparação e posicionamento do paciente

Antibiótico profilático: dose única de cefalosporina de segunda geração.
Profilaxia de trombose: heparina de baixo peso molecular.

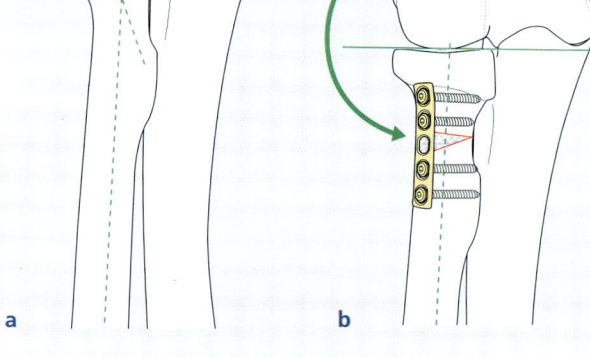

Fig. 3.21-2 a–b   Planejamento pré-operatório.
a   Desvio axial de 25° no plano frontal.
b   Planejamento de uma osteotomia em cunha aberta, no nível da deformidade principal, com uma cunha cortical do epicôndilo radial. Fixação com duas miniplacas 2,0.

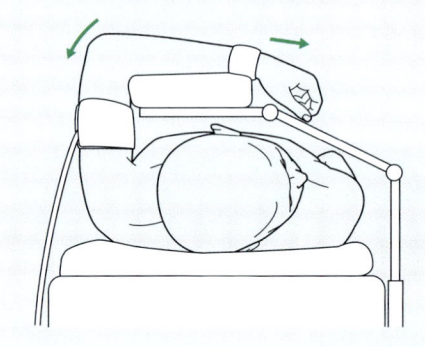

Fig. 3.21-3   A paciente é colocada em decúbito dorsal, com o braço afetado sobre a mesa de braço. Um torniquete pneumático estéril pode ser usado.

3.21 Fratura do colo radial consolidada viciosamente com sinais clínicos de subluxação dolorosa durante a supinação...

2   Abordagem cirúrgica

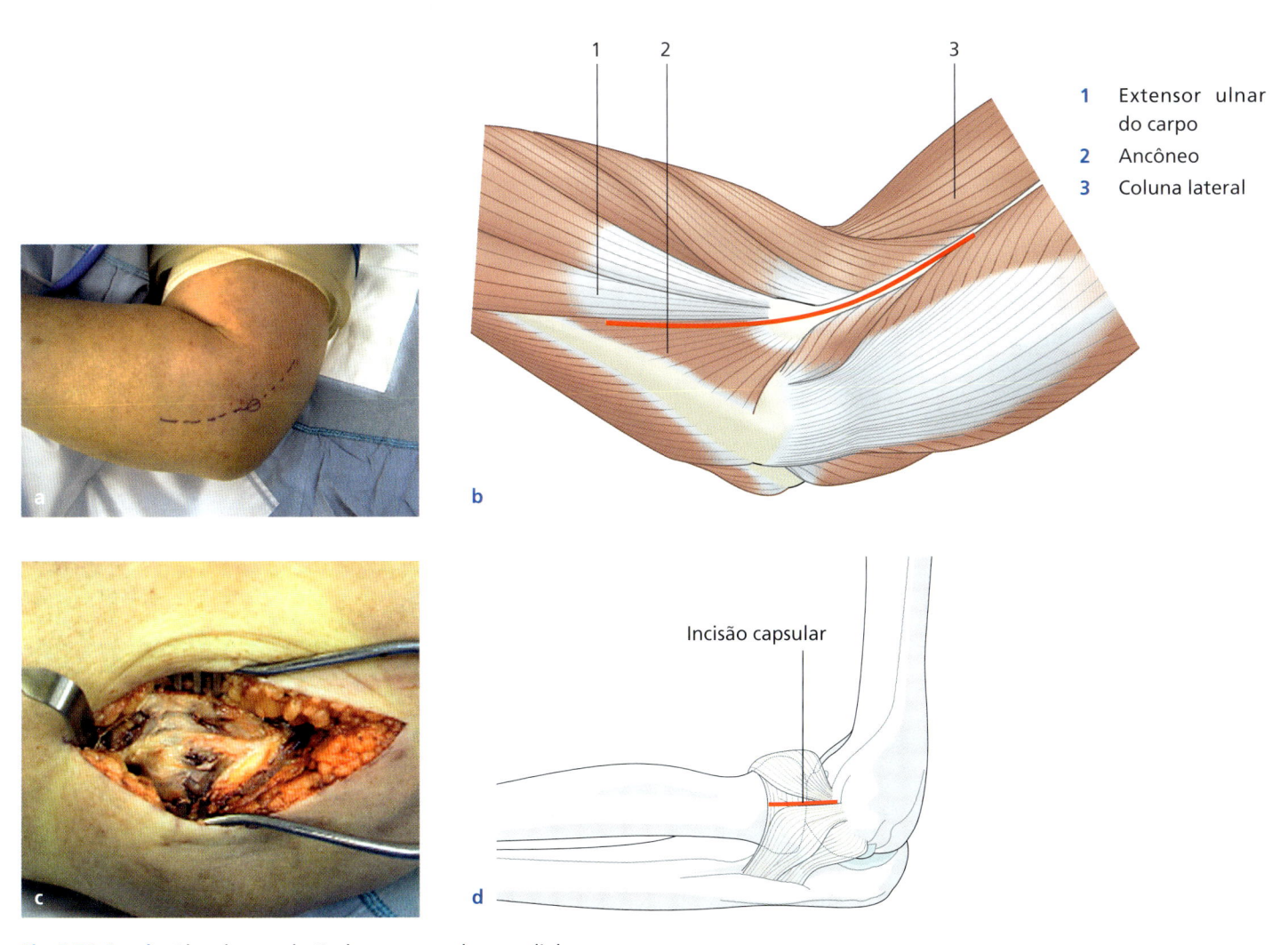

1 Extensor ulnar do carpo
2 Ancôneo
3 Coluna lateral

Incisão capsular

Fig. 3.21-4 a–d   Abordagem de Kocher para a cabeça radial.

3 Redução e fixação

A abordagem inicial é feita por meio de uma incisão de Kocher. O ligamento anular é incisado, e a osteotomia é executada através da diáfise proximal, no nível da deformidade maior. Uma osteotomia no nível do colo não foi escolhida a fim de evitar o uso de uma placa-T para a fixação, o que poderia requerer posterior remoção, após a consolidação, devido a fricção da placa no ligamento anular. Um enxerto de osso cortical em formato triangular é removido do epicôndilo radial direito e o bloco ósseo é inserido. Uma placa 2,0 de seis orifícios, mais inferior, e outra 2,0 de cinco orifícios, mais anterior, são aplicadas para obter uma melhor estabilidade. O ligamento anular é fechado, e é efetuado o fechamento da ferida. Uma abordagem ulnar é empreendida para encurtar o ligamento colateral ulnar.

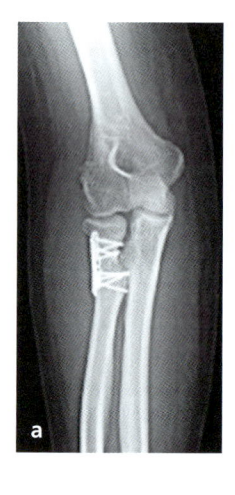

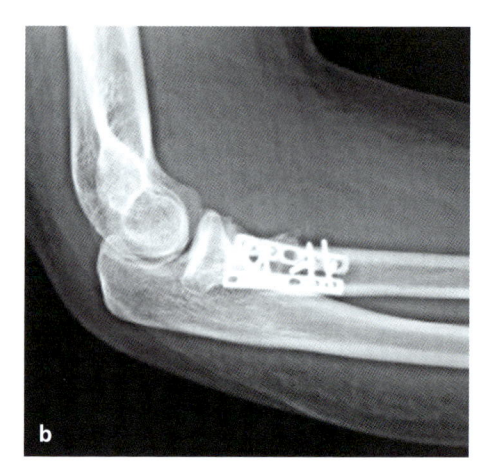

Fig. 3.21-5 a–b Raios X pós-operatórios imediatos. Uma placa de seis orifícios com quatro parafusos e outra de cinco orifícios com quatro parafusos mantêm o bloco cortical no lugar. A cabeça radial é corrigida no plano frontal ao capítulo do úmero.

4 Reabilitação

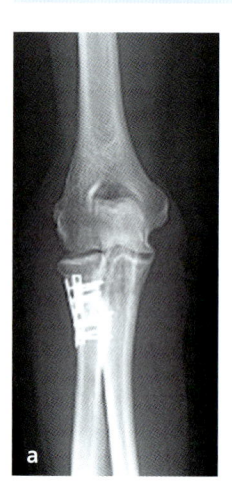

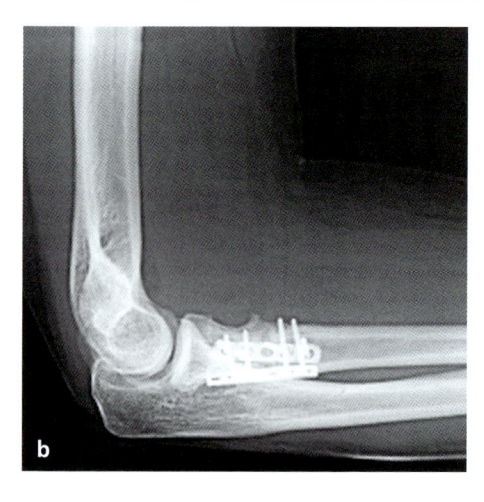

A imobilização no gesso foi necessária nos primeiros 3 a 4 dias pós-operatórios para o conforto da paciente. O exercício de movimento ativo-assistido abaixo do limiar de dor da paciente foi permitido, sendo supervisionado por um fisioterapeuta e começando no dia subsequente à operação. A mobilização protegida em uma tala articulada, sem restrição da amplitude de movimento, foi permitida após o edema ter diminuído. Os exercícios ativo-assistidos controlados prosseguiram duas vezes por semana após a hospitalização pelas primeiras seis semanas. Nenhuma carga foi permitida durante esse período pós-operatório. O controle com raio X foi feito seis semanas (os raios X não estavam disponíveis) e um ano após a cirurgia.

Fig. 3.21-6 a–b Raios X pós-operatórios após um ano.

4　Reabilitação　(cont.)

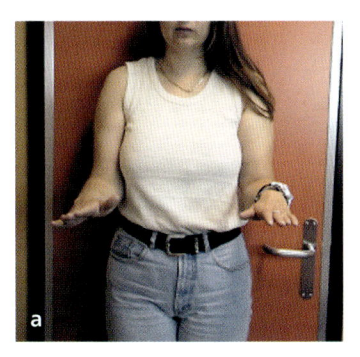

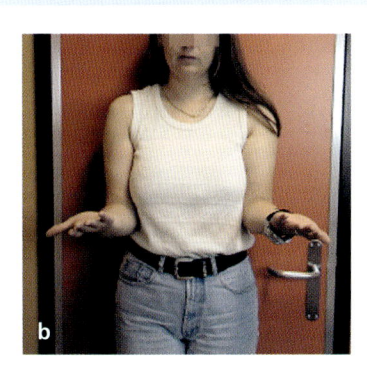

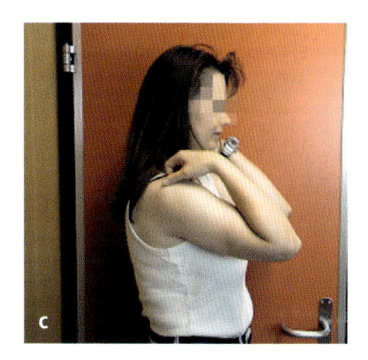

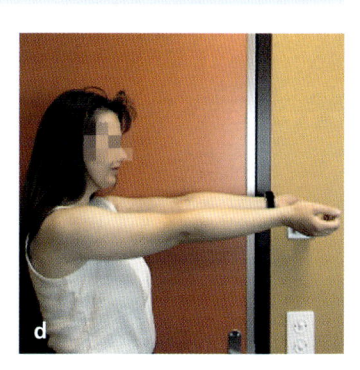

Fig. 3.21-7 a–d Resultado funcional um ano após a operação. A paciente tinha flexão/extensão sem restrições e uma pronação/supinação total, com boa estabilidade do cotovelo para o trabalho diário normal. A paciente usa uma tala protetora quando pratica esportes, tais como esquiar.

Remoção do implante

A remoção do implante não é necessária. Se solicitado pela paciente devido a irritação local, ele pode ser removido sob anestesia local.

3 Rádio e ulna, proximal

5 Armadilhas −

Redução e fixação

A correção insuficiente da consolidação viciosa pode resultar em instabilidade ulnar persistente.

Para prevenir instabilidade ulnar persistente, após a correção da consolidação viciosa, o encurtamento ou a reconstrução do ligamento podem ser necessários.

6 Dicas +

Redução e fixação

O capítulo do úmero pode ser usado como um molde.

3.22 Consolidação viciosa complexa da diáfise radial proximal associada com a consolidação viciosa intra-articular da cabeça radial

1 Descrição de caso

Um homem de 38 anos sofreu uma fratura do antebraço proximal como resultado de uma queda de *mountain bike*. Três anos antes, fratura da diáfise média no mesmo antebraço direito havia sido tratada com redução aberta e fixação interna.

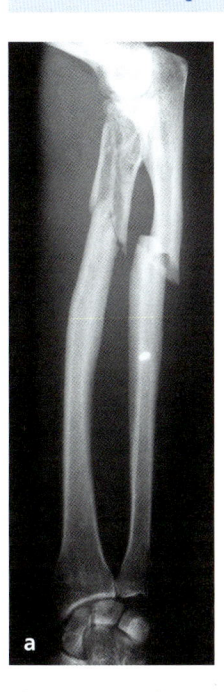

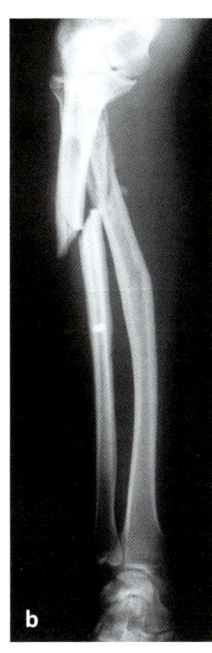

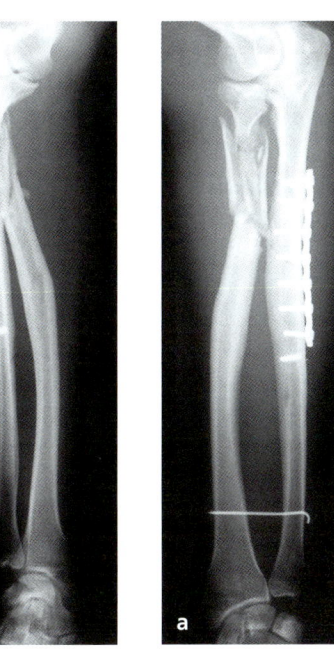

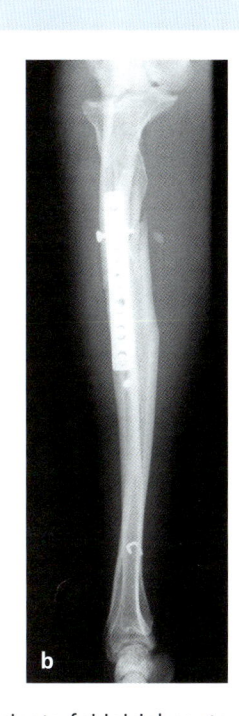

Fig. 3.22-1 a–b Raios X iniciais revelaram uma fratura multifragmentária do rádio proximal com uma fratura intra-articular da cabeça radial e uma fratura oblíqua da ulna proximal. Uma consolidação viciosa do terço proximal do rádio estava presente como resultado da fratura prévia, bem como um parafuso quebrado na diáfise média da ulna.

Fig. 3.22-2 a–b O paciente foi inicialmente tratado em outra instituição, com fixação com placa da fratura da ulna proximal, e a fratura radial proximal foi deixada sem tratamento. Para controlar o encurtamento do rádio, uma transfixação distal do rádio e da ulna foi feita com um fio K percutâneo. Um molde de gesso longo foi aplicado por seis semanas.

3 Rádio e ulna, proximal

1   Descrição de caso   (cont.)

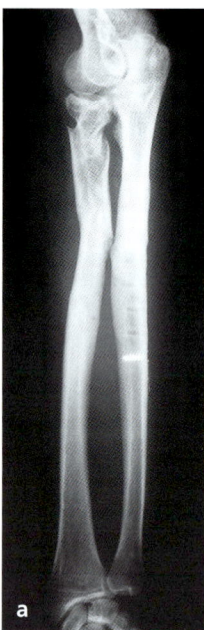

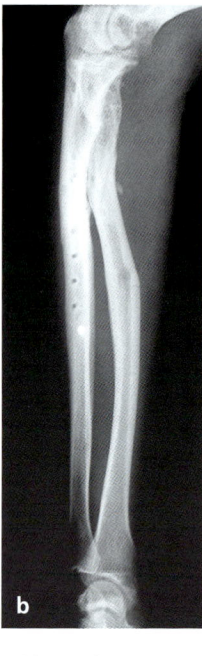

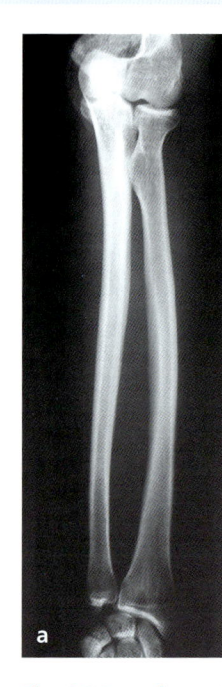

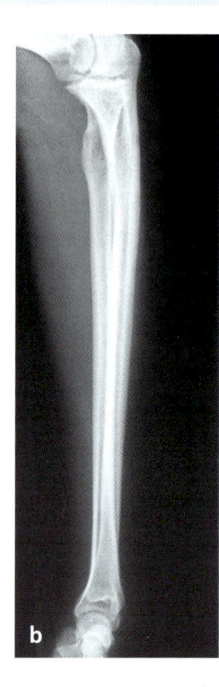

Dois anos após o tratamento, e depois de a placa sobre a ulna ter sido removida, o paciente apresentou uma consolidação viciosa intra-articular da cabeça radial e uma consolidação viciosa complexa da diáfise proximal e média do rádio, com perda completa de rotação no antebraço em posição neutra.

Fig. 3.22-3 a–b   Os raios X revelaram uma consolidação viciosa de dupla angulação da diáfise proximal do rádio, uma redução maciça do espaço interósseo e uma incongruência intra-articular nas articulações radiocapitular e radioulnar proximal.

Fig. 3.22-4 a–b   Raios X pré-operatórios do lado contralateral.

3.22 Consolidação viciosa complexa da diáfise radial proximal associada com a consolidação viciosa intra-articular...

Indicação

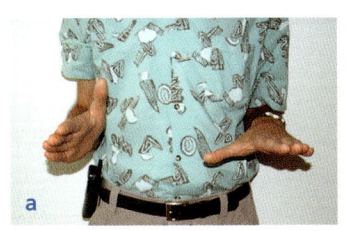

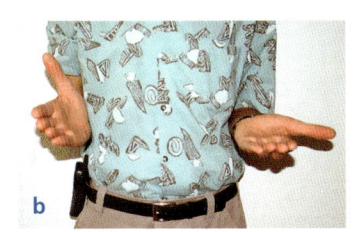

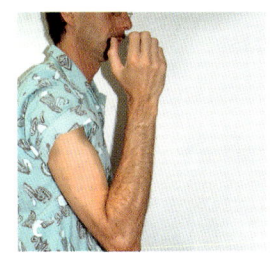

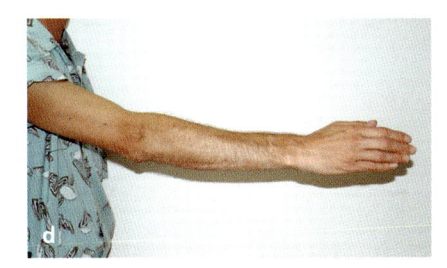

Devido a perda completa de rotação do antebraço, o paciente tinha de compensar a perda de pronação com abdução do ombro, o que resultou em contratura fibromiálgica dolorosa da cintura escapular. Uma osteotomia de correção, a liberação da membrana interóssea e a substituição da cabeça radial foram indicadas para melhorar a rotação do antebraço, em especial a pronação. Um procedimento alternativo seria a osteotomia de pronação do rádio no nível da diáfise média, para colocar a mão em uma posição mais funcional; contudo, isso não teria abordado as mudanças degenerativas progressivas no compartimento lateral do cotovelo.

Fig. 3.22-5 a–d
a–b Rotação do antebraço no lado direito, pré-operatória, completamente bloqueada.
c–d Flexão/extensão do cotovelo estão bem preservadas.

Planejamento pré-operatório

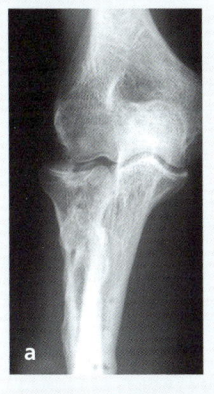

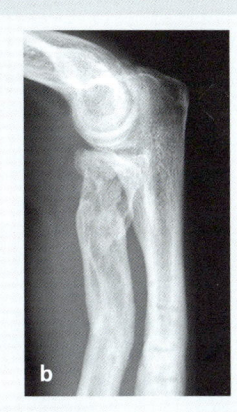

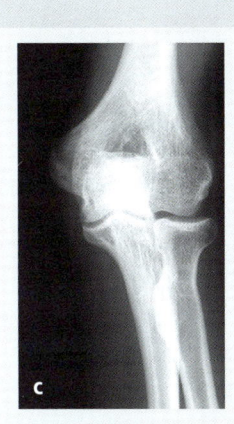

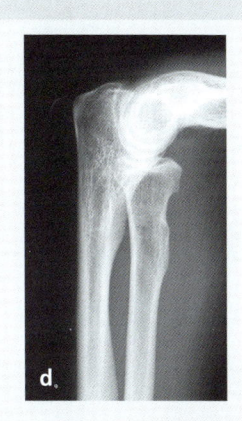

Planejamento pré-operatório usando raios X comparativos de ambos os antebraços, obtidos de maneira padronizada, incluindo tanto as articulações do cotovelo como as do punho (ver Figs. 3.22-3 e 3.22-4), bem como raios X comparativos de ambos os cotovelos (Fig. 3.22-6).

Fig. 3.22-6 a–d Raios X comparativos de ambos os cotovelos, de modo a planejar o tamanho correto do implante da cabeça radial. A angulação dupla da diáfise radial proximal é bem observada (b), enquanto a ampliação e a incongruência da cabeça radial são vistas em (a).

397

3 Rádio e ulna, proximal

Planejamento pré-operatório

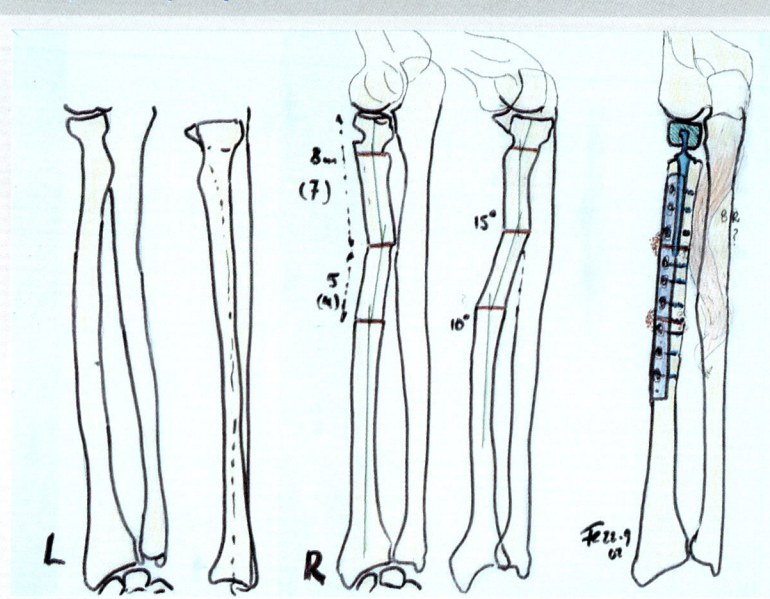

Fig. 3.22-7 Desenhos pré-operatórios. Uma osteotomia transversa, dupla, da diáfise proximal, no nível da deformidade, é mostrada. A mais proximal está a 8 cm da articulação radiocapitular, e a mais distal está a 5 cm distal da primeira osteotomia. O nível de ressecção da cabeça radial também é mostrado. Ambas as osteotomias são realinhadas com uma LC-DCP 3,5 de 10 orifícios. Observe o uso de enxertos de osso esponjoso, em ambos os níveis da osteotomia, obtidos da cabeça radial ressecada. Uma prótese bipolar de cabeça radial do tipo Judet também foi planejada. Uma interposição opcional, com um retalho de pedículo do músculo braquiorradial, está desenhada.

Equipamento

- LC-DCP 3,5
- Moldes metálicos de ângulo
- Instrumentação de prótese de cabeça radial
- Exame fluoroscópico (minibraço-C)

(O tamanho do sistema, dos instrumentos e dos implantes pode variar de acordo com a anatomia.)

Preparação e posicionamento do paciente

O paciente é colocado em decúbito dorsal, com o braço afetado repousando em uma mesa de mão; um torniquete pneumático não estéril no local.
Antibiótico profilático é preferido, uma vez que o paciente passou por cirurgia prévia, e um tempo de operação de mais de duas horas é esperado.

3.22 Consolidação viciosa complexa da diáfise radial proximal associada com a consolidação viciosa intra-articular...

2 Abordagem cirúrgica

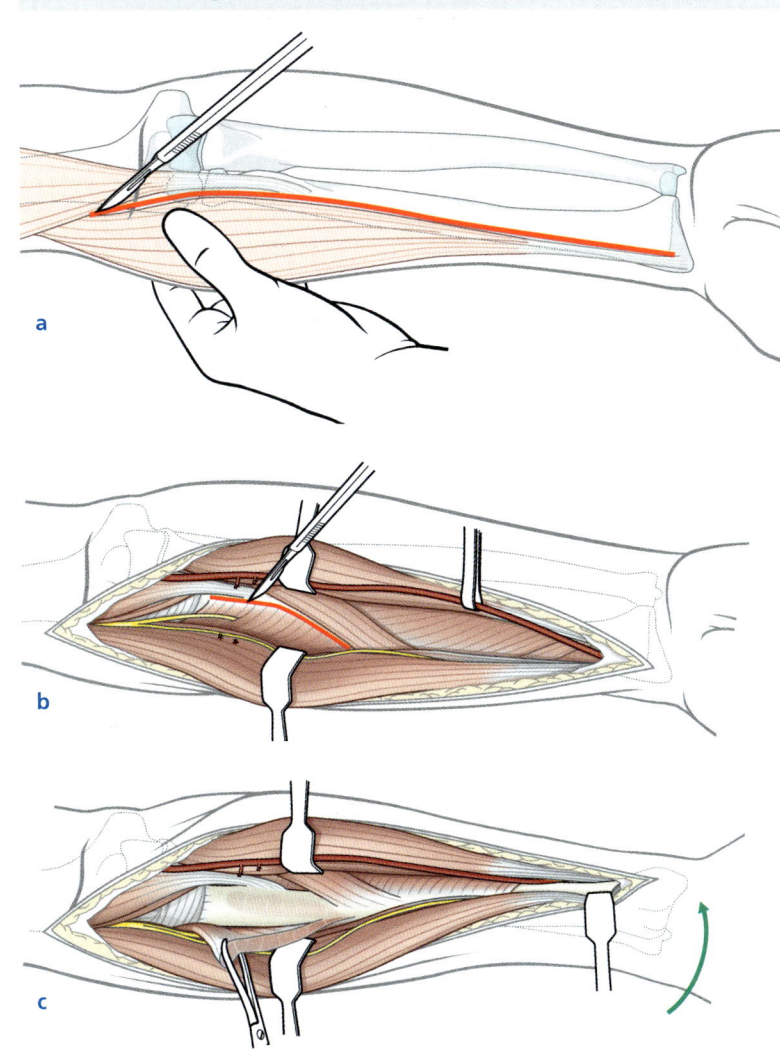

Fig. 3.22-8 a–c

a A porção proximal de uma abordagem palmar, de Henry, para todo o rádio, é a preferível. Uma incisão longitudinal na borda medial do músculo braquiorradial (massa móvel) é utilizada.

b O braquiorradial e a ramificação superficial do nervo radial são separados do lado radial, enquanto os tendões do flexor e a artéria radial são retraídos em direção ao lado ulnar, expondo o músculo supinador e os músculos pronadores redondos na porção proximal da incisão.

c O supinador é separado da diáfise radial proximal, perto da inserção do tendão do bíceps, e refletido lateralmente, protegendo, assim, o nervo interósseo posterior. Na porção proximal da incisão, a cápsula anterior do cotovelo pode ser aberta, expondo a cabeça radial, o capítulo e a incisura sigmoide da articulação radioulnar proximal. Neste caso, a ressecção da cabeça radial e a substituição protética são executadas por meio dessa abordagem.

3 Rádio e ulna, proximal

3 Redução e fixação

— Músculo supinador
— Nervo radial superficial
— Braquiorradial

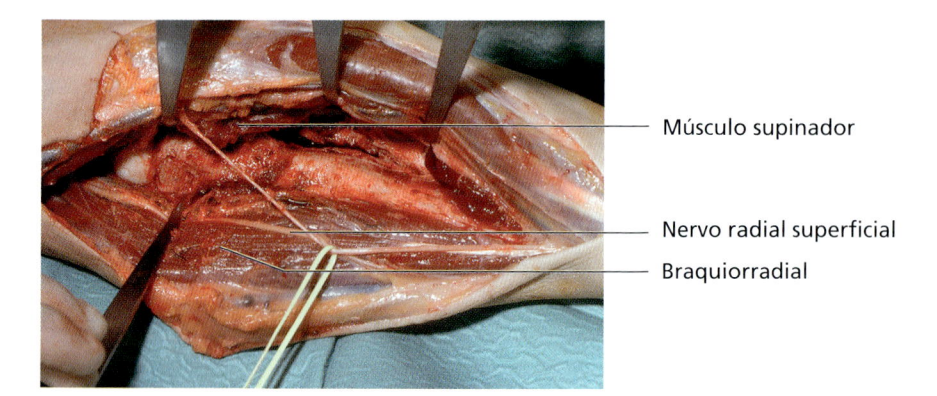

Fig. 3.22-9 Consolidação viciosa exposta do rádio proximal, incluindo a cabeça radial e o capítulo na área proximal. Observe o músculo supinador retraído e separado em direção à ulna, enquanto o braquiorradial e o nervo radial superficial são retraídos lateralmente. O nervo cutâneo lateral do antebraço é mantido com uma banda de borracha.

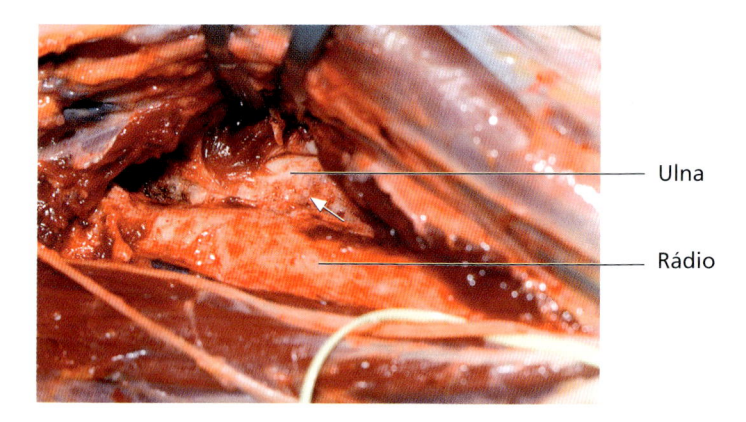

— Ulna
— Rádio

Fig. 3.22-10 O ponto de contato fibroso da diáfise do rádio mal consolidada com a ulna é mostrado aqui (seta), criando uma sincondrose radioulnar.

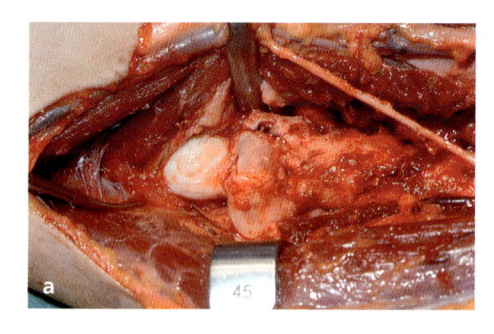

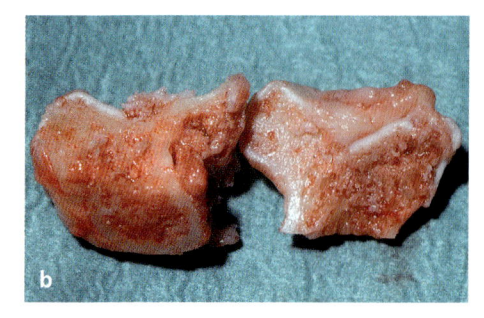

De acordo com o plano pré-operatório, os locais de osteotomia transversa da ressecção radial, osteotomia proximal e osteotomia distal são marcados com um osteótomo.

Fig. 3.22-11 a–b A cabeça radial é ressecada.
a   Observe as mudanças degenerativas no nível do capítulo.
b   O corte sagital da cabeça ressecada mostra uma importante incongruência e fragmentos centrais deprimidos.

3.22 Consolidação viciosa complexa da diáfise radial proximal associada com a consolidação viciosa intra-articular...

3 Redução e fixação (cont.)

Após a ressecção da cabeça radial, as osteotomias distais são executadas e a membrana interóssea contraída é liberada no nível da sincondrose. Depois, uma LC-DCP 3,5 de 10 orifícios é ligeiramente curvada para se adaptar à anatomia do rádio proximal e aplicada de forma provisória, distalmente, no fragmento médio e no fragmento proximal com três parafusos unicorticais. A redução de ambas as osteotomias após a ressecção de cunha mínima é melhorada com uso de pinças de redução de osso entre os fragmentos e a placa. O restante dos parafusos é inserido, com exceção daqueles no fragmento proximal. Um parafuso unicortical é deixado, e o rádio proximal, a seguir, preparado com sovelas para a recepção de uma diáfise de prótese de Judet cimentada. A prótese de teste é, então, inserida com a pequena cabeça de teste, e sua estabilidade é verificada com movimento passivo do cotovelo e movimentos de pronação/supinação. A prótese de Judet definitiva é subsequentemente fixada com cimento CMW. Antes da polimerização do cimento, os dois parafusos restantes no fragmento proximal são inseridos tangencialmente à diáfise da prótese.

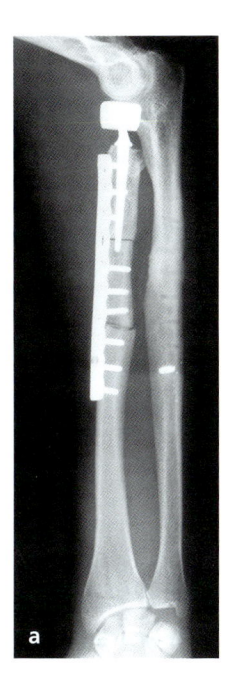

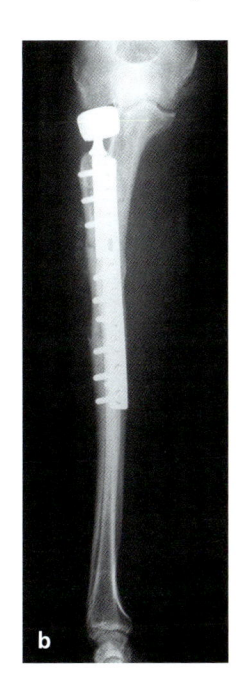

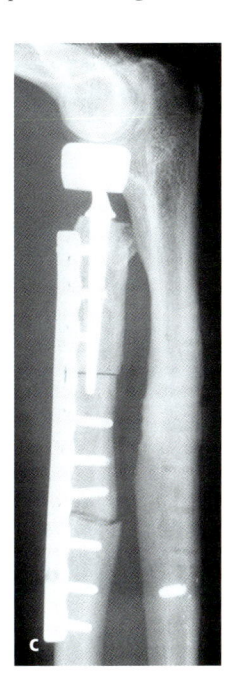

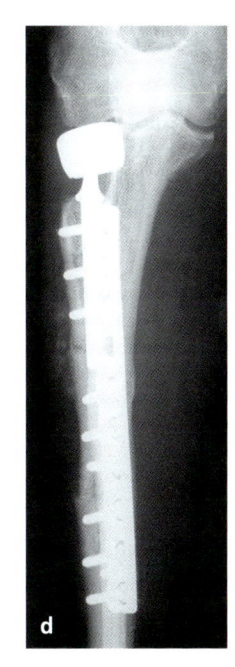

Fig. 3.22-12 a–d

a–b Raios X pós-operatórios imediatos mostrando a reconstrução do rádio proximal com a prótese e as osteotomias duplas. Observe o bom realinhamento e a manutenção do comprimento do rádio, sem incongruência, no nível da articulação radioulnar distal.

c–d Note que as osteotomias são fixadas com três parafusos unicorticais em cada fragmento principal.

4 Reabilitação

Neste caso, uma tala em forma de U para o antebraço, incluindo o cotovelo (*sugar tong splint*), foi aplicada por 12 dias, tempo após o qual as suturas foram removidas. Em seguida, o paciente foi iniciado nos exercícios de amplitude de movimento ativo e passivo, com ênfase especial nos de pronação e supinação, já que a rotação pré-operatória do antebraço estava totalmente bloqueada em uma posição neutra. Em três meses, houve uma melhora significativa da pronação para 60°, enquanto a supinação permaneceu limitada a cerca de 15°. A função do cotovelo não estava limitada.

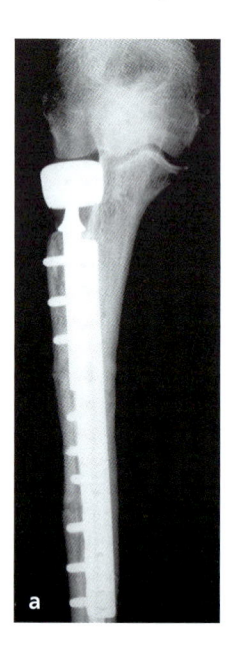

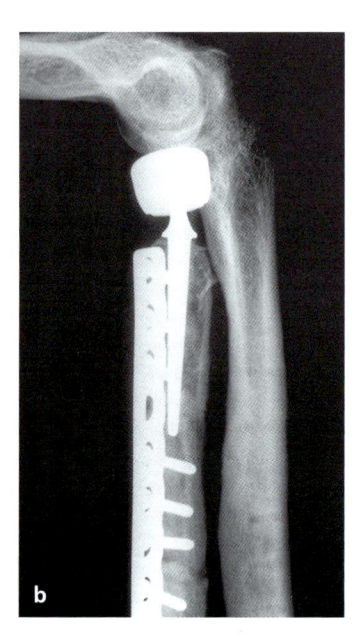

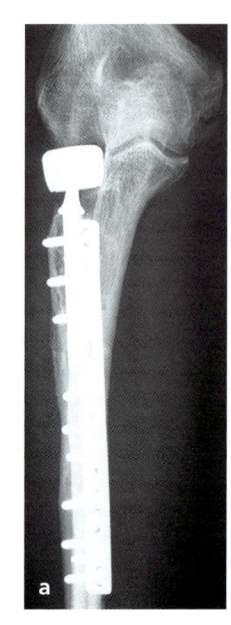

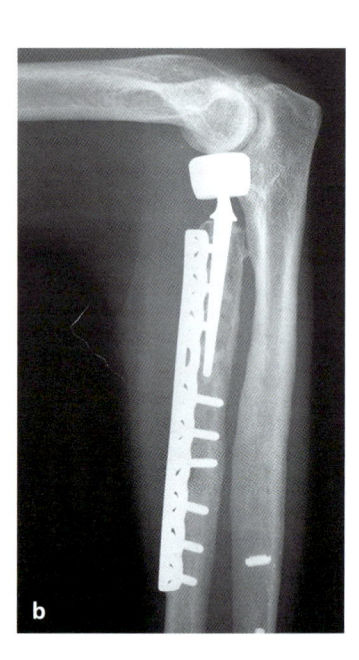

Fig. 3.22-13 a–b Os raios X, três meses após a operação, mostraram uma consolidação óssea sem intercorrências de ambas as osteotomias, implantes estáveis e uma prótese bem centrada, com boa congruência radiocapitular.

Fig. 3.22-14a–b Os raios X, três anos após a operação, mostraram remodelagem completa das osteotomias proximal e distal e uma prótese de Judet estável.

3.22 Consolidação viciosa complexa da diáfise radial proximal associada com a consolidação viciosa intra-articular...

4　　Reabilitação　(cont.)

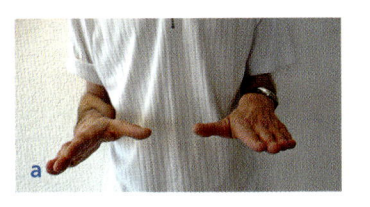

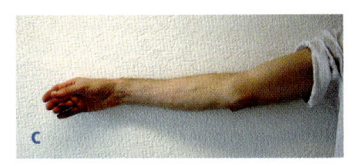

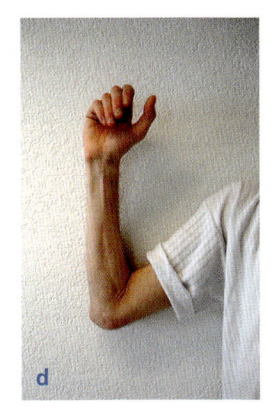

Fig. 3.22-15 a–d　A função foi mantida três anos após a operação, com restauração de um arco funcional da rotação do antebraço.

Remoção do implante

A remoção do implante é absolutamente contraindicada em virtude do elevado risco de lesão iatrogênica ao nervo interósseo posterior.

5 Armadilhas –

Equipamento
A falta de implantes apropriados, sobretudo de diferentes escolhas de próteses de cabeça radial, pode contribuir para dificuldades operatórias.

Abordagem cirúrgica
Uma incisão que não proporcione exposição adequada da articulação radioulnar proximal e do nervo interósseo posterior pode impedir a reconstrução complexa planejada ou levar a dano iatrogênico do nervo.

Redução e fixação
O uso de uma placa de comprimento insuficiente, quando se liga uma osteotomia dupla, deve ser evitado devido ao alto risco de instabilidade e de retardo de consolidação ou pseudoartrose. O encontro dos parafusos com a diáfise da prótese da cabeça radial deve ser evitado.

Reabilitação
A manipulação forçada nos estágios iniciais pode levar a deslocamento da prótese.

6 Dicas +

Equipamento
As vários de placas e próteses que se adaptam ao plano pré-operatório devem estar prontamente disponíveis.

Abordagem cirúrgica
Uma abordagem de Henry, incluindo artrotomia anterior do cotovelo, é bastante recomendada.

Redução e fixação
A osteotomia é executada com deslocamento mínimo do tecido mole e irrigação contínua. Os fragmentos osteotomizados devem ser indiretamente reduzidos a uma placa pré-moldada de maneira adequada.

Reabilitação
A reabilitação deve ser progressiva. Se houver tendência a contratura, uma tala de rotação dinâmica do antebraço pode ser indicada por oito semanas após a operação.

Autor Diego L. Fernandez

3.23 Fratura de Monteggia antiga, não reduzida, em uma criança com luxação da cabeça radial persistente e consolidação viciosa da ulna proximal

1 Descrição de caso

Um menino de oito anos sofreu uma fratura de Monteggia em seu cotovelo direito após cair de uma árvore. A luxação radial não foi observada pelo médico que o atendeu, e a fratura foi estabilizada em um gesso longo para o braço durante seis semanas.

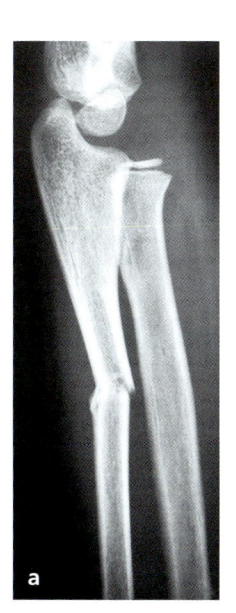

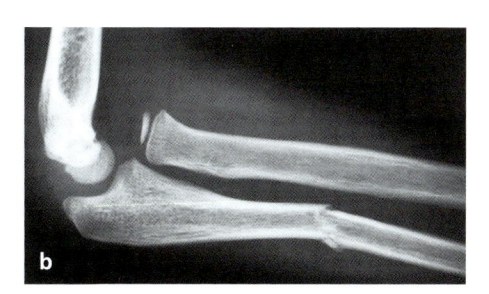

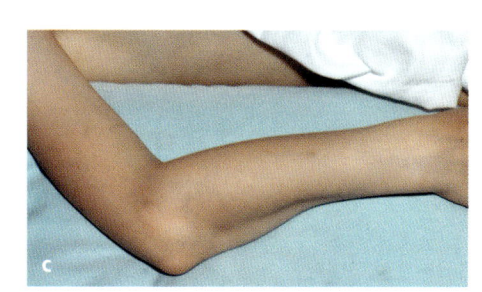

Fig. 3.23-1 a–c Raios X e aparência clínica do antebraço da criança logo após a lesão. Os raios X revelaram uma luxação anterior da cabeça radial, com a ulna proximal mostrando uma angulação anterior de 20°.

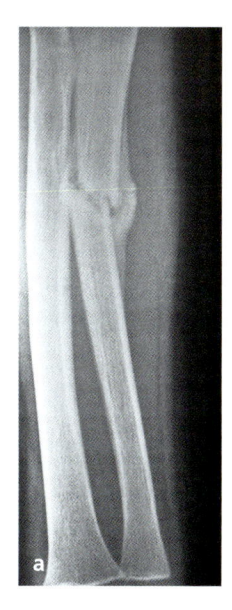

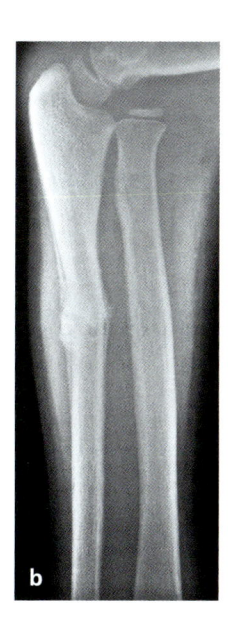

Fig. 3.23-2 a–b Raios X em seis semanas após a remoção do gesso revelam um considerável calo periosteal em torno da fratura da ulna, enquanto a cabeça radial encontrava-se ainda anteriormente luxada.

3 Rádio e ulna, proximal

1 Descrição de caso (cont.)

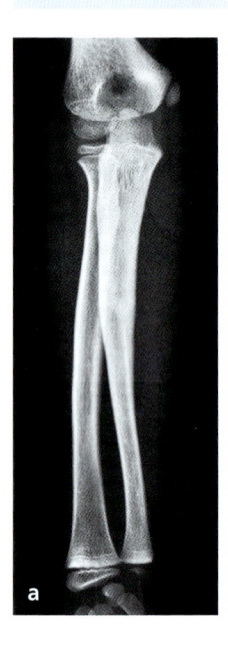

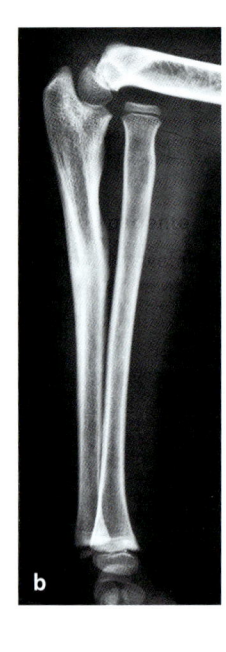

Um ano após a lesão, a criança queixava-se de rotação limitada no antebraço e flexão dolorosa do cotovelo. Um exame clínico revelou um arco de pronação/supinação de 60-0-40, enquanto a flexão e a extensão do cotovelo estavam em 120-0-0.

Fig. 3.23-3 a–b Os raios X, um ano após a lesão, revelam um calo remodelado, uma angulação anterior persistente da ulna de 10° e uma cabeça radial anteriormente luxada por completo.

Indicação

Se a cabeça radial não estiver reduzida, a rotação do antebraço não será melhorada, e uma vez que não há transferência de carga pela cabeça radial, uma remodelagem do "tipo cogumelo", convexa, dessa cabeça irá ocorrer. Isso tornará impossível a posterior redução e restauração de uma articulação radiocapitular congruente. A redução aberta da cabeça radial e a correção da consolidação viciosa ulnar, bem como o encurtamento capsular, são necessários. Não será preciso criar um ligamento anular com um enxerto livre de tendão se um retalho capsular, criado a partir dos remanescentes alongados do ligamento anular, for fixado com segurança.

Planejamento pré-operatório

A osteotomia da ulna não requer qualquer planejamento pré-operatório sofisticado, uma vez que ela irá abrir-se dorsalmente de forma espontânea a um grau no qual a cabeça radial seja estável e congruente com o capítulo e a incisura sigmoide.

Equipamento

- Conjunto de fragmento pequeno
- LC-DCP 3,5 de seis orifícios
- Fios K
- Fluoroscan

(O tamanho do sistema, dos instrumentos e dos implantes pode variar de acordo com a anatomia).

Preparação e posicionamento do paciente

O paciente é colocado em decúbito dorsal, com o braço afetado repousando em uma mesa de mão, tendo um torniquete pneumático no local. O cotovelo encontra-se semiflexionado, com uma toalha enrolada embaixo dele.
Antibiótico profilático: dose única de cefalosporina de segunda geração.

3.23 Fratura de Monteggia antiga, não reduzida, em uma criança com luxação da cabeça radial persistente e...

2 Abordagem cirúrgica

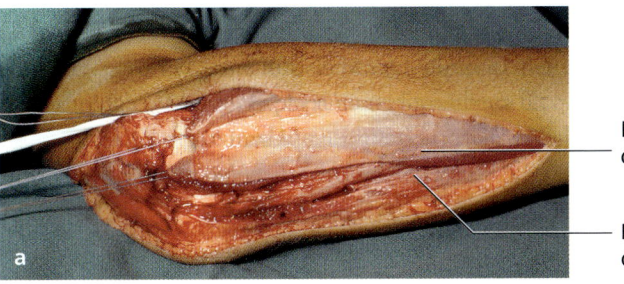

Extensor ulnar do carpo

Flexor radial do carpo

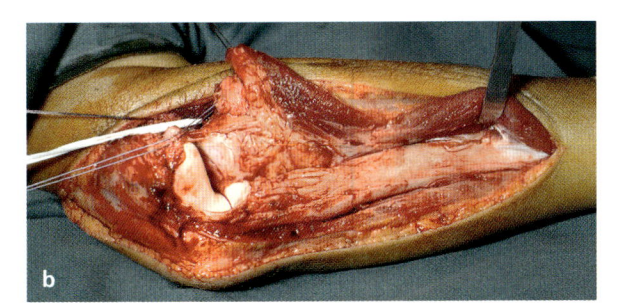

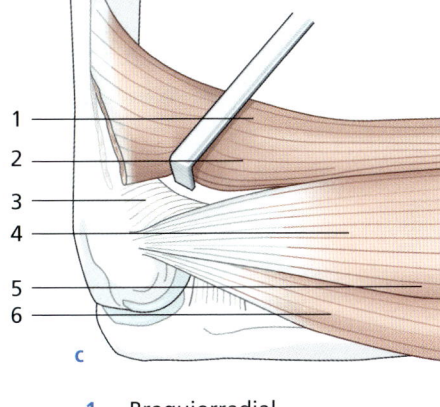

1 Braquiorradial
2 Extensor radial longo do carpo
3 Cápsula
4 Extensor comum dos dedos
5 Extensor do dedo mínimo
6 Extensor ulnar do carpo

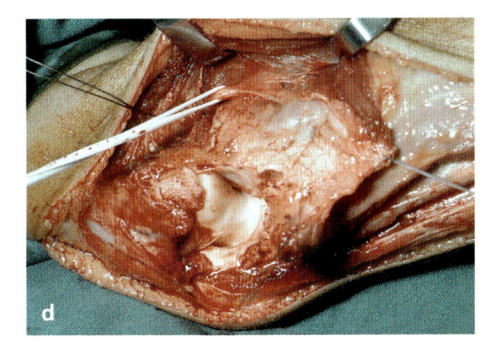

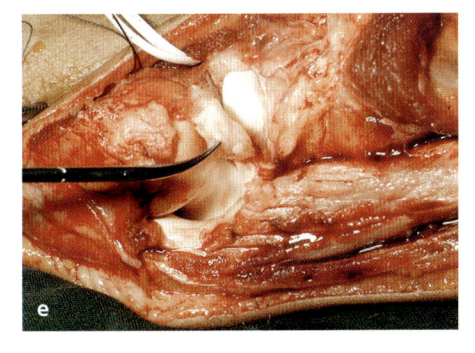

Fig. 3.23-4 a–e Uma incisão longitudinal, posterolateral, centrada na borda subcutânea proximal da ulna, é estendida sobre o cotovelo em direção proximal e ligeiramente curvada para o aspecto lateral do meio do braço.

a A diáfise ulnar proximal é exposta entre o extensor ulnar e o flexor ulnar do carpo.

b–c A exposição anterolateral da articulação do cotovelo é executada elevando a origem comum dos músculos extensor ulnar do carpo, extensor comum dos dedos, extensor radial curto e longo do carpo e braquiorradial a partir de suas inserções no aspecto lateral do úmero e no nível do epicôndilo lateral. O arco anterior da ulna mal consolidada é também mostrado nestas figuras.

d Elevação da cápsula anterolateral do cotovelo. Observe que o nervo radial foi exposto na borda medial do braquiorradial e é mantido com uma banda de borracha.

e A cabeça radial luxada é, então, exposta pela ressecção do tecido cicatricial do ligamento anular originalmente rompido. O tecido tem de ser em parte ressecado para permitir uma redução da luxação crônica.

3 Redução e fixação

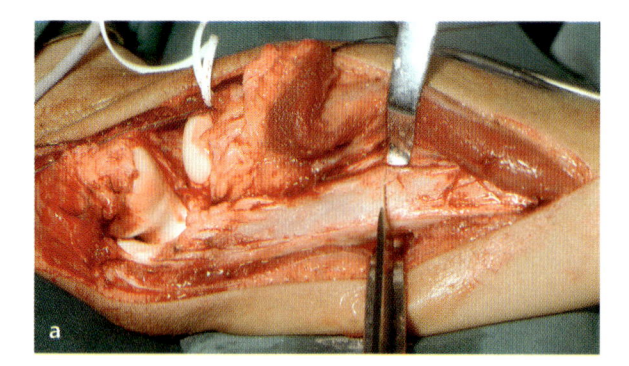

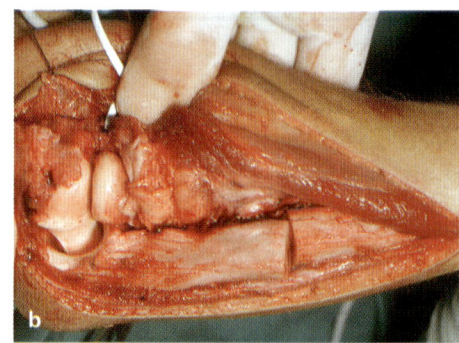

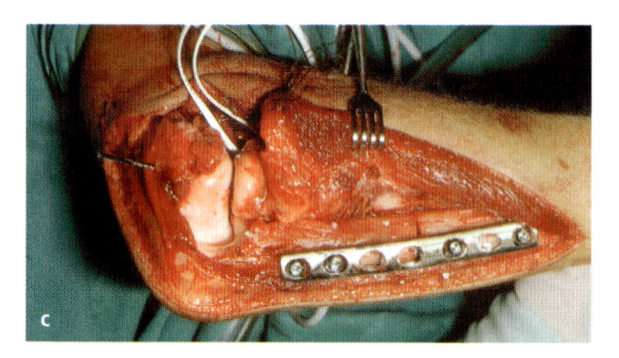

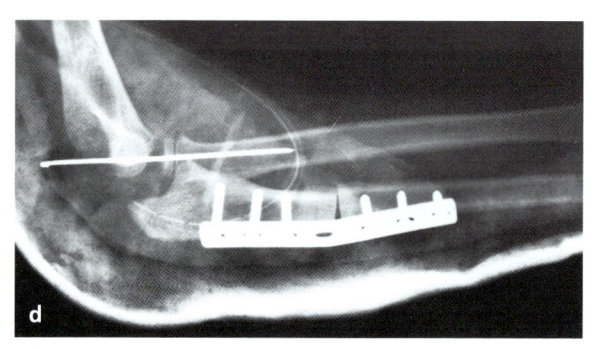

Fig. 3.23-5 a–d

a Uma osteotomia transversa da ulna é, em seguida, executada no ponto de deformidade máxima, protegendo os tecidos moles com retratores Hohmann.

b A luxação da cabeça radial é reduzida com pressão digital de anterior à posterior, até que esteja congruente com o capítulo.

c–d Quando a redução for obtida, a ulna osteotomizada se abrirá dorsalmente; neste caso, para cerca de 10° (ver também planejamento pré-operatório). A cabeça radial reduzida é presa com um fio K axial de 1,6 mm através do capítulo, e a osteotomia, fixada com uma DCP ou LC-DCP 3,5. A fita capsular proporcionando um novo ligamento anular é suturada dorsalmente no periósteo da ulna proximal. Por fim, a cápsula lateral separada e a inserção dos extensores comuns são adaptadas com suturas não absorvíveis no periósteo do úmero lateral sobre uma drenagem de sucção. Um gesso longo para o braço é aplicado por um período de seis semanas.

4 Reabilitação

Em seis semanas, o gesso e o fio K percutâneo usados para estabilizar a articulação radiocapitular foram removidos, e exercícios de amplitude de movimento progressivos do cotovelo foram iniciados sob supervisão de um fisioterapeuta. Após a remoção do fio K, foram feitos raios X para verificar a estabilidade da cabeça radial. Outro exame de raio X da osteotomia e do cotovelo foi recomendado duas semanas após o início do tratamento pós-operatório sem gesso.
A remodelagem completa da osteotomia foi observada um ano depois da operação.

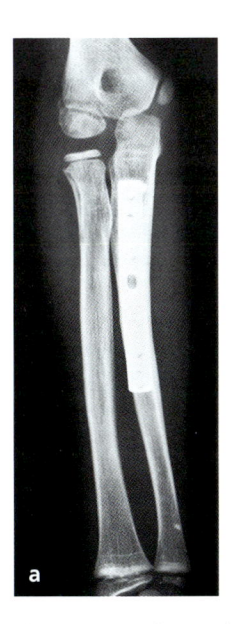

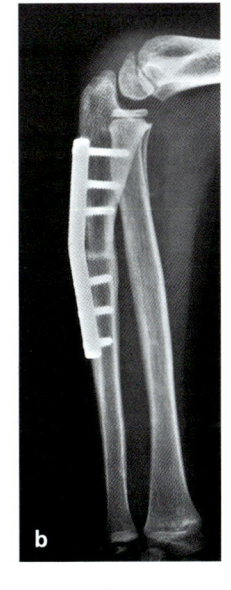

Fig. 3.23-6 a–b Articulação radiocapitular estável.

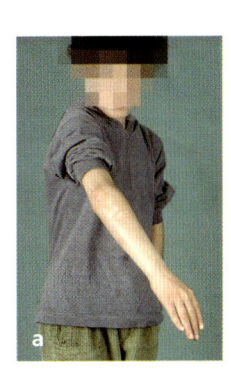

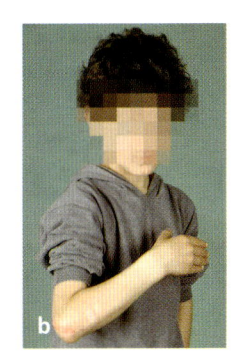

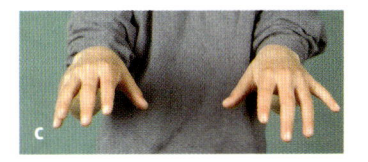

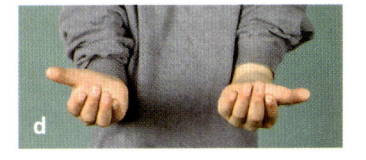

Fig. 3.23-7 a–d Um resultado funcional, com uma flexão/extensão adequada do cotovelo e pronação/supinação livre.

Remoção do implante

A remoção do implante é recomendada para crianças, em razão do considerável crescimento ósseo sobre a placa, e porque a localização desta sobre a borda subcutânea da ulna pode causar irritação.

5 Armadilhas –

Abordagem cirúrgica
O nervo radial pode ser danificado inadvertidamente (possível lesão iatrogênica) enquanto a cabeça radial luxada anteriormente é exposta.

Redução e fixação
A falha em obter uma redução anatômica da cabeça radial com subluxação anterior pode ocorrer em virtude da mobilização insuficiente dos fragmentos ulnares osteotomizados.

Lesões iatrogênicas podem ocorrer na placa epifisária do capítulo e da cabeça radial.

6 Dicas +

Abordagem cirúrgica
A articulação deve ser exposta com segurança, sem danificar a placa física lateral de crescimento do capítulo durante a separação capsular. O nervo radial deve ser exposto e protegido.

Redução e fixação
Evite a perfuração múltipla da cabeça radial na posição reduzida; ao contrário, execute uma fixação única com fio K usando o fluoroscópio.

4 Rádio e ulna, diáfise

4.1	Anatomia e função do antebraço Jesse B. Jupiter, Dominik Heim, John T. Capo	413
4.2	Fratura simples da diáfise ulnar, rádio intacto (22-A1.3), com luxação da cabeça radial Jesse B. Jupiter	433
4.3	Fratura simples, desviada, da diáfise radial; ulna intacta (22-A2.1) Michael Wagner	439
4.4	Fratura simples da diáfise radial, ulna intacta (22-A2.3), com luxação da articulação radioulnar (fratura de Galeazzi) David C. Ring	445
4.5	Fratura simples da diáfise radial, ulna intacta (22-A2.2), com luxação das articulações radioulnar proximal e radiocapitular Jesse B. Jupiter	453
4.6	Fratura diafisária, simples, do rádio e da ulna; secção proximal do rádio (22-A3.1) em um paciente politraumatizado Christoph Sommer	457
4.7	Fratura diafisária, simples, do rádio e da ulna, secção média do rádio (22-A3.2) Jesse B. Jupiter, Fiesky Nuñez	465
4.8	Fratura em cunha da diáfise ulnar, rádio intacto (22-B1.1) Jesse B. Jupiter, Fiesky Nuñez	471
4.9	Fratura diafisária, em cunha, do rádio e da ulna (22-B3.1) Emanuel Gautier, Georges Kohut	477
4.10	Fratura em cunha da diáfise ulnar, fratura simples da diáfise radial (22-B3.1) Jesse B. Jupiter	481
4.11	Fratura em cunha da diáfise radial, fratura simples da diáfise ulnar (22-B3.2) Frankie Leung, Tak-Wing Lau	487
4.12	Fratura diafisária, em cunha, do rádio e da ulna (22-B3.3) Jesse B. Jupiter	493
4.13	Fratura segmentar, complexa, da diáfise ulnar, rádio intacto (22-C1.1), com luxação da cabeça radial (Monteggia) Paul S. Issack, Peter Kloen, David L. Helfet	497
4.14	Fratura complexa da diáfise radial, ulna intacta (22-C2.1); fratura radial aberta de 1º grau Christoph Sommer	503
4.15	Fratura diafisária, complexa, do rádio e da ulna (22-C3.3) Jesse B. Jupiter	509

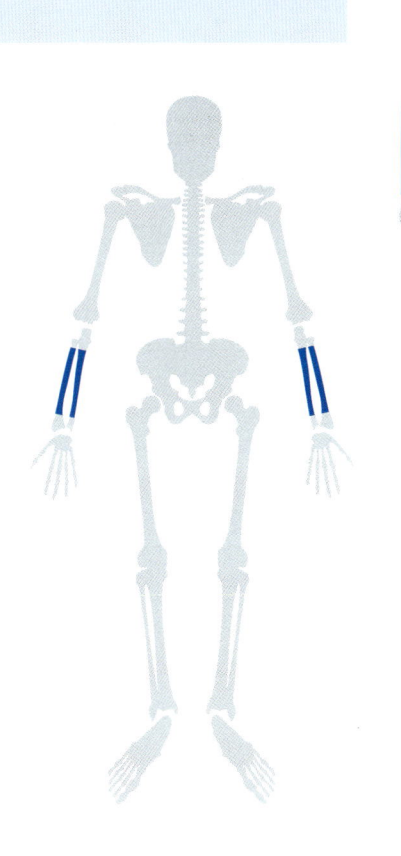

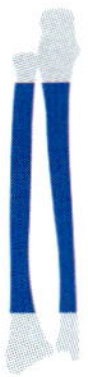

4 Rádio e ulna, diáfise

4.16	Fratura diafisária, complexa, do rádio e da ulna (22-C3.3)	515
	Jesse B. Jupiter	
4.17	Fratura diafisária, complexa, aberta, do rádio e da ulna (22-C3.3)	521
	Daniel A. Rikli	
4.18	Fratura da diáfise radial com perda óssea	525
	Jesse B. Jupiter	
4.19	Fratura diafisária do rádio e da ulna com lesão neurovascular	529
	Jesse B. Jupiter	
4.20	Osteomielite de um osso	533
	Jesse B. Jupiter	
4.21	Pseudoartrose de longa duração da diáfise ulnar e consolidação viciosa da diáfise do rádio	537
	Thomas P. Rüedi	
4.22	Consolidação viciosa diafisária do rádio	541
	Diego L. Fernandez, David C. Ring	
4.23	Pseudoartrose segmentar e consolidação viciosa da diáfise do rádio	547
	Thomas P. Rüedi	

Autores Jesse B. Jupiter, Dominik Heim, John T. Capo

4.1 Anatomia e função do antebraço

1 Introdução

A contribuição do antebraço para a função da extremidade superior é muitas vezes subestimada. É incomum encontrar a discussão das articulações radioulnares proximal ou distal incluída em tópicos que abordam o cotovelo ou o punho.

O antebraço serve ao propósito duplo de ser uma articulação rotacional para a mão e o punho, bem como um suporte esquelético entre o cotovelo e a mão. A última funciona como origem ou ponto de inserção para a maioria dos importantes grupos musculares abaixo do ombro. A rotação do antebraço possibilita que a mão execute muitas de suas múltiplas funções.

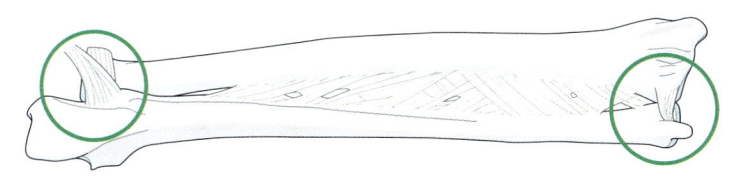

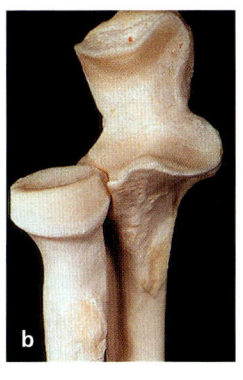

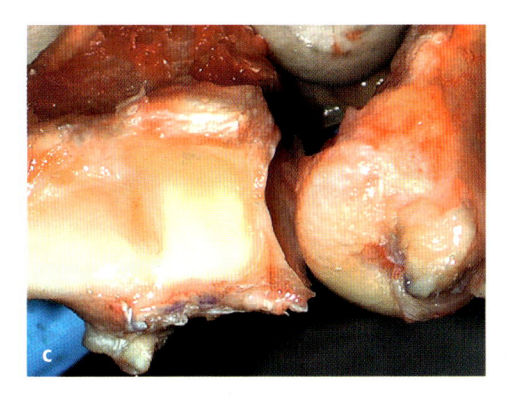

Fig. 4.1-1 a–c   Duas articulações trocoides.

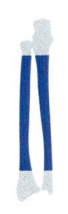

4 Rádio e ulna, diáfise

2 Anatomia esquelética

A ulna é um osso relativamente reto, comparada com o rádio, mais curvado, ainda que tenha um leve arco, com uma angulação de aproximadamente 7° em sua extremidade proximal. Há também um ápice do arco ao longo de toda a ulna, como observado no plano sagital. A ulna é triangular em seção transversa através da maior parte de sua porção média, tornando-se distalmente cilíndrica.

O rádio possui um arco característico, cuja importância foi demonstrada para a função normal do antebraço. Existe uma curvatura dupla tanto no plano anterior como no lateral. A tuberosidade bicipital está no ápice da menor curva medial, convexa, proximal, e serve como ponto de inserção do tendão do bíceps. A curva grande, lateral, convexa, distal, possui seu ápice na inserção do pronador redondo. A grande concavidade ulnar da curvatura distal do rádio permite a sobreposição da ulna sem restrição da pronação. O rádio é cilíndrico na cabeça proximal e no colo e alarga-se na extremidade distal.

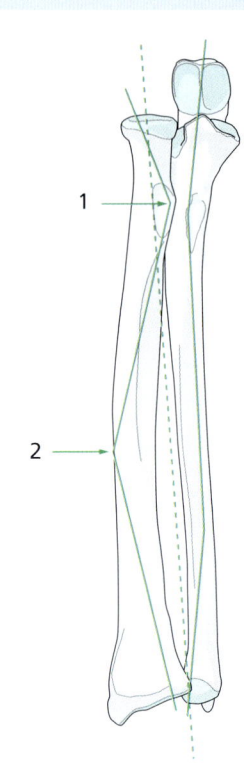

1 Tuberosidade bicipital – ponto de inserção do tendão do bíceps
2 Musculatura posterior do antebraço – inserção do pronador redondo

Fig. 4.1-2 O arco normal do rádio facilita a rotação, bem como a manutenção, do espaço interósseo com seus músculos e estruturas neurovasculares.

3 Unidades musculotendíneas

A rotação ativa do antebraço é produzida principalmente por quatro músculos, dois que se originam e se inserem no antebraço e dois cruzando a articulação do cotovelo. Os dois últimos inserem-se no ápice de uma das curvas radiais e produzem movimento de uma maneira análoga a uma biela, enquanto os primeiros são músculos planos, curtos, com inserções amplas que se enrolam em torno da diáfise do rádio, produzindo rotação. A consolidação viciosa da fratura radial pode diminuir a eficiência mecânica dos músculos, ocasionando rotação do antebraço pelo encurtamento dos braços de alavanca.

A musculatura do antebraço é considerada como três compartimentos separados com base nas divisões fasciais e no suprimento nervoso. O compartimento palmar ou flexor é suprido pelos nervos mediano ou ulnar, e o compartimento dorsal ou extensor é inervado pelo interósseo posterior.

4.1 Anatomia e função do antebraço

3 Unidades musculotendíneas (cont.)

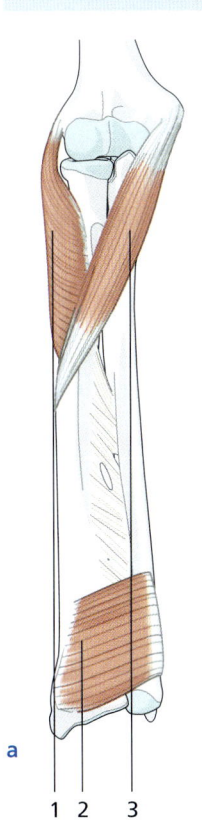

1 2 3

1 Supinador
2 Pronador quadrado
3 Pronador redondo

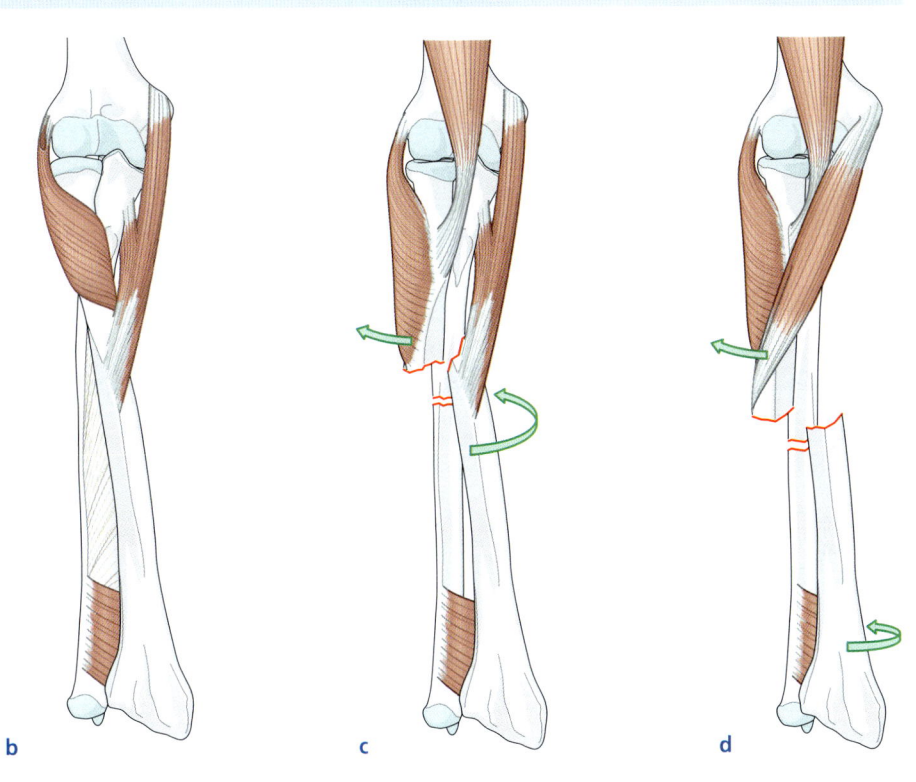

Fig. 4.1-3 a–d

a O compartimento flexor profundo, com o pronador redondo e o pronador quadrado vistos com o antebraço supinado.
b O antebraço é pronado, com o supinador visto em maiores detalhes.
c–d As inserções musculares criam forças deformadoras quando uma fratura está presente, tal como este exemplo na diáfise radial.

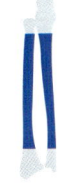

4 Cinesiologia

A rotação do antebraço representa a contribuição mais importante para o movimento rotacional da extremidade superior. Em combinação com o movimento rotacional do ombro, a rotação do antebraço permite posicionar a mão por todo um arco de 360° de movimento. A maioria das atividades simples da vida diária pode ser realizada no âmbito de um arco de aproximadamente 50° de pronação e de supinação.

A rotação do antebraço consiste, sobretudo, em rotação do rádio e da mão sobre a ulna, com a ulna distal movendo-se também em ambos os planos de adução/abdução e flexão/extensão com rotação.

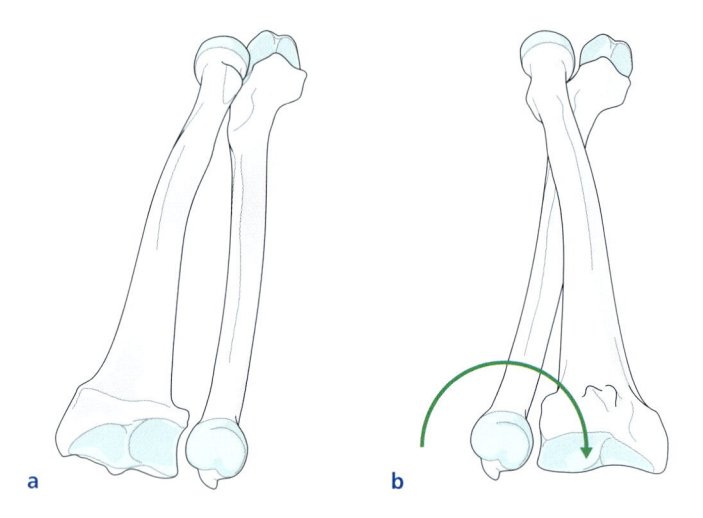

Fig. 4.1-4 a–b Além do rádio girando ao redor da ulna, a ulna também faz uma leve translação para permitir que a mão permaneça relativamente na mesma localização.

4.1 Anatomia e função do antebraço

5 Classificação

Tabela 4.1-1 Classificação AO, de Müller, de fraturas nos ossos longos: diáfise de rádio/ulna

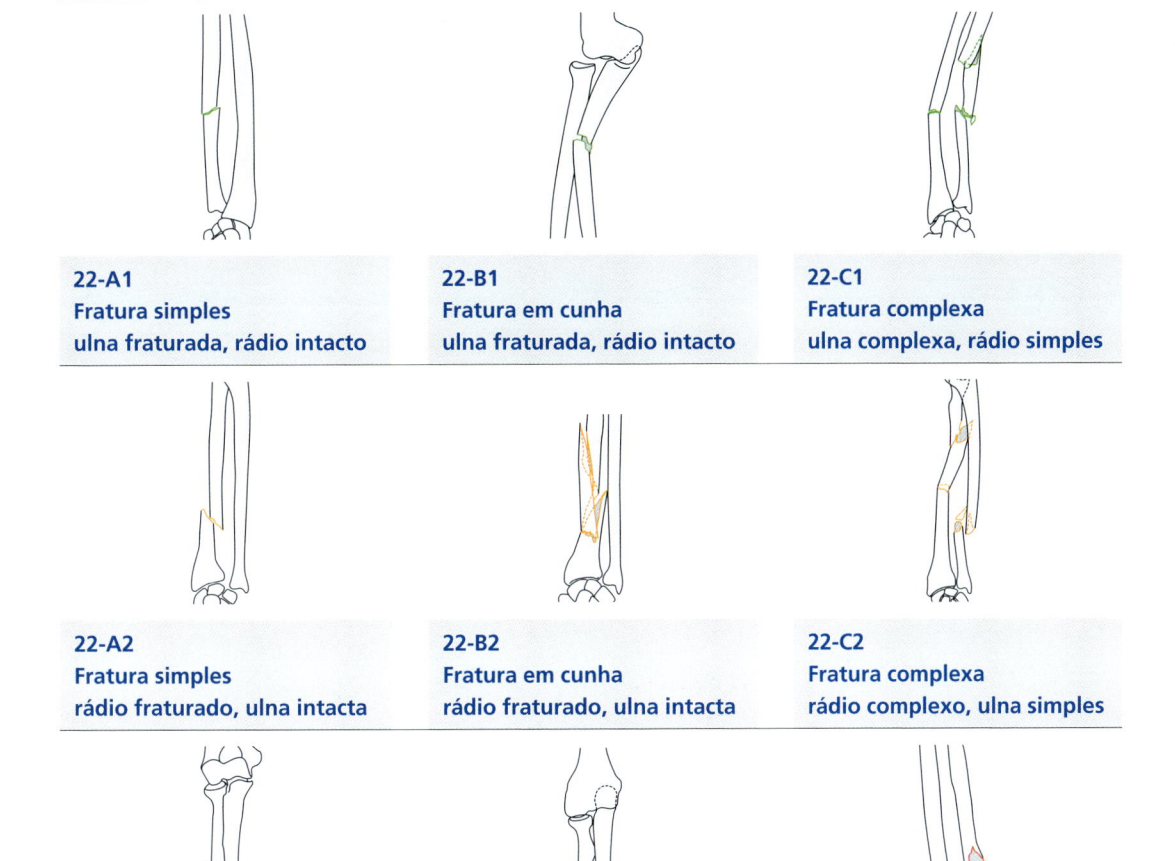

22-A1
Fratura simples
ulna fraturada, rádio intacto

22-B1
Fratura em cunha
ulna fraturada, rádio intacto

22-C1
Fratura complexa
ulna complexa, rádio simples

22-A2
Fratura simples
rádio fraturado, ulna intacta

22-B2
Fratura em cunha
rádio fraturado, ulna intacta

22-C2
Fratura complexa
rádio complexo, ulna simples

22-A3
Fratura simples
ambos os ossos

22-B3
Fratura em cunha
uma cunha de osso, outra simples ou em cunha

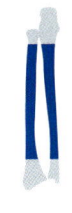

22-C3
Fratura complexa
ambos os ossos complexos

4 Rádio e ulna, diáfise

6 Abordagem cirúrgica

6.1 Abordagem da ulna

Pontos de referência: olécrano e processo estiloide da ulna (Fig. 4.1-5a). A incisão na pele segue paralela à crista ulnar (Fig. 4.1-5b–d). O acesso à diáfise é obtido entre os músculos extensor e flexor ulnar do carpo. A placa pode ser aplicada na superfície posterior (porção da banda de tensão) ou na anterior da ulna. Para o posicionamento de placa posterior, os músculos extensores são separados do osso. Para a aplicação de placa anterior, o músculo flexor ulnar do carpo é elevado. Quando se usa qualquer abordagem na porção mais distal da incisão, deve haver cuidado para não danificar a ramificação cutânea dorsal do nervo ulnar. Ela ramifica-se a partir do nervo ulnar anterior, 5 a 8 cm a partir da prega do punho, e segue dorsalmente.

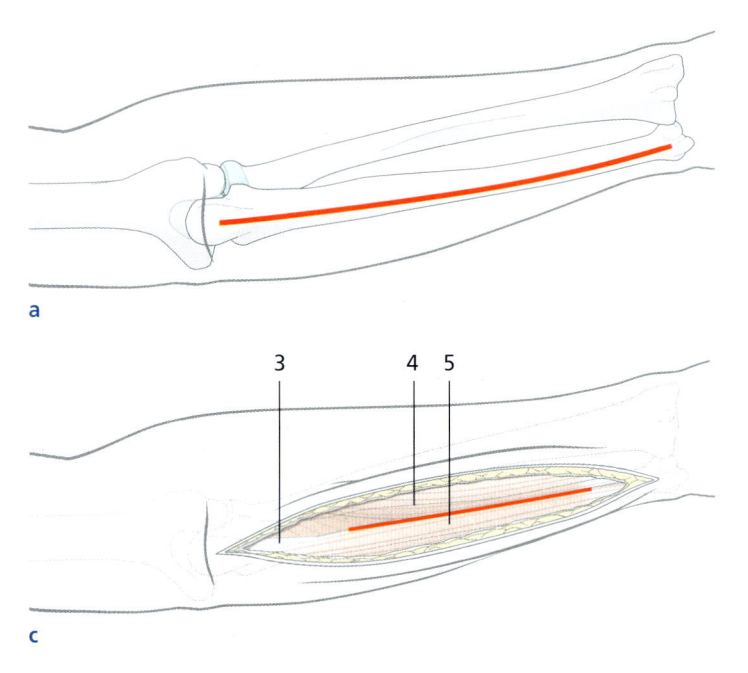

1 Extensor ulnar do carpo (nervo interósseo posterior)
2 Flexor ulnar do carpo (nervo ulnar)
3 Fáscia sobre ancôneo
4 Fáscia sobre o extensor ulnar do carpo
5 Fáscia sobre o flexor ulnar do carpo
6 Ancôneo
7 Extensor ulnar do carpo
8 Periósteo
9 Flexor ulnar do carpo
10 Ulna

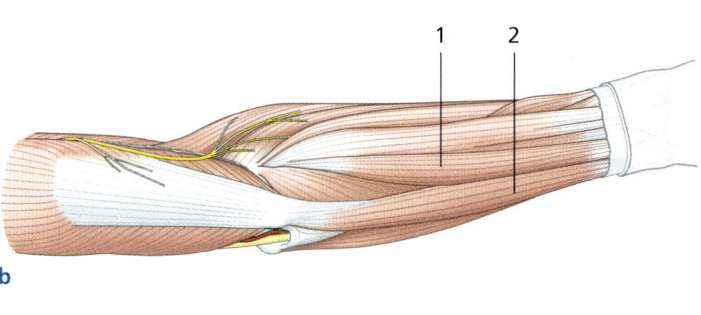

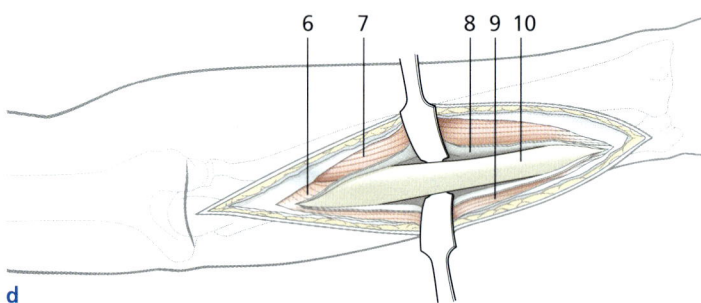

Fig. 4.1-5 a–d   Abordagem à ulna.
a   A incisão na pele é feita junto à borda subcutânea da ulna, entre os processos do olécrano e estiloide ulnar.
b–c A dissecação deve ser executada entre os músculos flexor e extensor ulnares do carpo.
O plano internervoso situa-se entre os nervos ulnar e interósseo posterior.
d   De acordo com a posição e o comprimento da placa, é efetuada uma cuidadosa separação dos músculos a partir do periósteo.

6 Abordagem cirúrgica (cont.)

6.2 Abordagem anterior ao rádio (abordagem de Henry)

O braço é colocado em um descanso de braço ou mesa de mão, com o cotovelo completamente estendido e em supinação total. Pontos de referência: o ponto de referência proximal é o sulco entre o músculo braquiorradial e o tendão do bíceps distal (sobrepondo a cabeça radial). O ponto de referência distal é o processo estiloide do rádio (Fig. 4.1-6a). Uma incisão de pele reta é feita no aspecto anterior do braço, com uma curva sobre a articulação do cotovelo se a extensão proximal for necessária. Isso é seguido por uma incisão da fáscia entre os músculos braquiorradial e flexor radial do carpo distalmente e os músculos braquiorradial e pronador redondo proximalmente. O nervo antebraquial cutâneo lateral do antebraço segue sobre o músculo braquiorradial, enquanto o radial superficial segue profundo em relação ao músculo braquiorradial. O plano principal está entre o nervo radial superficial, que é refletido radialmente, e a artéria radial, que é retraída na porção ulnar. Para a dissecação proximal profunda (Fig. 4.1-6b), as ramificações recorrentes da artéria radial que suprem o músculo braquiorradial são ligadas com cuidado. Esse músculo é retraído para a porção radial, e a artéria radial e suas veias acompanhantes, para a porção ulnar. A dissecação profunda envolve refletir cinco músculos do rádio, dependendo de qual parte do osso é exposta. De distal a proximal, essas partes são: músculo pronador quadrado, músculo flexor longo do polegar, músculo pronador redondo e músculos flexor superficial dos dedos e supinador.

Se a exposição proximal do colo radial for requerida, o músculo supinador deve ser refletido, de medial para lateral, com o antebraço em supinação total: deve haver muito cuidado para proteger o nervo radial profundo. Em qualquer ponto durante essa abordagem, a exposição pode ser aumentada pela variação da rotação do antebraço (Fig. 4.1-6c–h). A pronação proporcionará a melhor exposição do rádio proximal, mas deve-se lembrar que a supinação fornece a melhor proteção para o nervo radial profundo.

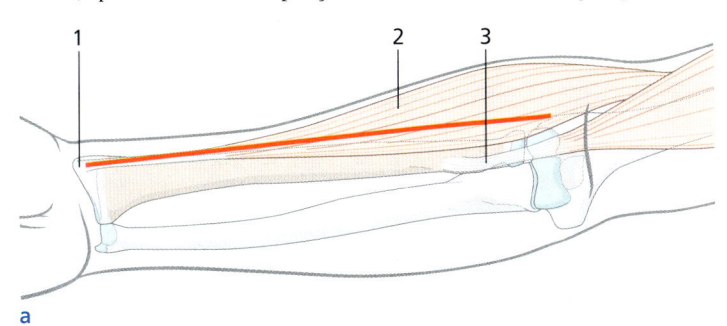

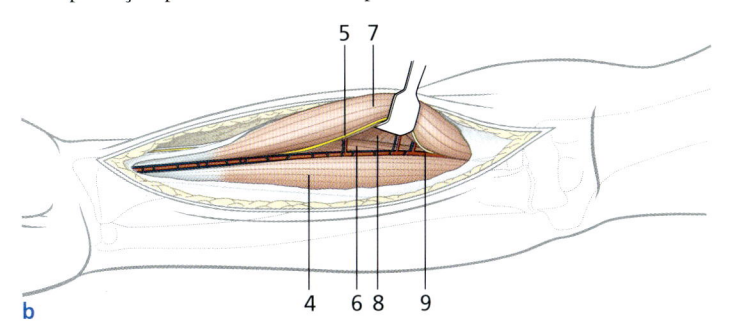

Fig. 4.1-6 a–h Abordagem anterior ao rádio (abordagem de Henry).
a Pontos de referência: processo estiloide do rádio (1), sulco entre o músculo braquiorradial (2) e a inserção do tendão do bíceps (3). Incisão: reta, com uma curva em forma de S sobre a articulação do cotovelo, se necessário.
b Dissecar o intervalo entre os músculos braquiorradial e flexor radial do carpo. A artéria radial deve estar embaixo do braquiorradial, na porção média do antebraço, e entre os dois tendões (braquiorradial e flexor radial do carpo) na porção distal. Ela pode ser identificada pelas duas veias acompanhantes que estão junto a ela.

1 Processo estiloide do rádio
2 Braquiorradial
3 Tendão do bíceps
4 Flexor radial do carpo
5 Ramificação superficial do nervo radial
6 Pronador redondo
7 Braquiorradial
8 Supinador
9 Artéria radial

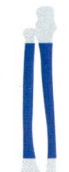

4 Rádio e ulna, diáfise

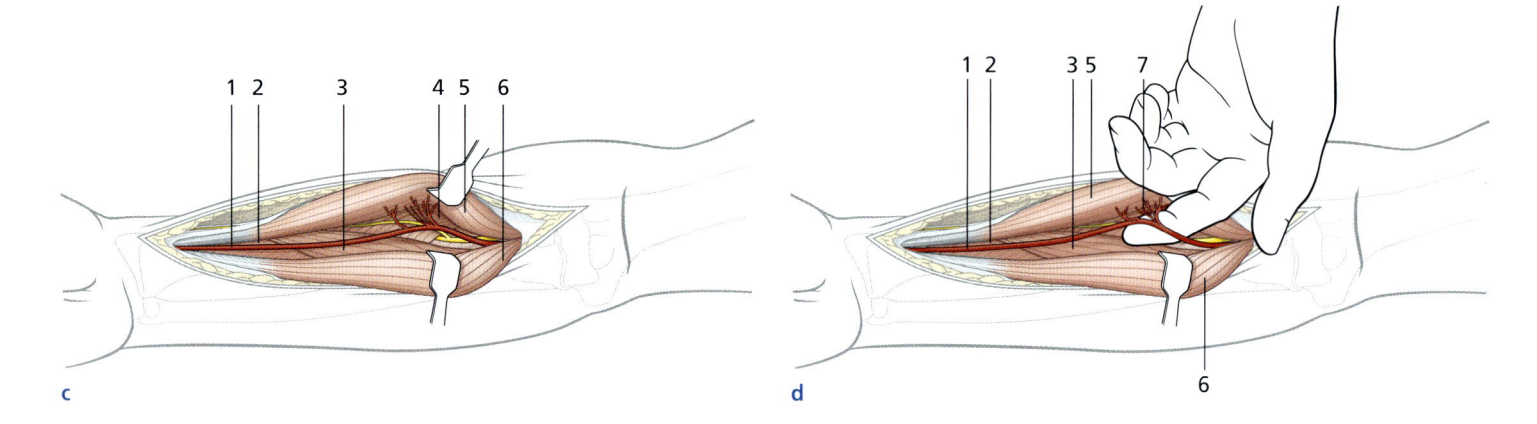

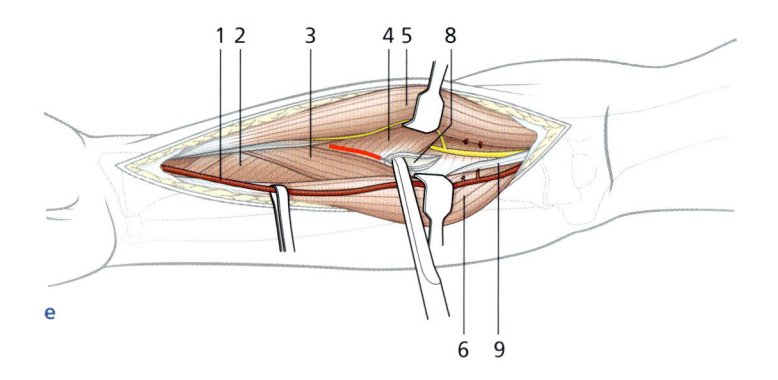

6 Abordagem cirúrgica (cont.)

1	Artéria radial
2	Flexor superficial dos dedos
3	Pronador redondo
4	Supinador
5	Braquiorradial
6	Flexor radial do carpo
7	Ramificações da artéria radial
8	Rádio
9	Tendão do bíceps

Fig. 4.1-6 a–h (cont.) Abordagem anterior ao rádio (abordagem de Henry).

c   Ramificações com origem na artéria devem ser ligadas de modo a mobilizá-la medialmente.

d   Isso é facilitado quando se desliza um dedo por baixo das ramificações.

e   Terço proximal – o músculo supinador cobre a porção proximal lateral. O antebraço deve estar completamente supinado para deslocar o nervo interósseo posterior, que se situa dentro do músculo supinador, para longe da dissecação, e esse músculo deve ser incisado em sua porção mais medial. A placa é inserida abaixo do músculo supinador separado.

4.1 Anatomia e função do antebraço

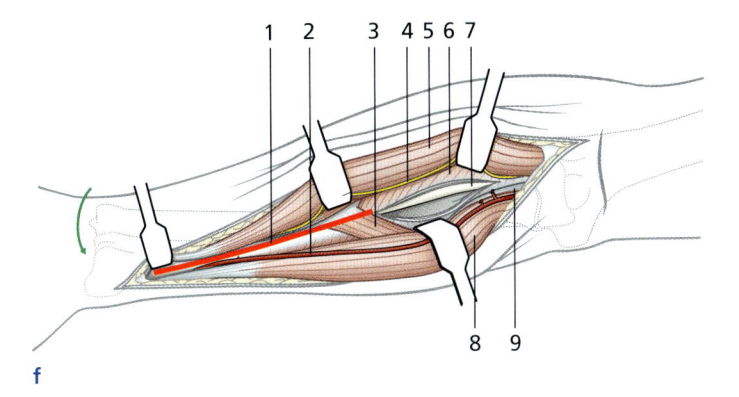

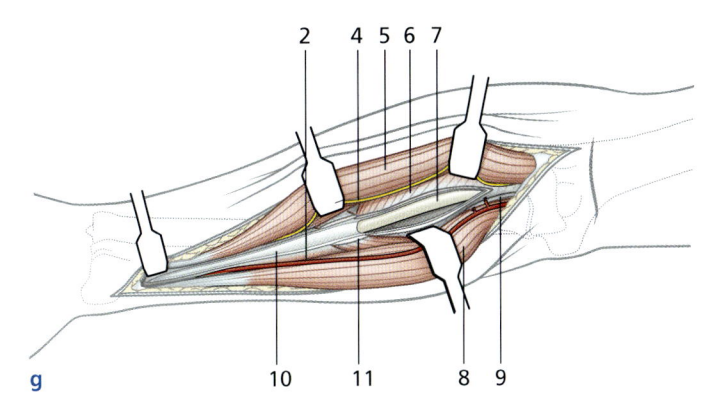

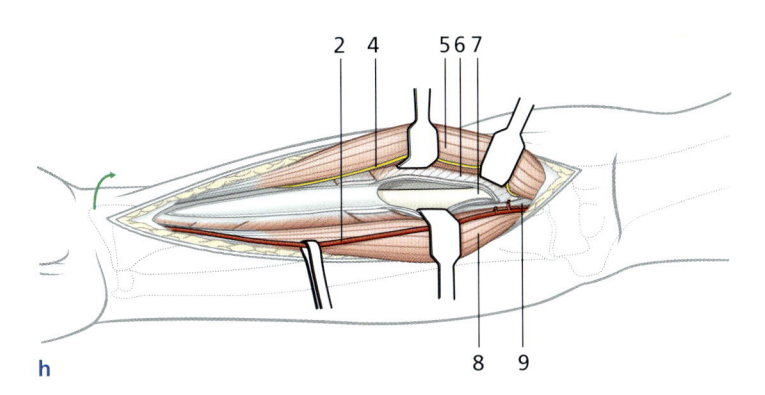

6 Abordagem cirúrgica (cont.)

1	Incisão periosteal
2	Artéria radial
3	Pronador redondo
4	Ramificação superficial do nervo radial
5	Braquiorradial
6	Supinador
7	Rádio
8	Flexor radial do carpo
9	Tendão do bíceps
10	Periósteo cobrindo o rádio
11	Pronador redondo (inserção)

Fig. 4.1-6 a–h (cont.) Abordagem anterior ao rádio (abordagem de Henry).

f   O antebraço deve estar completamente supinado para expor a borda radial do músculo pronador redondo. Observação: às vezes será necessário separar o pronador redondo do rádio. Se possível, preserve sua inserção.

g   A pronação do antebraço irá expor a borda do rádio bem lateral ao limite do flexor longo do polegar e do pronador quadrado, revelando a diáfise radial.

h   O antebraço é, então, novamente supinado, e o osso é exposto, permitindo a elevação do flexor longo do polegar e do pronador quadrado.

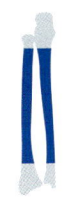

4 Rádio e ulna, diáfise

6 Abordagem cirúrgica   (cont.)

6.3 Abordagem dorsolateral ao rádio

Pontos de referência: epicôndilo lateral do úmero, processo estiloide do rádio (Fig. 4.1-7a). A pele é incisada entre os dois pontos de referência. O acesso à diáfise radial é obtido através do intervalo entre os músculos extensor radial curto do carpo e extensor dos dedos. Esses dois grupos musculares são separados ao longo do septo, começando proximalmente ao ventre muscular do abdutor longo do polegar, que é facilmente reconhecido na porção distal da incisão. Pode ser necessário mobilizar esse músculo, de modo a deslizar a placa por baixo dele em fraturas da diáfise mais distal do rádio. A ramificação superficial do nervo radial, que aparece na porção distal da incisão junto ao músculo braquiorradial e cruza o músculo abdutor longo do polegar, é vulnerável nessa localização. Durante a exposição proximal da diáfise radial, uma atenção ao ramo profundo do nervo radial (nervo interósseo posterior) é requerida, visto que ele corre através do músculo supinador em ângulos retos a suas fibras. O nervo pode, então, ser palpado como uma saliência dentro do músculo, com cerca de três dedos de comprimento, distal à cabeça radial. Após a identificação do nervo (possivelmente pela separação das fibras musculares), o músculo supinador com o nervo pode ser elevado de forma cuidadosa a partir do rádio (Fig. 4.1-7b–i).

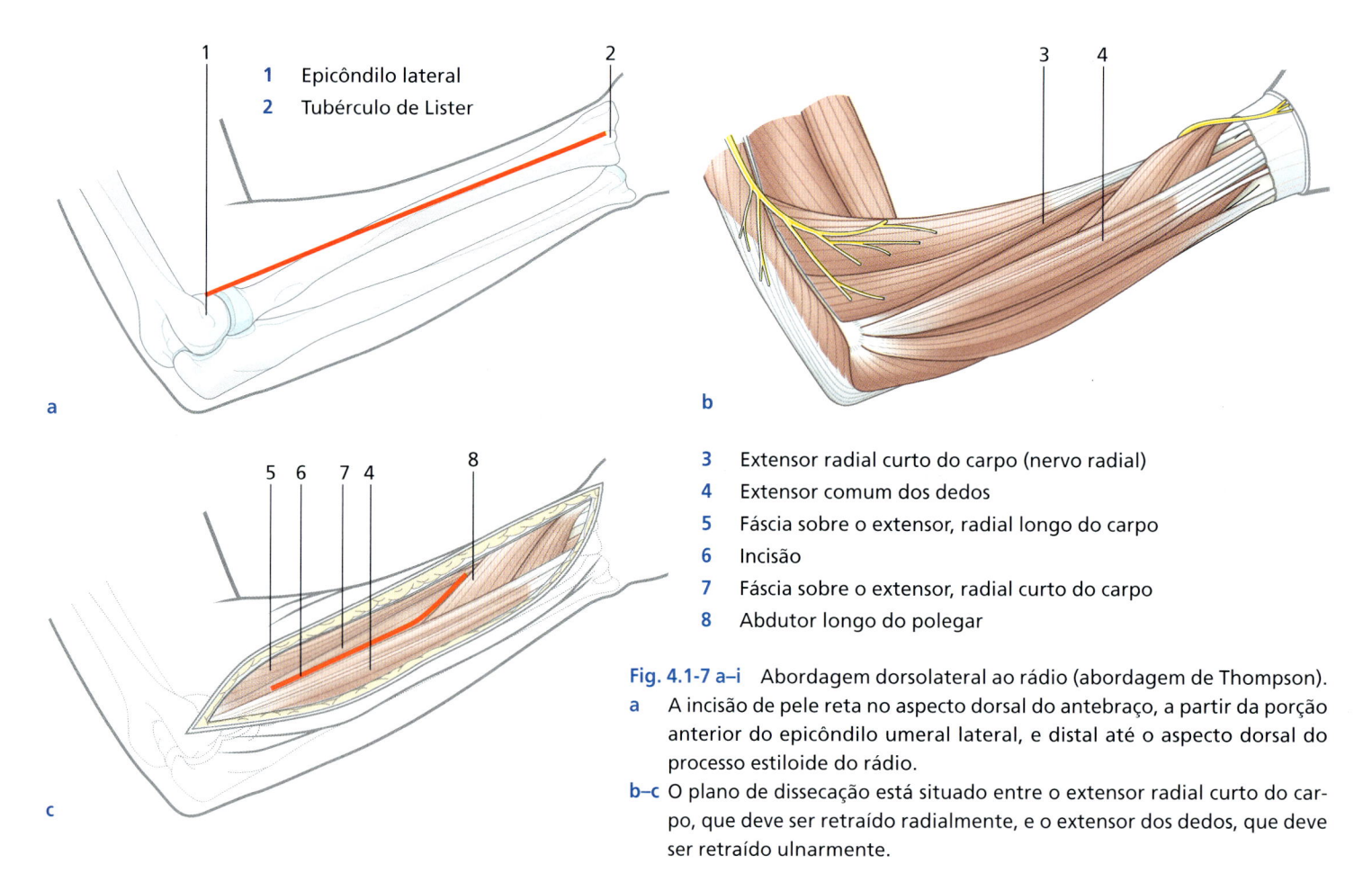

1   Epicôndilo lateral
2   Tubérculo de Lister

3   Extensor radial curto do carpo (nervo radial)
4   Extensor comum dos dedos
5   Fáscia sobre o extensor, radial longo do carpo
6   Incisão
7   Fáscia sobre o extensor, radial curto do carpo
8   Abdutor longo do polegar

Fig. 4.1-7 a–i   Abordagem dorsolateral ao rádio (abordagem de Thompson).
a   A incisão de pele reta no aspecto dorsal do antebraço, a partir da porção anterior do epicôndilo umeral lateral, e distal até o aspecto dorsal do processo estiloide do rádio.
b–c   O plano de dissecação está situado entre o extensor radial curto do carpo, que deve ser retraído radialmente, e o extensor dos dedos, que deve ser retraído ulnarmente.

4.1 Anatomia e função do antebraço

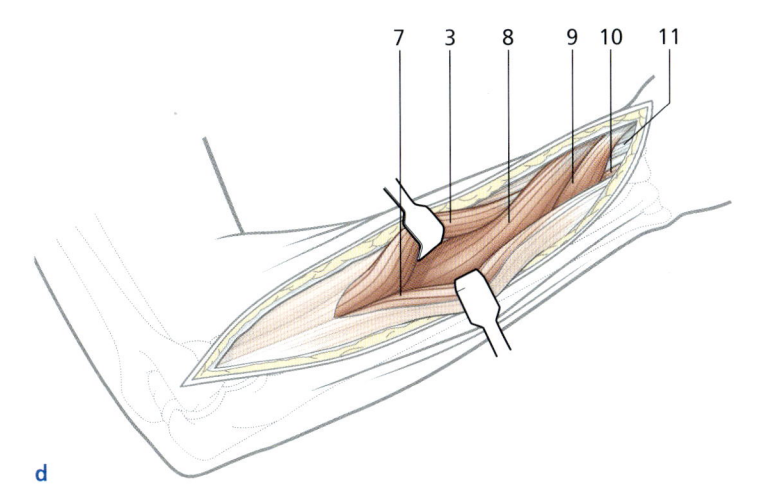

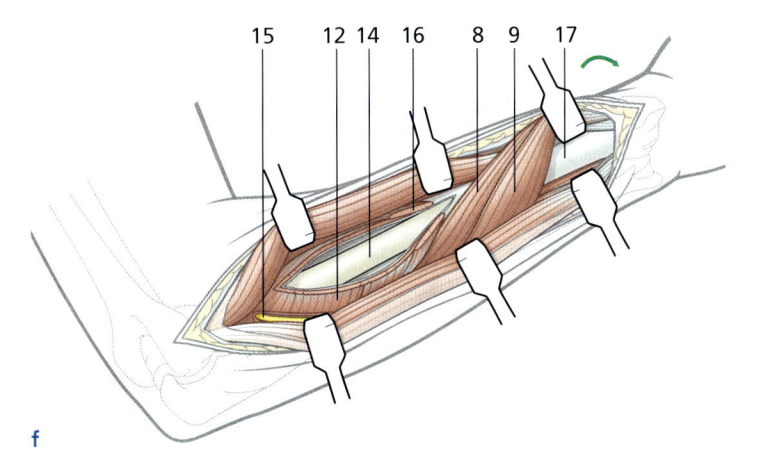

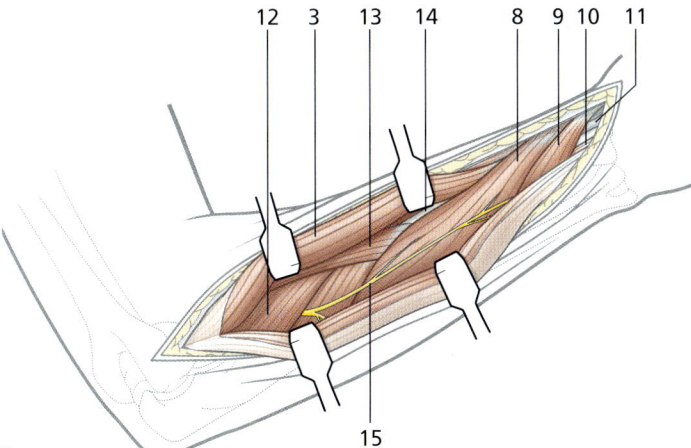

6 Abordagem cirúrgica (cont.)

3	Extensor radial curto do carpo (nervo radial)
4	Extensor comum dos dedos
5	Fáscia sobre o extensor
6	Incisão
7	Extensor comum dos dedos
8	Abdutor longo do polegar
9	Extensor curto do polegar
10	Extensor longo do polegar
11	Extensor radial longo do carpo e tendões curtos
12	Supinador
13	Pronador redondo
14	Rádio
15	Nervo interósseo posterior
16	Pronador redondo (separado)
17	Periósteo cobrindo o rádio distal

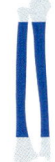

Fig. 4.1-7 a–i (cont.) Abordagem dorsolateral ao rádio (abordagem de Thompson).

d–e A retração do extensor radial curto do carpo e do extensor comum dos dedos permitirá exposição proximal do supinador e distal do abdutor longo do polegar.

f Gire o braço em supinação total para que a origem do supinador fique visível e mova o nervo interósseo posterior para fora da área de incisão.

423

4 Rádio e ulna, diáfise

6 Abordagem cirúrgica (cont.)

g

h

3   Extensor radial curto do punho (nervo radial)
4   Extensor comum dos dedos (nervo interósseo posterior)
5   Fáscia sobre o extensor
6   Incisão
7   Extensor comum dos dedos
8   Abdutor longo do polegar
9   Extensor curto do polegar
10 Extensor longo do polegar
11 Extensor radial longo do carpo e tendões curtos
12 Supinador
13 Pronador redondo
14 Rádio
15 Nervo interósseo posterior
18 Tendão do extensor comum
19 Botoeira de "McBurney"

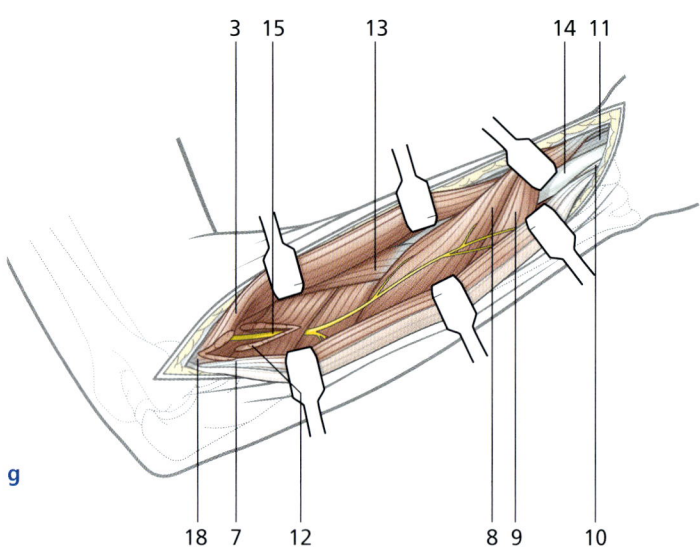

Fig. 4.1-7 a–i (cont.) Abordagem dorsolateral ao rádio (abordagem de Thompson).

g   Observação: o supinador envolve o terço superior do rádio. O nervo interósseo posterior corre através dessa substância. Ele precisa ser identificado e protegido à medida que atravessa o músculo. A incisão no músculo, que deve ser elevado de modo subperiosteal, deve ser feita na borda ulnar do rádio.

h   Observação: para verificar a posição do nervo, um pequeno orifício pode ser feito no músculo supinador. O nervo também pode ser sentido como uma saliência no músculo.

4.1 Anatomia e função do antebraço

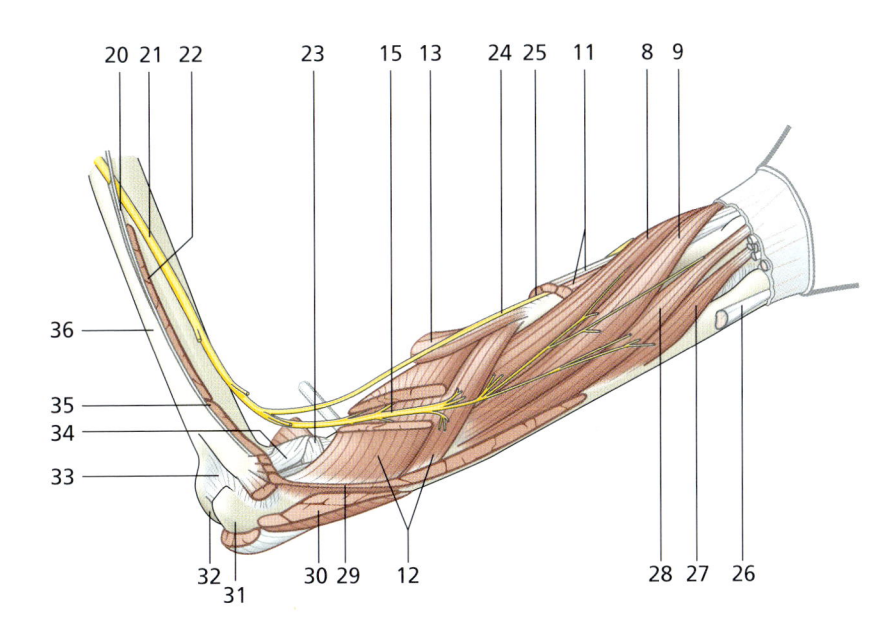

6   Abordagem cirúrgica   (cont.)

Fig. 4.1-7 a–i (cont.) Abordagem dorsolateral ao rádio (abordagem de Thompson).

i   O curso do nervo interósseo posterior através do músculo supinador.

8 Abdutor longo do polegar	25 Braquiorradial
9 Extensor curto do polegar	26 Extensor ulnar do carpo
11 Extensor radial longo do carpo e tendões curtos	27 Extensor do indicador
12 Supinador	28 Extensor longo do polegar
13 Pronador redondo	29 Extensor ulnar do carpo (origem)
14 Rádio	30 Ancôneo
15 Nervo interósseo posterior	31 Olécrano
20 Septo intermuscular lateral	32 Epicôndilo medial
21 Nervo radial	33 Cápsula articular
22 Braquiorradial (origem)	34 Ligamento colateral lateral
23 Ligamento anular	35 Extensor radial longo do carpo
24 Nervo radial superficial	36 Úmero

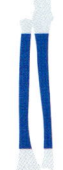

425

4   Rádio e ulna, diáfise

7   Técnicas de fixação interna [1]

Fraturas simples (tipo A) e fraturas em cunha (tipo B) são mais bem fixadas com o uso de técnicas de estabilidade absoluta com um parafuso de compressão, quando possível. Fraturas multifragmentárias podem requerer estabilidade relativa com uma placa em ponte, mas permanece essencial obter o comprimento, o alinhamento e a rotação perfeitos para restaurar a função do antebraço. Em geral, a redução aberta é aconselhada para obter a redução precisa. O descolamento periosteal deve ser limitado ao mínimo (em torno de 1 mm nas fraturas em cunha de cada fragmento principal). Contudo, o descolamento circunferencial deve ser evitado. Fragmentos soltos maiores, arrancados de seu periósteo, podem ser fixados a um fragmento principal por um pequeno parafuso de compressão, inserido através de uma placa ou separadamente. Após a redução e a fixação dos fragmentos principais, os menores podem ser deixados sem fixação, desde que possuam inserções no tecido mole. Se desvitalizados, podem ser substituídos por um enxerto de osso esponjoso.

Uma fratura simples, transversa, pode ser realinhada puxando cada fragmento principal com a ajuda de dois pequenos fórceps de redução. Deve haver cuidado para não descolar os tecidos moles dos fragmentos ao executar manobras de redução. Isso pode ser facilitado pelo uso de um fórceps de redução pontiagudo, evitando-se a manipulação excessiva com a utilização de luvas. Os dois fragmentos devem interdigitar-se de maneira correta, a fim de restaurar a rotação total. Se uma fratura simples, transversa ou oblíqua curta, não puder ser mantida reduzida com um fórceps de redução – o que muitas vezes acontece –, a placa pode ser primeiramente fixada a um fragmento principal (em geral o proximal). A redução é então executada, trazendo o outro fragmento principal para a placa. É obrigatório fixar uma fratura simples com compressão interfragmentária, fornecendo estabilidade absoluta (Fig. 4.1-8).

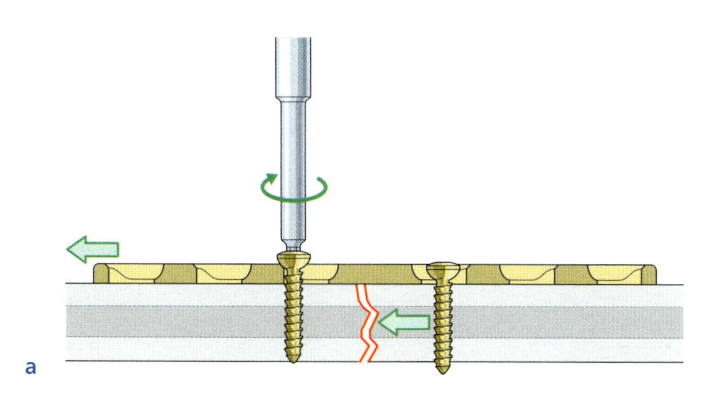

Fig. 4.1-8 a–e   Princípio da compressão dinâmica.
a   Os orifícios da placa são formatados como um cilindro inclinado e transverso. A cabeça do parafuso desliza para baixo no cilindro inclinado. Uma vez fixada ao osso por meio da diáfise, ela pode mover-se apenas verticalmente em relação a ele. O movimento horizontal da cabeça, à medida que ela se impacta contra o lado angulado do orifício, resulta em movimento para a compressão da fratura.
b   A placa pré-moldada é fixada em primeiro lugar, com um parafuso em um dos fragmentos principais. Uma pinça de redução é colocada sobre o fragmento oposto.

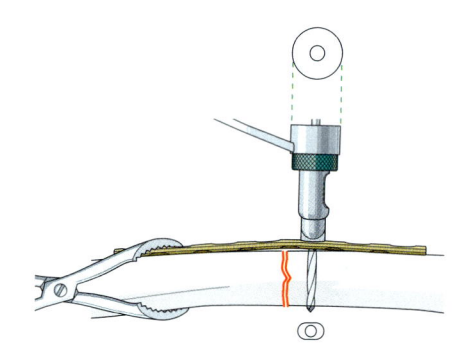

4.1 Anatomia e função do antebraço

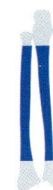

7 Técnicas de fixação interna [1] (cont.)

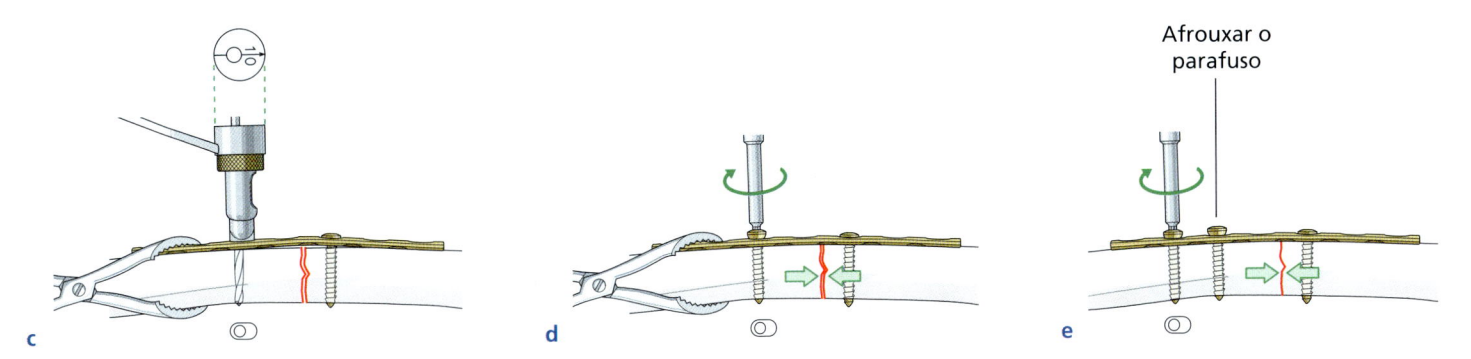

Fig. 4.1-8a–e (cont.) Princípio da compressão dinâmica.

c Um segundo parafuso é inserido excentricamente (guia de perfuração amarela) no fragmento oposto.

d Ao apertar o parafuso inserido de forma excêntrica, a compressão axial unilateral é atingida.

e Para aumentar a compressão axial, um segundo parafuso pode ser colocado da mesma maneira em qualquer um dos fragmentos. Quando o segundo parafuso é apertado, o primeiro precisa ser afrouxado para permitir que a placa deslize sobre o osso. Todos os outros parafusos são inseridos centralmente (guia de perfuração verde) e não servem para aumentar a compressão.

7 Técnicas de fixação interna [1]   (cont.)

Se o padrão da fratura for oblíquo, um parafuso de compressão pode ser colocado primeiro, a fim de manter juntos os fragmentos da diáfise. Se a fixação estável for alcançada, a pinça é substituída por uma placa de proteção. A redução também pode ser feita com a técnica de empurrar-puxar: a placa é fixada a um fragmento principal, enquanto um parafuso livre é inserido a uma distância curta, a partir da extremidade oposta da placa. Um alargador de osso é colocado entre a placa e o parafuso. A abertura do alargador distrai a fratura, o que permite cuidadosa manipulação dos fragmentos. A técnica de empurrar-puxar é extremamente útil em padrões de fratura multifragmentárias (tipo C). Nestas, a distração preliminar da fratura por meio de um fixador externo unilateral também pode ser útil.

7.1 Escolha do implante

Muitos anos de experiência clínica comprovaram que a placa 3,5 é o tamanho ideal para ossos do antebraço. Heim e Capo costumam recomendar a LC-DCP ou a LCP (placa de compressão bloqueada). Dados clínicos com a LCP no antebraço somente agora estão sendo estudados, mas os resultados são comparáveis àqueles com os implantes convencionais, tais como a LC-DCP [2, 3]. Deve haver pelo menos seis parafusos corticais ou três bicorticais em cada fragmento principal. Nas fraturas simples, em geral isso significa placa de 7 ou 8 orifícios; nas mais complexas, placas ainda mais longas são aconselháveis.

Sempre que possível, um parafuso de compressão interfragmentária, inserido independentemente ou através de um orifício de placa (Fig. 4.1-9), deve ser usado. De modo geral, parafusos corticais de 3,5 mm são usados como parafusos de compressão, mas nos fragmentos pequenos, ou em ossos pequenos, parafusos de 2,7 ou mesmo 2,0 mm podem ser necessários.

A LCP pode ser usada como placa de compressão ou proteção convencional no antebraço. Se parafusos de cabeça bloqueada forem usados em tal situação, a ordem de inserção do parafuso deve ser planejada com cuidado: os parafusos convencionais não devem ser colocados através da placa uma vez que um parafuso de cabeça bloqueada tenha sido usado. A LCP pode ser usada sozinha, com parafusos de cabeça bloqueada, para fornecer uma placa em ponte, de acordo com o princípio do fixador interno. Ela permite a inserção minimamente invasiva e é bem adequada para a ligação das zonas de fratura complexas que não devem ser expostas. Contudo, essa técnica não deve ser empregada para padrões de fratura simples.

O papel das hastes bloqueadas intramedulares tem, ainda, de ser definido, uma vez que persiste a questão sobre sua capacidade de controlar a rotação. Hastes elásticas proporcionam excelentes resultados nas fraturas diafisárias pediátricas do antebraço [4], mas esse modo de fixação permanece controverso para os adultos, posto que não pode controlar com segurança a rotação.

4.1 Anatomia e função do antebraço

7 Técnicas de fixação interna [1] (cont.)

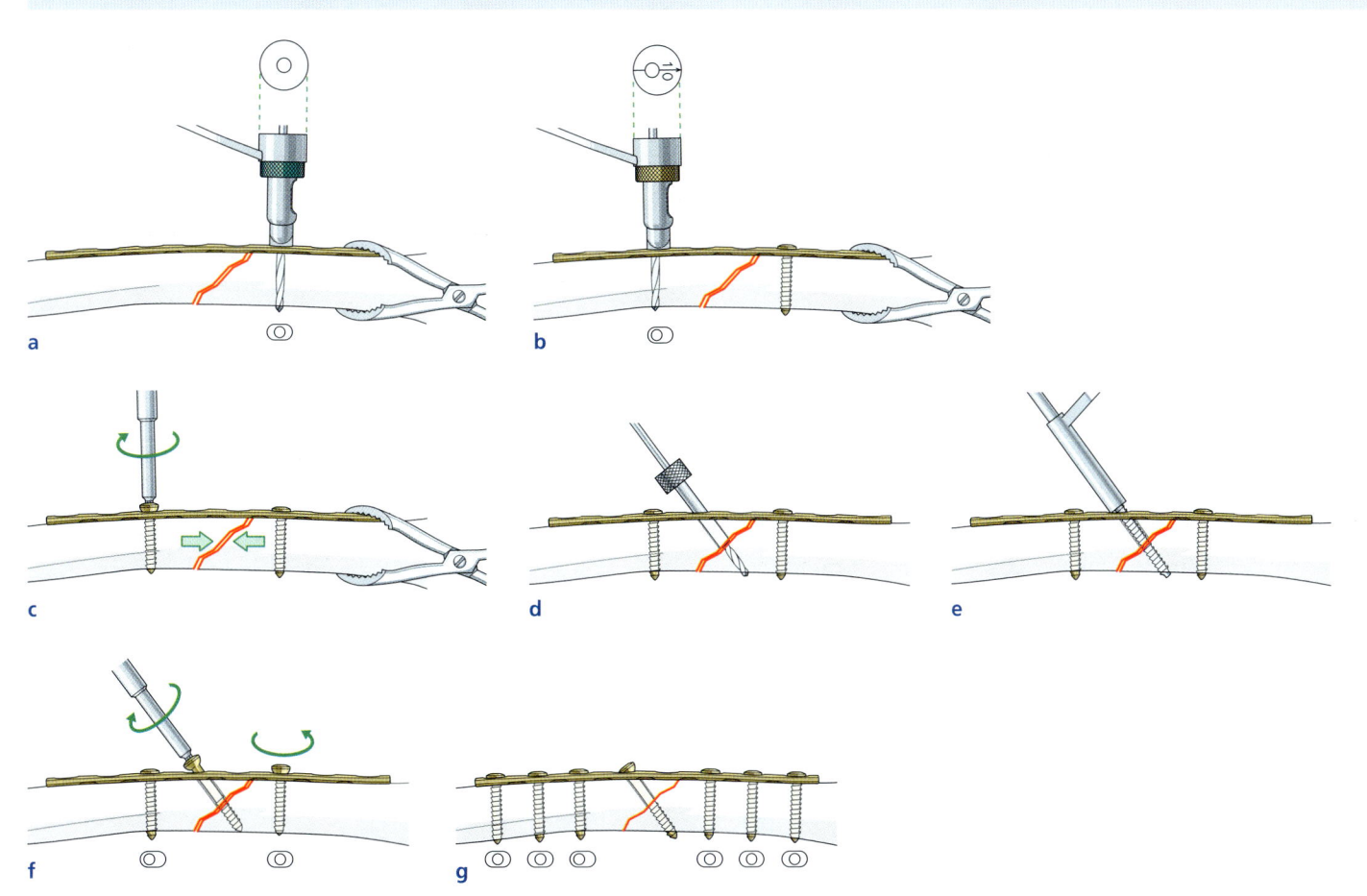

Fig. 4.1-9 a–g Fixação definitiva.

a   Escolha uma placa que permita a colocação de um mínimo de três parafusos por fragmento principal. Comece fixando-a com um parafuso em posição neutra no fragmento que forma um ângulo obtuso próximo à placa.

b   Um segundo parafuso é inserido excentricamente no fragmento oposto, que forma um ângulo agudo próximo à placa. A condição para esse tipo de procedimento é a redução correta da fratura. De outro modo, a compressão axial levará a desvio secundário.

c   Ao apertar o parafuso, a compressão axial unilateral é trazida para a fratura.

d   Para inserir o parafuso de compressão, um orifício deslizante é perfurado primeiramente, o mais perpendicular à linha de fratura possível. Então, insira a guia de perfuração e perfure a rosca no córtex distante.

e   Rosqueie o orifício no córtex com a rosca de 3,5 mm (exceção: parafusos autoperfurantes).

f   O parafuso de compressão é inserido. Antes de apertá-lo por completo, a compressão axial tem de ser levemente liberada para permitir a compressão interfragmentar adicional. O parafuso frouxo é, em seguida, reapertado.

g   Insira e aperte os parafusos restantes.

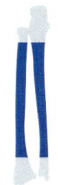

8 Tratamento cirúrgico

Se ambos os ossos estiverem fraturados (Fig. 4.1-10a–b), a redução é primeiramente executada no osso com a fratura mais simples. Uma fratura simples é mais fácil de reduzir e fornece um guia para o comprimento e a rotação corretos do outro osso. A placa é provisoriamente fixada ao primeiro osso com 1 ou 2 parafusos em cada lado da fratura. Em seguida, o outro osso é abordado e reduzido. Se a redução for difícil, a placa sobre o primeiro osso é removida ou afrouxada para facilitar a redução do segundo osso. Após a fixação de ambas as fraturas, a rotação do antebraço deve ser verificada (Fig. 4.1-10c–d).

Pode ser apropriado pré-moldar a placa em uma fratura simples do antebraço; se não, a fratura pode formar uma abertura oposta à placa. A compressão axial é atingida pela perfuração excêntrica no orifício da placa em um ou ambos os fragmentos principais. Para fraturas oblíquas, a compressão axial com a placa deve ser aplicada antes de inserir um parafuso de compressão na placa. Se uma LCP for usada para uma fratura simples, é aconselhável comprimir a fratura com um parafuso de compressão independente e, após, aplicar a LCP como um fixador interno puro, protegendo a fixação do parafuso. Se um desses parafusos tiver de ser colocado através de uma LCP, é essencial que seja inserido antes da aplicação de quaisquer parafusos de cabeça bloqueada. Da mesma forma, se os orifícios excêntricos na LCP forem usados com parafusos convencionais para fornecer compressão dinâmica com a placa, isso deve ser feito antes da inserção de quaisquer parafusos de cabeça bloqueada.

A redução e o posicionamento do implante são verificados com o intensificador de imagem. É necessário obter uma imagem de todo o antebraço nos planos AP e lateral para garantir o alinhamento preciso e a redução correta das articulações radioulnares proximal e distal. As imagens fornecidas pelos intensificadores de mini-imagem são inadequadas para esse propósito.

Fechamento da ferida: a fáscia não é suturada. Raramente é necessário deixar a pele aberta, mas isso pode ser feito se existir um edema considerável. Nesse caso, o fechamento secundário, o fechamento a vácuo ou o enxerto de pele podem ser feitos após 48 horas.

No passado, a necessidade de enxerto ósseo no antebraço pode ter sido superestimada. Com a exposição extremamente limitada do local da fratura e grande cuidado para evitar a desvitalização dos fragmentos, o enxerto ósseo se tornou menos importante. Fragmentos pequenos são muitas vezes incorporados na consolidação da fratura por meio da formação de calo. Se um enxerto ósseo for necessário, por exemplo, nas fraturas do tipo C complexas, ele deve ser colocado longe da membrana interóssea (Fig. 4.1-10e–f).

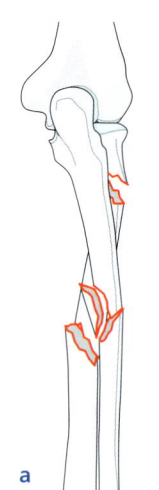

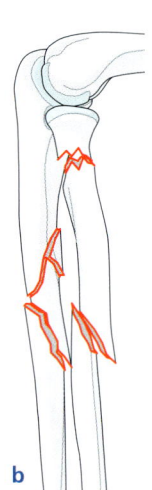

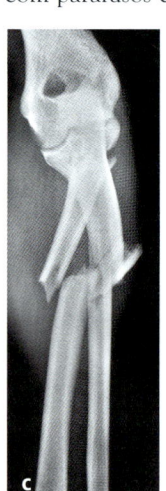

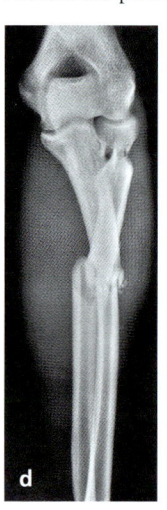

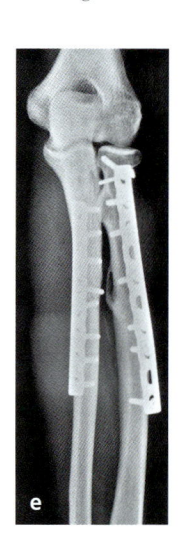

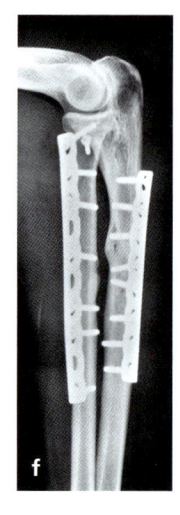

Fig. 4.1-10 a–f
a–d Fraturas complexas de ambos os ossos (22-C3).
e–f Estabilização com duas LC-DCP, 3,5, longas, com parafuso de compressão de 2,0 mm separado para a cabeça radial. Acompanhamento em um ano.

9 Tratamento pós-operatório

Após a fixação estável, o tratamento pós-operatório deve ser funcional, com o movimento ativo precoce dos dedos, do punho, do cotovelo e do ombro para reduzir o risco de síndrome de dor regional complexa. Uma tala anterior, ou pinça de confeiteiro, pode ser usada na primeira semana para reduzir a dor, ou por mais tempo em pacientes não confiáveis. A imobilização em um gesso circular deve ser evitada; os raios X são obtidos em 6 e 12 semanas após a operação. A carga é, em geral, permitida de 6 a 8 semanas após a cirurgia. A remoção dos implantes raramente é indicada no paciente assintomático devido ao risco de complicações, incluindo lesão neurovascular e nova fratura [5].

10 Agradecimento

Parte deste capítulo foi extraída do livro. *Princípios AO do tratamento de fraturas*, 2 ed. Rüedi TP, Buckley RE, Moran CG (eds.), Capítulo 6.3.2 "Antebraço, diáfise", de Dominik Heim, John T Capo.

11 Referências

[1] **Mast J, Jakob R, Ganz R** (1989) *Planning and Reduction Technique in Fracture Surgery.* Berlin Heidelberg New York: Springer-Verlag.

[2] **Fernandez Dell'Oca AA, Masliah Galante R** (2001) Osteosynthesis of diaphyseal fractures of the radius and ulna using an internal fixator (PC-Fix). A prospective study. *Injury*; 32(Suppl 2):44-50.

[3] **Leung F, Chow SP** (2003) A prospective, randomized trial comparing the limited contact dynamic compression plate with the point contact fixator for forearm fractures. *J Bone Joint Surg Am*; 85(12):2343-2348.

[4] **Van der Reis WL, Otsuka NY, Moros P, et al** (1998) Intramedullary nailing versus plate fixation for unstable forearm fractures in children. *J Pediatr Orthop*; 18(1):9-13.

[5] **Bednar DA, Grandwilewski W** (1992) Complications of forearm plate removal. *Can J Surg*; 35(4):428-431.

12 Sugestões de leitura

Bauer G, Arand M, Mutschler W (1991) Post-traumatic radioulnar synostosis after forearm fracture osteosynthesis. *Arch Orthop Trauma Surg*; 110(3):142-145.

Chapman MW, Gordon JE, Zissimos AG (1989) Compression-plate fixation of acute fractures of the diaphyses of the radius and ulna. *J Bone Joint Surg Am*; 71(2): 159-169.

Cullen JP, Pellegrini VD Jr, Miller RJ, et al (1994) Treatment of traumatic radioulnar synostosis by excision and postoperative lowdose irradiation. *J Hand Surg Am*; 19(3):394-401.

Essex-Lopresti P (1951) Fractures of the radial head with distal radio-ulnar dislocation. *J Bone Joint Surg Br*;33:244-247.

Failla JM, Amadio PC, Morrey BF (1989) Post-traumatic proximal radio-ulnar synostosis. Results of surgical treatment. *J Bone Joint Surg Am*; 71(8):1208-1213.

Garland DE, Dowling V (1983) Forearm fractures in the headinjured adult, *clin Orthop Relat Res*; (176):190-196.

Heim U, Zehnder R (1989) [Analysis of failures following osteosynthesis of forearm shaft fractures.] *Hefte Unfallheilkunde*; 201:243-258. German.

Helber MU, Ulrich C (2000) External fixation in forearm shaft fractures. *Injury*; 31(Suppl l):45-47.

Henry AK (1927) *Exposures of long bones and other surgical methods*. Bristol: John Wright.

Korner J, Hoffmann A, Rudig L (2004) [Monteggia injuries in adults: Critical analysis of injury pattern, management, and results.] *Unfalkhirurg*; 107(11):1026-1040. German.

Macule Beneyto F, Arandes Renu JM, Ferreres Claramunt A, et al (1994) Treatment of Galeazzi fracture-dislocations. *J Trauma*; 36(3):352-355.

Moed BR, Kellam JF, Foster RJ, et al (1986) Immediate internal fixation of open fractures of the diaphysis of the forearm. *J Bone Joint Surg Am*; 68(7):1008-1017.

Oestern HJ, Tscherne H (1983) [Results of a collective AO follow-up of forearm shaft fractures.] *Unfallheilkunde*; 86(3):136-142. German.

Rosson JW, Shearer JR (1991) Refracture after the removal of plates from the forearm. An avoidable complication. *J Bone Joint Surg Br*; 73(3):415-417.

Sarmiento A, Latta LL, Zych G, et al (1998) Isolated ulnar shaft fracture treated with functional braces. *J Orthop Trauma*; 12(6):420-424.

Stern PJ, Drury WJ (1983) Complications of plate fixation of forearm fractures, *clin Orthop Relat Res*; (175):25-29

Vince KG, Miller JE (1987) Cross-union complicating fracture of the forearm. Part I: Adults. *J Bone Joint Surg Am*; 69(5):640-653.

Wallny TA, Wietoska I, Kastning S, et al (1997) [Functional fracture treatment of the forearm. The indications and results.] *Chirurg*; 68(11):1126-1131. German.

Wild JJ Jr, Hanson GW, Bennett JB, et al (1982) External fixation use in the management of massive upper extremity trauma, *clin Orthop Relat Res*; (164):172-176.

Autor   Jesse B. Jupiter

4.2 Fratura simples da diáfise ulnar, rádio intacto (22-A1.3), com luxação da cabeça radial

1   Descrição de caso

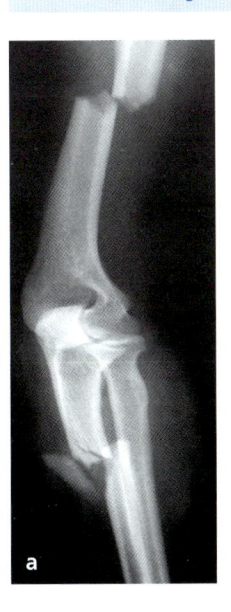

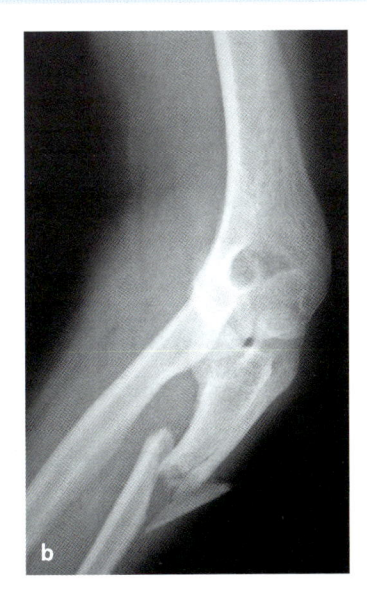

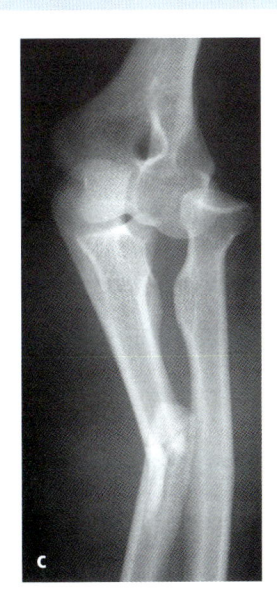

Uma mulher de 55 anos lesionou-se em um acidente automobilístico. Ela sofreu uma fratura ipsilateral umeral e redundante da ulna, com luxação da articulação radiocapitular. Seu estado neurovascular estava intacto, e o envelope do tecido mole tinha apenas uma contusão mínima.

Fig. 4.2-1 a–c   Raios X pré-operatórios.

Indicação

A lesão no antebraço, uma fratura-luxação de Monteggia, requer uma redução aberta e fixação interna da fratura ulnar. Isso, geralmente, reduzirá a articulação radiocapitular, e a cirurgia dificilmente será necessária para estabilizar essa articulação.
Este caso torna-se mais complexo pela associação de uma fratura diafisária umeral, criando um "cotovelo flutuante". A fixação estável de ambas as fraturas é requerida para favorecer a chance de uma recuperação funcional.

Indicação (cont.)

Na lesão de Monteggia em um adulto, a redução anatômica e a fixação estável são imperativas. A fratura da ulna deve ser anatomicamente reduzida, de modo a assegurar o reposicionamento preciso da cabeça radial. Uma vez que a fixação operatória seja atingida, o cirurgião deve garantir a estabilidade da cabeça radial, de preferência sob intensificador de imagem.

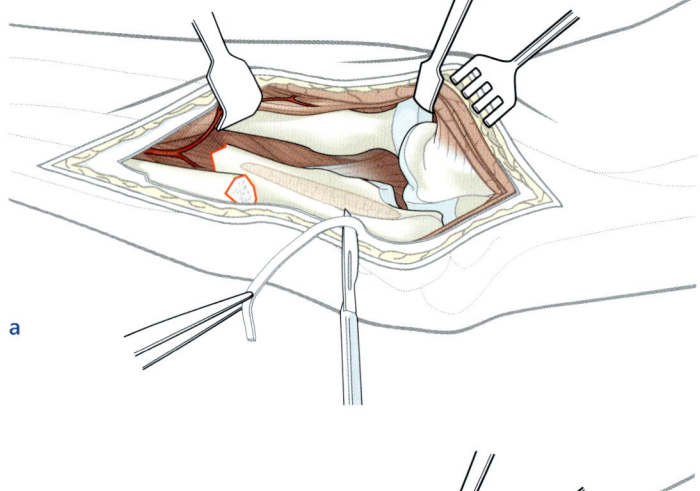

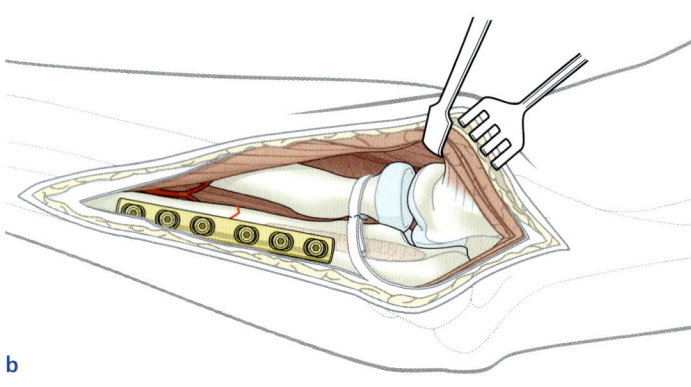

Fig. 4.2-2 a–b Em geral, a redução espontânea da cabeça radial segue a redução anatômica da ulna (>90%). No caso da redução incompleta ou da luxação persistente, deve-se suspeitar de interposição do tecido mole (cápsula articular, ligamento anular) e investigar melhor. As estruturas interpostas são reduzidas e suturadas, quando possível. Em casos de reconstruções tardias, uma tira da fáscia do antebraço pode ser usada como novo ligamento anular. A instabilidade da cabeça radial ou a redução incompleta costumam sugerir uma redução imperfeita da fratura da ulna.

4.2 Fratura simples da diáfise ulnar, rádio intacto (22-A1.3), com luxação da cabeça radial

Planejamento pré-operatório

Equipamento
- Conjuntos de fixação de fragmento grande e pequeno
- Conjunto de haste intramedular umeral
- Torniquete estéril
- Minibraço-C

(O tamanho do sistema, dos instrumentos e dos implantes pode variar de acordo com a anatomia.)

Preparação e posicionamento do paciente

A paciente é colocada em posição semilateral ou em decúbito dorsal, com o braço afetado livre para a haste intramedular. Após a colocação da haste, o restante da cirurgia no antebraço é realizado com o braço em uma mesa de mão ou na posição semilateral.
Antibiótico profilático: espectro amplo.
Profilaxia de trombose: nenhuma.

2 Abordagem cirúrgica

A haste umeral é colocada de maneira percutânea, controlada pela imagem com o braço-C.

A fratura ulnar é abordada por uma incisão dorsal reta.

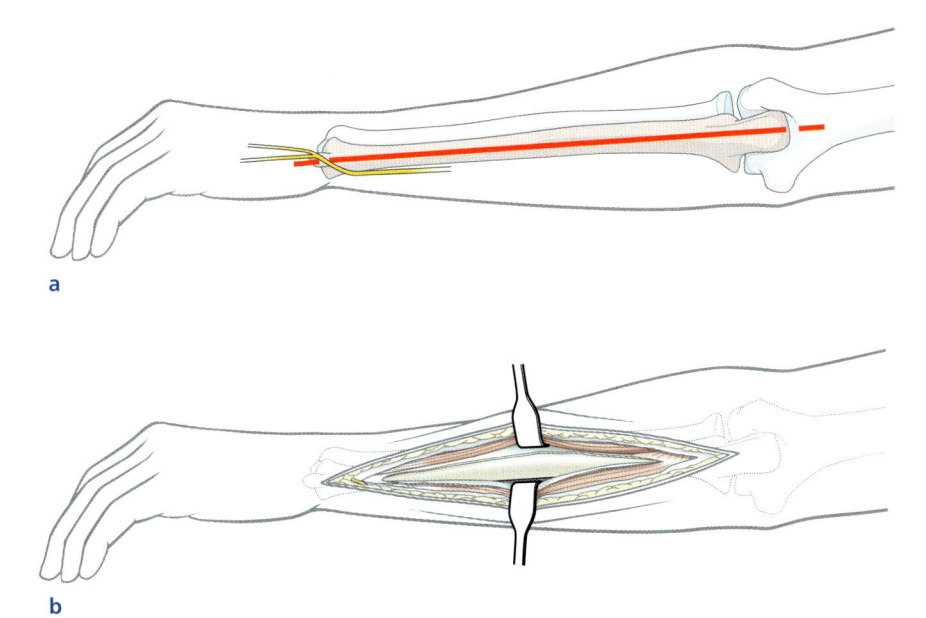

Fig. 4.2-3 a–b   Abordagem cirúrgica para a ulna.

4 Rádio e ulna, diáfise

3 Redução e fixação

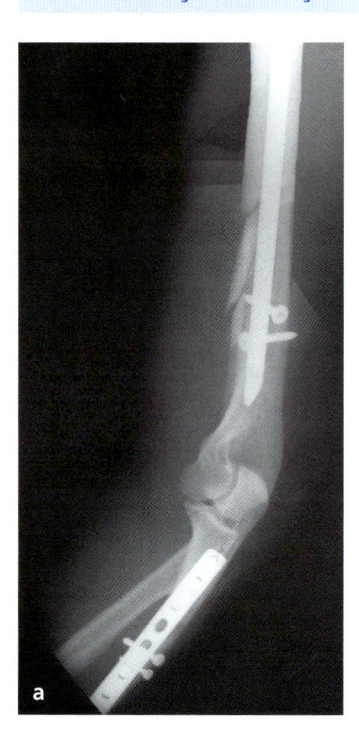

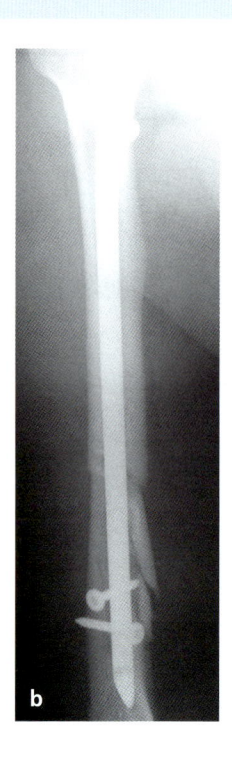

Fig. 4.2-4 a–b A fratura da diáfise umeral é presa com uma haste bloqueada intramedular.

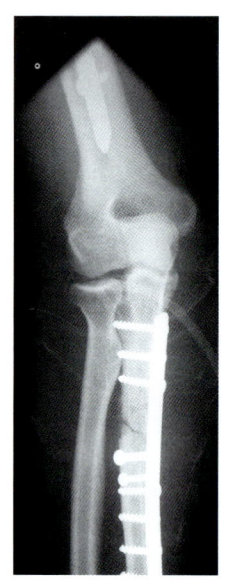

Ao aplicar uma LC-DCP reta, a fratura diafisária ulnar sofrerá redução com mínima necessidade de exposição do local da fratura. Os raios X devem confirmar o realinhamento anatômico da articulação radiocapitular.

Fig. 4.2-5 Devido à fragmentação da fratura ulnar, um implante mais longo é usado.

4.2 Fratura simples da diáfise ulnar, rádio intacto (22-A1.3), com luxação da cabeça radial

4 Reabilitação

A fixação interna estável de ambas as lesões permitiu a reabilitação funcional precoce.

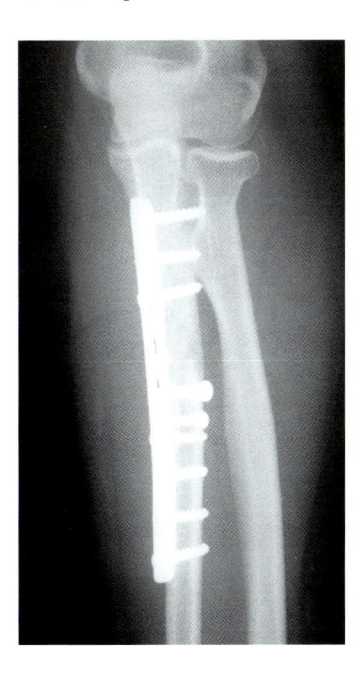

Fig. 4.2-6 Uma consolidação primária excelente ocorreu com a lesão do antebraço, com estabilidade mantida para a articulação radiocapitular.

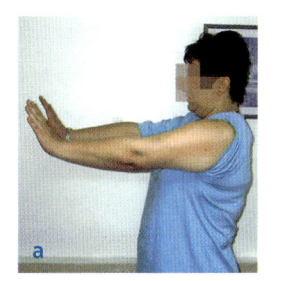

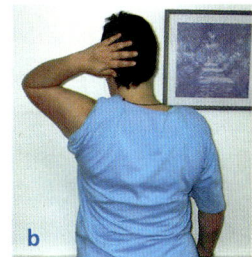

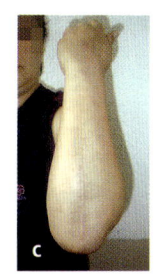

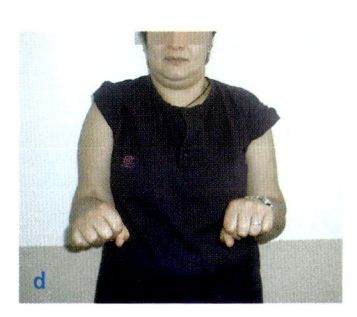

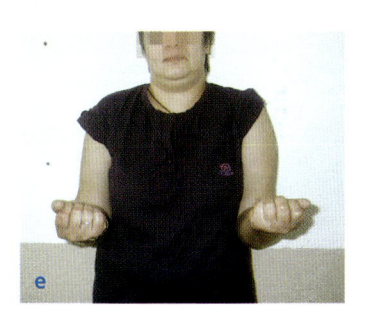

Fig. 4.2-7 a–e Resultado funcional um ano após a operação.

Remoção do implante

A haste umeral pode necessitar remoção em caso de limitação no ombro ou se estiver proeminente sob o manguito rotador. A placa ulnar não é rotineiramente removida.

5 Armadilhas −

Abordagem cirúrgica
Enquanto uma abordagem dorsal-padrão para a ulna deve ser suficiente, em raras ocasiões a exposição adicional à articulação radiocapitular pode ser necessária.

Reabilitação
A mobilização funcional é crucial para a recuperação da função do cotovelo e do antebraço. A fixação estável de ambas as fraturas, bem como da articulação radiocapitular, será necessária.

6 Dicas +

Abordagem cirúrgica
Se a exploração da articulação radiocapitular for necessária, deve haver cuidado para expor o nervo radial e a articulação radiocapitular posterior.

Autor Michael Wagner

4.3 Fratura simples, desviada, da diáfise radial; ulna intacta (22-A2.1)

1 Descrição de caso

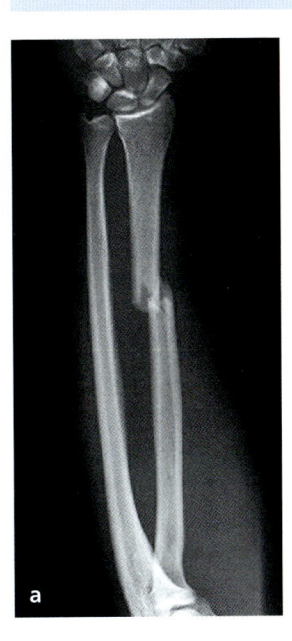

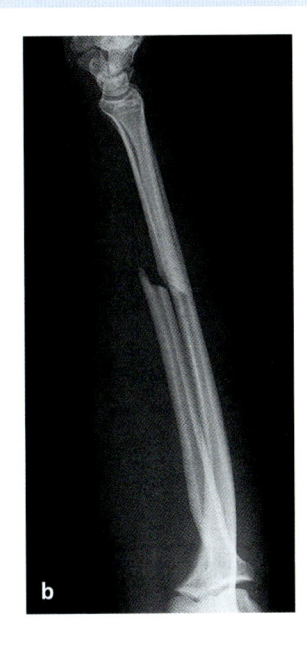

Um homem de 25 anos sofreu um trauma simples em seu braço direito.

Fig. 4.3-1 a–b Raios X pré-operatórios.
a   Incidência AP.
b   Incidência lateral.

Indicação

Esta fratura da diáfise radial desviada é uma indicação para intervenção operatória. Fraturas da diáfise do antebraço requerem redução precisa; assim, são indicadas redução aberta e fixação interna. A osteossíntese da placa permite a restauração exata da forma anatômica do osso, que é um pré-requisito para readquirir a pronação e a supinação totais do antebraço. A colocação de haste intramedular poderia ser um procedimento alternativo nesta fratura da diáfise radial, mas não permitiria a mobilização funcional imediata.

4　Rádio e ulna, diáfise

Planejamento pré-operatório

Equipamento

- Placa de compressão bloqueada de oito orifícios (LCP) 3,5, estreita
- Parafuso cortical de 2,7 mm
- Parafusos de cabeça bloqueada de 3,5 mm
- Fios K de 1,25 mm
- Fórceps de redução pontiagudos

(O tamanho do sistema, dos instrumentos e dos implantes pode variar de acordo com a anatomia.)

Preparação e posicionamento do paciente

Antibióticos: profilaxia.
Profilaxia de trombose: nenhuma.

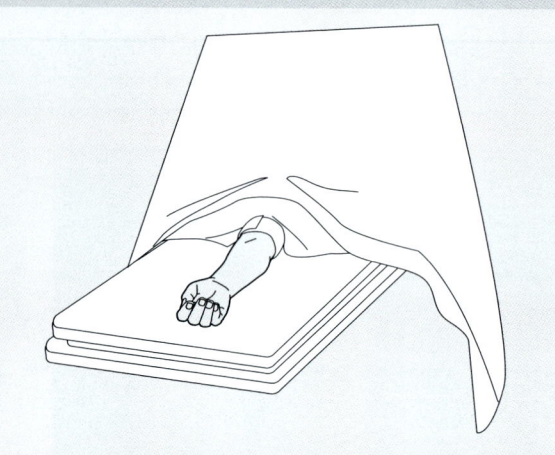

Fig. 4.3-2　O paciente é colocado em decúbito dorsal; braço sobre uma mesa de braço; torniquete; braço em abdução.

2　Abordagem cirúrgica

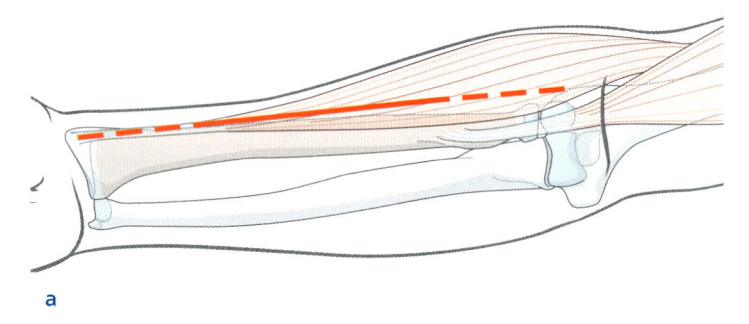

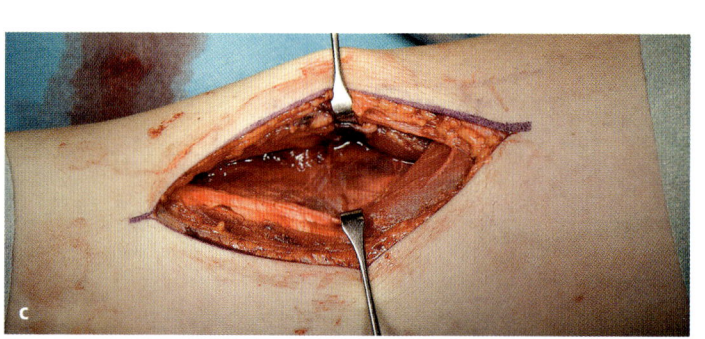

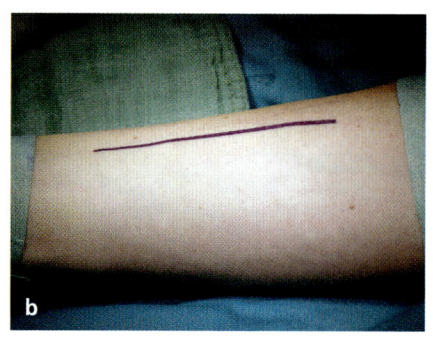

Fig. 4.3-3 a–c
a　Abordagem radial palmar de Henry.
b　A incisão para uma abordagem palmar é marcada na pele no pré-operatório.
c　Divisão da fáscia e procedimento na borda do músculo braquiorradial.

4.3 Fratura simples, desviada, da diáfise radial; ulna intacta (22-A2.1)

3 Redução e fixação

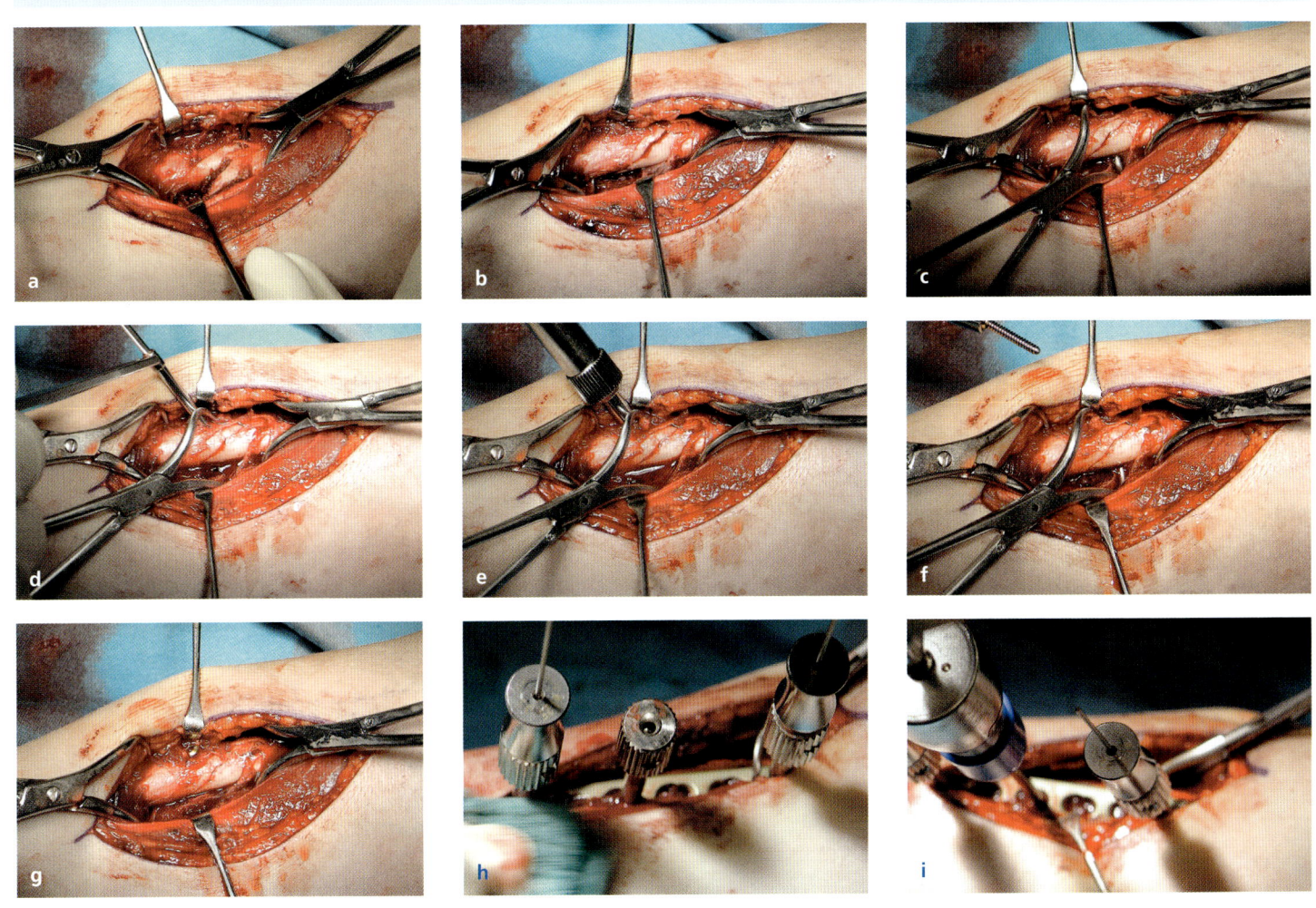

Fig. 4.3-4 a-i

a–c Após exposição da fratura da diáfise, tanto o fragmento proximal quanto o distal são mantidos com fórceps de redução pontiagudo, e a redução é realizada sob tração longitudinal e visão direta. A redução é mantida no local com um terceiro par de fórceps de redução pontiagudo.

d Pré-perfuração dos orifícios para o parafuso cortical de 2,7 mm com várias brocas para os orifícios de deslizamento e rosqueado.

e Medida do comprimento.

f Inserção do parafuso de compressão (parafuso cortical de 2,7 mm).

g Estabilização da fratura com um parafuso de compressão independente para compressão interfragmentar.

h Inserção da LCP 3,5 de oito orifícios e fixação temporária com fios K nos fragmentos proximal e distal. Após o controle do raio X para a posição da placa, segue-se a fixação definitiva com a placa de proteção usando quatro parafusos de cabeça bloqueada, dois por fragmento.

i Perfurar através de uma guia rosqueada e bloqueada dos parafusos de cabeça bloqueada com a chave de fenda limitadora de torque.

4 Rádio e ulna, diáfise

3   Redução e fixação   (cont.)

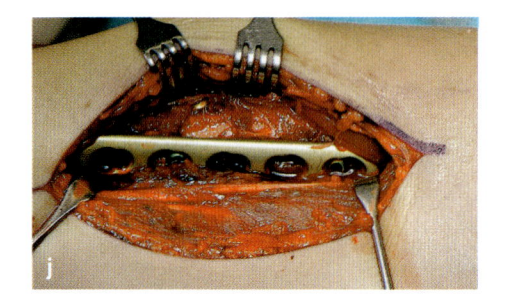

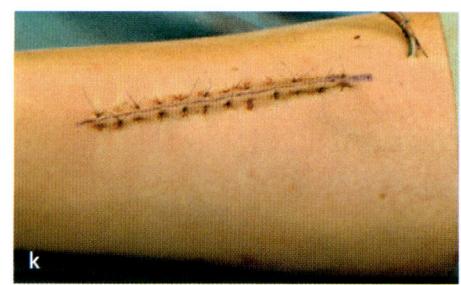

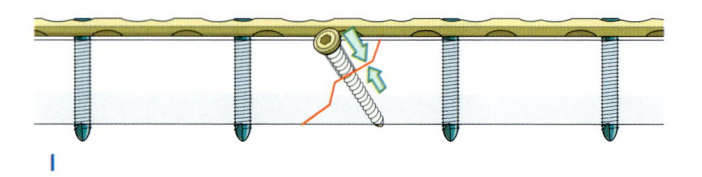

Fig. 4.3-4 a–i (cont.)
j   Osteossíntese após a conclusão.
k   Sutura e drenagem de Redon.
l   Esta fratura da diáfise radial simples é estabilizada pela redução aberta, precisa, e pela compressão, com o uso de um parafuso de compressão de 2,7 mm. Uma placa de não contato estável, angular, fixada com parafusos de cabeça bloqueada é inserida para agir como uma placa de proteção.

4   Reabilitação

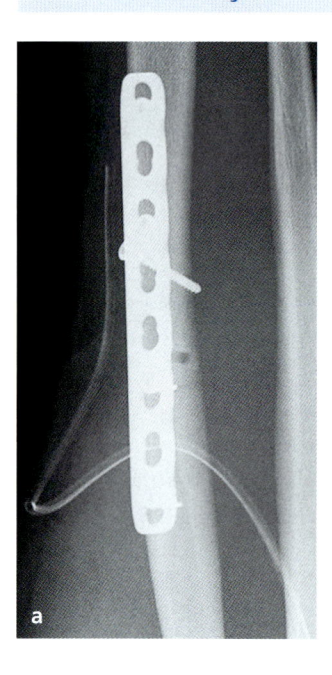

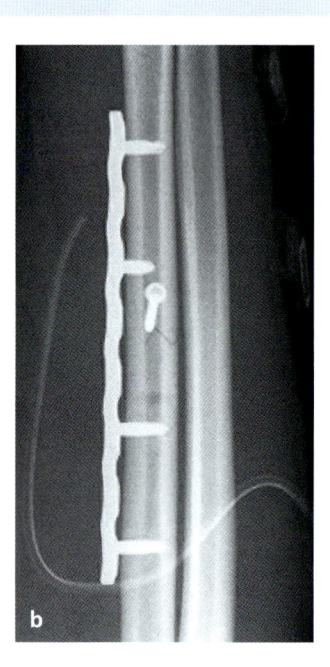

Nenhuma imobilização adicional foi necessária. A mobilização ativa começou no primeiro dia após a operação, incluindo fisioterapia ativo-assistida do cotovelo e do punho.

Fig. 4.3-5 a–b   Raios X pós-operatórios após um dia.
a   Incidência AP.
b   Incidência lateral. O hiato entre a placa de não contato e o osso estava visível.

4.3 Fratura simples, desviada, da diáfise radial; ulna intacta (22-A2.1)

4 Reabilitação (cont.)

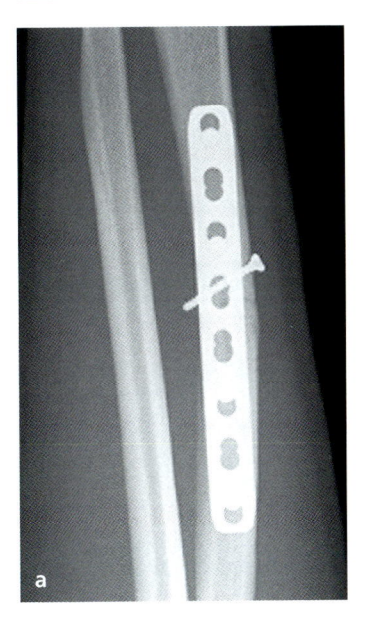

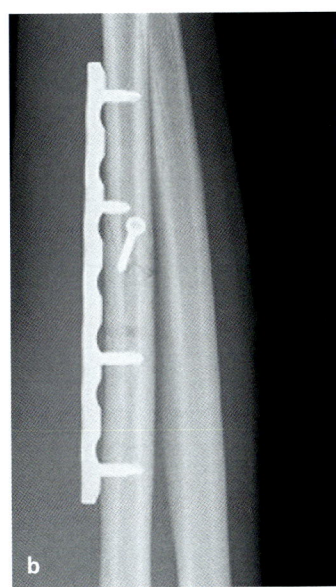

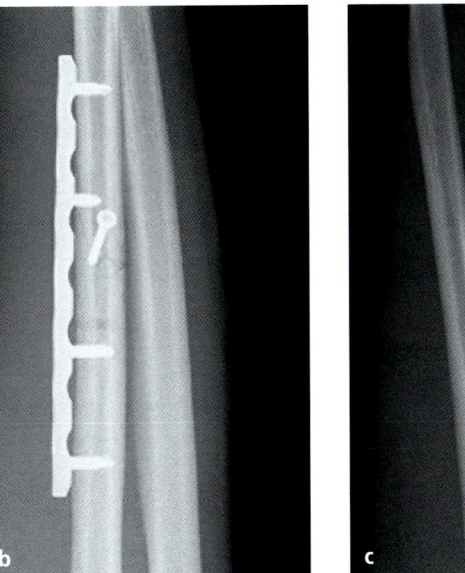

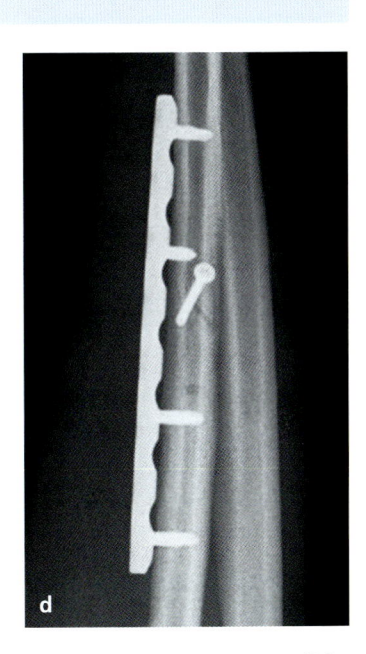

Fig. 4.3-6 a–b Raios X pós-operatórios, após seis semanas.
a Incidência AP.
b Incidência lateral.

Fig. 4.3-7 a–b Raios X pós-operatórios após cinco meses. Consolidação óssea direta.
a Incidência AP.
b Incidência lateral.

443

4 Rádio e ulna, diáfise

5 Armadilhas −

Abordagem cirúrgica

Risco de lesão do nervo radial.

Risco de dano circulatório causado por redução aberta e osteossíntese de compressão, na técnica de placa convencional.

Redução e fixação

A fixação de uma placa convencional com parafusos corticais requer pré-moldagem precisa da placa. De outro modo, há risco de perda primária de redução.

6 Dicas +

Redução e fixação

Um parafuso de compressão independente da placa é tecnicamente mais simples que um parafuso de compressão através de um orifício da placa. Uma placa de proteção presa com parafusos de cabeça bloqueada (LHS) tem as seguintes vantagens:
- A pré-moldagem precisa da placa não é necessária, visto que ela é presa como uma placa sem contato.
- Nenhuma perda primária de redução.
- Dano circulatório periosteal mínimo.
- Risco reduzido de nova fratura em possível remoção do implante.

4.4 Fratura simples da diáfise radial, ulna intacta (22-A2.3), com luxação da articulação radioulnar (fratura de Galeazzi)

Autor: David C. Ring

1 Descrição de caso

Um homem de 25 anos apresentou-se para tratamento após uma queda de bicicleta.

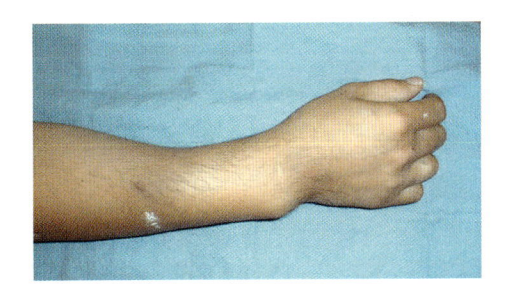

Fig. 4.4-1 O paciente tinha dor aguda e deformidade evidente no braço direito. Não houve outras lesões, nem anormalidades neurovasculares.

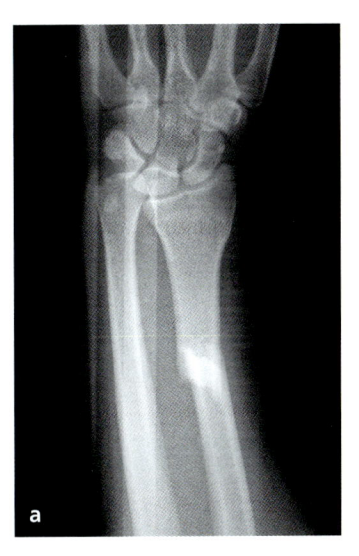

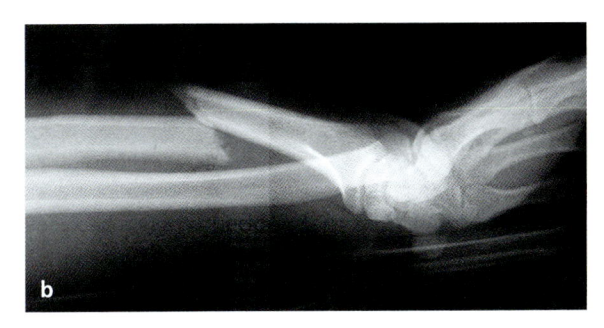

Fig. 4.4-2 a–b Raios X em dois planos mostraram uma fratura diafisária do rádio, luxação da articulação radioulnar distal e fratura na base do estiloide ulnar.

Indicação

Os resultados do tratamento conservador são tão pobres que este tipo de fratura tem sido chamado de "fratura de necessidade", indicando que ela deve ser tratada cirurgicamente.

A fixação com placa e parafuso é o meio mais confiável de restaurar o alinhamento anatômico estável. A fixação intramedular não é recomendada.

4 Rádio e ulna, diáfise

Indicação (cont.)

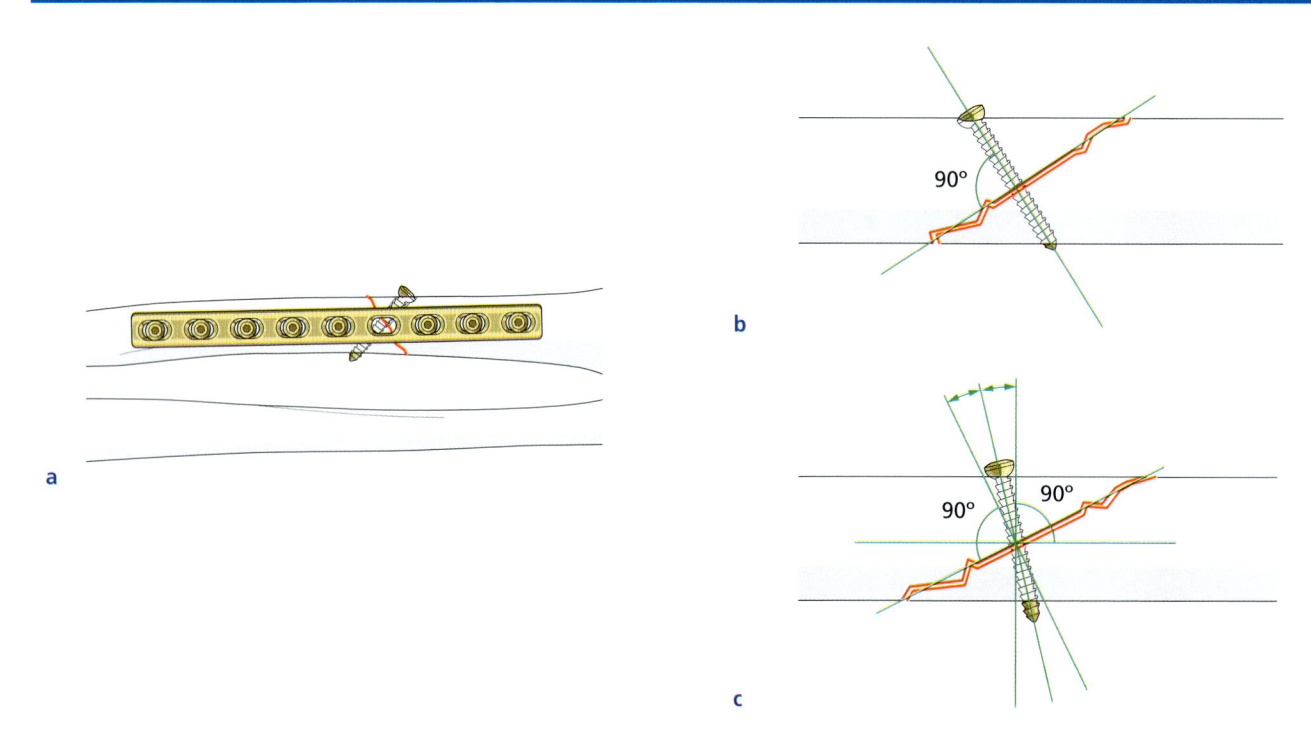

Fig. 4.4-3 a–c
a Visto que uma osteossíntese com parafuso de compressão, por si só, não é capaz de sustentar carga e forças de cisalhamento, uma placa de proteção ou de neutralização deve ser adicionada para permitir mobilização precoce.
b–c Observe a inclinação favorável do parafuso em relação ao plano de fratura simples. Um parafuso de compressão é orientado perpendicularmente ao plano de fratura. Essa é uma inclinação ideal na ausência de forças ao longo do eixo do osso (b). Uma inclinação no meio, entre o eixo perpendicular ao plano de fratura e o eixo longo do osso, é a mais adequada para resistir a carga compressiva ao longo do eixo do osso (c).

4.4 Fratura simples da diáfise radial, ulna intacta (22-A2.3), com luxação da articulação radioulnar (fratura de Galeazzi)

Planejamento pré-operatório

É útil avaliar a lassidão da articulação radioulnar distal no braço não lesionado para comparação pós-operatória.

O reparo de uma grande fratura do estiloide ulnar pode restaurar a função do mecanismo do complexo de fibrocartilagem triangular (que se origina na base do fragmento do estiloide), que irá estabilizar a articulação radioulnar distal.

Desenhos pré-operatórios podem ajudar a planejar a colocação, o comprimento e a técnica de colocação da placa (p. ex., placa de compressão versus parafuso de compressão e placa de neutralização versus placa em ponte).

Se houver cominuição e uma placa em ponte for escolhida, a fixação externa temporária pode ser útil para restaurar o alinhamento e limitar a necessidade de colocar pinças em torno do osso.

Equipamento

- LC-DCP 3,5 ou equivalente
- Parafusos de cabeça bloqueada raramente são necessários – eles só são úteis no osso osteoporótico ou após fixação prévia fracassada e qualidade óssea comprometida
- Perfurador de oscilação para limitar o dano ao tecido mole e o risco aos nervos
- Distrator ou fixador externo temporário se uma placa em ponte for utilizada (fratura cominuída do rádio)

Se o estiloide ulnar for reparado:
- Fios de aço inoxidável de calibre 24 ou 26
- Fios K de 0,7 ou 1 mm

(O tamanho do sistema, dos instrumentos e dos implantes pode variar de acordo com a anatomia.)

Preparação e posicionamento do paciente

O paciente é colocado em decúbito dorsal sobre uma mesa de operação, com a mão afetada apoiada sobre uma mesa de mão.
Antibióticos: profilaxia.

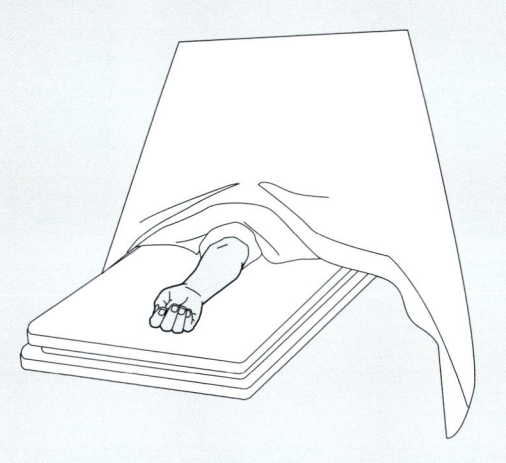

Fig. 4.4-4 O paciente é colocado em decúbito dorsal, mesa de braço, torniquete pneumático, braço em abdução.

4 Rádio e ulna, diáfise

2 Abordagem cirúrgica

Abordagem radial palmar de Henry para o rádio

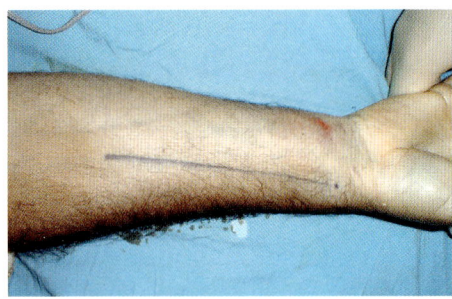

Fig. 4.4-5 A pele é cortada ao longo de uma linha reta a partir do tendão do bíceps até um ponto levemente radial ao tendão do flexor radial do carpo.

Fig. 4.4-6 O tecido subcutâneo é, em seguida, dividido até a fáscia muscular, e os retalhos de pele, desenvolvidos. Deve-se ter cuidado para proteger as ramificações dos nervos sensoriais, cutâneo, antebraquial, lateral e radial superficial. O intervalo entre o flexor radial do carpo e o braquiorradial deve estar visível, como exposto aqui.

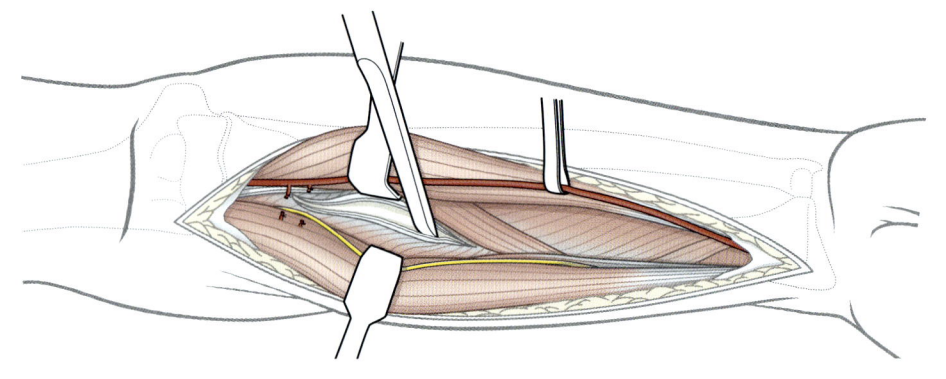

Fig. 4.4-7 Após a fáscia ser cortada, a artéria radial é mantida com o flexor radial do carpo, e o nervo radial superficial é mantido com o braquiorradial à medida que o intervalo profundo é desenvolvido.

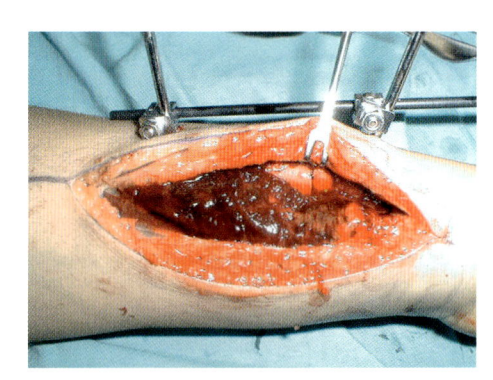

Fig. 4.4-8 O flexor longo do polegar e o pronador quadrado são, então, cortados no seu aspecto radial e elevados extraperiostealmente a partir do rádio.

Abordagem para o estiloide ulnar

Uma incisão de pele curvada ajuda a proteger o ramo cutâneo dorsal do nervo ulnar. Os ramos nervosos são, então, identificados e protegidos sobre o estiloide ulnar, visto ser este o local onde se cruzam em direção dorsal. São removidos resíduos da fratura e periósteo o suficiente para permitir sua redução.

4.4 Fratura simples da diáfise radial, ulna intacta (22-A2.3), com luxação da articulação radioulnar (fratura de Galeazzi)

3 Redução e fixação

Rádio

São removidos resíduos da fratura e o periósteo adjacente apenas o suficiente para permitir a redução da fratura e nada mais. Fraturas cominuídas não são manipuladas.
Uma fratura oblíqua pode ser reduzida, pinçada e presa com um parafuso de compressão interfragmentária, depois neutralizada com uma placa.

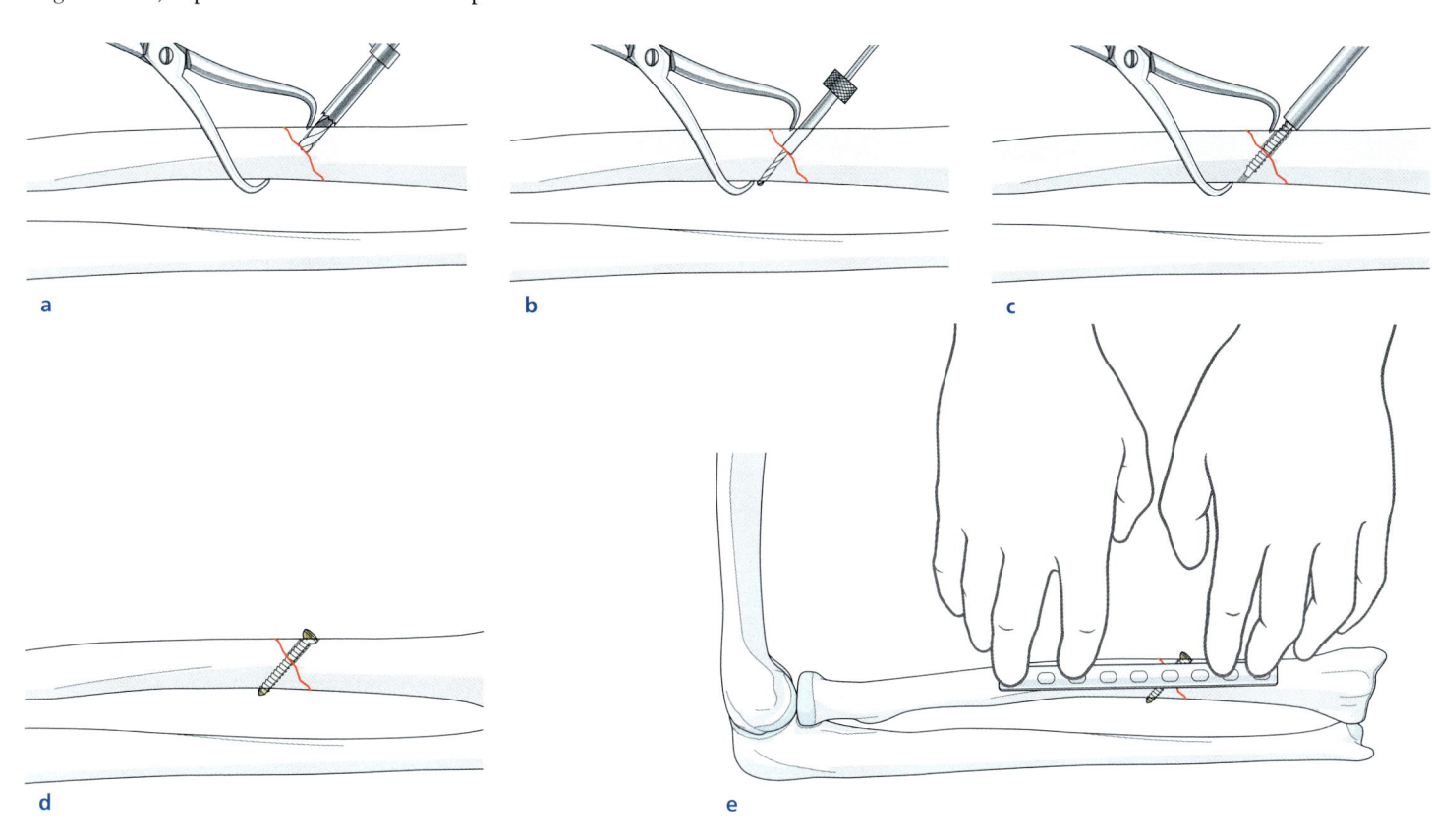

Fig. 4.4-9 a–g

a   Para inserir um parafuso de compressão de 3,5 mm, um orifício de deslizamento é perfurado com a broca de 3,5, o mais perpendicular possível à linha de fratura.
b   Introduza uma guia de broca e perfure a rosca no córtex distante com a broca de 2,5.
c   Rosqueie o orifício no córtex com uma rosca de 3,5 (exceção: parafusos autorrosqueantes).
d   Insira e aperte o primeiro parafuso de compressão.
e   O comprimento da placa é determinado pelo padrão de fratura e por sua localização. Se possível, três orifícios proximais e três distais à fratura devem ser usados. Se necessário, use alicates de flexão (f) a fim de moldar a placa para que se ajuste à anatomia do osso (rádio).

4 Rádio e ulna, diáfise

3 Redução e fixação (cont.)

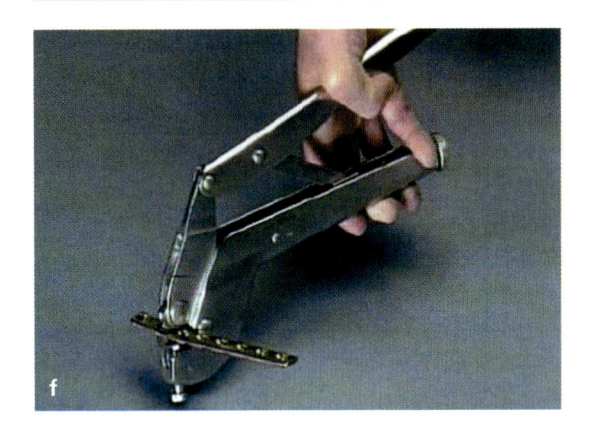

Fig. 4.4-9 a–g (cont.)
f Modelagem da placa com alicates de flexão.
g A placa é aplicada ao osso com parafusos corticais de 3,5 mm centralmente rosqueados. Observação: os parafusos da placa não devem interagir com os parafusos de compressão que já foram colocados.

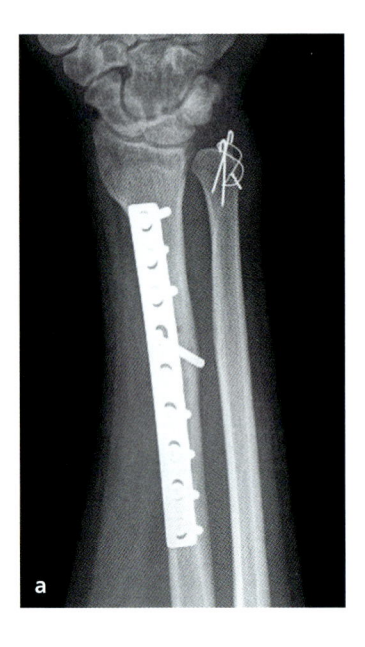

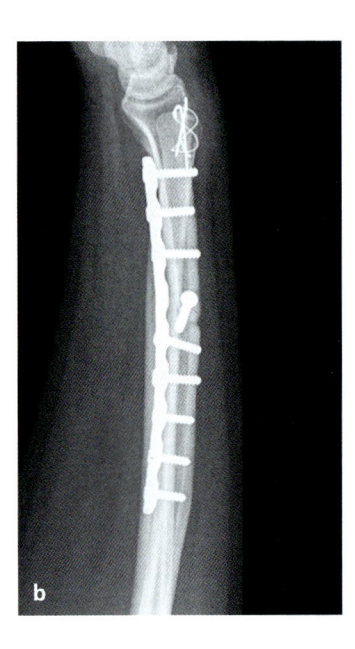

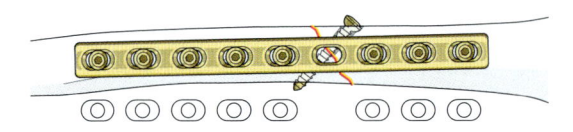

Estiloide ulnar

Uma sutura, ou alça de arame, em torno das inserções de tecido mole, na ponta do estiloide ulnar, facilita a redução. O estiloide ulnar é preso com 1 ou 2 fios K pequenos (0,7 a 1,0 mm). Um fio de aço inoxidável de calibre 24 ou 26 é, então, passado em torno dos tecidos moles na ponta do estiloide ulnar e dos fios K, protegendo as ramificações do nervo ulnar, e depois passado através de um orifício de perfuração na metáfise ulnar proximal ao local da fratura. O fio é passado em forma de oito e, em seguida, apertado, girando as extremidades juntas.

Fig. 4.4-10 a–b As extremidades de todos os fios são aparadas e dobradas para limitar a proeminência e a irritação.

4.4 Fratura simples da diáfise radial, ulna intacta (22-A2.3), com luxação da articulação radioulnar (fratura de Galeazzi)

4 Reabilitação

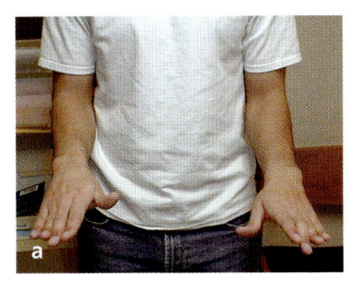

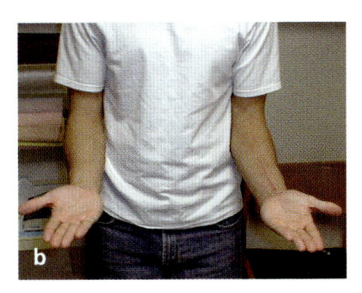

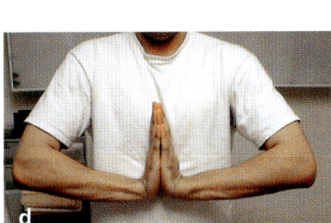

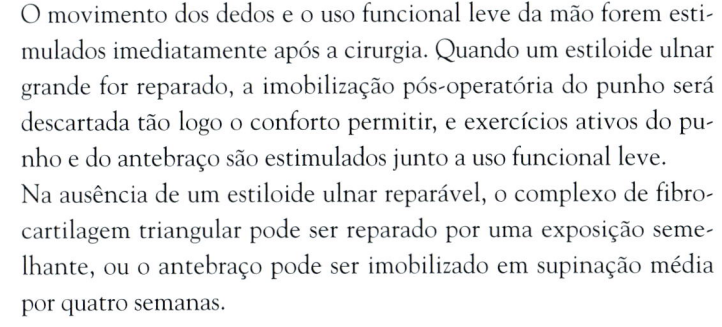

O movimento dos dedos e o uso funcional leve da mão forem estimulados imediatamente após a cirurgia. Quando um estiloide ulnar grande for reparado, a imobilização pós-operatória do punho será descartada tão logo o conforto permitir, e exercícios ativos do punho e do antebraço são estimulados junto a uso funcional leve.

Na ausência de um estiloide ulnar reparável, o complexo de fibrocartilagem triangular pode ser reparado por uma exposição semelhante, ou o antebraço pode ser imobilizado em supinação média por quatro semanas.

Fig. 4.4-11 a–d Uma vez que a consolidação precoce seja estabelecida (cerca de seis semanas após a operação), exercícios de fortalecimento e de resistência podem ser iniciados.

Remoção do implante

A remoção do implante é eletiva. A placa sobre o rádio é profunda e raramente problemática. Contudo, os fios do estiloide ulnar podem irritar a pele adjacente, e muitos pacientes pedem para que sejam removidos.

A placa do rádio não deve ser removida antes de 18 meses após a operação, mas os fios na ulna distal podem ser removidos já aos seis meses pós-operatórios.

5   Armadilhas –

Redução e fixação

A cominuição da fratura pode tornar difícil a restauração do alinhamento normal do rádio, em particular do arco radial. Esse problema foi encontrado no caso ilustrado, no qual o rádio estava levemente retificado.

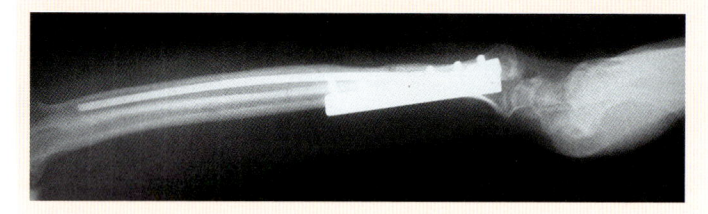

Fig.4.4-12   Hastes intramedulares são inadequadas para controlar o alinhamento do rádio.

6   Dicas +

Redução e fixação

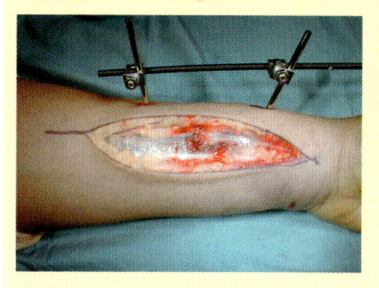

Fig. 4.4-13   Uma fratura mais cominuída é alinhada com um fixador externo temporário enquanto uma LC-DCP é aplicada.

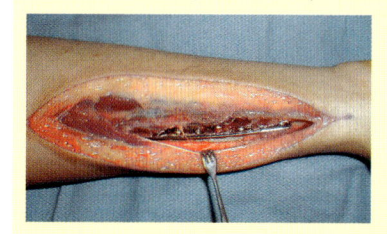

Fig. 4.4-14   Uma LC-DCP 3,5, ou equivalente, e parafusos são aplicados de modo que haja pelo menos três parafusos em cada lado da fratura.

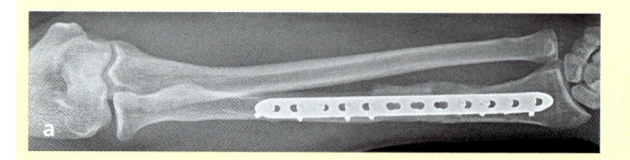

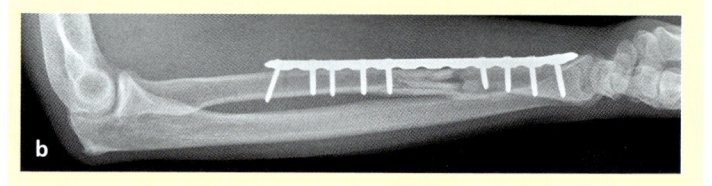

Fig. 4.4-15 a–b   Diante de cominuição, o uso de parafusos de compressão deve ser descartado e um fixador externo temporário, aplicado para ajudar no realinhamento e na fixação provisória.

Autor Jesse B. Jupiter

4.5 Fratura simples da diáfise radial, ulna intacta (22-A2.2), com luxação das articulações radioulnar proximal e radiocapitular

1 Descrição de caso

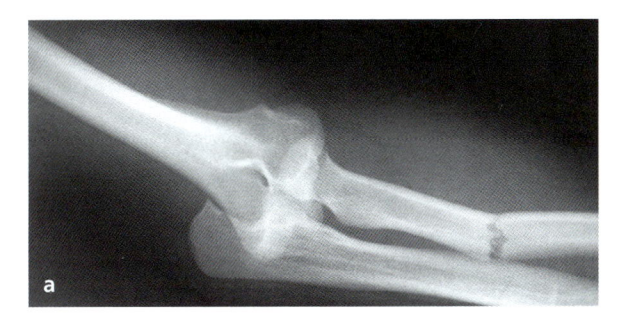

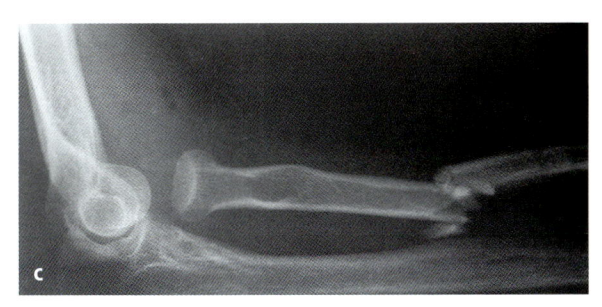

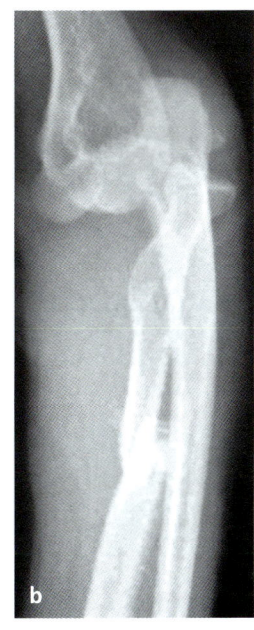

Uma mulher de 63 anos sofreu um trauma no cotovelo após escorregar sobre um tapete e cair sobre a mão estendida. Apresentou-se na emergência com o cotovelo edemaciado, deformado. Contudo, a pele estava intacta e seu exame neurovascular estava normal. Ela não tinha outras lesões.

Fig. 4.5-1 a–c Os raios X mostraram uma fratura simples do terço proximal do rádio com luxação das articulações radioulnar proximal e radiocapitular.

Indicações

A instabilidade das articulações radioulnar proximal e radiocapitular requer redução aberta do cotovelo, bem como redução anatômica da fratura da diáfise radial com fixação interna estável.

Planejamento pré-operatório

Equipamento
- Torniquete pneumático estéril
- LC-DCP 3,5 e parafusos padronizados
- Fixador externo em dobradiça ou fixador externo-padrão
- Âncoras de sutura
- Minibraço-C

(O tamanho do sistema, dos instrumentos e dos implantes pode variar de acordo com a anatomia.)

Preparação e posicionamento do paciente

A paciente é colocada em decúbito dorsal, com o braço afetado repousando sobre uma mesa de mão.

4 Rádio e ulna, diáfise

2 Abordagem cirúrgica

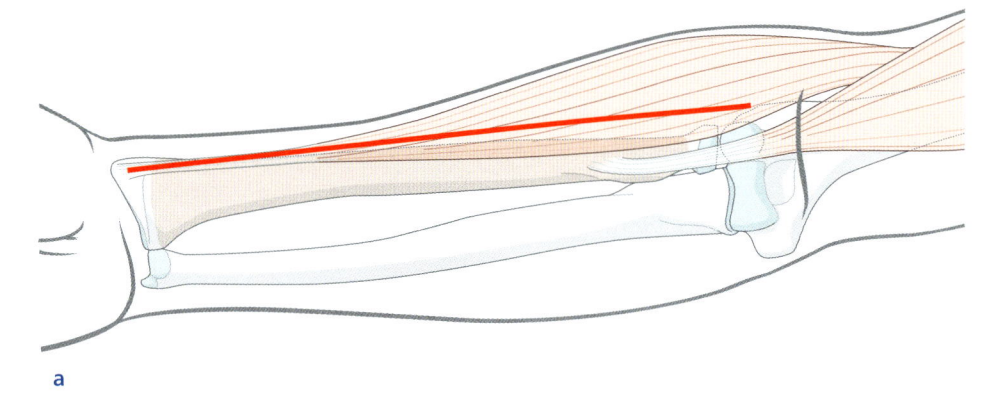

Fig. 4.5-2 a–c A abordagem palmar anterior, de Henry, fornece acesso excelente ao cotovelo, ao complexo do ligamento colateral lateral e a toda diáfise radial.
Os nervos interósseo posterior e cutâneo antebraquial lateral requerem identificação e proteção enquanto a articulação do cotovelo e a diáfise radial proximal são expostas.

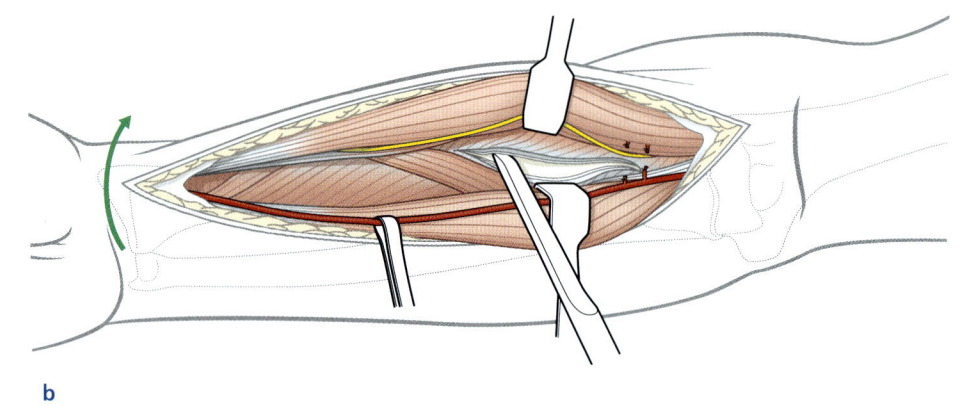

1 Artéria radial
2 Ramo superficial do nervo radial
3 Braquiorradial
4 Supinador
5 Flexor radial do carpo
6 Rádio
7 Tendão do bíceps

4.5 Fratura simples da diáfise radial, ulna intacta (22-A2.2), com luxação das articulações radioulnar proximal e...

2   Abordagem cirúrgica   (cont.)

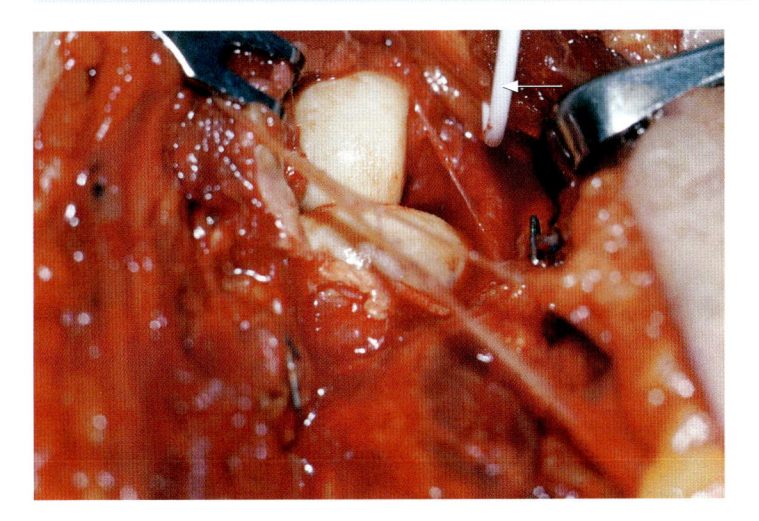

Fig. 4.5-3   Uma fita vascular (seta) está em torno do nervo radial. A identificação do nervo interósseo posterior, conforme ele entra e sai do supinador, garante uma abordagem segura para o terço proximal do rádio.

3   Redução e fixação

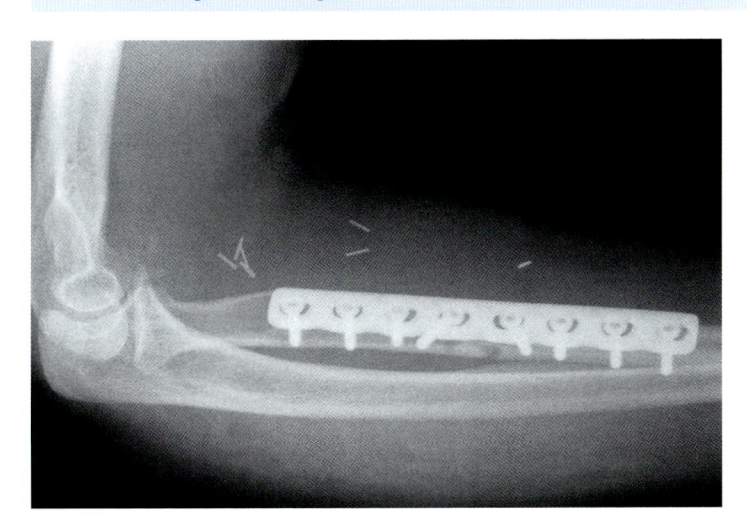

Em muitos casos, a redução da fratura radial deve reduzir as articulações radioulnar proximal e radiocapitular. A fixação estável é atingida com uma LC-DCP 3,5 aplicada ao rádio. Rotação passiva do antebraço e flexão, extensão e estresse em varo e em valgo do cotovelo são verificados por meio do braço-C.

Fig. 4.5-4   O complexo ligamentar lateral é encontrado intacto, visto que se insere na ulna, mas a cápsula anterior do cotovelo pode ser reparada se houver preocupação com instabilidade.

4 Reabilitação

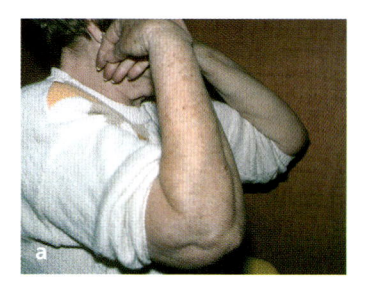

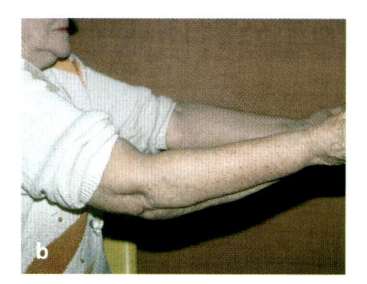

Fig. 4.5-5 a–d Uma amplitude de movimento quase completa foi atingida após 16 semanas.

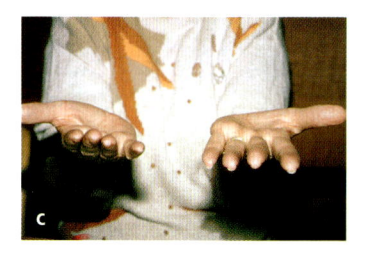

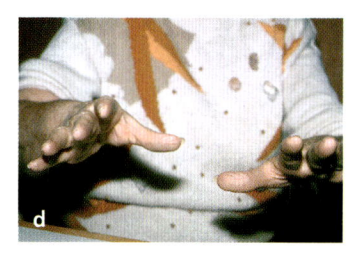

Remoção do implante

A remoção do implante não é recomendada no rádio proximal devido ao risco de lesão ao nervo radial.

5 Armadilhas –

Abordagem cirúrgica
Lesão no nervo radial e em sua ramificação interóssea posterior é o maior risco.

Reabilitação
A estabilidade do cotovelo deve ser assegurada antes do início da reabilitação ativa.

6 Dicas +

Abordagem cirúrgica
O nervo radial e suas ramificações devem ser identificados próximos ao cotovelo e protegidos durante todo o procedimento. Isso é especialmente importante quando parte do supinador for elevada.

Autor Christoph Sommer

4.6 Fratura diafisária, simples, do rádio e da ulna; secção proximal do rádio (22-A3.1) em um paciente politraumatizado

1 Descrição de caso

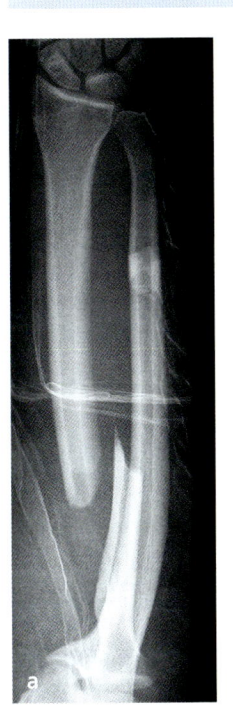

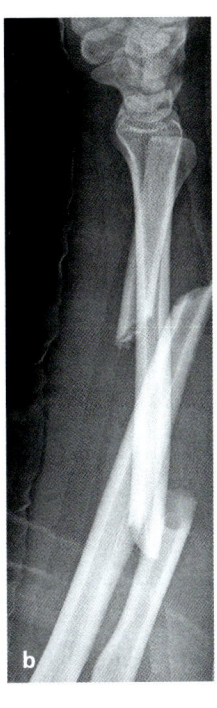

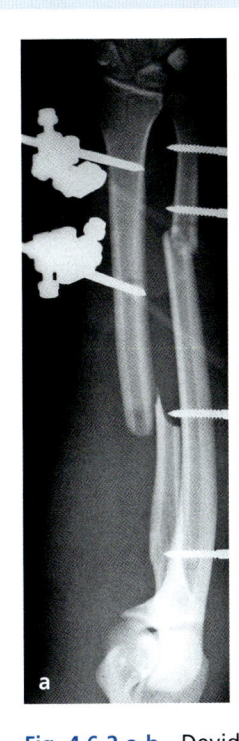

Um motociclista de 27 anos envolveu-se em um acidente de alto impacto e sofreu várias fraturas de osso longo, incluindo uma fratura fechada da diáfise do antebraço direito.

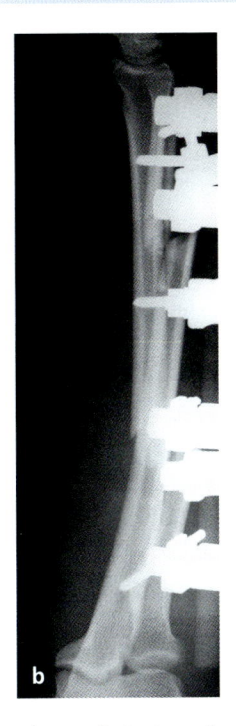

Fig. 4.6-1 a-b Raios X AP e lateral pré-operatórios.

Fig. 4.6-2 a-b Devido a hemodinâmica crítica e edema local agudo, foi realizado um procedimento de duas etapas, com fixador externo inicial e mudança precoce para redução aberta e fixação interna (RAFI) três dias depois (protocolo de cirurgia de controle de dano).
a Raio X após colocação de fixador externo, incidência AP.
b Raio X após colocação de fixador externo, incidência lateral.

4 Rádio e ulna, diáfise

Indicação

Esse tipo de fratura do antebraço é uma indicação absoluta para cirurgia. O procedimento-padrão para tratamento cirúrgico é uma abordagem aberta com redução anatômica e fixação com placa de ambos os ossos.

Planejamento pré-operatório

Equipamento

- Placa LCP 3,5, de oito orifícios (2x)
- Parafusos de cabeça bloqueada de 3,5 mm
- Parafusos corticais de 3,5 mm

(O tamanho do sistema, dos instrumentos e dos implantes pode variar de acordo com a anatomia.)

Preparação e posicionamento do paciente

Antibiótico profilático: cefalosporina de segunda geração.
Profilaxia de trombose: heparina de baixo peso molecular.

O paciente é colocado em decúbito dorsal, com o braço lesionado posicionado sobre um apoio de braço radiotransparente. Todo o braço é preparado para a operação, com um torniquete estéril em sua parte superior para permitir que a incisão se estenda proximalmente acima do cotovelo (para o rádio).

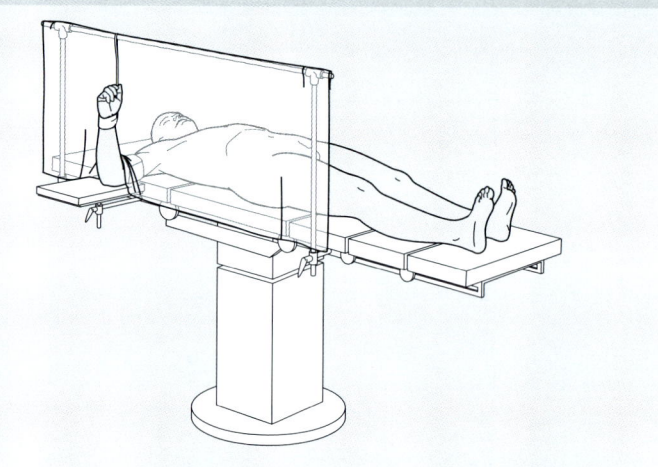

Fig. 4.6-3 Para a abordagem ulnar, uma banda estéril é colocada ao redor do punho para elevar e pendurar o antebraço em uma posição vertical, a fim de obter melhor acesso à borda ulnar.

4.6 Fratura diafisária, simples, do rádio e da ulna; secção proximal do rádio (22-A3.1) em um paciente politraumatizado

2 Abordagem cirúrgica

Ulna

Em uma fratura combinada do rádio e da ulna, a fratura mais simples é em geral estabilizada primeiro; neste caso, a da ulna.

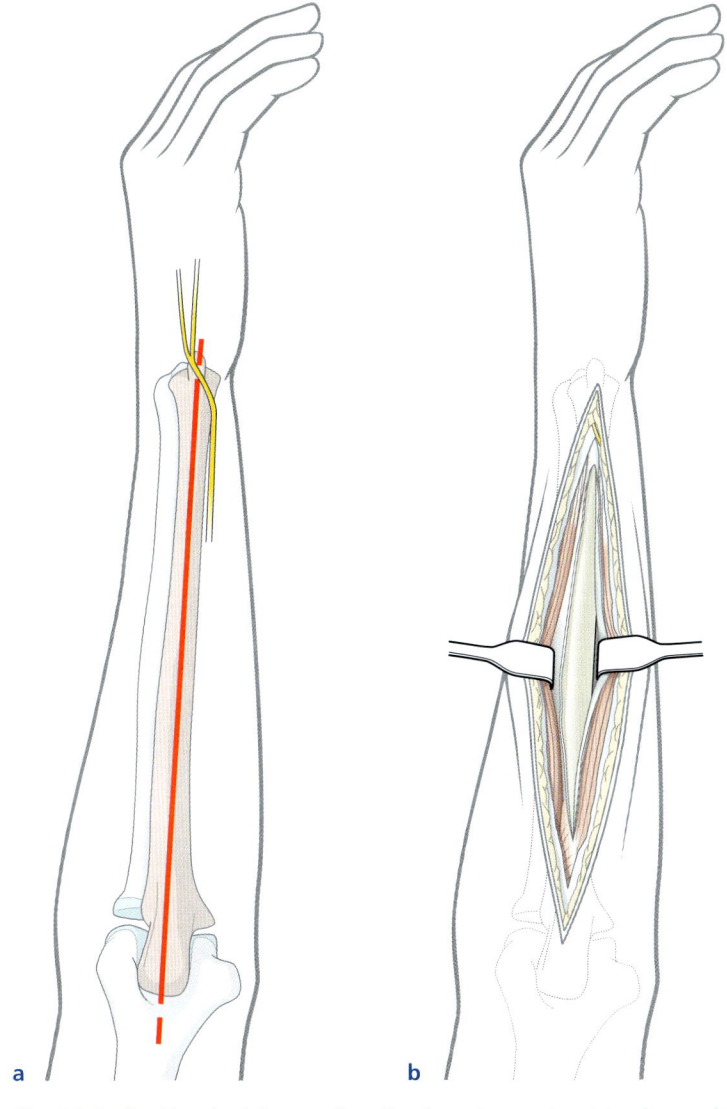

Fig. 4.6-4 a-b   Uma incisão reta é realizada ao longo da crista ulnar palpável. Dependendo da lesão do tecido mole, a fáscia é cortada na porção dorsal ou, como forma alternativa, na porção palmar. No terço distal, é preciso cuidado para não danificar a ramificação dorsal do nervo ulnar.

4 Rádio e ulna, diáfise

2 Abordagem cirúrgica (cont.)

Rádio
O rádio é tratado após a estabilização da ulna.

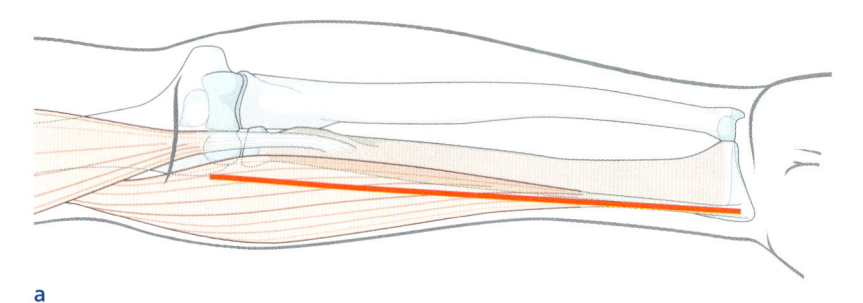

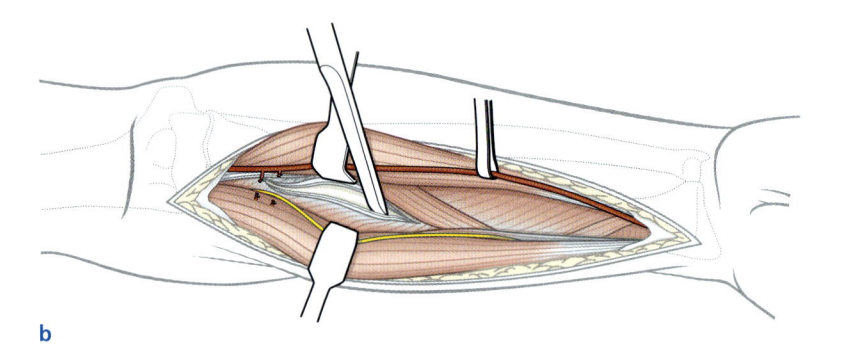

Fig. 4.6-5 a-e

a-c Devido ao segmento proximal do rádio, uma abordagem palmar (Henry) é escolhida. Na supinação total do antebraço, uma incisão reta na porção proximal do antebraço é estendida proximalmente sobre a articulação do cotovelo, em uma curva radial, visando o sulco entre os músculos braquiorradial e flexor radial do carpo, de modo a encontrar o nervo radial. (c) Identificação do nervo radial entre o músculo braquiorradial (abaixo) e o flexor radial do carpo (acima).

d-e Dissecação profunda é realizada entre a artéria radial e o nervo radial, ligando as ramificações arteriais que suprem o músculo braquiorradial. A entrada do ramo profundo do nervo radial no músculo supinador é identificada. Esse músculo é separado do rádio proximal o mais perto possível do osso, preservando o ramo profundo do nervo radial.

(**d**) Ramos da artéria radial (acima), que suprem o músculo braquiorradial (abaixo), são ligados e cortados.

(**e**) Abordagem para a secção proximal do rádio após destacar o músculo supinador, incluindo o ramo profundo do nervo radial (abaixo do osso, placa).

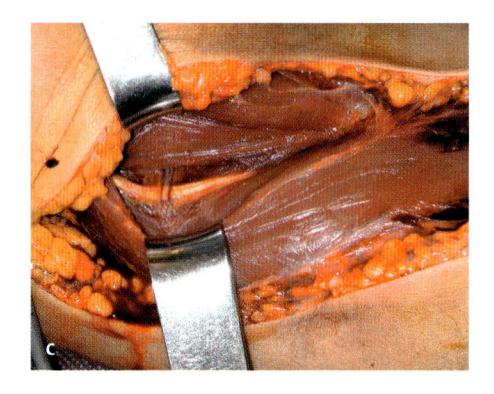

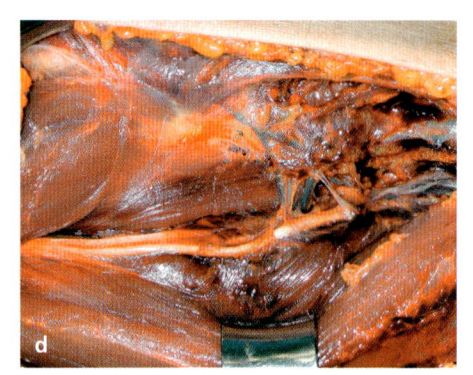

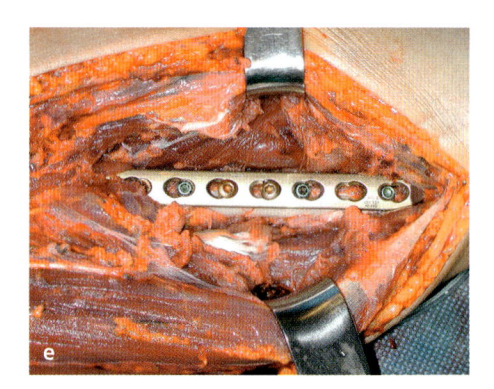

4.6 Fratura diafisária, simples, do rádio e da ulna; secção proximal do rádio (22-A3.1) em um paciente politraumatizado

3 Redução e fixação

Ulna

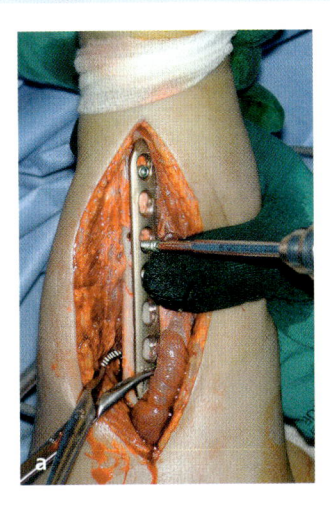

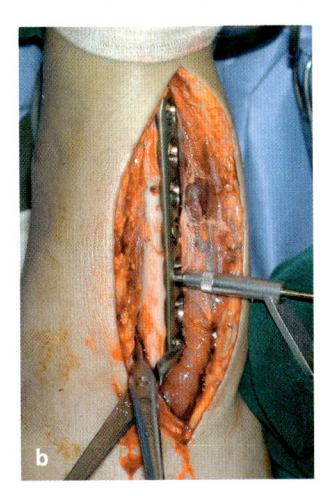

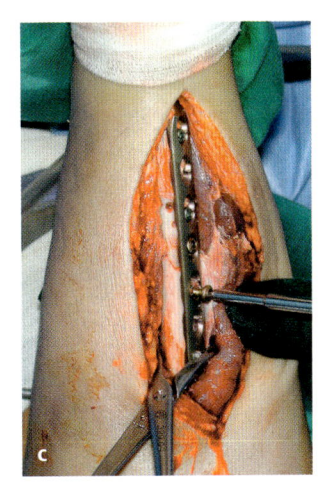

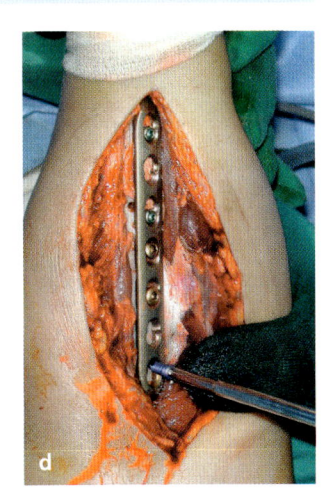

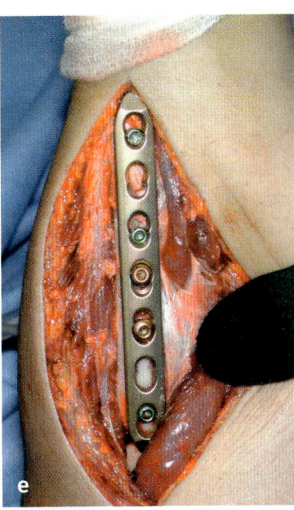

Fig. 4.6-6 a-e A redução dos dois fragmentos principais é alcançada com o uso da placa. Uma LCP 3,5 de oito orifícios, levemente pré-moldada, é inserida em um fragmento principal por um parafuso de cabeça bloqueada (LHS), que é centralizado no osso.

- a Usando um fórceps de redução pequeno, o outro fragmento principal é reduzido e preso à placa de modo preliminar, e um segundo LHS é inserido no primeiro fragmento principal.
- b Após a inserção de um parafuso de compressão interfragmentária tradicional, ainda não completamente apertado, um orifício é perfurado com uma broca de 2,5 mm em uma posição excêntrica, pela unidade de compressão dinâmica de um orifício da placa, no segundo fragmento principal próximo à fratura.
- c A inserção de um parafuso cortical de 3,5 através desse orifício de perfuração fornece compressão interfragmentária adicional.
- d A estabilização da ulna é completada pela inserção de um LHS adicional no segundo fragmento principal no final da placa.
- e Em um osso de boa qualidade, como neste caso, dois parafusos bicorticais em cada lado são suficientes para a fixação estável, permitindo tratamento pós-operatório funcional.

3 Redução e fixação (cont.)

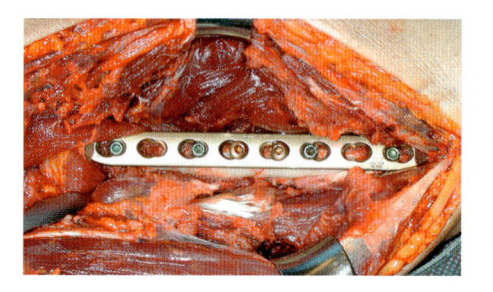

Rádio: a redução e a fixação do rádio são realizadas usando uma técnica de placa de compressão como aquela para a ulna. Contudo, a compressão dessa fratura transversa é atingida sobretudo com a pré-moldagem da placa e a inserção de um parafuso cortical de 3,5 mm colocado excentricamente em cada fragmento principal próximo à fratura.

Fig. 4.6-7 Para proteção ideal, dois parafusos monocorticais de cabeça bloqueada são, por fim, inseridos em cada lado.

4 Reabilitação

O tratamento pós-operatório funcional, com movimento ativo-assistido, foi iniciado no primeiro dia após a cirurgia.

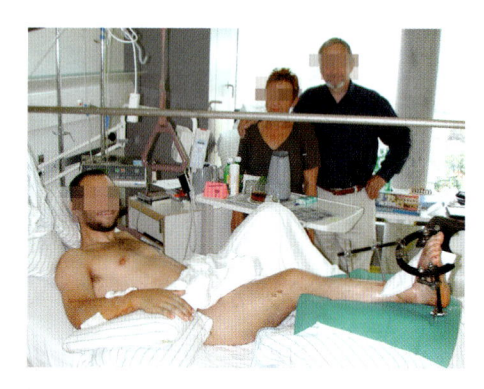

Fig. 4.6-8 Nenhuma imobilização foi necessária, mas nenhuma carga foi aconselhada durante seis semanas, embora a mobilização sobre duas muletas americanas (devido às fraturas do pé e do fêmur ipsilaterais) fosse permitida.

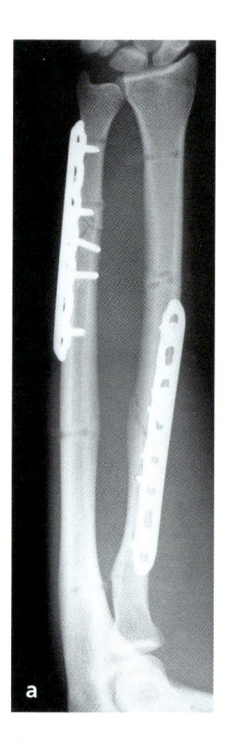

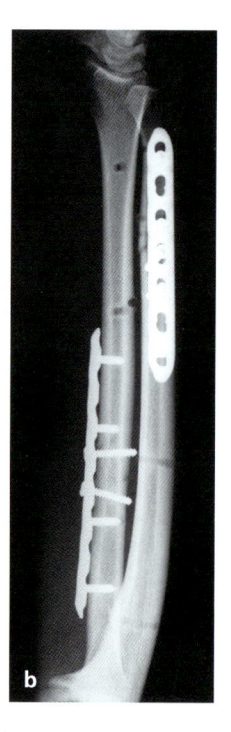

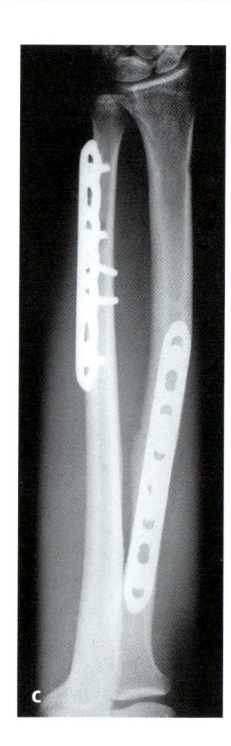

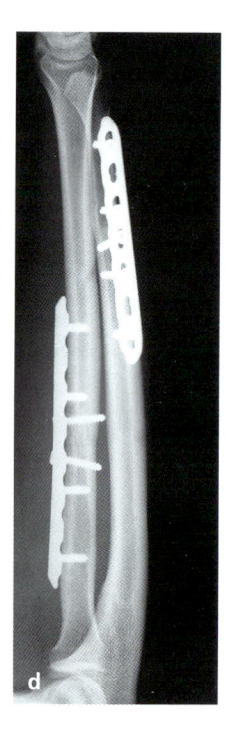

Fig. 4.6-9 a–d O controle de raio X foi realizado em 6 e 12 semanas após a operação, revelando consolidação sem intercorrência. A carga total foi permitida após esse tempo. Em 15 meses, a fratura estava completamente consolidada e o processo de remodelagem encerrado.
a–b Raios X AP e lateral 12 semanas após a cirurgia.
c–d Raios X AP e lateral 15 meses após a cirurgia.

4.6 Fratura diafisária, simples, do rádio e da ulna; secção proximal do rádio (22-A3.1) em um paciente politraumatizado

Remoção do implante

A remoção do implante só é recomendada para a ulna se houver algum incômodo. A remodelagem deve ser completada, o que em geral acontece 12 a 18 meses após a lesão. A remoção da placa do rádio é arriscada para o nervo radial; portanto, não deve ser recomendada.

5 Armadilhas –

Equipamento
Placas de comprimento insuficiente (< 5-6 orifícios) podem levar a afrouxamento de parafuso e falha no implante.

Abordagem cirúrgica
A abordagem dorsal para a secção proximal do rádio é crucial e pode colocar em risco o nervo radial. A abordagem palmar (Henry) é mais segura, mas mais exigente, e requer manuseio preciso do tecido, incluindo a ligação segura de ramificações vasculares.

Redução e fixação
A redução não anatômica das fraturas da diáfise do antebraço pode levar a pseudoartrose e/ou função prejudicada do cotovelo e do punho. RAFI clássica com placas ainda é o padrão-ouro.

Reabilitação
A imobilização adicional do cotovelo e/ou do punho não é necessária e pode levar a função articular comprometida.

6 Dicas +

Equipamento
Placas bloqueadas de compressão não são obrigatórias, mas podem ser muito úteis nos casos de qualidade óssea crítica ou em fraturas com lesões graves (abertas) de tecido mole.

Abordagem cirúrgica
Uma abordagem palmar-padrão (Henry) para o rádio proximal é a forma mais segura de acessar essa região.

Redução e fixação
A redução usando a placa é em geral possível e pode ser atingida sem exposição ampla do osso, preservando-lhe o periósteo e a vascularidade.

Reabilitação
RAFI com placas permite tratamento funcional pós-operatório com função excelente do punho e do cotovelo.

Autores Jesse B. Jupiter, Fiesky Nuñez

4.7 Fratura diafisária, simples, do rádio e da ulna, secção média do rádio (22-A3.2)

1 Descrição de caso

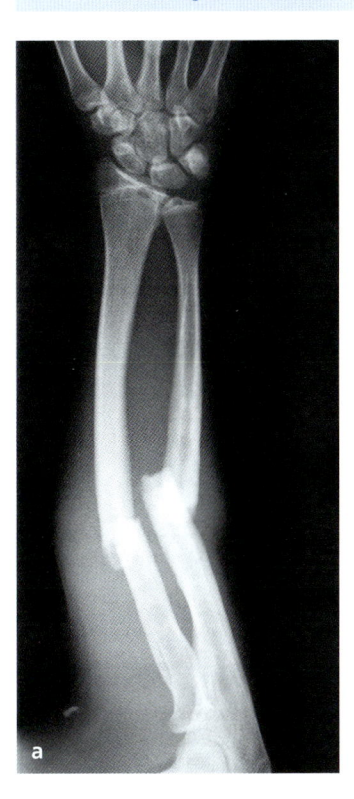

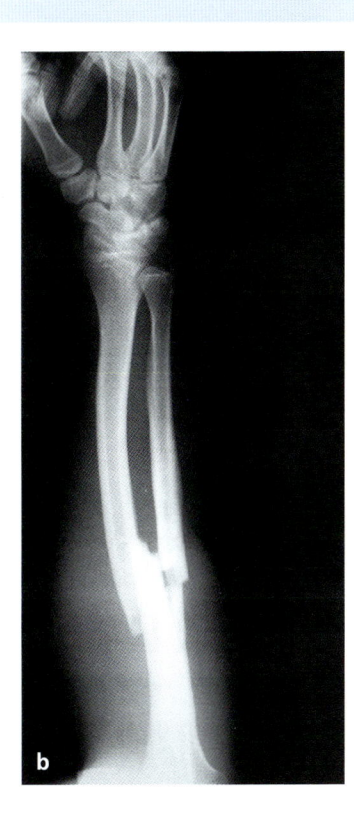

Um rapaz de 16 anos sofreu uma queda de alto impacto em um jogo de futebol, fraturando o rádio e a ulna. O antebraço afetado estava extremamente edemaciado, mas o exame vascular estava normal.

Fig. 4.7-1 a-b Raios X AP e lateral.

Indicação

Fraturas desviadas de ambos os ossos requerem fixação interna estável. O edema do tecido mole apresentado neste caso necessitou de cuidado cirúrgico imediato para prevenir o desenvolvimento de pressão intercompartimental elevada do antebraço.

Planejamento pré-operatório

Equipamento

- Conjunto de LCP de 3,5
- Conjunto de fragmentos pequenos de 2,7
- Parafusos interfragmentárias de 3,7 mm
- Torniquete pneumático
- Braço-C

(O tamanho do sistema, dos instrumentos e dos implantes pode variar de acordo com a anatomia.)

Preparação e posicionamento do paciente

Se a dor pré-operatória do paciente aumentar, medidas de pressão do compartimento devem ser realizadas. Ele é colocado em decúbito dorsal, com o braço afetado repousando sobre uma mesa de mão.
Antibiótico profilático: amplo espectro.
Profilaxia de tétano: se necessário.

2 Abordagem cirúrgica

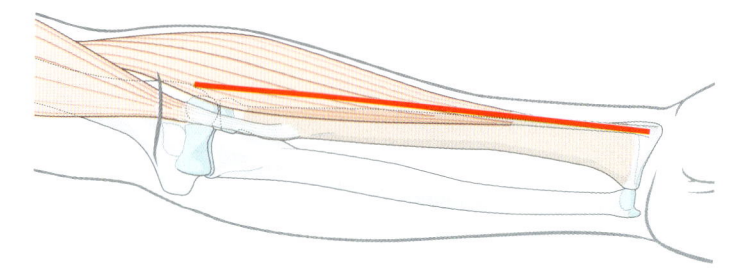

Fig. 4.7-2   O rádio é exposto através do braço anterior pela abordagem de Henry.

a

b

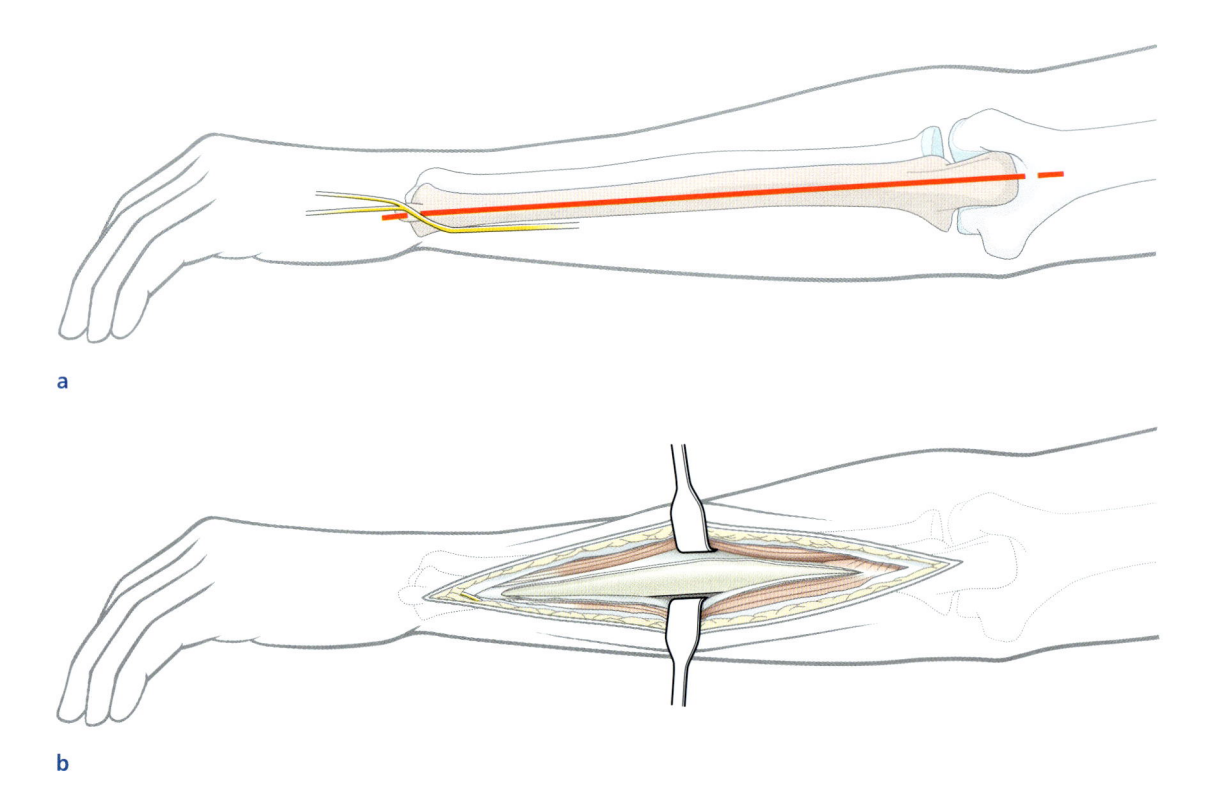

Fig. 4.7-3 a-b   A ulna é abordada através de uma incisão longitudinal reta feita sobre ela.

4.7 Fratura diafisária, simples, do rádio e da ulna, secção média do rádio (22-A3.2)

3 Redução e fixação

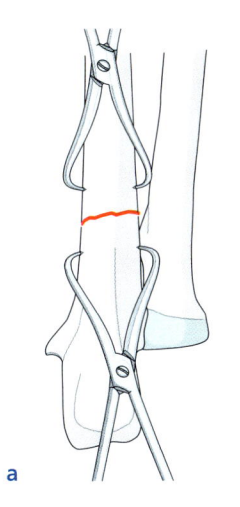

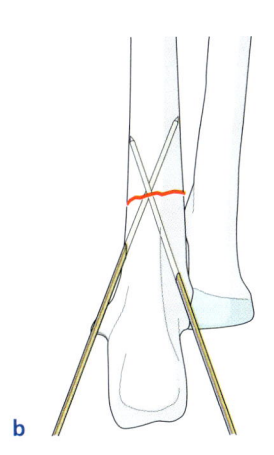

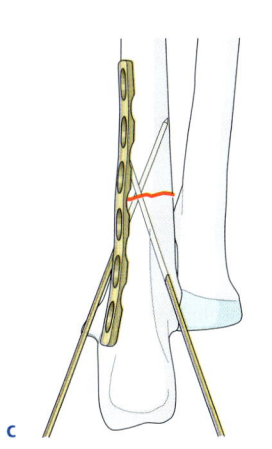

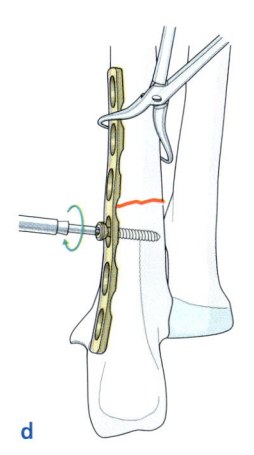

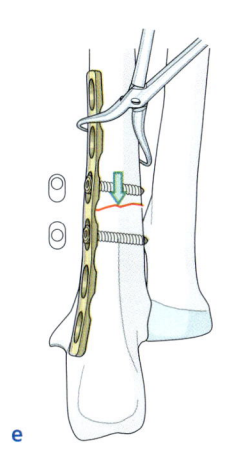

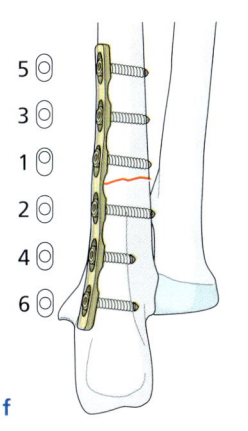

Fig. 4.7- 4 a-f

a-b Reduza a fratura com a ajuda de dois fórceps de redução pontiagudos, pequenos (a), e fixe-a de forma provisória com dois fios K ou pinças de redução (b).

c Molde a placa de acordo com a anatomia da superfície da ulna. Coloque uma leve curva convexa sobre a fratura para assegurar compressão do córtex oposto. Molde-a com entortador manual ou prensa de entortar.

d Fixe a placa moldada e pré-flexionada com um parafuso no fragmento proximal; depois, reduza o fragmento distal contra a placa e o fragmento proximal por manipulação da ulna distal, possivelmente com a ajuda de uma pinça fora do local da fratura. O ajuste final do parafuso pode afetar a redução e ser retardado até que um parafuso seja colocado no fragmento distal.

e Aplique um parafuso cortical de 3,5 mm em posição neutra no fragmento proximal perto da fratura. Insira um parafuso cortical de 3,5 mm na posição excêntrica no fragmento distal, próximo à fratura, criando compressão através desta.

f Insira os parafusos restantes em posição neutra.

Avalie a amplitude de movimento em pronação, supinação, flexão e extensão. Verifique os resultados com um intensificador de imagem ou raio X.

3 Redução e fixação (cont.)

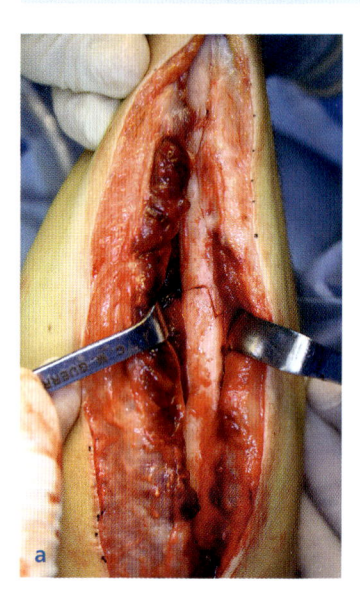

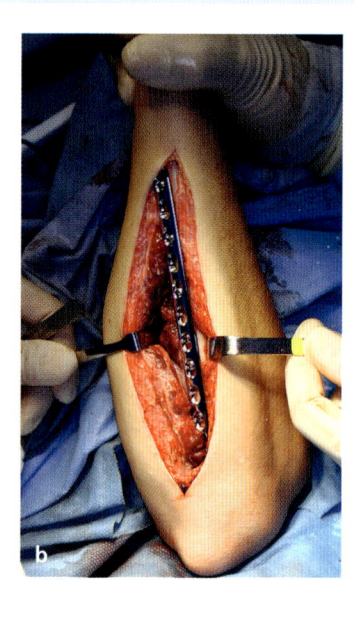

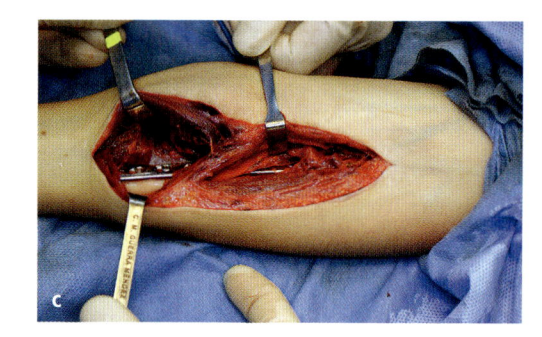

Fig. 4.7-5 a–c
a As duas fraturas são reduzidas com manipulação e realinhamento.
b A fratura ulnar é presa com uma LCP 3,5, de 10 orifícios, com um parafuso interfragmentário de 2,7 mm através da fratura.
c O rádio é estabilizado com uma LCP de nove orifícios colocada através da exposição anterior.

Devido ao edema extenso, parte da ferida anterior é deixada aberta, com um enxerto de pele de espessura total aplicado dois dias mais tarde.

Raios X da fixação inicial mostram as LCPs no local, com excelente redução da fratura.

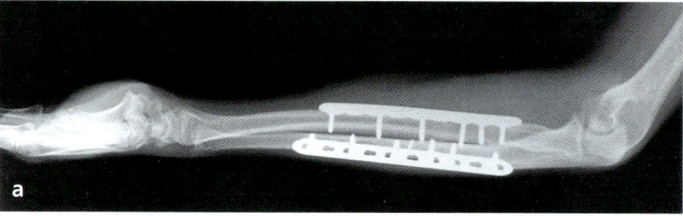

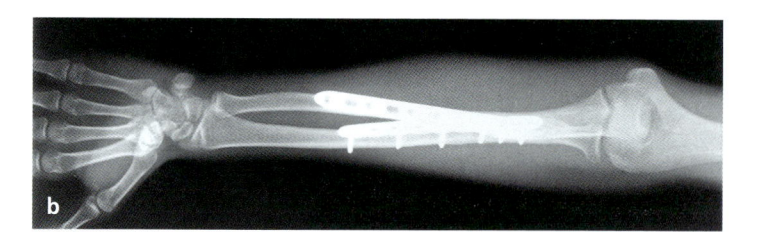

Fig. 4.7-6 a-b Raios X AP e lateral da fixação interna.

4.7 Fratura diafisária, simples, do rádio e da ulna, secção média do rádio (22-A3.2)

4 Reabilitação

Devido ao enxerto de pele, o movimento pós-operatório do antebraço foi iniciado 14 dias após a fixação inicial e dois dias após o enxerto de pele.

A fratura consolidou bem, e três meses após a cirurgia o paciente tinha readquirido movimento total do antebraço e do cotovelo.

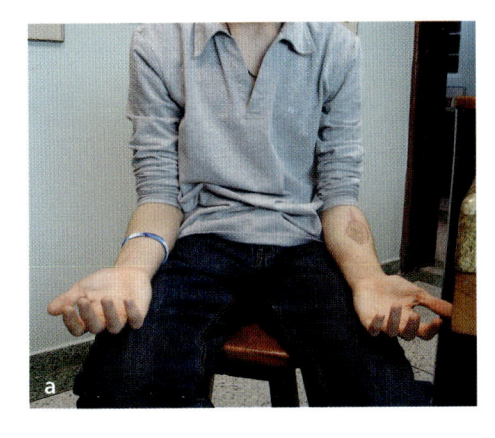

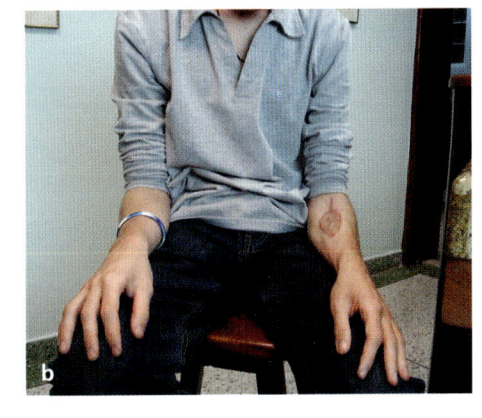

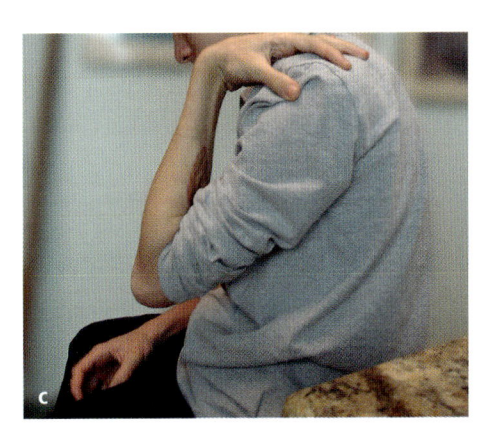

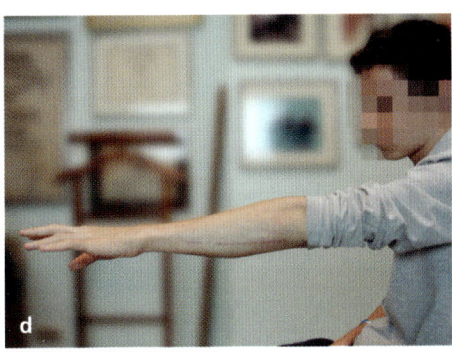

Fig. 4.7-7 a-d
a-b Rotação do antebraço em três meses de acompanhamento pós-operatório.
c-d Movimento do cotovelo em três meses de acompanhamento pós-operatório.

4 Rádio e ulna, diáfise

Remoção do implante

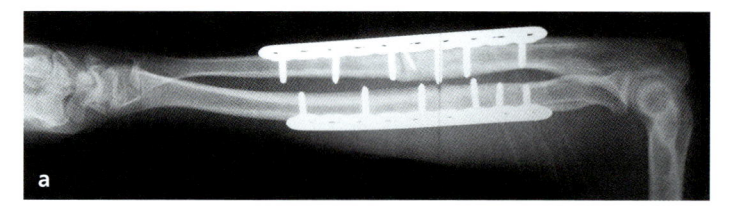

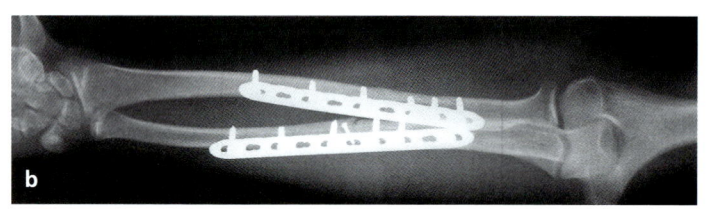

Não houve indicação evidente para remoção da placa no último acompanhamento do paciente (um ano após a lesão).

Fig. 4.7-8 a-b Raios X mostrando consolidação completa um ano após a lesão.

5 Armadilhas –

Abordagem cirúrgica
É preciso cuidado para evitar lesão inadvertida ao nervo radial superficial.

O descolamento periosteal excessivo desvascularizará o osso.

Redução e fixação
Deve haver cuidado para evitar uma perda de redução durante a fixação da placa com parafusos corticais.

Reabilitação
Pode ocorrer rigidez do cotovelo e do punho se o paciente não iniciar exercícios de amplitude de movimento precoces.

6 Dicas +

Abordagem cirúrgica
É importante identificar e proteger o ramo superficial do nervo radial. A tração não intencional do nervo deve ser evitada.

O osso descoberto só deve ser exposto sobre o local da fratura para redução. Não há necessidade de descolamento excessivo do periósteo.

Redução e fixação
A pré-moldagem da placa pode ser requerida se a compressão interfragmentária for atingida com a colocação excêntrica do parafuso cortical.

Se mais cominuição for prevista, miniparafusos de diâmetro menor devem estar prontamente disponíveis.

Reabilitação
A mobilização precoce é a chave para a recuperação total.

Autores   Jesse B. Jupiter, Fiesky Nuñez

4.8 Fratura em cunha da diáfise ulnar, rádio intacto (22-B1.1)

1 Descrição de caso

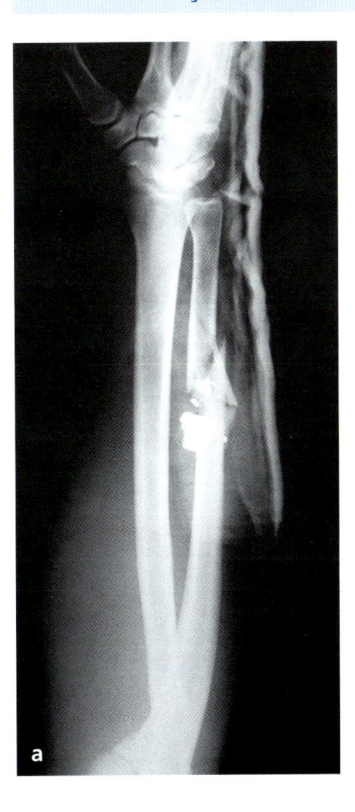

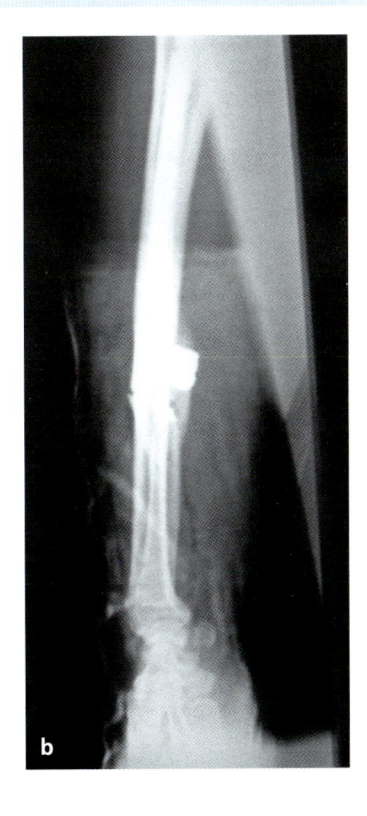

Um homem de 35 anos sofreu uma ferida por disparo de arma de fogo de baixa velocidade em sua diáfise ulnar. O rádio não foi lesionado. O estado neurovascular estava intacto e houve mínimo dano de tecido mole devido à baixa velocidade.

Fig. 4.8-1 a-b   Raios X AP e lateral da fratura em cunha da diáfise ulnar.

Indicação

Embora algumas feridas por disparo de arma de fogo de baixa velocidade possam consolidar sem fixação interna, alguma perda de substância e o período de tempo necessário para consolidar indicam debridamento cirúrgico, fixação interna estável e enxerto ósseo autógeno se necessário.

Planejamento pré-operatório

Equipamento
- Implantes 3,5 de fragmentos pequenos
- Lavagem pulsada com jato
- Enxerto ósseo autógeno
- Distrator
- Braço-C

Preparação e posicionamento do paciente

O paciente é colocado em decúbito dorsal, com o braço afetado sobre uma mesa de mão. Torniquete.
A crista ilíaca é preparada para potencial enxerto ósseo autógeno.
Antibiótico profilático: amplo espectro.

(O tamanho do sistema, dos instrumentos e dos implantes pode variar de acordo com a anatomia.)

4 Rádio e ulna, diáfise

2 Abordagem cirúrgica

Uma incisão reta é realizada diretamente sobre a ulna, incorporando a ferida de entrada. O intervalo é desenvolvido entre os músculos flexor e extensor ulnar do carpo.

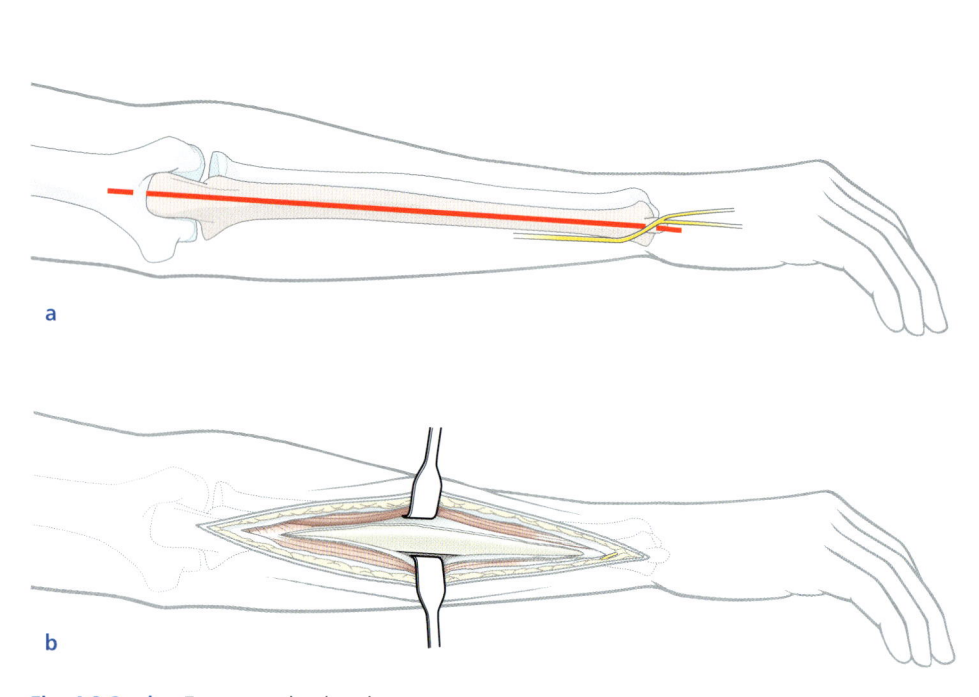

Fig. 4.8-2 a-b Esquema de abordagem.

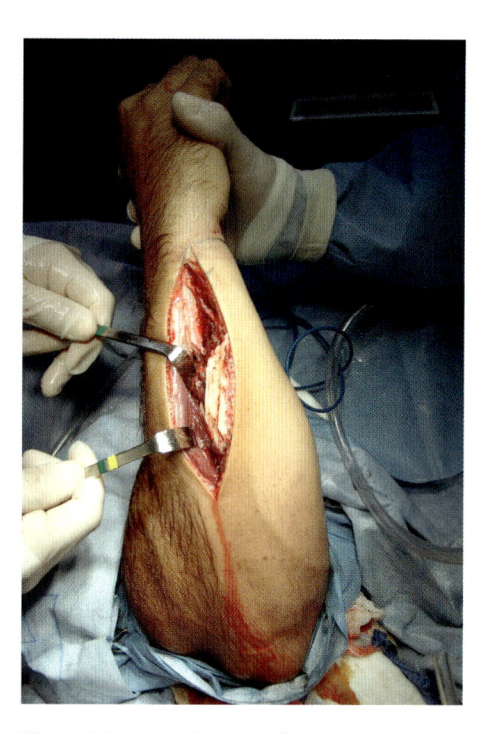

Fig. 4.8-3 Exposição da fratura ulnar com algum elemento de fragmentação evidente.

4.8 Fratura em cunha da diáfise ulnar, rádio intacto (22-B1.1)

3 Redução e fixação

O processo de aplicação de um enxerto de osso esponjoso envolve a criação de um tampão esponjoso compacto que pode ser diretamente colocado no defeito.

Uma LC-DCP 3,5 longa é usada como uma placa em ponte, abarcando o intervalo de fratura e preservando o máximo possível a vascularidade local.

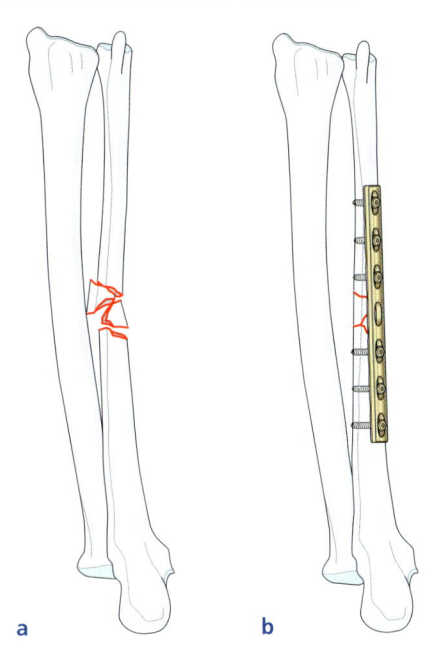

Fig. 4.8-4 a-b Esquema de placa em ponte.

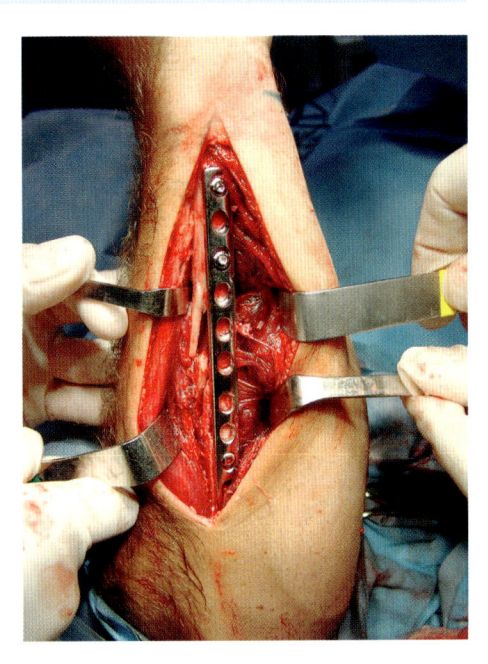

Fig. 4.8-5 Placa de 12 orifícios aplicada para formar uma ponte sobre a zona de fratura.

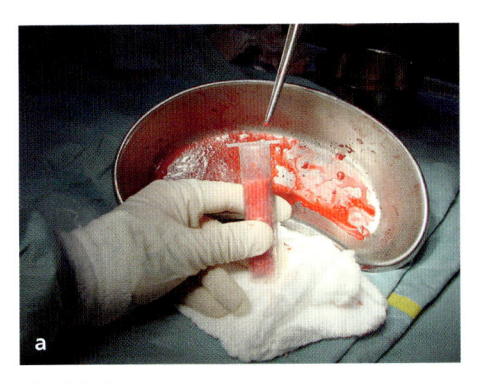

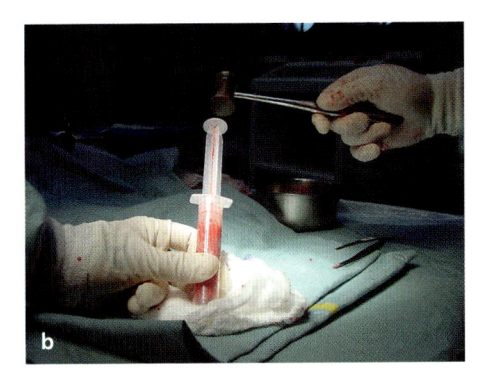

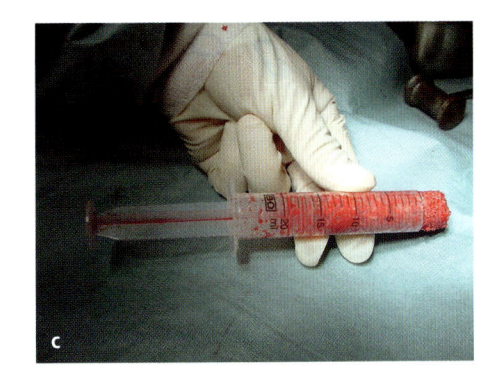

Fig. 4.8-6 a-c
a O enxerto de osso esponjoso autógeno da crista ilíaca é colocado em uma seringa com o diâmetro próximo ao da diáfise ulnar.
b Usando um malho com a seringa reagrupada, a impactação irá criar um enxerto esponjoso compacto muito estável.
c O enxerto compacto é extraído de uma seringa que teve a ponta estreita distal cortada.

4 Rádio e ulna, diáfise

3 Redução e fixação (cont.)

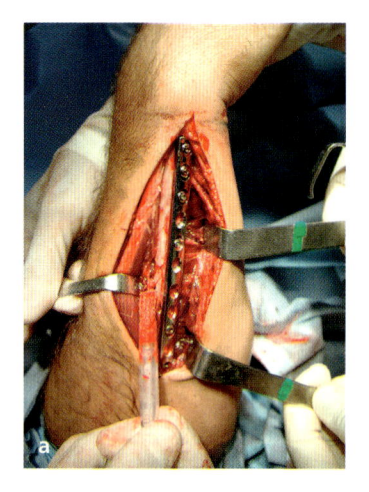

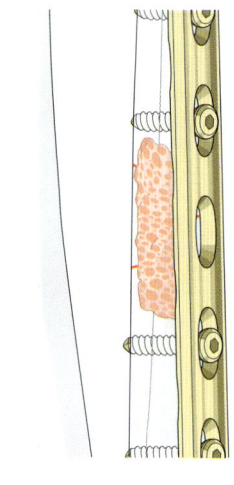

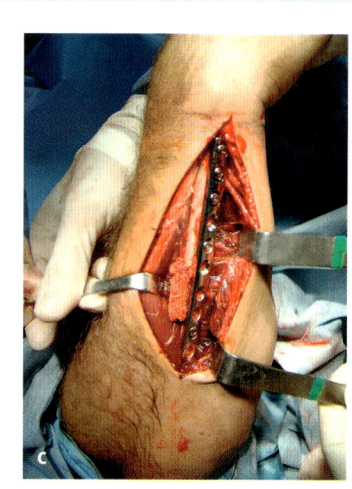

Fig. 4.8-7 a-c   O tampão de enxerto pode ser colocado na área de defeito, evitando o espaço interósseo.

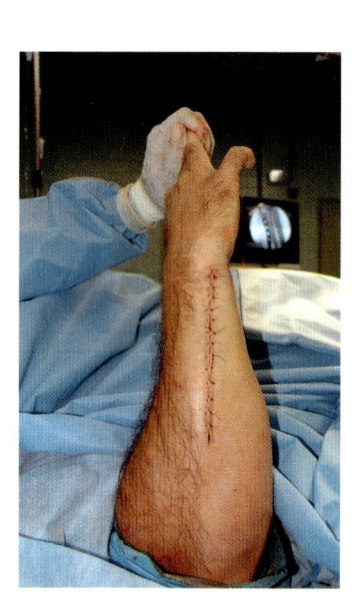

Fig. 4.8-8   A ferida é fechada após repetida lavagem completa, incorporando a ferida original.

4.8 Fratura em cunha da diáfise ulnar, rádio intacto (22-B1.1)

4 Reabilitação

O movimento de antebraço foi iniciado no segundo dia após a cirurgia, e as suturas foram removidas na segunda semana pós-operatória. O paciente foi acompanhado clínica e radiologicamente até a consolidação esquelética.

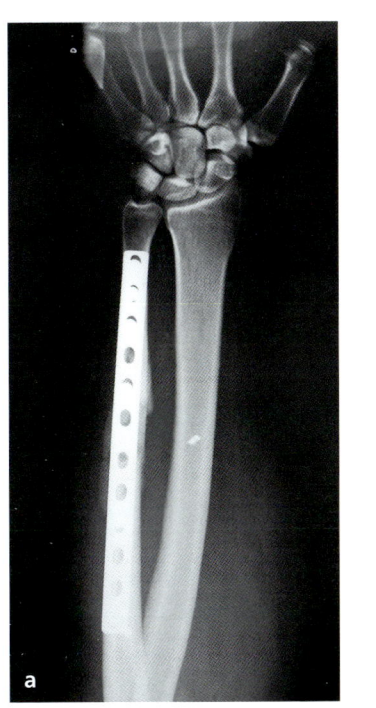

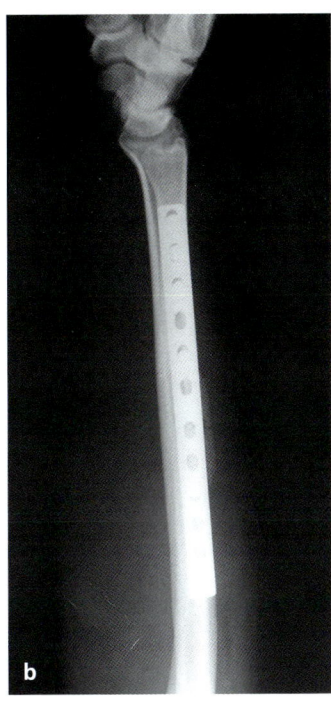

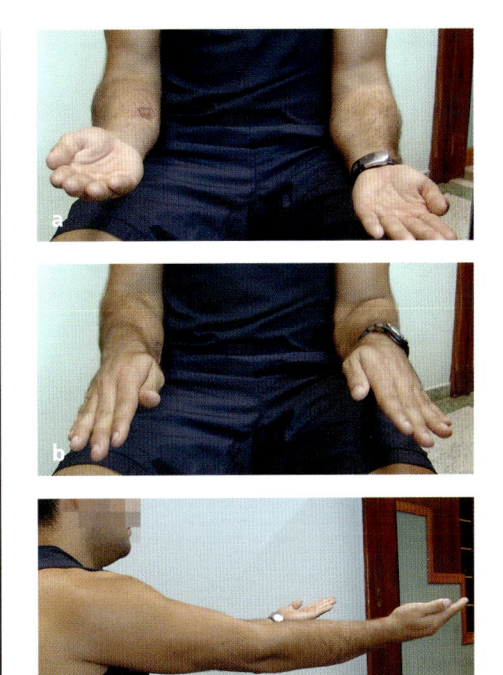

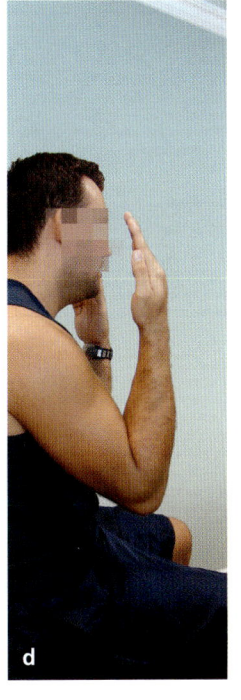

Fig. 4.8-9 a-b Raios X de acompanhamento mostraram consolidação total em cinco meses.

Fig. 4.8-10 a-d Movimento funcional com perda moderada de pronação do antebraço.

Remoção do implante

A remoção do implante só é requerida se ele causar desconforto. Ela deve ser retardada por pelo menos um ano após a cirurgia.

5 Armadilhas –	6 Dicas +
	Abordagem cirúrgica A lavagem completa é importante para reduzir o risco de infecção.
Redução e fixação Tentativas de colocar todos os fragmentos no lugar podem resultar em perda extensa da vascularização e retardar a consolidação. Tentativas de usar parafusos de compressão para os fragmentos pequenos também podem favorecer a pseudoartrose e aumentar o risco de infecção.	**Redução e fixação** Uma placa em ponte fornecerá estabilidade e minimizará o risco de desvascularização. O enxerto de osso autógeno colocado longe do espaço interósseo permitirá um processo de consolidação mais rápido.

Autores   Emanuel Gautier, Georges Kohut

4.9   Fratura diafisária, em cunha, do rádio e da ulna (22-B3.1)

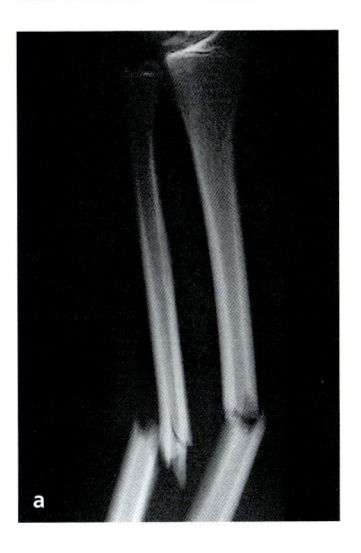

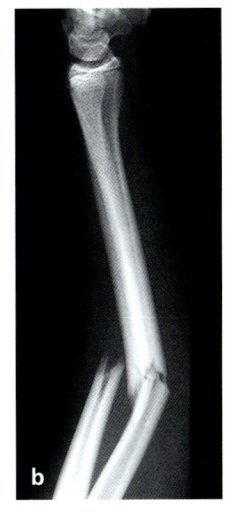

1   Descrição de caso

Um rapaz de 15 anos caiu quando jogava futebol e sofreu um trauma simples no braço esquerdo.

Fig. 4.9-1 a-b   Raios X pré-operatórios.
a   Incidência AP mostrando fraturas transversas de ambos os ossos do antebraço. O rádio tem uma fratura simples, e a ulna tem uma pequena cunha de flexão.
b   Incidência lateral.

Indicação

Essa fratura desviada do antebraço (22-B3.1), nessa faixa etária, é uma indicação absoluta para redução aberta e fixação interna usando placas. A colocação de haste intramedular seria difícil em razão da cavidade medular estreita. A osteossíntese com placa permite restauração precisa da forma anatômica dos dois ossos do antebraço, necessária para a reaquisição de pronação e supinação completas.

Planejamento pré-operatório

Equipamento
- LCP 3,5 de sete orifícios
- Parafusos de cabeça bloqueada de 3,5 mm
- Parafusos corticais de 3,5 mm

(O tamanho do sistema, dos instrumentos e dos implantes pode variar de acordo com a anatomia.)

Preparação e posicionamento do paciente

Antibióticos: cefalosporina de segunda geração por 48 horas.
Profilaxia de trombose: nenhuma.

Fig. 4.9-2   Posicione o paciente em decúbito dorsal sobre a mesa, com a extremidade superior abduzida e apoiada sobre uma mesa de mão.
Um torniquete é colocado na parte superior do braço.
A abordagem para a ulna é realizada com o cotovelo em flexão e o antebraço pronado.
Abordagem para o rádio, com extensão do cotovelo e o antebraço supinado.

4 Rádio e ulna, diáfise

2 Abordagem cirúrgica

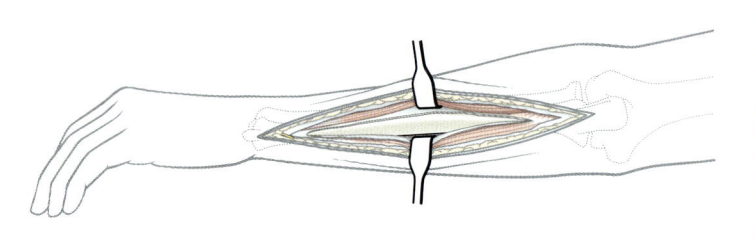

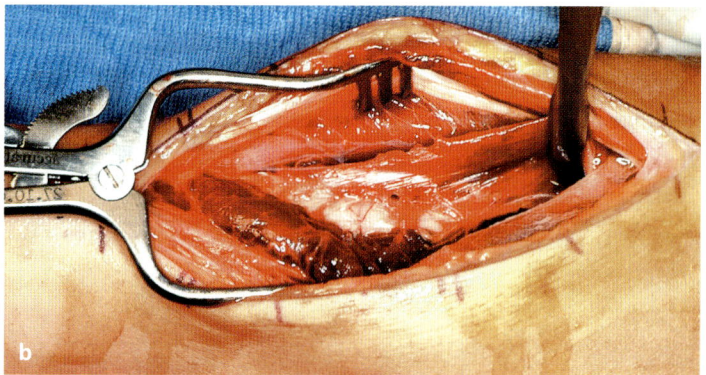

Fig. 4.9-3 a-b
a Abordagem-padrão para a ulna.
b Abordagem de Henry para a diáfise radial.

3 Redução e fixação

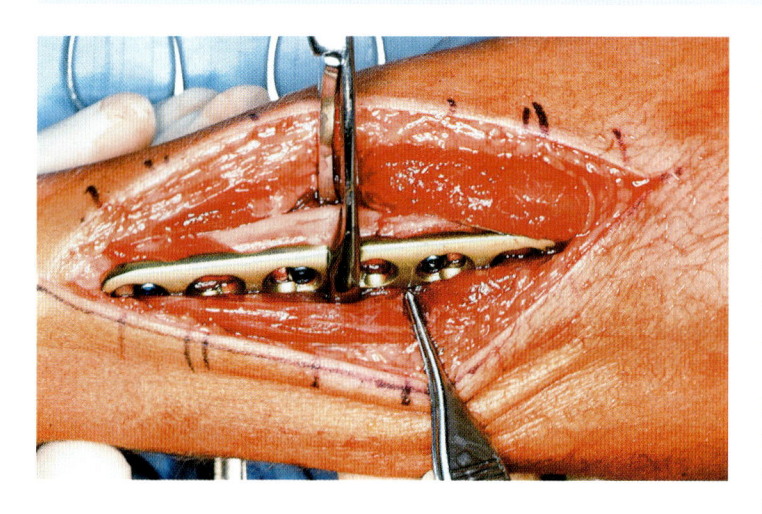

Ulna

Após exposição epiperiosteal da diáfise ulnar, a placa é ancorada sobre o fragmento distal com dois parafusos de cabeça bloqueada antes da redução. A redução é realizada por tração manual, e o fragmento proximal é mantido na posição com o uso de uma pinça Verbrugge pequena. A compressão interfragmentária da fratura é alcançada pelo uso de um parafuso cortical convencional inserido excentricamente na extremidade proximal da placa. A fixação é concluída com um parafuso de cabeça bloqueada inserido próximo à fratura.

Fig. 4.9-4 Incidência intraoperatória da ulna mostrando a placa fixada na sua posição ao fragmento distal, com dois parafusos de cabeça bloqueada e o fragmento proximal mantido em posição com a pinça Verbrugge. É visível o descolamento periosteal traumático extenso, sobretudo do fragmento proximal.

4.9 Fratura diafisária, em cunha, do rádio e da ulna (22-B3.1)

3 Redução e fixação (cont.)

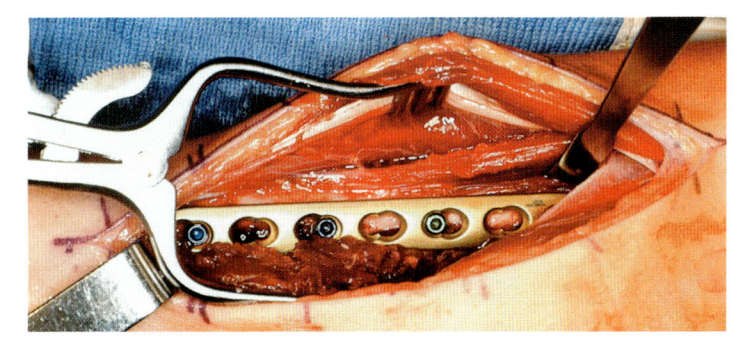

Rádio

Procedimento para redução e fixação da diáfise radial idêntico àquele descrito para a ulna.

Fig. 4.9-5 Incidência intraoperatória mostrando a fixação concluída, com o uso de uma LCP 3,5 de sete orifícios.

4 Reabilitação

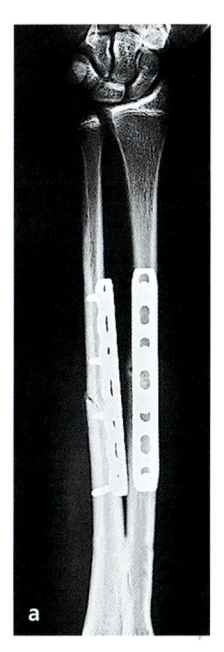

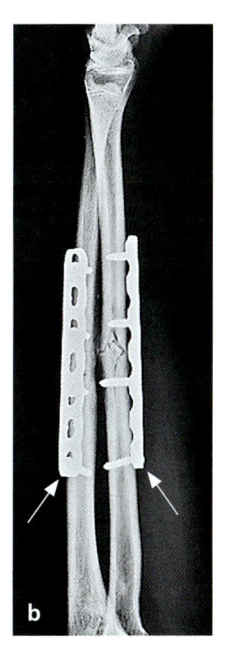

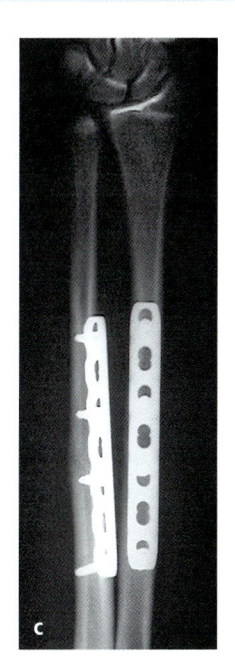

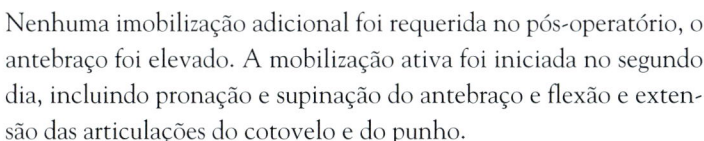

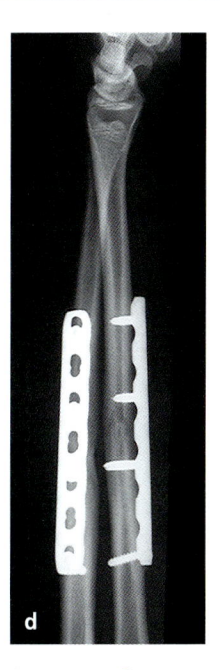

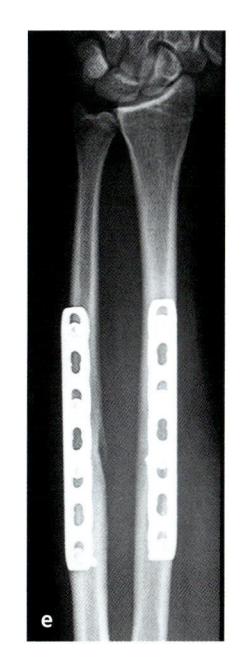

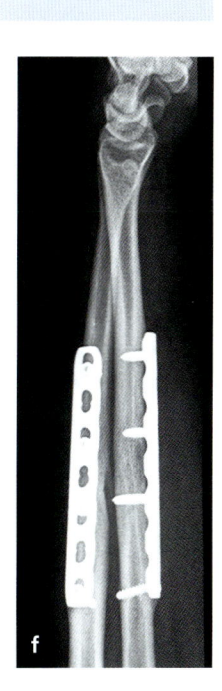

Nenhuma imobilização adicional foi requerida no pós-operatório, o antebraço foi elevado. A mobilização ativa foi iniciada no segundo dia, incluindo pronação e supinação do antebraço e flexão e extensão das articulações do cotovelo e do punho.

Fig. 4.9-6 a-f
a-b Raios X pós-operatórios: incidência AP, incidência lateral. Observe os parafusos corticais excêntricos no orifício de combinação proximal de cada placa (setas).
c-d Raios X após 19 semanas: incidência AP, incidência lateral.
e-f Raios X após 15 meses: incidência AP, incidência lateral.

479

4   Rádio e ulna, diáfise

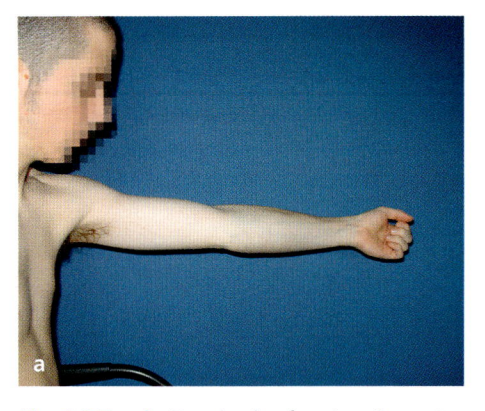

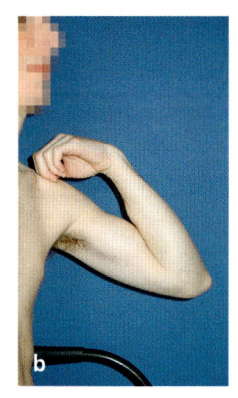

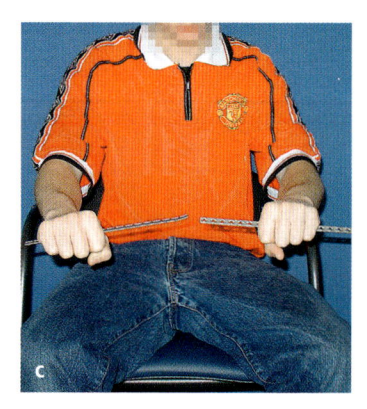

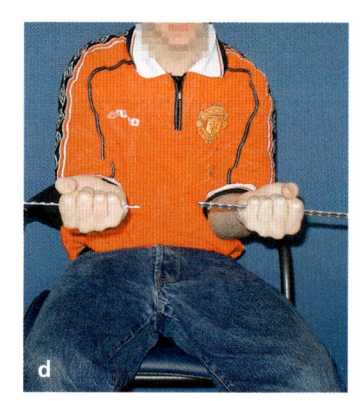

Fig. 4.9-7 a–d   Resultados funcionais quatro anos após a cirurgia.
a–b   Extensão e flexão totais do cotovelo.
c–d   Pronação e supinação totais do antebraço.

Remoção do implante

A remoção do implante não é necessária, visto que as placas não restringem ou perturbam o paciente.

5   Armadilhas –

Redução e fixação

Exposição extensa com dano ao suprimento sanguíneo do córtex quando tentar redução anatômica.

Uma placa de sete orifícios é a de comprimento mínimo para a estabilização de uma fratura transversa do antebraço. Fraturas cominuídas necessitam de uma placa muito mais longa, de, pelo menos, 10 a 12 orifícios.

Dois parafusos por fragmento principal é o mínimo indicado para fixação com placa do ponto de vista mecânico; isso é suficiente apenas quando houver boa qualidade óssea. Pelo menos três parafusos (mono ou bicorticais) são recomendados.

6   Dicas +

Redução e fixação

A redução anatômica dos dois ossos do antebraço, no caso de uma configuração de fratura relativamente simples, restaura a pronação e a supinação completas do antebraço.

Compressão interfragmentária como ferramenta para dividir a carga entre o implante e o osso alivia o implante.

O orifício de combinação permite o uso de parafusos excêntricos padronizados para atingir compressão interfragmentária e, também, fixação estável da placa ao osso com um mínimo de parafusos de cabeça bloqueada.

É permitida a mobilização precoce irrestrita para todas as articulações adjacentes.

Autor   Jesse B. Jupiter

4.10 Fratura em cunha da diáfise ulnar, fratura simples da diáfise radial (22-B3.1)

1   Descrição de caso

Uma mulher de 30 anos, residente de neurologia, caiu de um cavalo durante as férias. A lesão foi inicialmente debridada através de uma ferida aberta sobre a fratura ulnar, com a paciente chegando ao hospital 48 horas após a lesão. A paciente também sofreu uma fratura de cisalhamento palmar do punho oposto. Seu exame neurovascular estava normal.

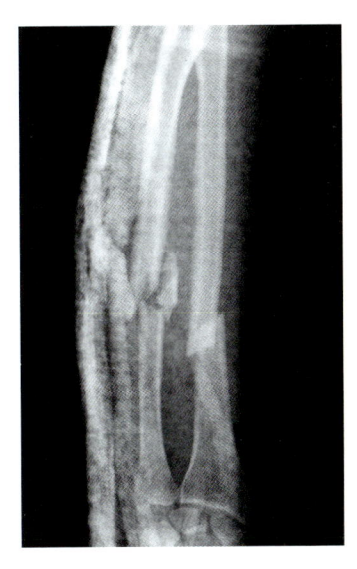

Fig. 4.10-1 Um raio X AP da fratura do antebraço com uma fratura simples da diáfise radial e uma fratura exposta em cunha da ulna.

Fig. 4.10-2 A ferida aberta sobre a ulna, dois dias após a lesão.

Indicação

Uma fratura aberta requer definição da ferida, debridamento adequado, antibióticos específicos de cultura e fixação estável.

A paciente apresenta-se com uma ferida contaminada, necessitando debridamento extenso e, talvez, fixação interna retardada.

Planejamento pré-operatório

Equipamento
- Distrator pequeno
- Lavagem com jato
- Minibraço-C
- Torniquete estéril

(O tamanho do sistema, dos instrumentos e dos implantes pode variar de acordo com a anatomia.)

Preparação e posicionamento do paciente

A paciente é colocada em decúbito dorsal. O braço afetado repousa sobre uma mesa de mão.
Antibiótico profilático: amplo espectro.

4 Rádio e ulna, diáfise

2 Abordagem cirúrgica

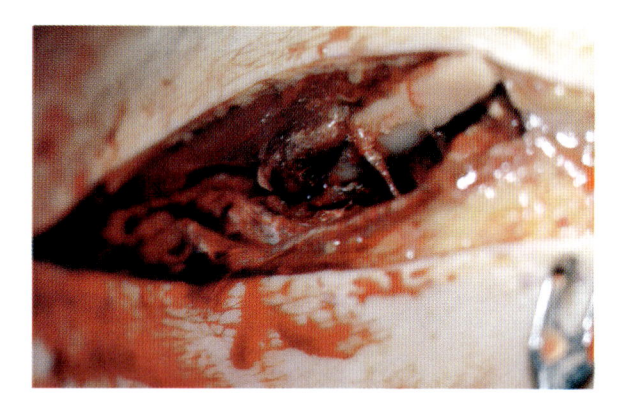

Fig. 4.10-3 A abordagem inicial é sobre a fratura ulnar. Uma quantidade significativa de detritos foi identificada, e debridamento extenso foi realizado. Em razão disso, a fixação estável das duas fraturas do antebraço foi retardada por 48 horas.

3 Redução e fixação

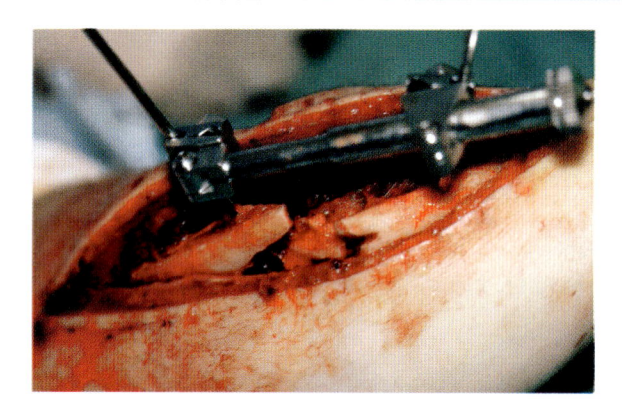

A fratura radial foi abordada através de uma incisão-padrão anterior e presa com uma LC-DCP de oito orifícios.

Fig. 4.10-4 A fratura ulnar foi reduzida com a ajuda de um pequeno distrator, permitindo ao fragmento marginalmente vascularizado ser manipulado para seu local.

4.10 Fratura em cunha da diáfise ulnar, fratura simples da diáfise radial (22-B3.1)

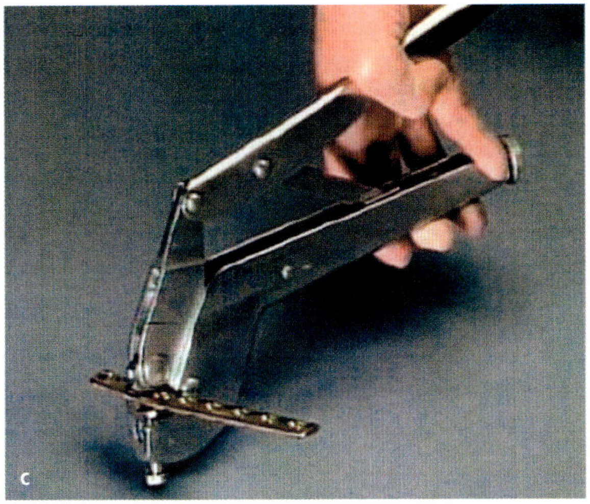

3 Redução e fixação (cont.)

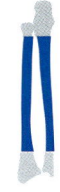

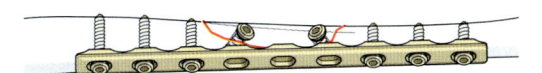

Fig. 4.10-5 a-h

a Visto que uma osteossíntese com parafuso de compressão por si só não é capaz de sustentar carga e forças de cisalhamento, uma placa de proteção ou de neutralização deve ser adicionada para permitir a mobilização precoce.

b-c O comprimento da placa é determinado pelo padrão de fratura e pela localização. Se possível, três orifícios proximais e três distais à fratura devem ser utilizados. Caso seja necessário, utilize alicates de flexão para moldar a placa a fim de que se ajuste à anatomia do osso (rádio).

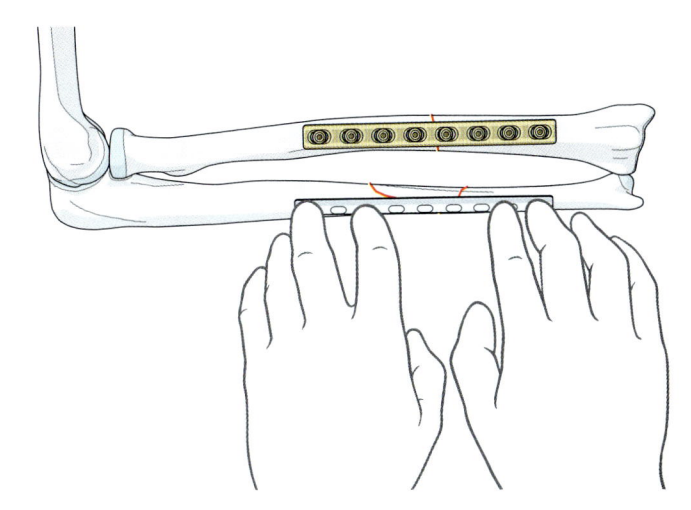

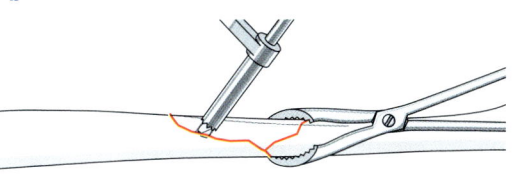

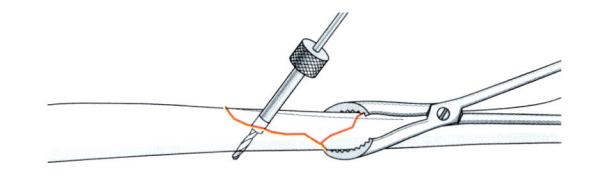

d Para inserir um parafuso de compressão de 3,5 mm, um orifício de deslizamento é perfurado com a broca de 3,5 o mais perpendicularmente possível à linha de fratura.

4 Rádio e ulna, diáfise

3 Redução e fixação (cont.)

e

f

g

h

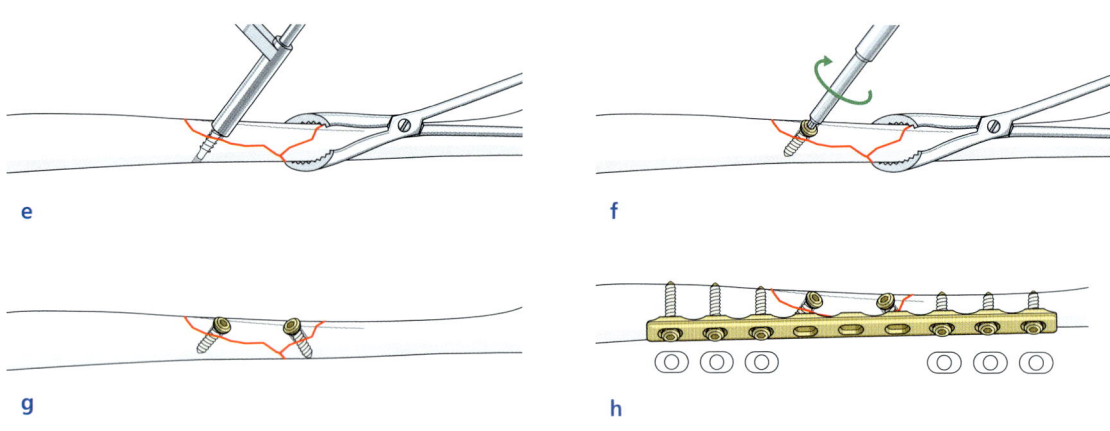

Fig. 4.10-5 a-h (cont.)

e   Insira uma guia de perfuração e perfure a rosca no córtex distante com a broca de 2,5.
f   Rosqueie o orifício no córtex com a rosca 3,5 (exceção: parafusos autorrosqueantes).
g   Insira e aperte o primeiro parafuso de compressão. Introduza um segundo parafuso de compressão para prender um fragmento grande em cunha da mesma maneira que o primeiro parafuso.
h   A placa é aplicada ao osso com parafusos corticais de 3,5 centricamente perfurados. Observação: os parafusos da placa não devem interagir com o parafuso de compressão já colocado.

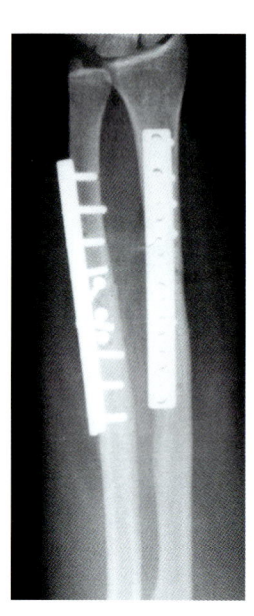

Fig. 4.10-6   A fixação estável da ulna incluiu uso de parafuso interfragmentário, prendendo de forma rígida o fragmento em cunha às duas extremidades principais da fratura.

4.10 Fratura em cunha da diáfise ulnar, fratura simples da diáfise radial (22-B3.1)

4 Reabilitação

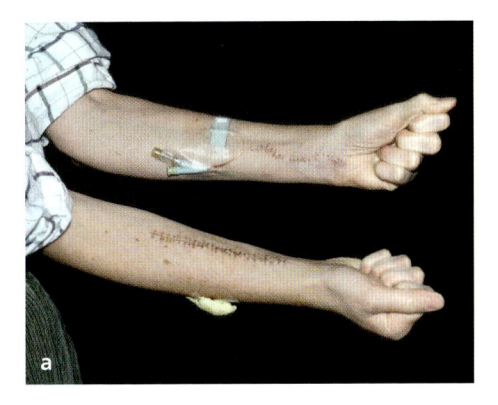

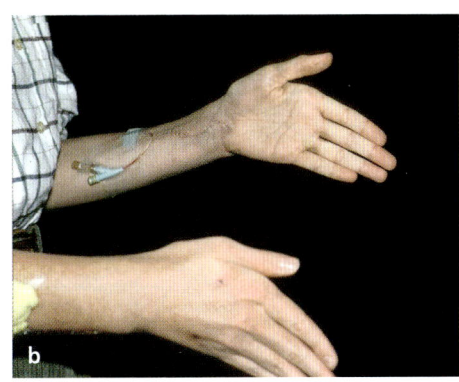

Fig. 4.10-7 a-b   A mobilização precoce foi iniciada após a cirurgia.

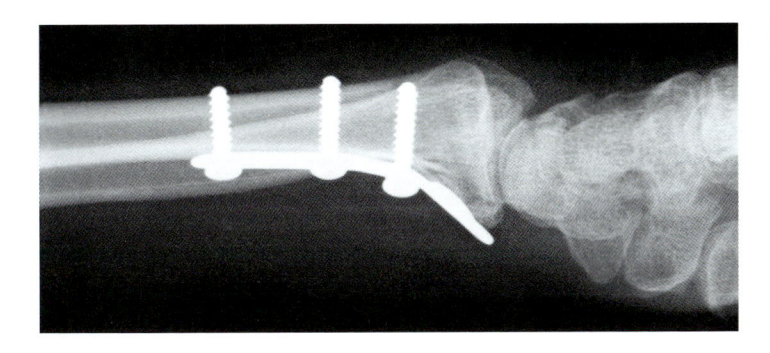

Fig. 4.10-8   Esse paciente também teve fixação da fratura de cisalhamento palmar oposta.

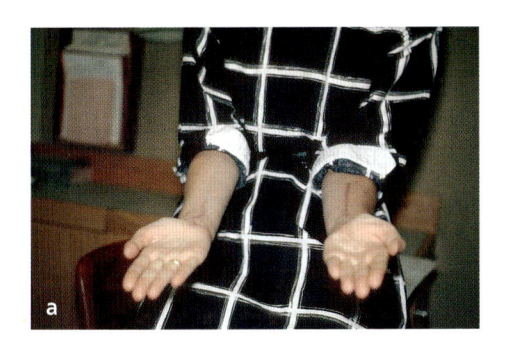

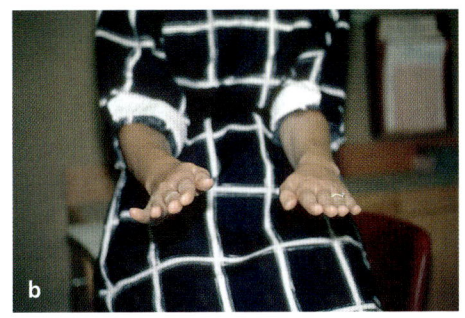

Fig. 4.10-9 a-b   Movimento do antebraço seis meses após a cirurgia.

Remoção do implante

A remoção do implante não é necessária a menos que ele esteja sintomático.

---

5 Armadilhas −

Abordagem cirúrgica
Falha em expor inicialmente a fratura ulnar aberta pode colocar a fratura radial em risco de contaminação.

Redução e fixação
O fragmento de fratura em cunha pode ter as inserções limitadas de tecido mole, as quais devem ser preservadas, se possível.

---

6 Dicas +

Equipamento
Distratores pequenos são extremamente úteis para atingir comprimento e alinhamento enquanto o fragmento em cunha é manipulado no local.

Redução e fixação
No cenário de uma ferida contaminada com vascularização marginal, deve ser considerado enxerto esponjoso autógeno adjuvante, o qual pode ser obtido a partir do olécrano proximal.

Reabilitação
É preferível iniciar a rotação do antebraço logo que as feridas de tecido mole estejam estáveis, o que deve levar até uma semana após as exposições cirúrgicas extensas.

Autores   Frankie Leung, Tak-Wing Lau

4.11 Fratura em cunha da diáfise radial, fratura simples da diáfise ulnar (22-B3.2)

1   Descrição de caso

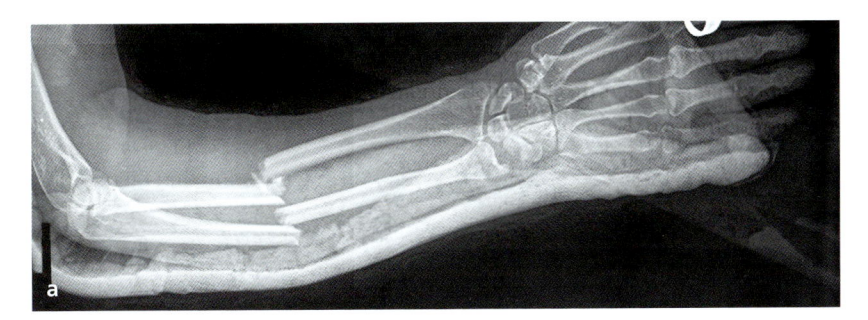

Uma mulher de 40 anos caiu de uma motocicleta e sofreu um trauma simples resultando em uma fratura fechada.

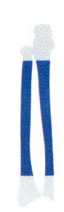

Fig. 4.11-1 a-b   Raios X pré-operatórios.

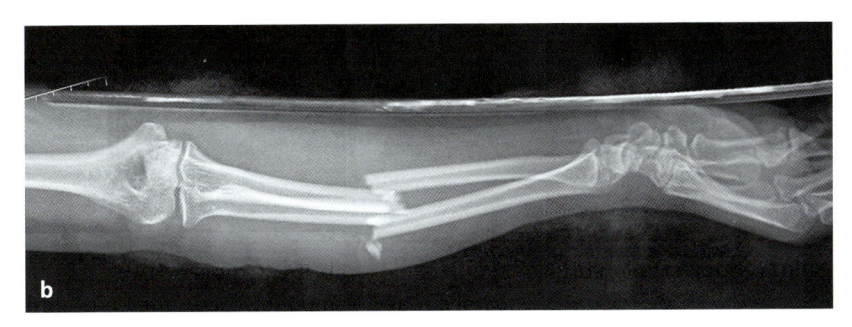

Indicação

A paciente apresentou-se com uma fratura diafisária, instável, desviada, do antebraço. Sem redução anatômica, provavelmente ocorreria uma consolidação viciosa, causando limitação grave no movimento do cotovelo e do punho.

Optou-se por redução anatômica e fixação rígida para permitir a consolidação efetiva da fratura e reabilitação precoce.

487

4   Rádio e ulna, diáfise

Planejamento pré-operatório

Visto que a fratura radial era mais cominuída do que a ulnar, o plano visava reduzir e fixar a fratura ulnar primeiro. Dessa forma, seria mais fácil atingir uma redução precisa das duas fraturas.

Equipamento

- Fios K de 1,5 mm
- Placas de compressão bloqueadas (LCP) 3,5, sete orifícios
- Parafusos de cabeça bloqueada autorrosqueantes (LHS) de 3,5 mm
- Parafusos corticais e de osso esponjoso de 3,5 mm
- Pinças de redução pontiagudas
- Braço-C

(O tamanho do sistema, dos instrumentos e dos implantes pode variar de acordo com a anatomia.)

Preparação e posicionamento do paciente

Antibiótico profilático: cefalosporina de segunda geração.
Profilaxia de trombose: nenhuma.

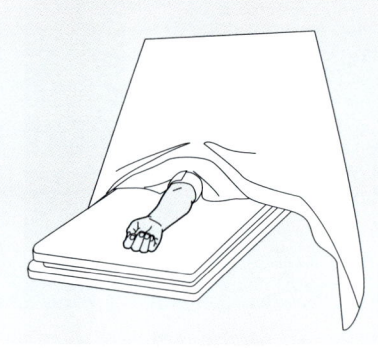

Fig. 4.11-2   A paciente é colocada em decúbito dorsal, com o braço lesionado sobre uma mesa de mão; torniquete e braço em abdução.

2   Abordagem cirúrgica

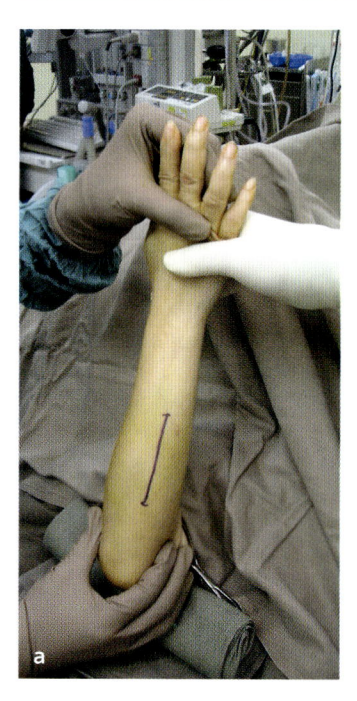

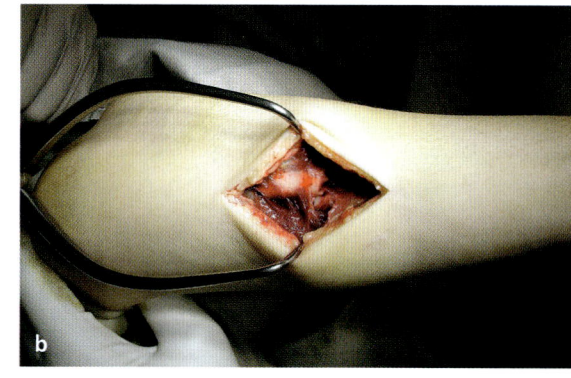

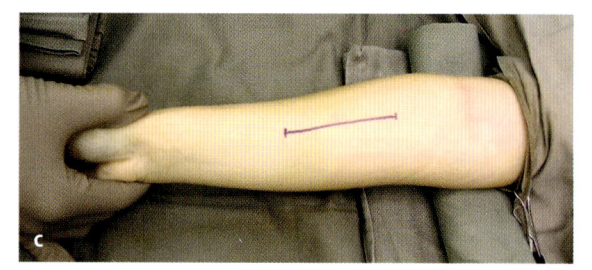

Fig. 4.11-3 a-c   A abordagem ulnar direta e a abordagem anterior de Henry são realizadas.
a-b Com um assistente segurando o braço em uma posição vertical, é feita uma incisão longa de 10 cm sobre a ulna.
c   O antebraço é, então, apoiado na mesa. Uma outra incisão de 10 a 12 cm é feita sobre o aspecto anterior do antebraço.

A fáscia na borda do músculo braquiorradial é fendida. A fratura radial é exposta.

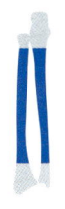

4.11 Fratura em cunha da diáfise radial, fratura simples da diáfise ulnar (22-B3.2)

3 Redução e fixação

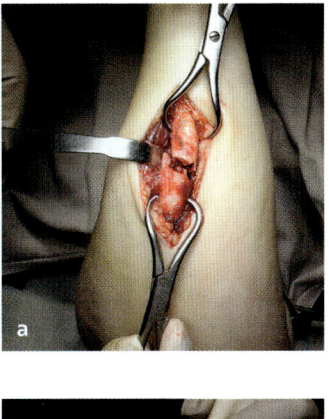

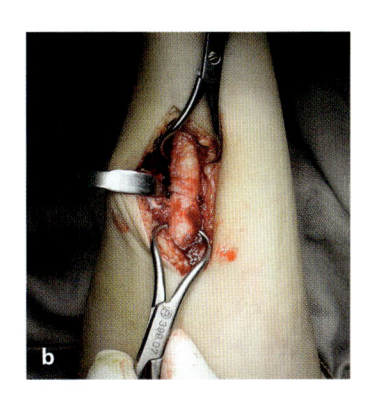

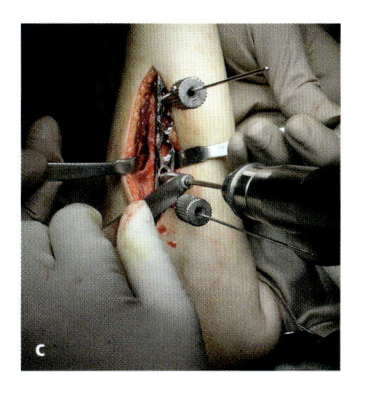

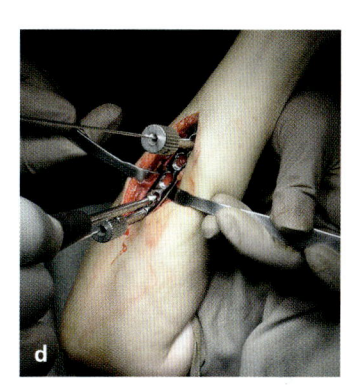

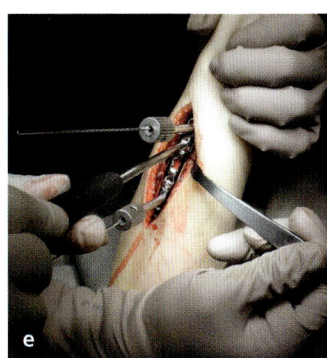

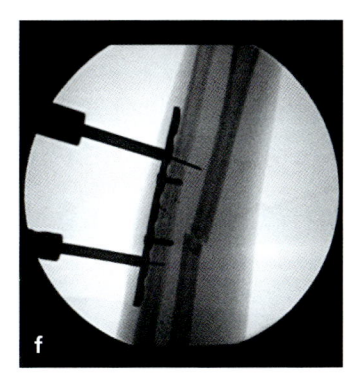

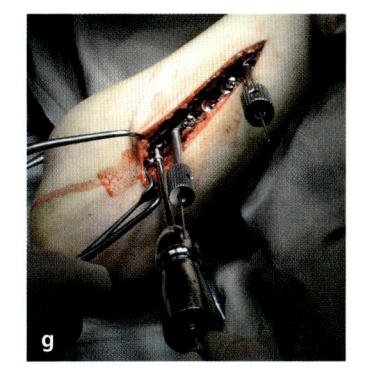

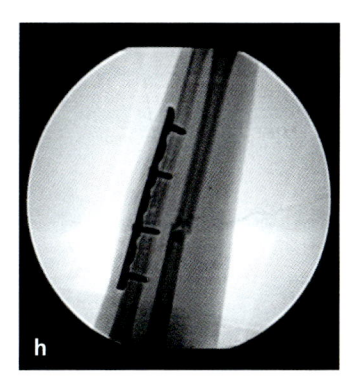

Fig. 4.11-4 a-m

a-b Deve ser tomado cuidado para não descolar em excesso o periósteo do osso. O uso de pequenos retratores de Hohmann e pinças de redução pontiagudas pode ser feito para redução direta com mínima perturbação aos tecidos moles.

c-f Uma LCP de sete orifícios é aplicada à ulna e temporariamente estabilizada com fios K. Um parafuso cortical de 3,5 mm é inserido em uma posição neutra no fragmento proximal. Um outro parafuso igual é inserido em modo de compressão no fragmento distal para atingir compressão interfragmentária. O fio K no fragmento distal pode ser removido antes de apertar o parafuso de compressão.

g-h Em cada fragmento principal, é introduzido um LHS. Em seguida, os fios K podem ser removidos. A redução é confirmada pelo braço-C.

3 Redução e fixação (cont.)

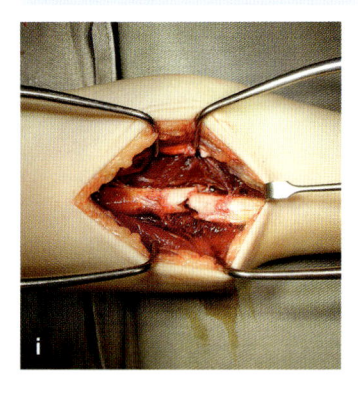

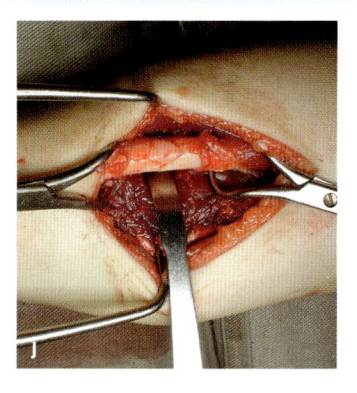

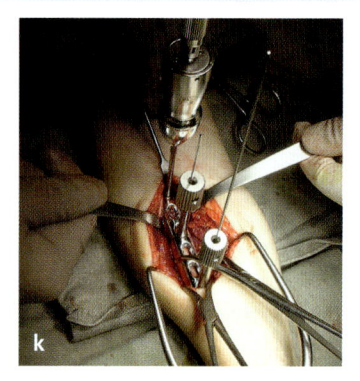

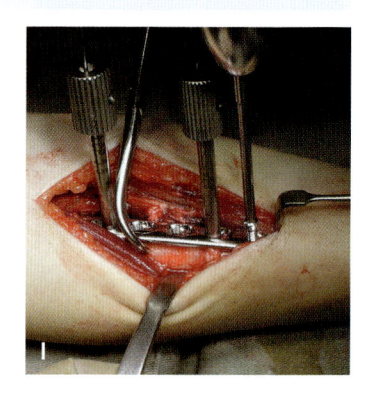

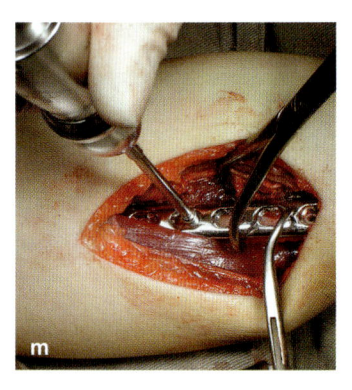

Fig. 4.11-4 a-m

i-j A fratura da diáfise radial é reduzida com o uso de pinças de redução pontiagudas. O fragmento em cunha encontra-se deslocado nos músculos do antebraço e, então, é reduzido.

k-m Uma LCP de sete orifícios é aplicada ao rádio e temporariamente estabilizada com fios K. Dois LHSs de 3,5 mm foram aplicados em cada fragmento principal.

4 Reabilitação

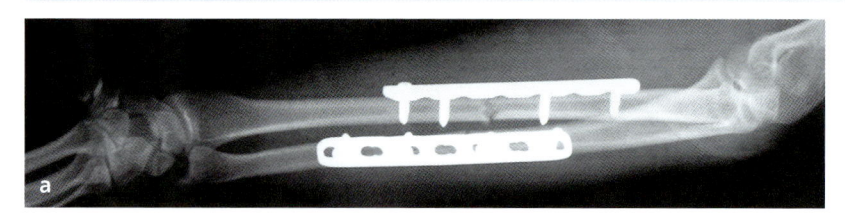

O dreno pode ser removido no primeiro ou no segundo dia após a cirurgia. A paciente foi aconselhada a iniciar exercícios de amplitude de movimento o mais cedo possível.

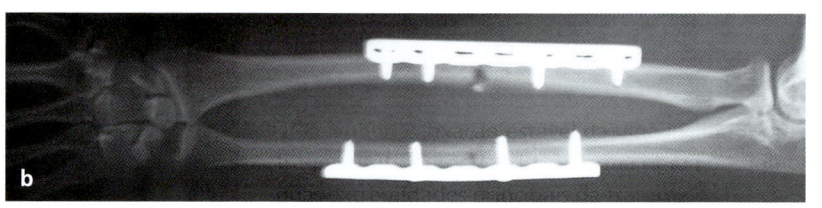

Fig. 4.11-5 a-b Raios X uma semana após a cirurgia.

4.11 Fratura em cunha da diáfise radial, fratura simples da diáfise ulnar (22-B3.2)

4 Reabilitação

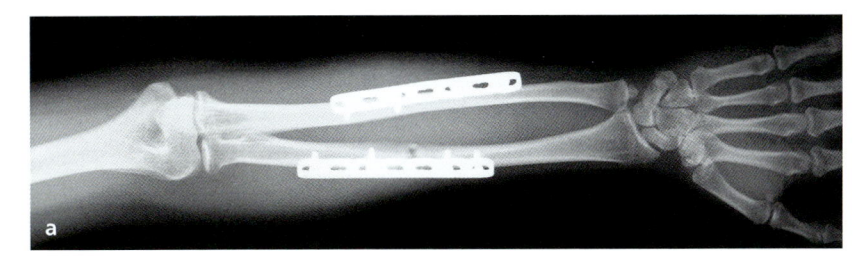

Fig. 4.11-6 a-b   Raios X AP e lateral seis meses após a cirurgia.

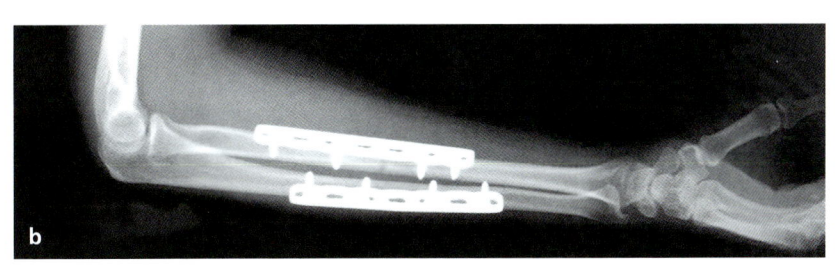

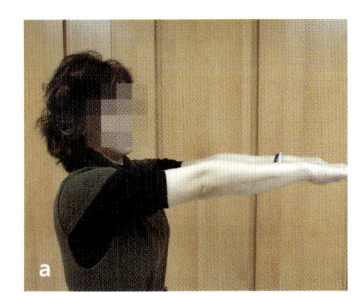

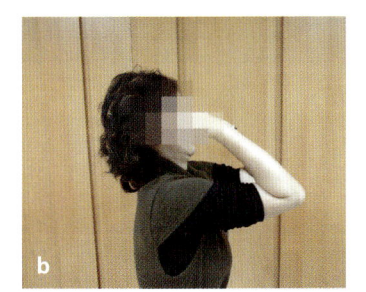

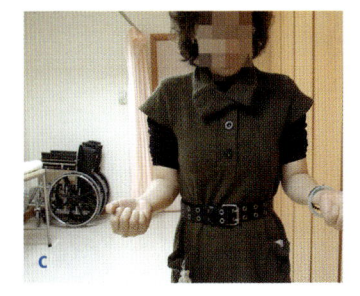

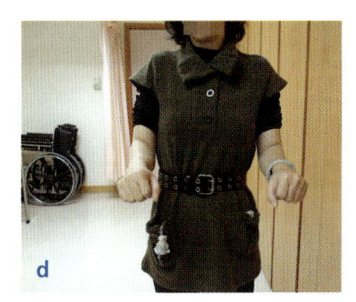

Fig. 4.11-7 a-d   Resultados funcionais em seis meses, mostrando flexão, extensão e rotação completas.

Remoção do implante

A remoção do implante em geral não é aconselhável.

4 Rádio e ulna, diáfise

5 Armadilhas –

Abordagem cirúrgica
Deve haver cuidado para evitar lesão inadvertida ao nervo radial superficial.

O descolamento periosteal excessivo desvascularizará o osso.

Redução e fixação
Deve haver cuidado para evitar perda de redução durante a fixação da placa com parafusos corticais.

Reabilitação
Pode ocorrer rigidez do cotovelo e do punho se a paciente não iniciar precocemente os exercícios de amplitude de movimento.

6 Dicas +

Abordagem cirúrgica
É importante identificar e proteger o ramo superficial do nervo radial. Evite tração involuntária sobre ele.

O osso descoberto só deve ser exposto sobre o local da fratura para redução. Não há necessidade de descolamento excessivo do periósteo.

Redução e fixação
A pré-moldagem da placa pode ser requerida se a compressão interfragmentária for atingida com a colocação excêntrica do parafuso cortical.

Se mais cominuição for prevista, miniparafusos de diâmetro menor devem estar prontamente disponíveis.

Reabilitação
A mobilização precoce é a chave para a recuperação total.

Autor Jesse B. Jupiter

4.12 Fratura diafisária, em cunha, do rádio e da ulna (22-B3.3)

1 Descrição de caso

Um menino de 13 anos envolveu-se em um acidente de motocicleta, sofrendo uma fratura em cunha do terço distal do rádio e da ulna, bem como uma fratura do úmero ipsilateral. Todas as lesões eram fechadas, e o estado neurovascular estava intacto.

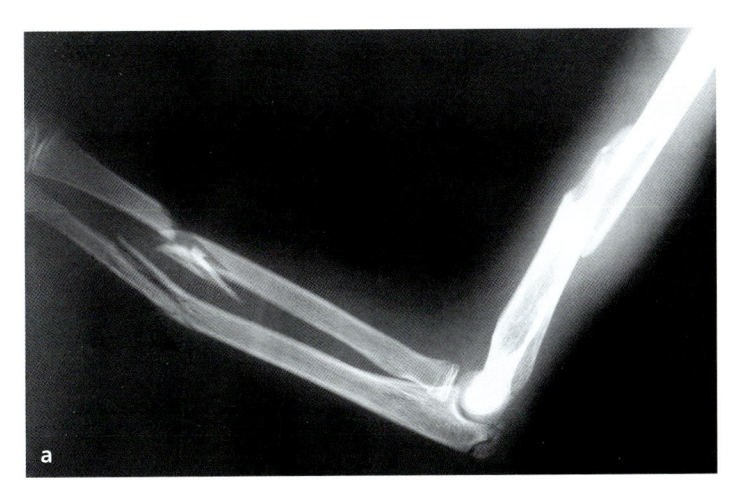

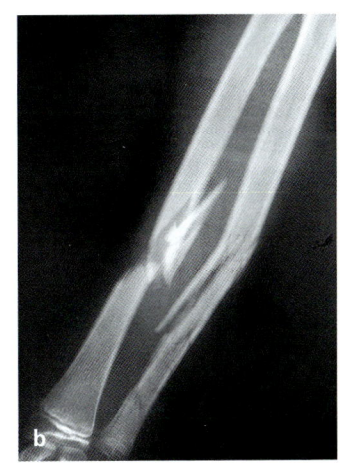

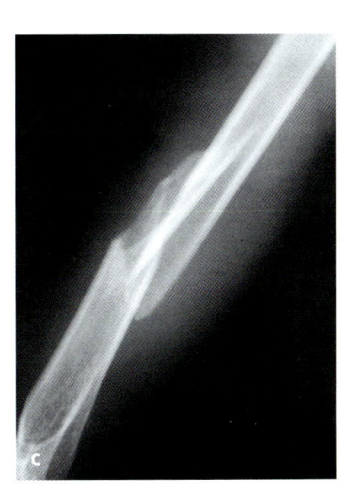

Fig. 4.12-1 a-c Raios X de lesões fechadas.

Indicação

As duas fraturas do antebraço estão instáveis e serão beneficiadas com a fixação interna. Combinada com uma fratura da diáfise umeral, representa um cotovelo flutuante, e, assim, todas as fraturas necessitarão de fixação interna.

Planejamento pré-operatório

Equipamento

- Conjunto de hastes intramedulares
- Placas e parafusos de fragmentos pequenos e grandes
- Minibraço-C
- Distrator pequeno

(O tamanho do sistema, dos instrumentos e dos implantes pode variar de acordo com a anatomia.)

Preparação e posicionamento do paciente

O paciente é colocado em decúbito dorsal, com o braço descoberto, para fixação de haste intramedular ou fixação com placa. Uma mesa de mão é usada para a fixação da fratura do antebraço.

2 Abordagem cirúrgica

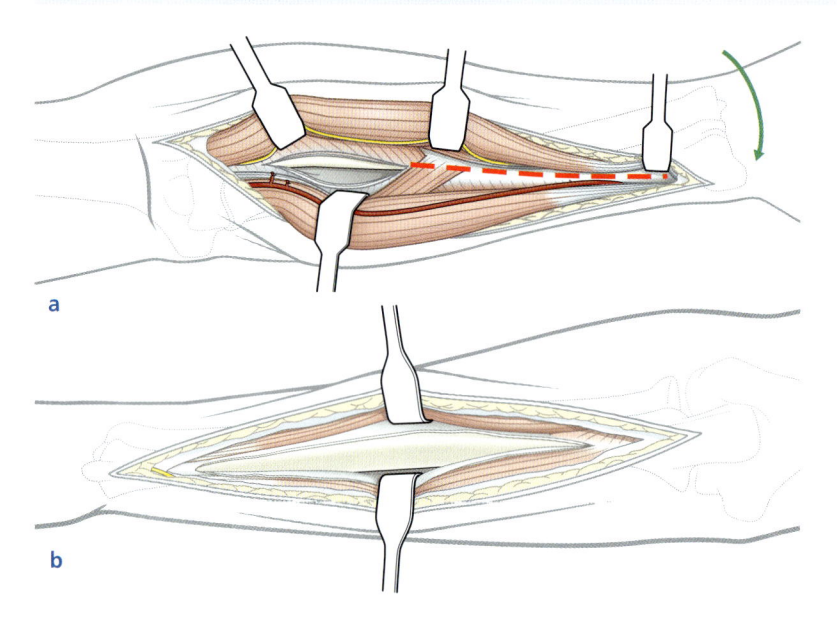

O rádio é acessado por uma abordagem anterior de Henry, com cuidado para limitar a desvascularização do fragmento em cunha.

A fratura ulnar é abordada por meio de uma incisão longitudinal diretamente sobre a fratura.

Fig. 4.12-2 a-b
a Exposição radial.
b Exposição ulnar.

3 Redução e fixação

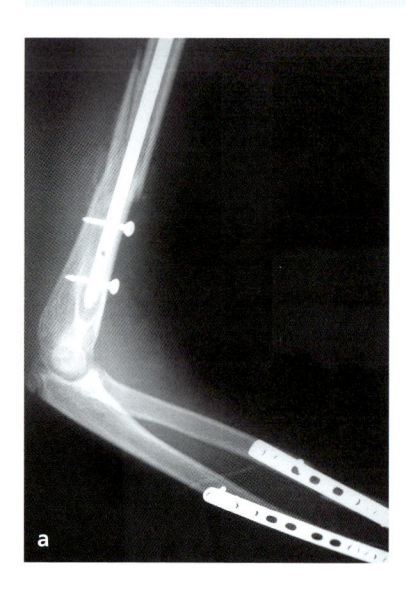

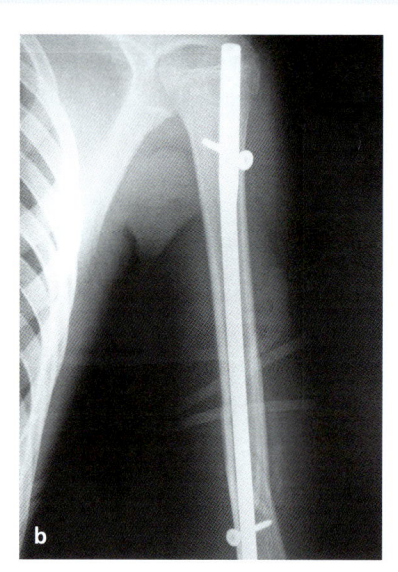

A redução ideal de ambas as fraturas envolve tração, manipulando os fragmentos em cunha o mais próximo possível da redução anatômica, sem comprometer a vascularidade.

A placa aplicada para formar uma ponte na fratura atingirá esse objetivo de forma efetiva.

Fig. 4.12-3 a-b A fratura umeral foi tratada com uma haste intramedular bloqueada, fechada, enquanto uma placa em ponte foi aplicada sobre a fratura do antebraço.

4.12 Fratura diafisária, em cunha, do rádio e da ulna (22-B3.3)

4　Reabilitação

O movimento funcional, envolvendo ombro, cotovelo, antebraço e mão, foi iniciado no período de 48 horas após a cirurgia.

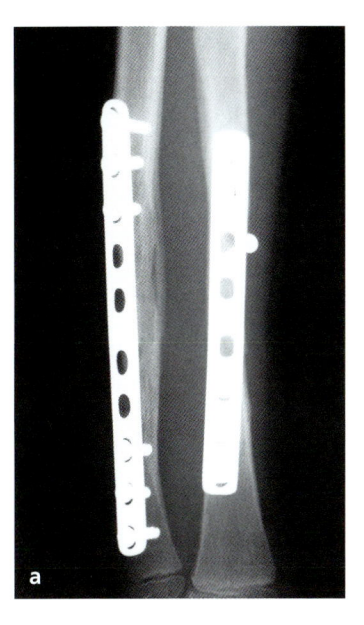

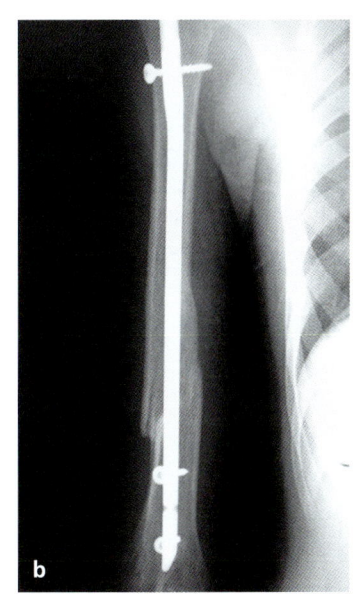

Fig. 4.12-4 a-b　Seis meses após a cirurgia, as fraturas consolidaram-se sem complicação.

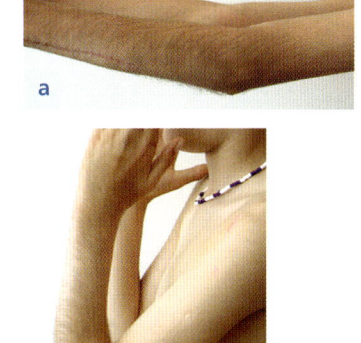

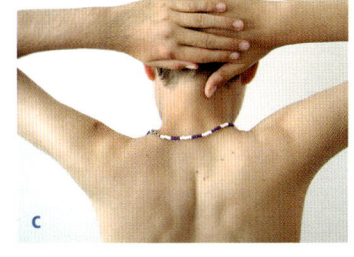

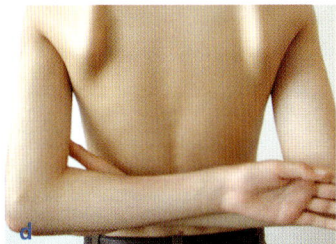

Fig. 4.12-5 a-d　Função total seis meses após a cirurgia.

4 Rádio e ulna, diáfise

Remoção do implante

A remoção do implante no membro superior não é comum. Se afetar a função do manguito rotador, a haste intramedular pode ser removida, de preferência após nove meses.

5 Armadilhas –

Equipamento
Um jogo completo total de placas é necessário a fim de fornecer o comprimento adequado.

Redução e fixação
Muita dissecação para reduzir o fragmento em cunha pode resultar em desvascularização e atraso na consolidação.

6 Dicas +

Equipamento
Em ossos menores do antebraço, as placas de 2,7 mm são úteis. Um distrator pequeno também pode limitar a dissecação de tecido mole.

Reabilitação
É indispensável mobilizar todo o membro superior assim que os tecidos moles permitirem.

Autores   Paul S. Issack, Peter Kloen, David L. Helfet

4.13 Fratura segmentar, complexa, da diáfise ulnar, rádio intacto (22-C1.1), com luxação da cabeça radial (Monteggia)

1 Descrição de caso

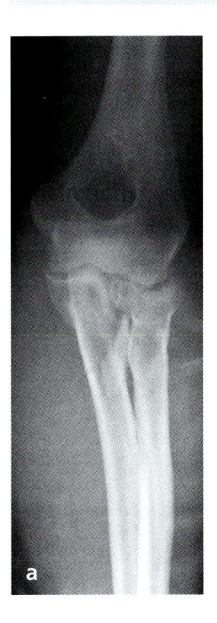

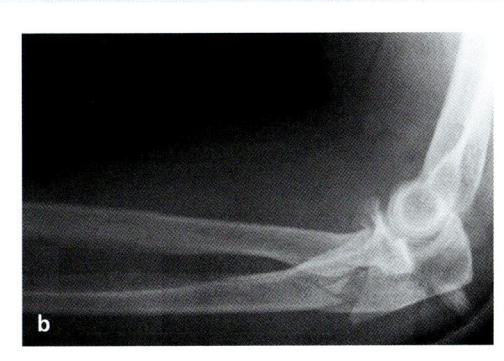

Uma mulher de 53 anos sofreu uma lesão no antebraço esquerdo após tropeçar e cair sobre o aspecto dorsal de seu cotovelo flexionado. A queda resultou em um politrauma fechado, com lesão adicional no antebraço direito.

Fig. 4.13-1 a-b
a   Incidência AP.
b   Incidência lateral.

Indicação

São necessárias restauração anatômica do comprimento ulnar, rotação e angulação com fixação estável, para restaurar a rotação do antebraço e permitir o movimento precoce do cotovelo. A redução anatômica da fratura ulnar muitas vezes resulta em redução da cabeça radial. O tratamento tradicional para essa lesão, incluindo redução fechada e imobilização em gesso ou fixação cirúrgica com hastes intramedulares ou placas pequenas, com frequência gera resultados insatisfatórios, com pseudoartrose e rigidez de cotovelo.

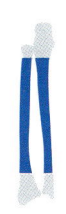

4   Rádio e ulna, diáfise

Planejamento pré-operatório

Equipamento

- Placa de 3,5 de reconstrução pélvica, de 12 orifícios
- Parafusos autorrosqueantes de 3,5 mm
- Conjunto de fragmentos pequenos
- Fios K de 1,6 mm
- Intensificador de imagem

(O tamanho do sistema, dos instrumentos e dos implantes pode variar de acordo com a anatomia.)

Preparação e posicionamento do paciente

Antibiótico profilático: cefalosporina de segunda geração.
Profilaxia de trombose: nenhuma.

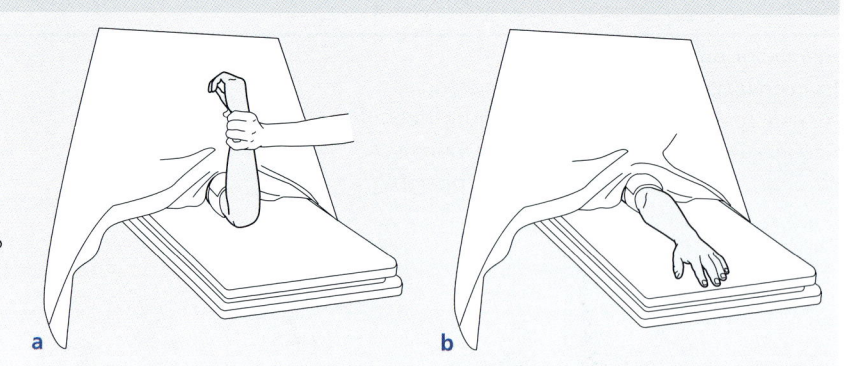

Fig. 4.13-2 a-b   A paciente é colocada em decúbito dorsal, com o braço lesionado sobre uma mesa de mão. Um torniquete é aplicado à parte superior do braço.

2   Abordagem cirúrgica

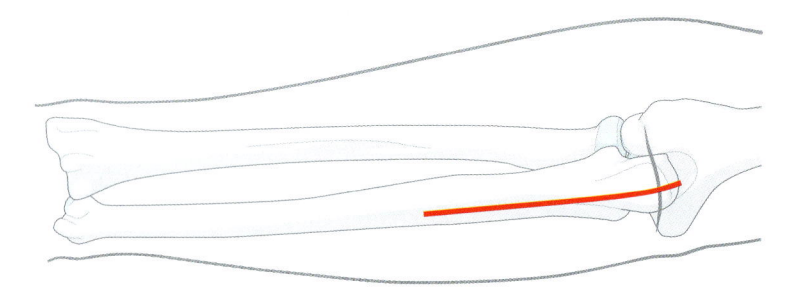

Fig. 4.13-3   Abordagem distal para a ulna centralizada sobre a ulna proximal com mínimo descolamento de tecido mole.

4.13 Fratura segmentar, complexa, da diáfise ulnar, rádio intacto (22-C1.1), com luxação da cabeça radial (Monteggia)

3 Redução e fixação

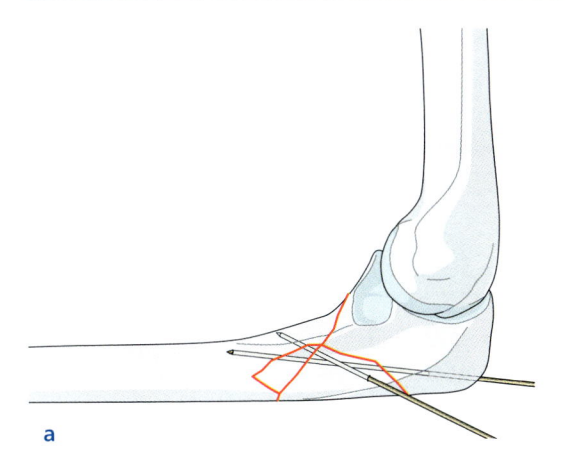

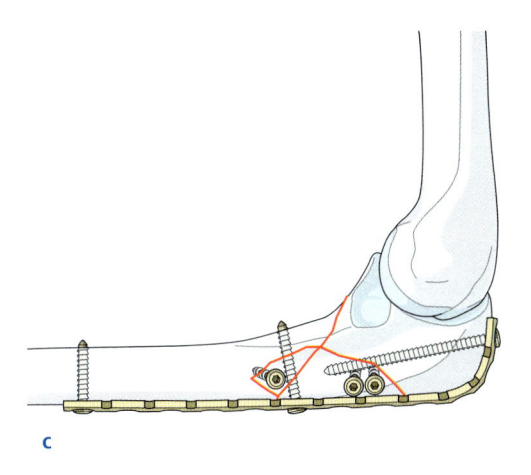

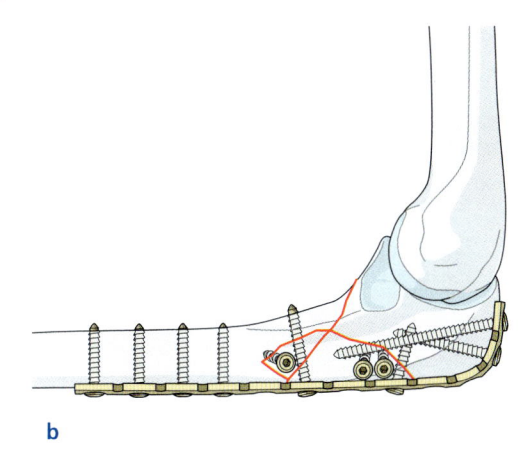

Fig. 4.13-4 a-c

a   Após a exposição, qualquer tecido interposto é debridado a partir do local da fratura. Esta é anatomicamente reduzida, observando a restauração do comprimento, do alinhamento e da rotação.

b   A estabilização provisória é atingida com fios K de 1,6 mm e parafusos de compressão. Uma placa de reconstrução pélvica de comprimento apropriado é escolhida e moldada dorsalmente em torno da ponta do olécrano. A placa é, então, posicionada sobre a porção dorsal da ulna, que representa o lado da tensão, permitindo um constructo mais estável, de uma perspectiva biomecânica, do que a colocação de placa sobre as porções medial ou lateral. O parafuso mais proximal é colocado a pelo menos 90° em relação aos parafusos corticais mais distais.

c   Os parafusos de compressão podem ser colocados através da placa para capturar um fragmento coronoide fraturado.

A cabeça radial em geral será reduzida após a redução e a fixação da ulna. Contudo, em 10% dos casos, a redução fechada do rádio após a redução aberta e a fixação interna da ulna não é possível. A redução aberta da cabeça radial pode, então, ser realizada usando uma abordagem de Kocher separada ou uma extensão da incisão (abordagem de Boyd-Anderson). A redução anatômica da ulna em todos os planos é essencial e irá quase sempre facilitar uma redução fechada e estável da cabeça radial.

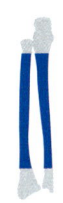

4 Reabilitação

A fisioterapia foi iniciada quase imediatamente. Exercícios leves de amplitude de movimento devem ser iniciados no primeiro ou no segundo dia após a cirurgia. Um suporte em dobradiça pode ser usado para conforto do paciente e para proteção contra estresse em varo/valgo na articulação umeroulnar.

A medicação incluiu analgésicos e drogas anti-inflamatórias não esteroidais.

É muito importante verificar sinais de desenvolvimento de síndrome do compartimento.

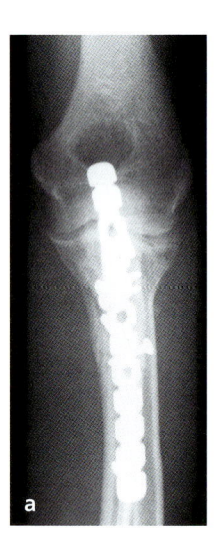

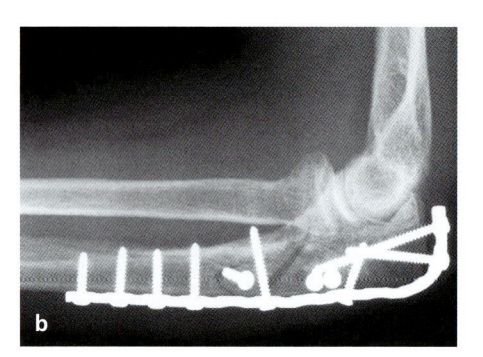

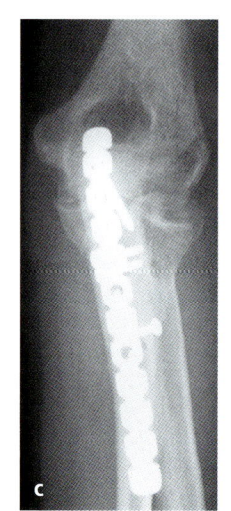

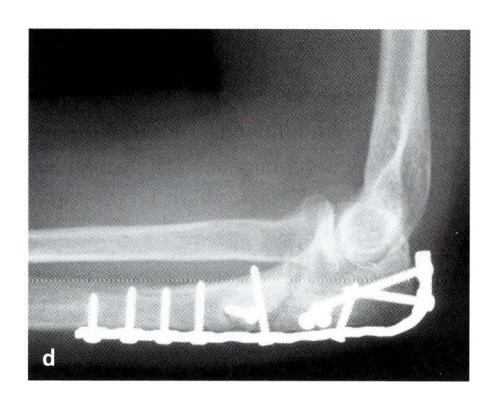

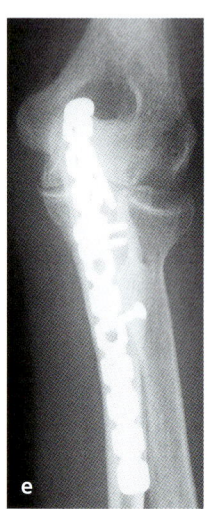

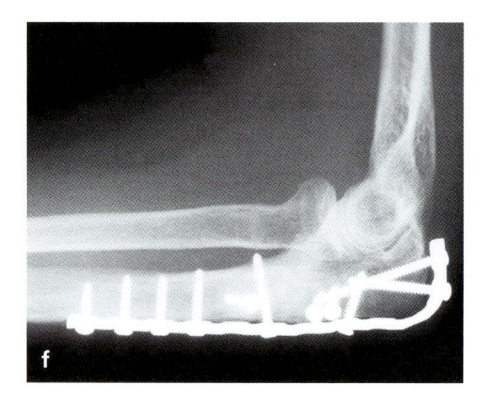

Fig. 4.13-5 a-f   Raios X de controle.
a-b   Três semanas após a cirurgia.
c-d   Após dois meses.
e-f   Após 12 meses.

4.13 Fratura segmentar, complexa, da diáfise ulnar, rádio intacto (22-C1.1), com luxação da cabeça radial (Monteggia)

4   Reabilitação (cont.)

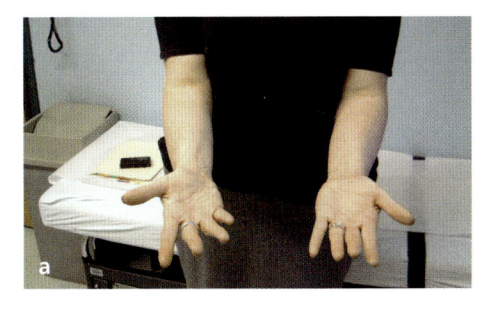

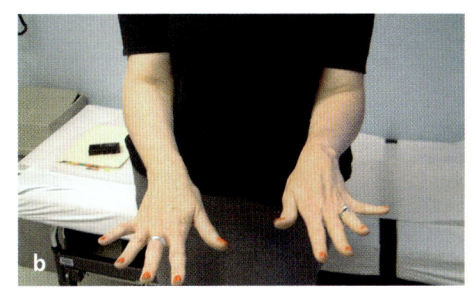

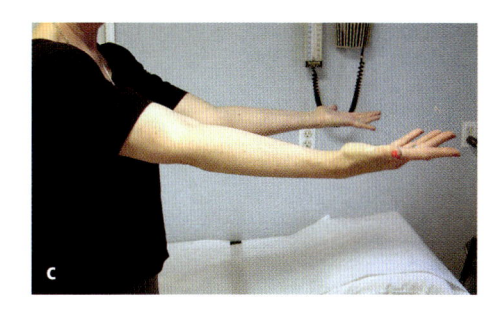

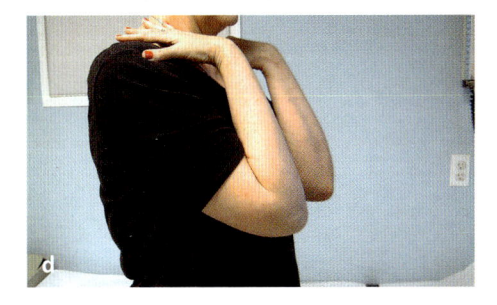

Fig. 4.13-6 a-d   Acompanhamento clínico doze meses após a cirurgia.

Remoção do implante

Os implantes podem ser removidos depois de dois anos para minimizar o risco de nova fratura. Implante proeminente, que causa desconforto ou irritação para o paciente, é o principal motivo de sua remoção. Ele é removido por meio da abordagem original. O antebraço deve ser protegido com um suporte em dobradiça por seis semanas após a remoção do implante, para minimizar o risco de nova fratura.

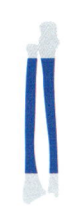

5 Armadilhas –

Equipamento
Um intensificador de imagem deve ser usado para avaliar o comprimento das placas, de modo que a fixação não esteja inadequada distalmente ao local da fratura.

Abordagem cirúrgica
Se a exposição distal for necessária, cuide para evitar lesão no ramo dorsal do nervo ulnar.

Redução e fixação
Se o processo coronoide for fraturado, parafusos de compressão podem ser colocados através da placa para capturar o fragmento fraturado. A fixação estável do fragmento proximal é essencial para prevenir a perda de fixação.

Reabilitação
A imobilização prolongada resultará em rigidez de cotovelo. Dor pós-operatória grave e antebraço tenso sugerem síndrome do compartimento.

6 Dicas +

Equipamento
Uma LC-DCP de 3,5 mm também pode ser usada. A fixação com placa rígida permite o movimento precoce do cotovelo.

Abordagem cirúrgica
Uma abordagem subcutânea reta é realizada.

Redução e fixação
A colocação da placa sobre a porção dorsal (tensão) da ulna favorece as propriedades biomecânicas do constructo.

Quando moldar a placa para criar a ponta do olécrano, o parafuso mais proximal deve ser colocado a pelo menos a 90° dos parafusos corticais mais distais, a fim de favorecer as propriedades biomecânicas do constructo.

Reabilitação
Exercícios leves precoces de amplitude de movimento são cruciais para minimizar a rigidez pós-operatória.

Autor Christoph Sommer

4.14 Fratura complexa da diáfise radial, ulna intacta (22-C2.1); fratura radial aberta de 1º grau

1 Descrição de caso

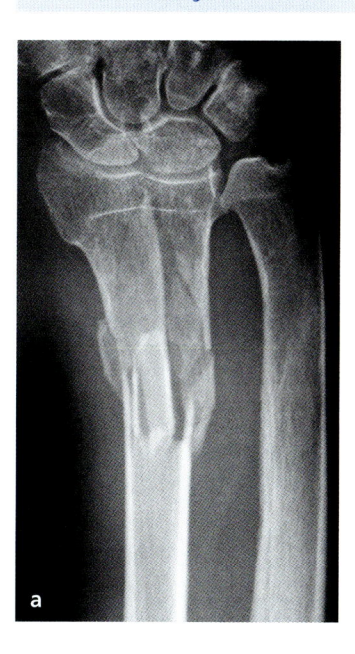

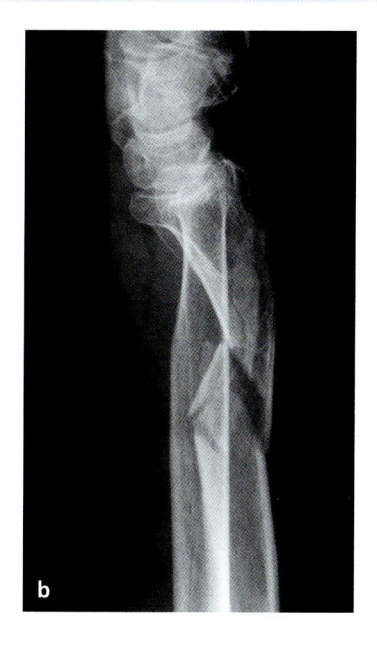

Um homem de 88 anos caiu em casa e esmagou seu antebraço direito em uma porta fechada. Ele sofreu uma fratura diafisária do rádio distal isolada, aberta, de 1º grau, com extensão extra-articular metafisária. O paciente não teve lesão neurovascular; contudo, foi observada osteoporose grave.

Fig. 4.14-1 a-b Raios X AP e lateral pré-operatórios.

Indicação

Este tipo de fratura, com encurtamento e angulação, é muito instável e, portanto, não é ideal para tratamento conservador. Estabilização com fixador externo (monobloco, não fazendo ponte com a articulação do punho) é a solução-padrão. Fixação com placa é uma alternativa possível, para a qual um sistema de fixação com parafusos estáveis angulares fornece estabilidade muito melhor em caso de osteoporose grave.

Planejamento pré-operatório

Equipamento

- Placa metafisária LCP de 3,5 mm, 12 orifícios
- Parafusos de cabeça bloqueada de 3,5 mm
- Parafusos corticais de 3,5 mm (como ferramenta de redução)

(O tamanho do sistema, dos instrumentos e dos implantes pode variar de acordo com a anatomia.)

Preparação e posicionamento do paciente

Antibiótico profilático: dose única de cefalosporina de segunda geração.
Profilaxia de trombose: heparina de baixo peso molecular.

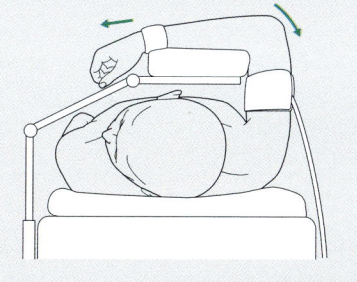

Fig. 4.14-2 O paciente é colocado em decúbito dorsal, com o braço lesionado sobre um repouso de braço radiotransparente, o antebraço preparado para a operação e torniquete no local.

4 Rádio e ulna, diáfise

2 Abordagem cirúrgica

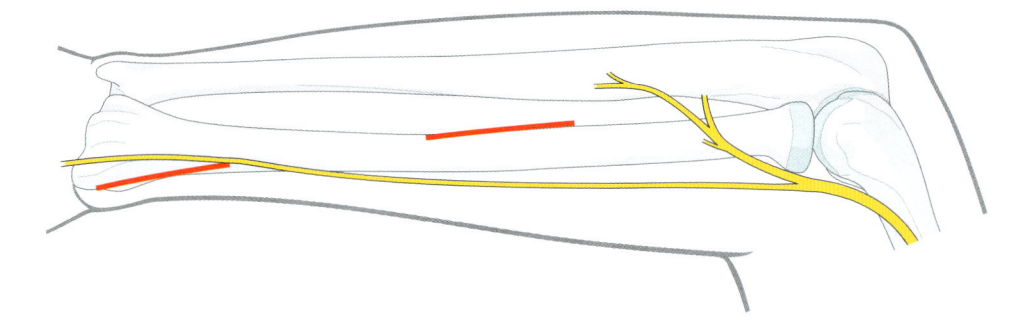

Fig. 4.14-3 Devido à pele excepcionalmente fina e esmagada (1º grau aberta) no nível da fratura, uma abordagem percutânea incomum é realizada de acordo com a incisão dorsorradial-padrão.

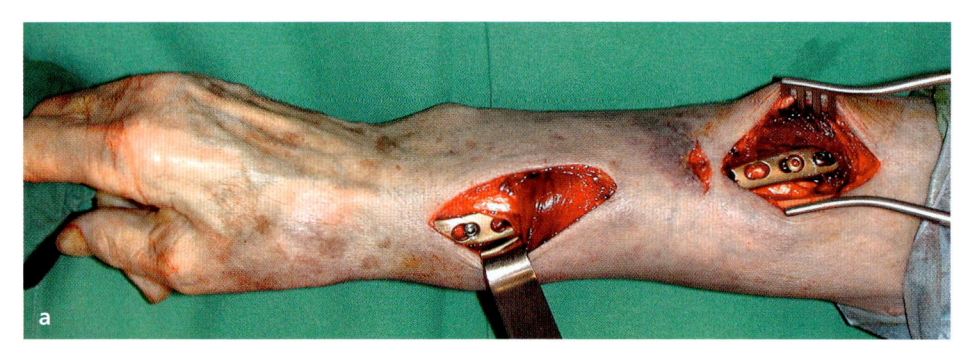

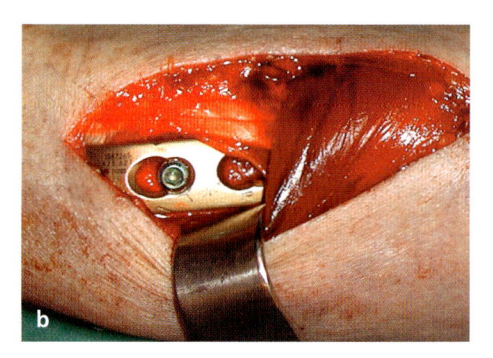

Fig. 4.14-4 a-b Através da incisão distal, o ramo superficial delicado do nervo radial é visualizado e protegido. O osso é acessado entre o primeiro e o segundo retináculo extensor. O músculo abdutor longo do polegar é descolado de distal para proximal para criar um túnel para a placa. No nível do leito proximal da placa, uma segunda incisão é realizada, fornecendo acesso à diáfise radial através do septo entre os músculos extensor radial curto do carpo e extensor dos dedos.

a Situação ao final da cirurgia, mostrando as duas incisões separadas proximal e distalmente à pele lesionada.
b Incisão distal com músculo extensor longo do polegar descolado e ramo superficial do nervo radial protegido.

O túnel para a placa é, então, concluído com o uso de um instrumento cego, alternando de proximal para distal e vice-versa.

4.14 Fratura complexa da diáfise radial, ulna intacta (22-C2.1); fratura radial aberta de 1º grau

3 Redução e fixação

A placa metafisária LCP de 12 orifícios, de 3,5 mm, é dobrada e torcida de acordo com a forma do rádio distal. A porção distal deve ser dobrada de modo que dois LHS longos possam ser inseridos nos dois orifícios mais distais, sem que interfiram um no outro. Após a conclusão do túnel, a placa é inserida de distal para proximal usando um guia de perfuração inserido como cabo. Primeiramente, a placa é alinhada ao rádio distal no nível correto e pode ser fixada de modo preliminar com um fio K de 1,6 mm inserido através do guia de perfuração. Após o controle fluoroscópico, ela é definitivamente fixada à porção periarticular com um parafuso subcortical longo, de 3,5 mm, de cabeça bloqueada. Usando um guia de perfuração inserido na parte proximal da placa, o alinhamento definitivo (comprimento, rotação) pode ser atingido de forma indireta, sob intensificador de imagem, usando a ulna intacta com a articulação radioulnar distal intacta como referência. Um segundo parafuso de cabeça bloqueada é inserido na parte proximal, mas ainda não é apertado.

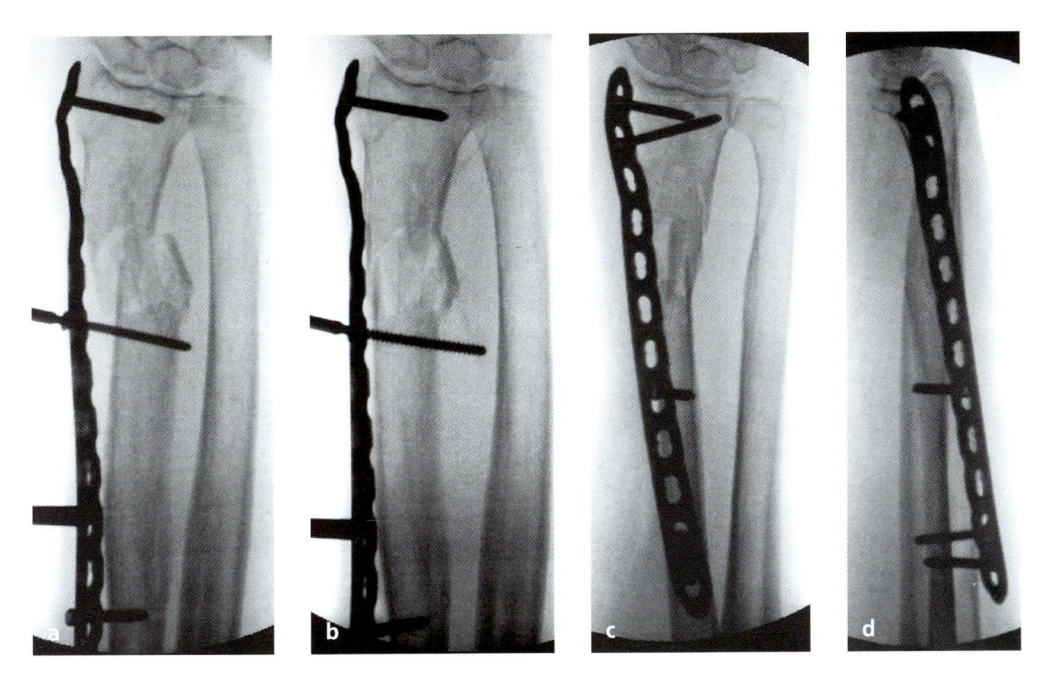

Fig. 4.14-5 a-d
a-b O desvio lateral ainda presente pode ser corrigido com o uso de um parafuso cortical na diáfise distal para reduzir o osso para a placa.
c-d A estabilização é então concluída com a inserção de parafusos adicionais nos fragmentos principais, cuidando para não tocar a área cominuída que permanece intacta. O parafuso de "redução" é, por fim, removido. Essa placa age como um fixador interno "puro", formando uma ponte na zona de fratura (comparável a um fixador externo monobloco).

3 Redução e fixação (cont.)

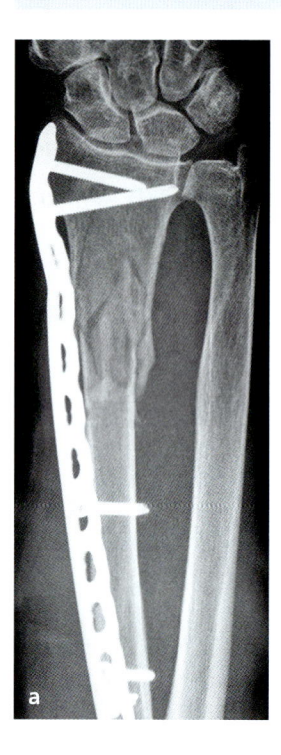

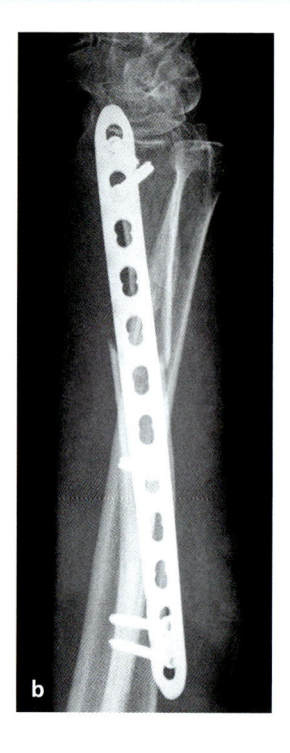

Fig. 4.14-6 a-b Raios X AP e lateral pós-operatórios imediatos.

4 Reabilitação

Uma tala protetora removível para o antebraço foi aplicada por seis semanas, com exercícios físicos diários realizados sem a tala. Depois de cinco dias, o paciente voltou para casa com os tecidos moles limpos e cicatrizados sem problemas. A carga mínima só foi recomendada após seis semanas; por isso, o paciente (um idoso que morava sozinho) tinha de usar o braço direito (menos dominante) para suas tarefas diárias.

4.14 Fratura complexa da diáfise radial, ulna intacta (22-C2.1); fratura radial aberta de 1° grau

4   Reabilitação

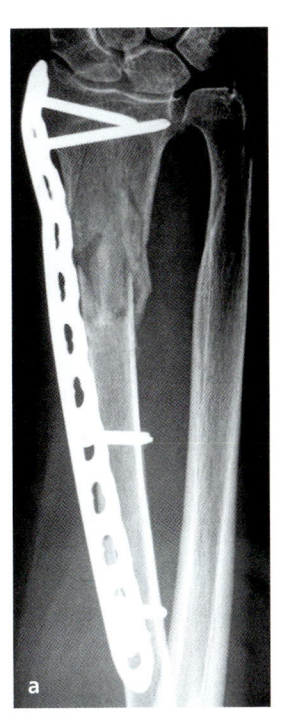

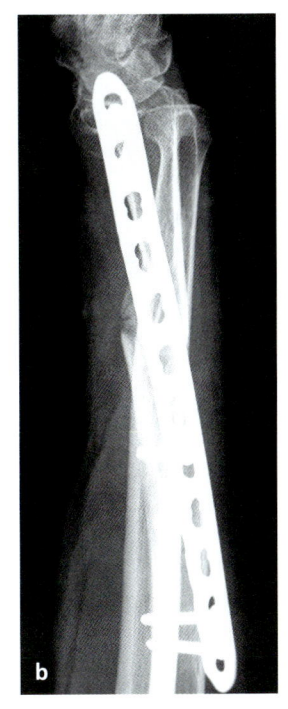

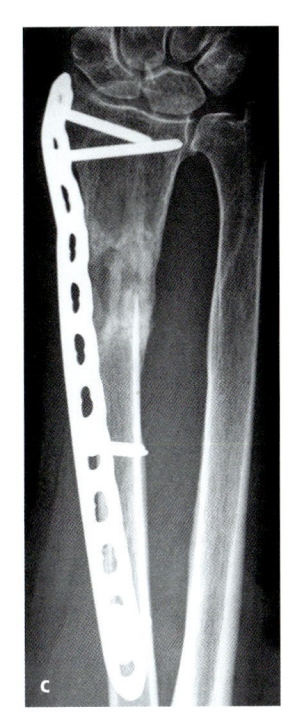

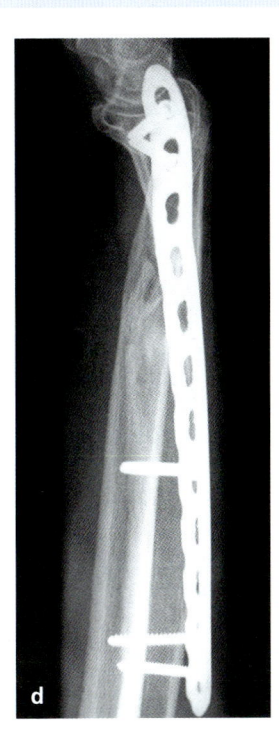

Fig. 4.14-7 a-d   Um exame de acompanhamento foi realizado depois de seis semanas e, novamente, em quatro meses após a cirurgia, revelando consolidação óssea rápida, com formação de calo circular e um processo de remodelagem ainda em andamento, além de mostrar boa função do punho e do cotovelo naquele momento. Nenhum exame adicional foi realizado, visto que o paciente não tinha dor e a função era satisfatória.
a-b   Raios X AP e lateral seis semanas após a cirurgia.
c-d   Raios X AP e lateral quatro meses após a cirurgia.

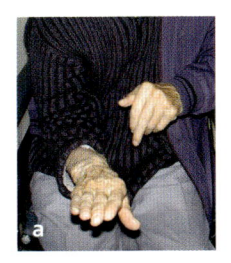

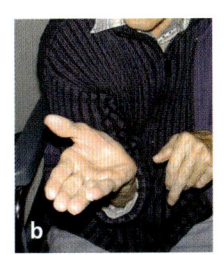

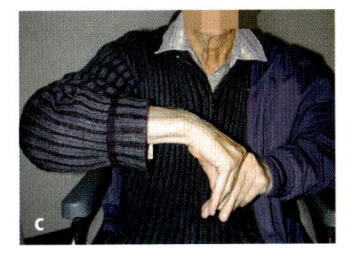

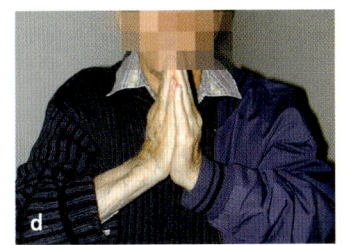

Fig. 4.14-8 a-d   Resultado funcional, quatro meses após a cirurgia.

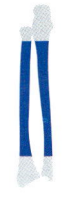

507

4   Rádio e ulna, diáfise

5   Armadilhas –

Equipamento
A placa dobrando através de um orifício combinado pode levar a bloqueio impróprio de parafusos de cabeça bloqueada.

Abordagem cirúrgica
A abordagem-padrão para esse tipo de fratura permanece sendo o acesso dorsorradial aberto, clássico, reto. Deve haver cuidado para não danificar o ramo superficial delicado do nervo radial.

Redução e fixação
A moldagem imprópria do fixador interno pode levar a irritação de tecido mole ou alinhamento imperfeito do osso.

Reabilitação
A mobilização excessivamente agressiva e a qualidade óssea fraca podem levar a afrouxamento de parafuso com falha no implante.

6   Dicas +

Equipamento
O sistema de placa-parafuso estável, angular (LCP), oferece grandes vantagens no osso osteoporótico (sem afrouxamento de parafusos, implantes agem como um constructo, versatilidade com placas e tamanhos diferentes).

As placas metafisárias LCP são ideais para a posição de placa metafisária, com menos irritação dos tecidos moles devido a extremidade plana da placa na região periarticular.

Abordagem cirúrgica
A abordagem percutânea descrita pode ser usada como uma alternativa para casos selecionados com dano de tecidos moles. Ela também preserva a vascularidade já restrita da zona de fratura cominuída.

Redução e fixação
O sistema LCP fornece excelente estabilidade, mesmo no osso osteoporótico.

Reabilitação
Um período breve ou parcial de imobilização permite o movimento precoce, com melhor resultado funcional.

Autor Jesse B. Jupiter

4.15 Fratura diafisária, complexa, do rádio e da ulna (22-C3.3)

1 Descrição de caso

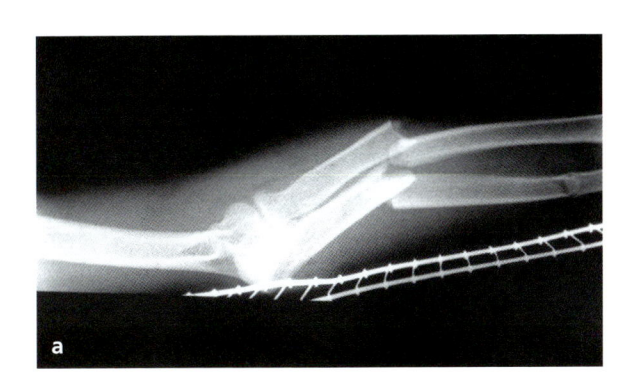

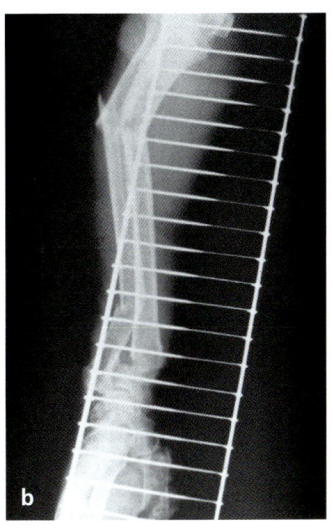

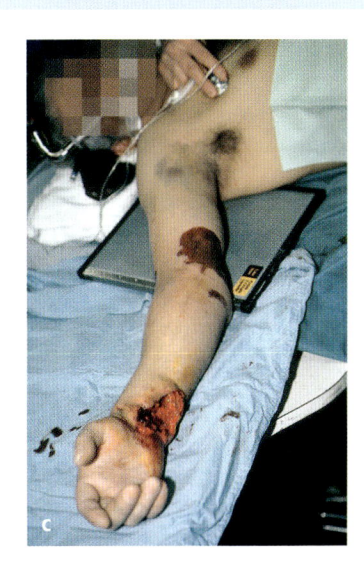

Um operário do sexo masculino, de 61 anos, teve seu braço direito, dominante, preso nos cilindros de uma prensa que aquecia folhas finas de plástico.

O paciente apresentou-se com o braço edemaciado, com pouca sensibilidade, e com a mão isquêmica.

Fig. 4.15-1 a–c
a Raio X AP. Observe a fratura metafisária distal do rádio distal.
b O raio X de emergência revelou fraturas segmentares do rádio e da ulna.
c A aparência clínica do membro superior mostrou queimadura térmica total em torno do cotovelo, antebraço edemaciado, ferida aberta em torno do punho e mão isquêmica.

4   Rádio e ulna, diáfise

Indicação

Essa é uma situação de emergência que requer descompressão do braço e do antebraço, debridamento das fraturas abertas e, se necessário, revascularização da mão. A fixação interna estável das fraturas será necessária durante o procedimento cirúrgico inicial.

Planejamento pré-operatório

Equipamento

- Torniquete estéril
- Placa de fragmentos pequenos e conjunto de parafusos
- Lavagem pulsada a jato
- Instrumentos microscópicos e microcirúrgicos
- Dermátomo para necessidade de enxerto de pele

(O tamanho do sistema, dos instrumentos e dos implantes pode variar de acordo com a anatomia.)

Preparação e posicionamento do paciente

Antibióticos: profilaxia.
Antitétano: se necessário.

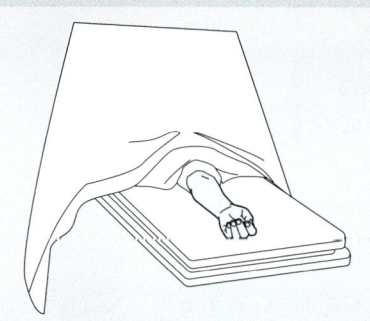

Fig. 4.15-2   Decúbito dorsal, com o braço na mesa de mão.

4.15 Fratura diafisária, complexa, do rádio e da ulna (22-C3.3)

2 Abordagem cirúrgica

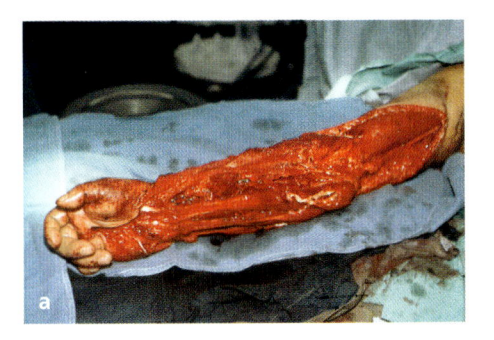

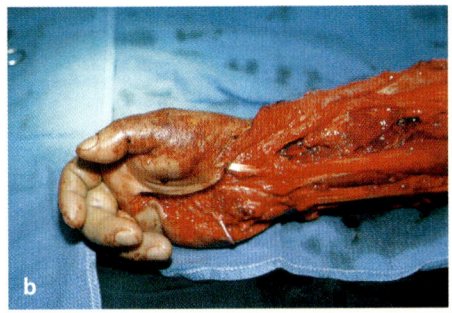

A abordagem cirúrgica inclui excisões da pele queimada comprometida, bem como liberação dos compartimentos tensos do braço, do antebraço e da mão.
A abordagem anterior de Henry é útil para esses objetivos com continuação distal sobre o canal do carpo e o canal de Guyon.

Fig. 4.15-3 a-b   Exposição extensa e descompressão do antebraço.

3 Redução e fixação

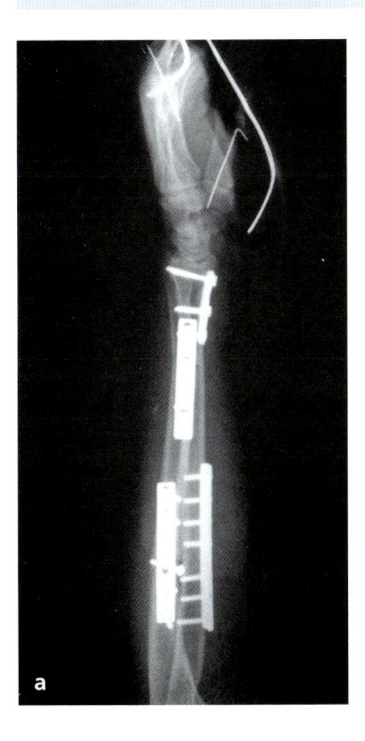

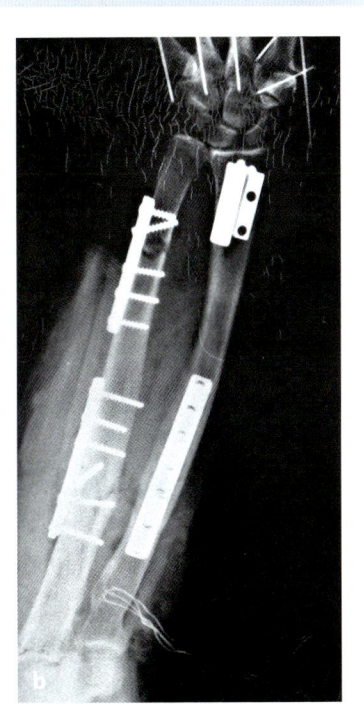

Após exposição ampla e descompressão fascial, as fraturas segmentares do antebraço são estabilizadas com DCPs de fragmentos pequenos sobre o rádio e a diáfise ulnar e duas placas menores (placas tubulares de um terço e um quarto) sobre a fratura metafisária radial distal.
Os raios X também mostram fios K múltiplos, usados para prender temporariamente as articulações metacarpofalângicas em flexão máxima. Os fios são deixados no local por 7 a 10 dias após a cirurgia.

Fig. 4.15-4 a-b   Raios X intraoperatórios da fixação interna. Enxertos de pele de espessura parcial foram coletados da região glútea para cobrir áreas de pele deficiente.

4 Rádio e ulna, diáfise

4 Reabilitação

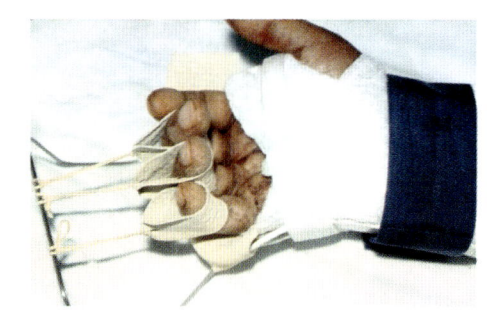

Fig. 4.15-5 Com o uso de aparelho de tração dinâmica, a mobilização precoce teve início assim que a vascularidade foi assegurada.

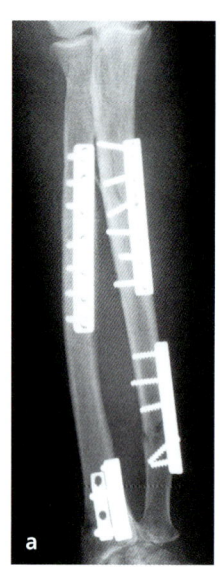

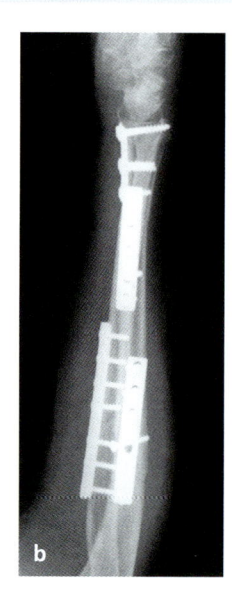

Fig. 4.15-6 a-b No exame de acompanhamento de um ano, todas as fraturas estavam consolidadas.

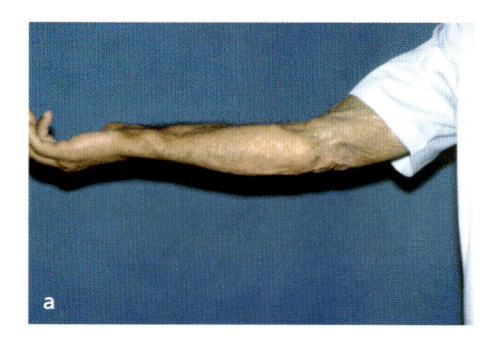

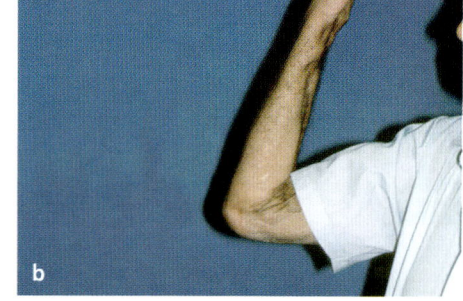

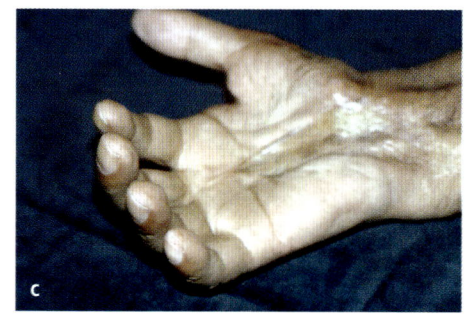

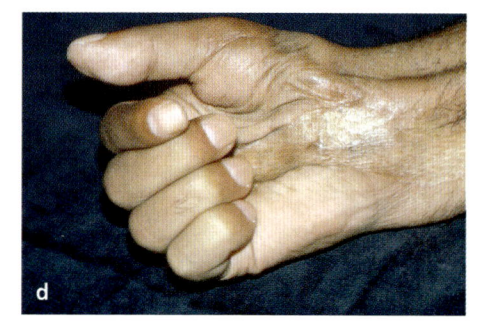

Fig. 4.15-7 a-d Considerando-se a gravidade das lesões, a mobilidade resultante e a função retornaram a um grau razoável.

4.15 Fratura diafisária, complexa, do rádio e da ulna (22-C3.3)

Remoção do implante

A remoção do implante raramente é necessária.

5 Armadilhas –

Equipamento
Fraturas segmentares podem requerer diferentes implantes, de várias formas e tamanhos.

Abordagem cirúrgica
Uma abordagem extensa é necessária para cortar a pele danificada e liberar todos os compartimentos do antebraço e da mão. Talvez não seja possível fechar a ferida de forma bem-sucedida. Adicionalmente, a circulação arterial e venosa deve ser avaliada, e pode ser necessária a revascularização.

Redução e fixação
A fixação estável deve ser atingida, visto que a mobilização precoce será requerida.

Reabilitação
O edema de tecidos moles deve ser previsto, junto com a contratura articular na mão.

6 Dicas +

Equipamento
O conjunto de fragmentos pequenos, bem como o conjunto de LCP 2,4 do rádio distal, deve estar disponível.

Com essa lesão extensa, uma pequena fixação externa adicional pode ser necessária.

Abordagem cirúrgica
É crucial liberar a fáscia braquial medial, bem como o canal de Guyon e o túnel do carpo. Os compartimentos do adutor e do interósseo dorsal também podem requerer liberação. A reconstrução vascular deve ser realizada após debridamento extenso e estabilização esquelética. Qualquer músculo que não sangre deve ser excisado.

Redução e fixação
Implantes menores podem ser mais úteis com essas fraturas segmentares; portanto, placas mais longas não são recomendadas, visto que a exposição pode ser mais difícil devido às lesões de tecido mole.

Reabilitação
A fixação com fio K por 7 a 10 dias após a cirurgia manterá as articulações metacarpofalângicas flexionadas, com os ligamentos em seu comprimento máximo.

A função dinâmica logo após a cirurgia ajudará a diminuir o edema e a intensificar a reabilitação.

Autor Jesse B. Jupiter

4.16 Fratura diafisária, complexa, do rádio e da ulna (22-C3.3)

1 Descrição de caso

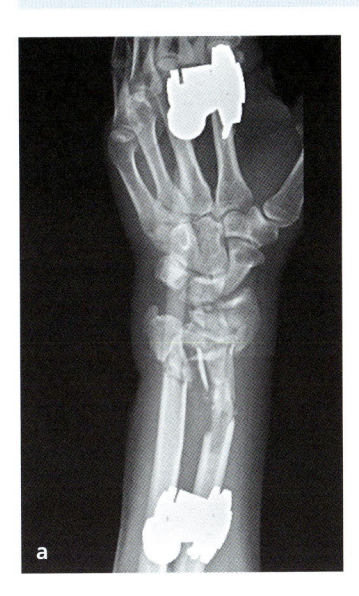

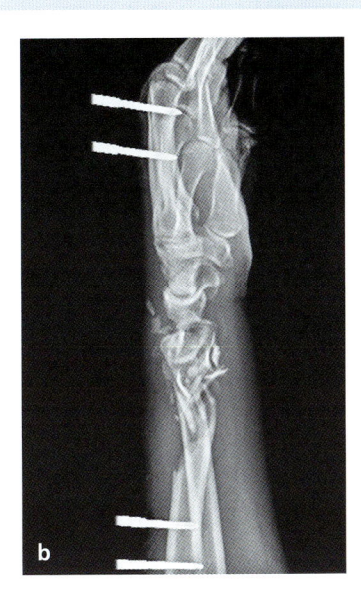

Um trabalhador da construção civil, de 40 anos, sofreu uma lesão no antebraço esquerdo após a queda de uma escada. Seu estado neurovascular estava normal. Ele foi inicialmente tratado com tração e aplicação de um fixador externo. Em seguida, foi encaminhado para avaliação e tratamento definitivo.

Fig. 4.16-1 a-b Os raios X revelaram uma fratura radial, distal, intra-articular, multifragmentada, com extensão proximal incluindo a metáfise e o terço distal da diáfise radial. A metáfise e a diáfise da ulna distal também tiveram uma lesão multifragmentada complexa.

Indicação

Essas fraturas multifragmentadas são excepcionalmente instáveis e incluem a superfície articular desviada do rádio distal. A abordagem favorável é obter realinhamento articular, bem como fazer uma ponte entre as duas fraturas com implantes estáveis angulares.

Planejamento pré-operatório

Equipamento

- Placas palmares metafisárias LCP
- Parafusos de cabeça bloqueada (2,4, 2,7 e/ou 3,5 mm)
- Minibraço-C
- Fixador externo
- Fios K
- Torniquete pneumático

(O tamanho do sistema, dos instrumentos e dos implantes pode variar de acordo com a anatomia.)

Preparação e posicionamento do paciente

O paciente é colocado em decúbito dorsal, com o braço afetado repousando sobre uma mesa de mão.
Antibióticos profiláticos: amplo espectro.

2 Abordagem cirúrgica

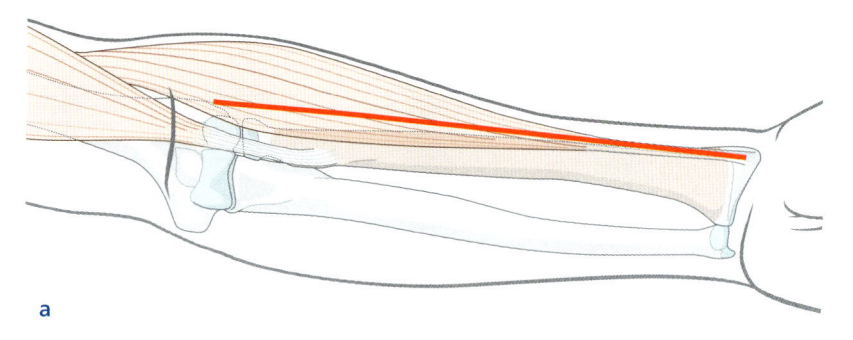

Cada fratura é exposta por meio de incisões separadas, com o rádio acessado pela abordagem palmar de Henry, enquanto uma incisão longitudinal reta é feita sobre a ulna.

Fig. 4.16-2 a-c Abordagem de Henry.

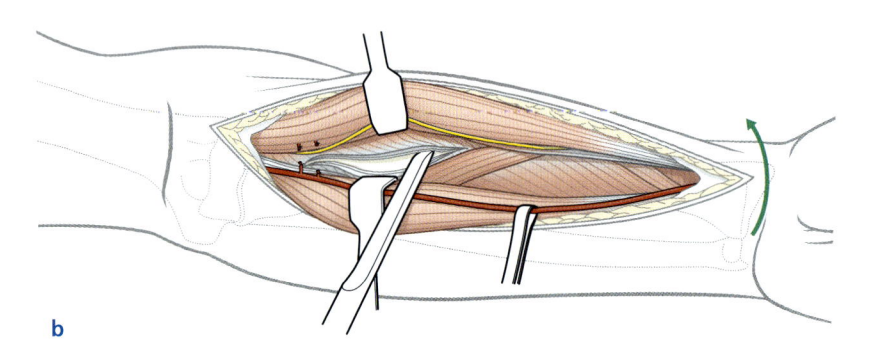

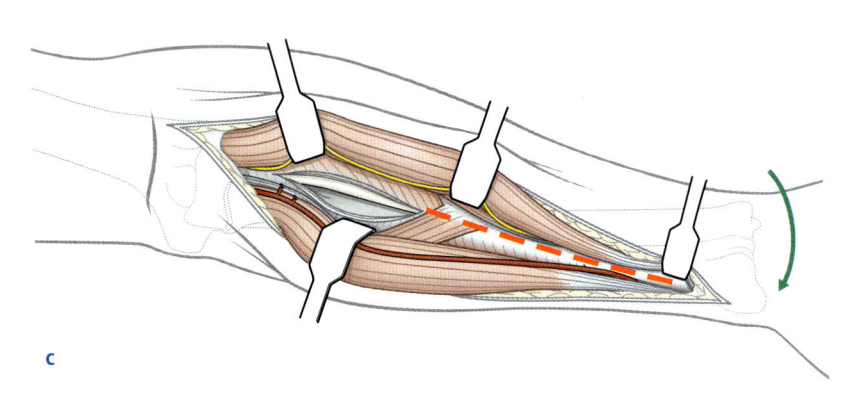

4.16 Fratura diafisária, complexa, do rádio e da ulna (22-C3.3)

3 Redução e fixação

Com a fixação externa ainda no local, os fragmentos da superfície articular do rádio distal, bem como os da diáfise distal, são manipulados com cuidado, em alinhamento, e presos com um implante que estabiliza as duas superfícies articulares e também a metáfise e a diáfise. Parafusos de cabeça bloqueada de 2,4 mm são colocados na parte "T" da placa, enquanto parafusos de 2,7 ou 3,5 mm são aplicados proximalmente.

A fratura ulnar é presa com uma placa de coluna radial de 2,4 usando parafusos de cabeça bloqueada de 2,4 mm.

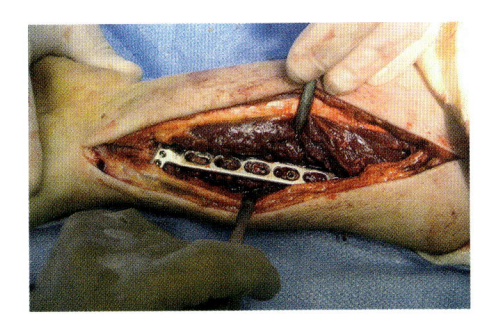

Fig. 4.16-3 A exposição cirúrgica da placa em ponte longa.

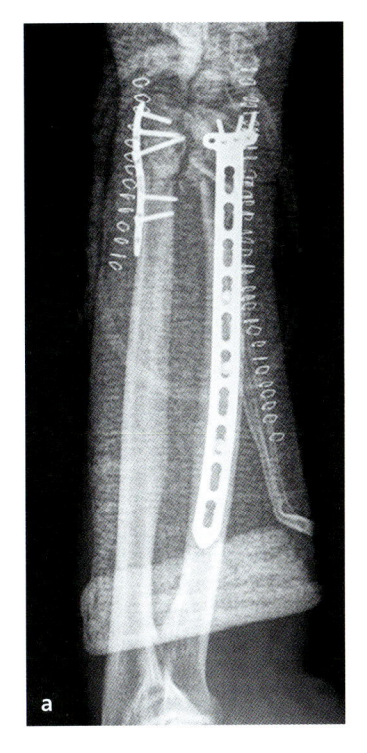

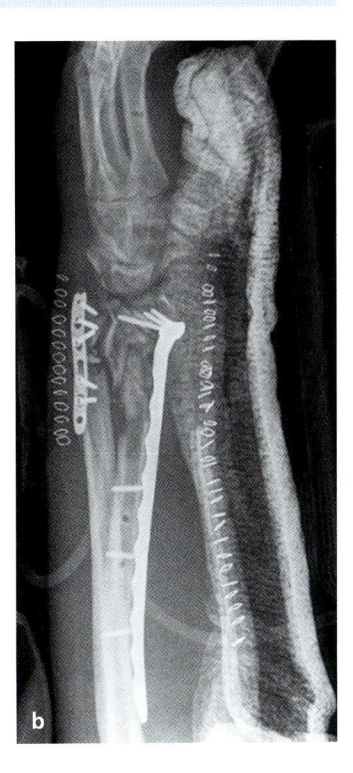

Fig. 4.16-4 a-b Raios X iniciais da fixação interna.

4 Rádio e ulna, diáfise

4 Reabilitação

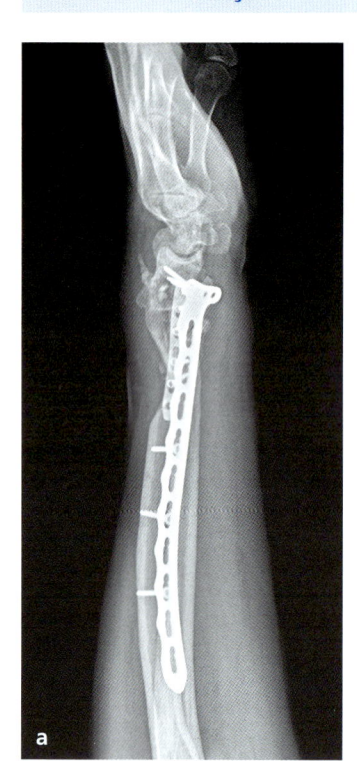

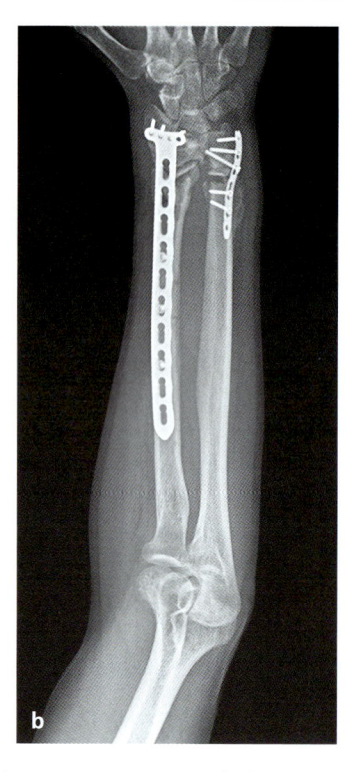

Devido à natureza extensa das fraturas, a mobilização ativa foi retardada por 10 dias, com o membro apoiado em uma tala de gesso. A fisioterapia intensiva foi organizada por seis semanas após a cirurgia.

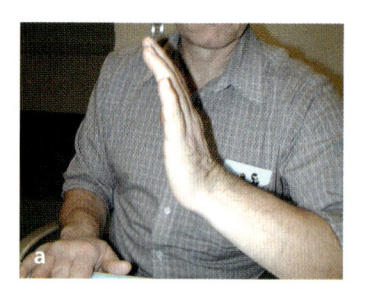

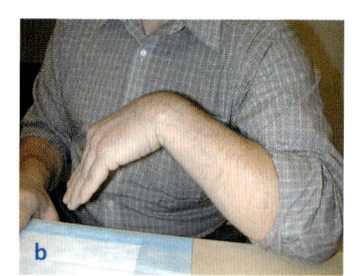

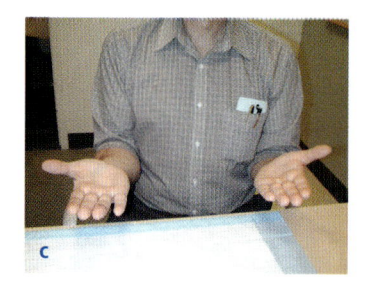

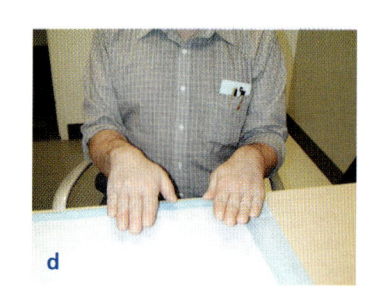

Fig. 4.16-5 a-b Raios X de acompanhamento mostraram alinhamento estável angular e incorporação dos fragmentos multifragmentados.

Fig. 4.16-6 a-d O movimento funcional foi alcançado cerca de seis meses após a lesão.

Remoção de implante

A remoção do implante pode ser necessário para a pequena placa da ulna distal, visto que está localizada na região subcutânea.

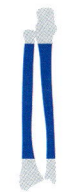

4.16 Fratura diafisária, complexa, do rádio e da ulna (22-C3.3)

5 Armadilhas –

Equipamento
A combinação entre fratura intra-articular complexa e extensão proximal no terço distal da diáfise requer placas especiais.

Abordagem cirúrgica
A instabilidade da fratura radial com fragmentação acentuada requer o manuseio cuidadoso dos tecidos moles para evitar a desvascularização dos fragmentos ósseos.

Redução e fixação
As fraturas complexas da ulna e do rádio distal apresentam dificuldades importantes no realinhamento de ambos os comprimentos e do espaço interósseo.

A ruptura excessiva de tecido mole pode colocar em risco a consolidação, assim como pode criar risco para o desenvolvimento de sinostose entre os dois ossos.

Placas especiais criadas para este padrão de fratura podem não estar disponíveis em todos os locais.

Reabilitação
A instabilidade de uma ou de ambas as fraturas pode levar a falha na fixação ou perda de mobilidade. O movimento do punho e do antebraço será afetado.

6 Dicas +

Equipamento
O implante favorável, como o usado aqui, prende de forma eficaz a fratura do rádio distal, assim como a metáfise proximal e a diáfise. Observe se a moldagem da placa permite o arco normal do rádio.

Abordagem cirúrgica
Devido à instabilidade inerente das duas fraturas, a fixação interna em ponte facilitará a recuperação do comprimento funcional e do alinhamento.

Redução e fixação
A etapa principal é minimizar a lesão de tecido mole usando a placa do rádio para formar uma ponte entre os fragmentos cominuídos. O formato da placa permite a recuperação do alinhamento normal da metade distal do rádio.

Se houver preocupação quanto à fixação interna, a estrutura externa pode ser deixada no local por 2 a 3 semanas após a cirurgia.

Reabilitação
Esse padrão de fratura complexa apresentará um risco importante de instabilidade caso a reabilitação seja iniciada muito cedo ou de forma muito rigorosa.

É preferível iniciar a reabilitação da mão imediatamente, mas retardar a do punho e do antebraço por 2 a 3 semanas após a cirurgia.

Autor   Daniel A. Rikli

4.17 Fratura diafisária, complexa, aberta, do rádio e da ulna (22-C3.3)

1 Descrição de caso

Um operário da construção civil, de 35 anos, caiu de um andaime e sofreu uma lesão aberta, isolada, no antebraço esquerdo.

Indicação

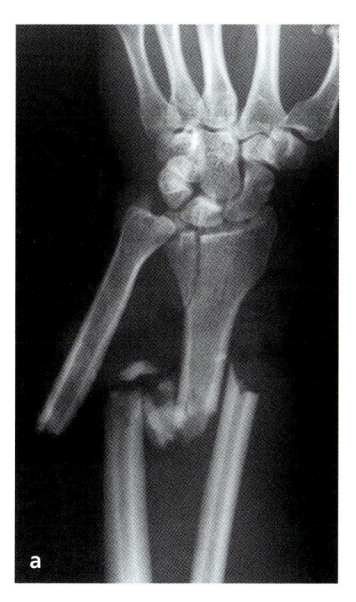

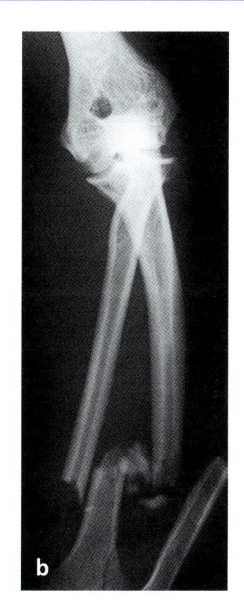

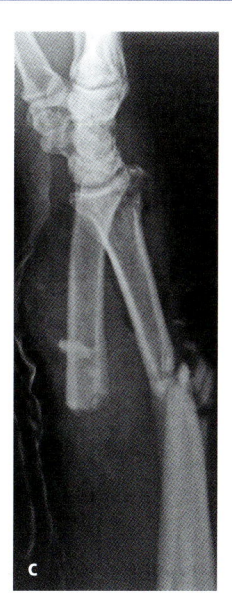

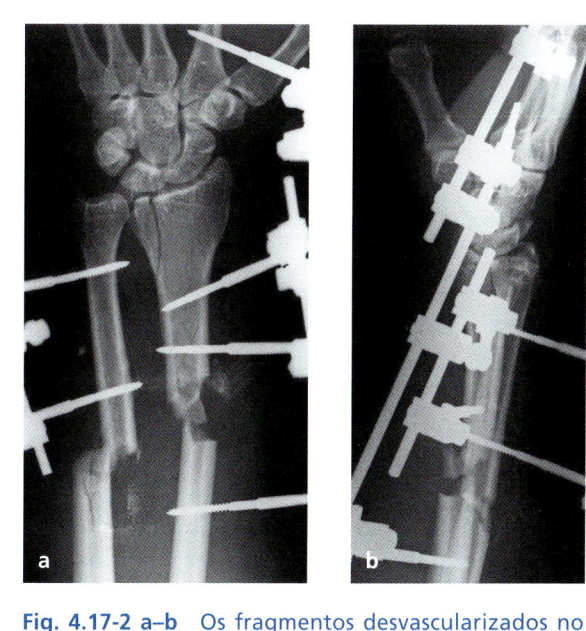

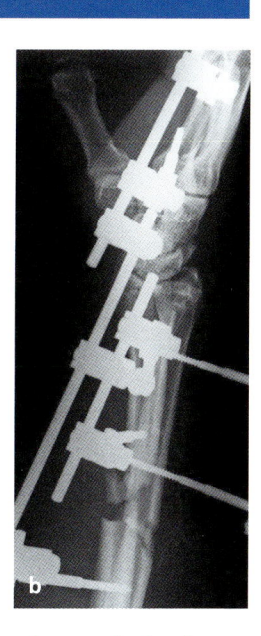

Fig. 4.17-1 a–c O paciente sofreu uma fratura da ulna e do rádio na transição do terço médio para distal, aberta, de 2° grau no nível da fratura da diáfise radial. Observe a separação da ulna e do rádio devido ao rompimento da membrana interóssea. Distalmente, existe uma fratura adicional do fragmento dorsoulnar do rádio distal e incongruência no nível da articulação radioulnar distal, qualificando-a, assim, como uma fratura de Galeazzi. Proximalmente, os dois ossos também estão separados, e há uma incongruência adicional no nível da articulação radioulnar proximal, qualificando-a, desse modo, como uma fratura de Monteggia. Um período de cinco dias de tratamento com antibióticos é iniciado na sala de emergência. A lesão é tratada primeiro com fixação externa e debridamento.

Fig. 4.17-2 a–b Os fragmentos desvascularizados no nível das fraturas da diáfise radial são removidos, resultando em um defeito de 1,5 cm.

Após a cicatrização da ferida aberta, a fixação interna definitiva é executada 10 dias depois do procedimento inicial.

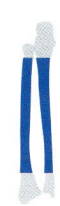

4 Rádio e ulna, diáfise

Planejamento pré-operatório

Equipamento

- LCP 3,5
- Parafusos de 2,0 mm
- Enxerto de osso corticoesponjoso da crista ilíaca

(O tamanho do sistema, dos instrumentos e dos implantes pode variar de acordo com a anatomia.)

Posicionamento e preparação do paciente

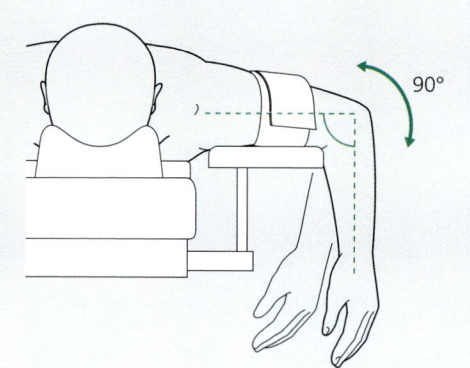

Fig. 4.17-3 O paciente é posicionado em decúbito ventral, com o braço afetado sustentado em uma mesa de braço.

A crista ilíaca ipsilateral é preparada.

2 Abordagem cirúrgica

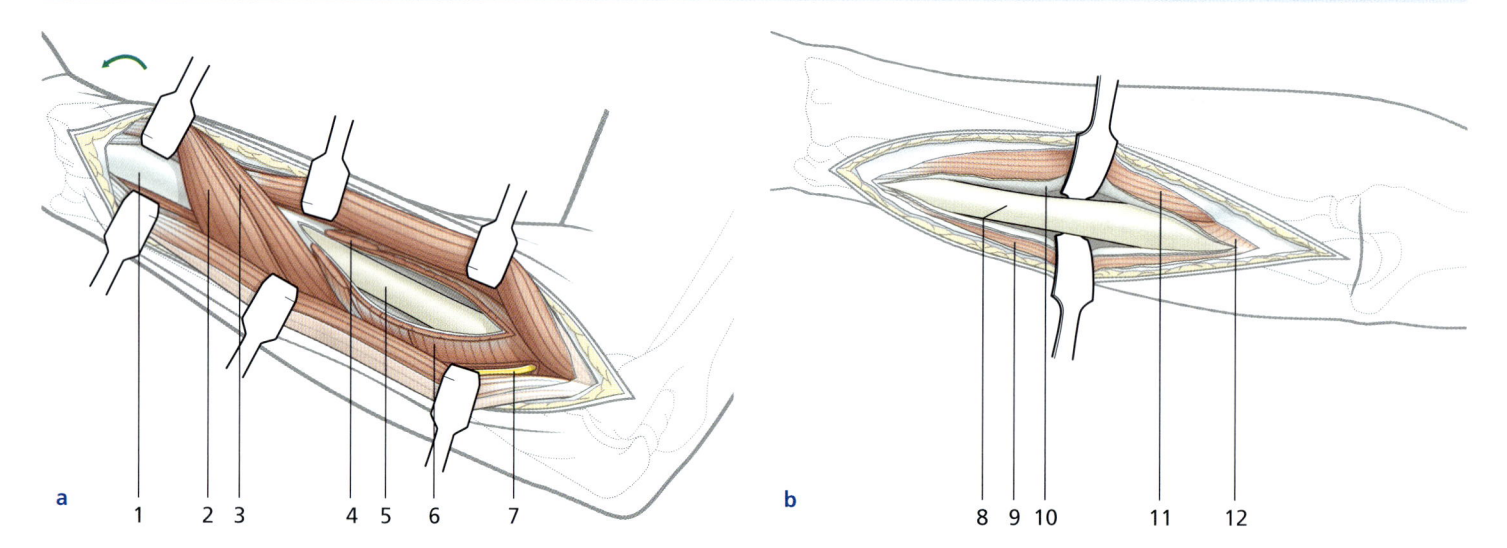

1 Periósteo cobrindo o rádio distal
2 Extensor curto do polegar
3 Abdutor longo do polegar
4 Pronador redondo (separado)
5 Rádio
6 Supinador
7 Nervo interósseo posterior
8 Ulna
9 Flexor ulnar do carpo
10 Periósteo
11 Extensor ulnar do carpo
12 Ancôneo

Fig. 4.17- 4 a–b Uma abordagem de Thompson é feita na diáfise radial, e uma abordagem direta é usada para a diáfise ulnar entre o extensor e o flexor ulnar do punho.

3 Redução e fixação

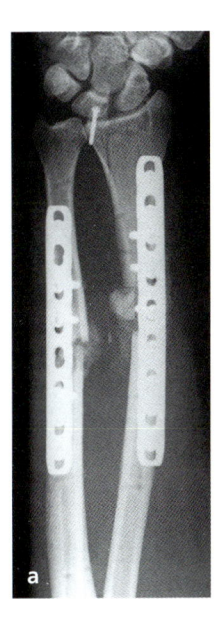

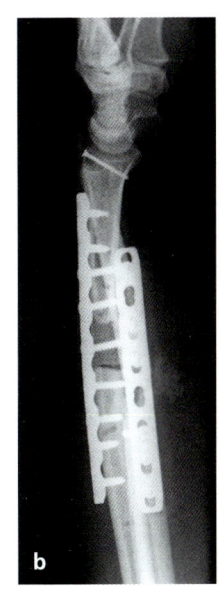

A ulna é tratada primeiro para restaurar o comprimento da unidade do antebraço. A osteossíntese com placa de compressão é atingida com uma LCP 3,5. A estabilidade da articulação radioulnar distal é restaurada fixando o fragmento dorsoulnar do rádio distal com um parafuso de compressão de 2,0 mm. Dado o comprimento restaurado da ulna, o comprimento da diáfise radial é determinado pela fluoroscopia da articulação do punho. Um enxerto de osso tricortical apropriado é coletado da crista ilíaca ipsilateral e interposto no defeito. A fixação interna estável é, então, atingida com uma LCP 3,5.

Fig. 4.17- 5 a-b Raios X pós-operatórios imediatos. O comprimento e a rotação dos ossos do antebraço são restaurados, e a articulação radioulnar dorsal está estável e congruente.

4 Reabilitação

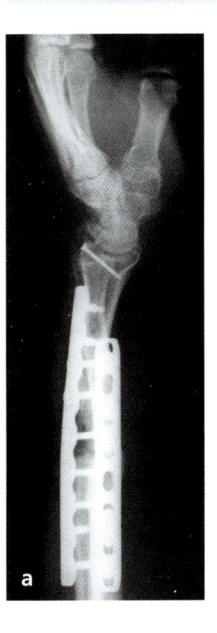

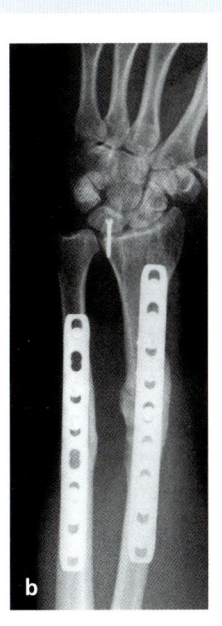

O exercício de movimento ativo-assistido, sob a supervisão de um fisioterapeuta, foi iniciado no primeiro dia após a operação.

Fig. 4.17- 6 a-b Raios X finais em 10 meses após a operação. As fraturas consolidaram. O paciente tinha movimento irrestrito no cotovelo e no punho, não sentia dor e estava apto a trabalhar.

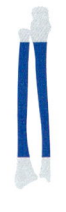

4 Rádio e ulna, diáfise

Remoção do implante

A remoção da placa ulnar pode ser necessária em virtude da interferência na pele subjacente. A placa radial é preferivelmente deixada no local.

5 Armadilhas −

Redução e fixação

A restauração da rotação e do comprimento corretos da diáfise radial pode ser difícil em casos com perda óssea. Restaurar a ulna em primeiro lugar e demonstrar o comprimento correto do rádio, com a ajuda de um fluoroscópio intraoperatório da articulação do punho, é a chave.

6 Dicas +

Redução e fixação

É importante perceber que este caso apresenta uma fratura de luxação do antebraço com rompimento da membrana interóssea. O fragmento principal para a articulação radioulnar distal é o fragmento dorsoulnar do rádio distal. A estabilidade da articulação radioulnar distal é atingida, neste caso, fixando esse fragmento principal com um parafuso.

4.18 Fratura da diáfise radial com perda óssea

1 Descrição de caso

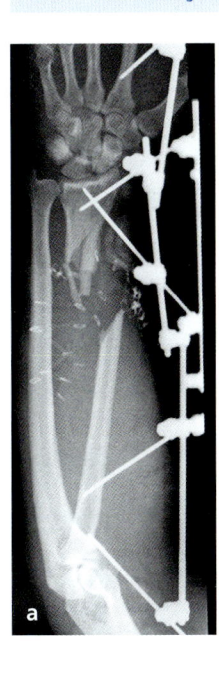

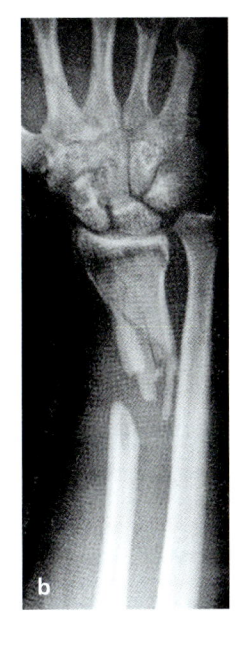

Um homem de 40 anos apresentou-se para tratamento quatro meses depois de sofrer uma fratura aberta do rádio com perda óssea.

Fig. 4.18-1 a–b
a Raio X AP após debridamento inicial e estabilização com um fixador externo.
b Raio X AP quatro meses após a lesão, quando o paciente se apresentou para um tratamento adicional.

Indicação

A perda óssea resultou em rádio instável, rompimento da articulação radioulnar distal e desvio radial da mão e do punho. A reconstrução deve incluir a restauração do comprimento entre o rádio e a ulna, a ressecção do osso não viável e a restauração do espaço interósseo.

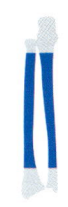

Planejamento pré-operatório

Fig. 4.18-2 Plano pré-operatório.

Equipamento

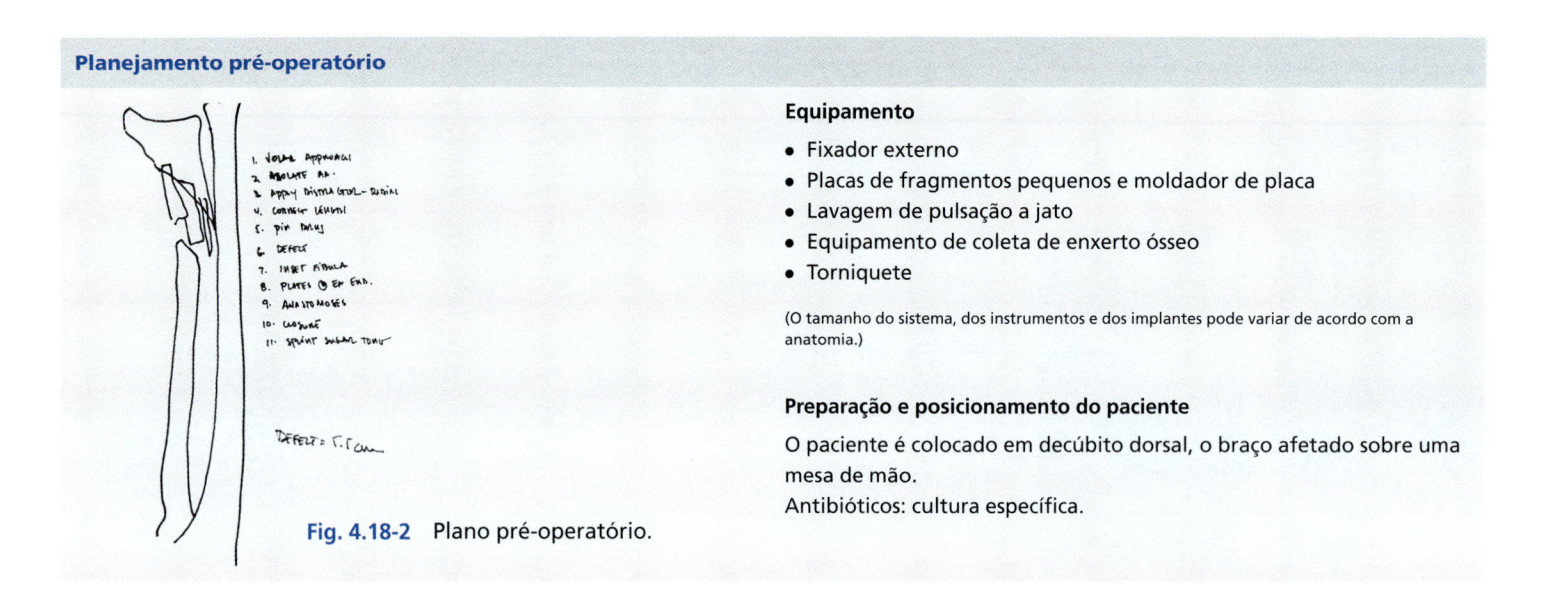

- Fixador externo
- Placas de fragmentos pequenos e moldador de placa
- Lavagem de pulsação a jato
- Equipamento de coleta de enxerto ósseo
- Torniquete

(O tamanho do sistema, dos instrumentos e dos implantes pode variar de acordo com a anatomia.)

Preparação e posicionamento do paciente

O paciente é colocado em decúbito dorsal, o braço afetado sobre uma mesa de mão.
Antibióticos: cultura específica.

2 Abordagem cirúrgica

O procedimento cirúrgico será definido pela viabilidade das extremidades do osso. A abordagem definitiva envolverá a abordagem de Henry longitudinal, estendendo-se sobre a área do punho para liberar o ligamento carpal transverso.

3 Redução e fixação

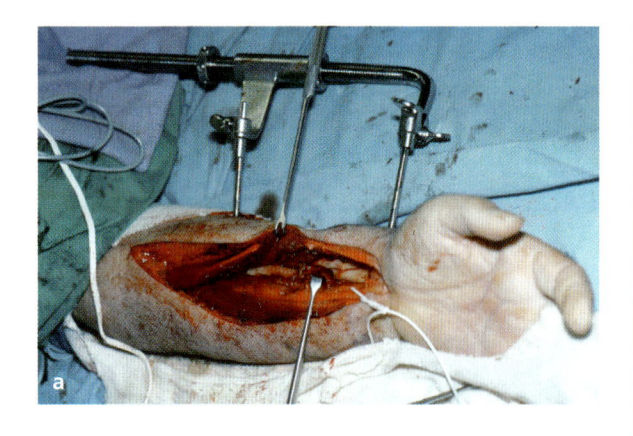

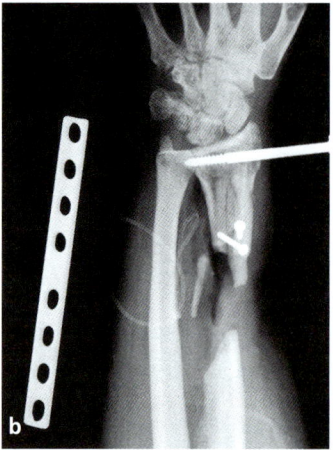

Após a exposição e o debridamento, um distrator de tamanho médio é aplicado, e uma lenta distração é usada para restaurar o comprimento do rádio, bem como a relação das articulações radioulnar distal e radiocarpal.

Fig. 4.18-3 a-b
a Distrator no local, com a pequena fita vascular em torno do nervo mediano.
b Raio X intraoperatório para controle do comprimento e do alinhamento do rádio e da articulação radioulnar.

4.18 Fratura da diáfise radial com perda óssea

3 Redução e fixação (cont.)

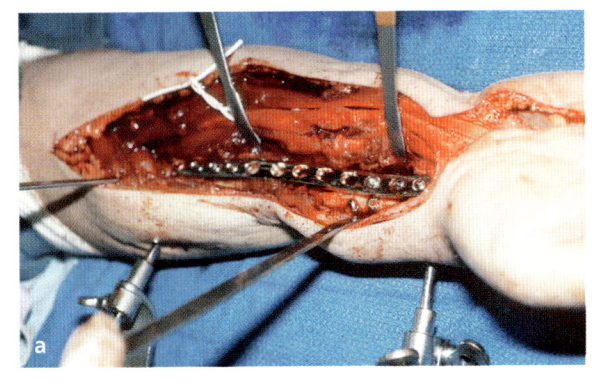

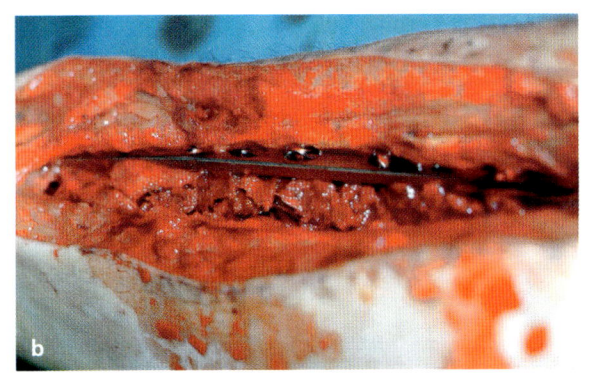

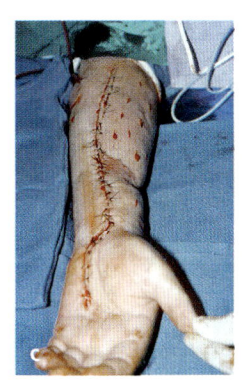

Fig. 4.18- 4 a-c
a   A placa, vista no plano frontal, presa proximal e distalmente ao defeito.
b   A partir de uma visão sagital, o enxerto de crista ilíaca esponjosa foi colocado embaixo da placa para cobrir o defeito.
c   O fechamento da ferida inclui uma "pré-casca" da pele, já que o edema é previsto.

4 Reabilitação

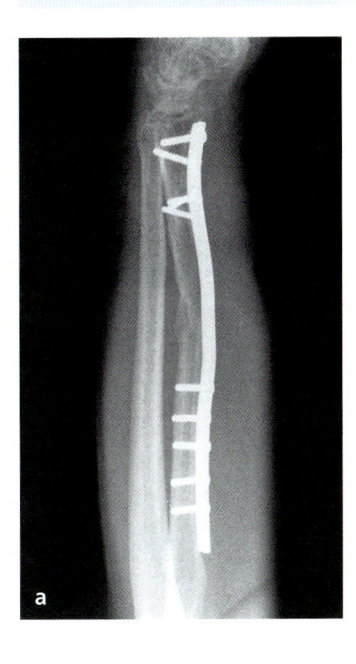

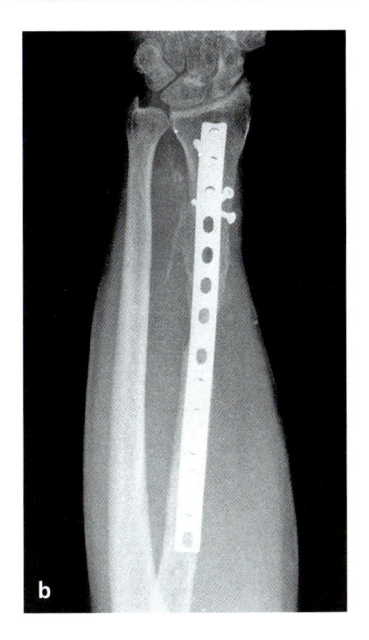

Os raios X, um ano após a operação, mostraram incorporação completa do enxerto ósseo, com excelente alinhamento das articulações radioulnar distal e radiocarpal.

Fig. 4.18-5 a-b   A fixação estável permitiu reabilitação precoce. Raios X 12 meses após a operação.

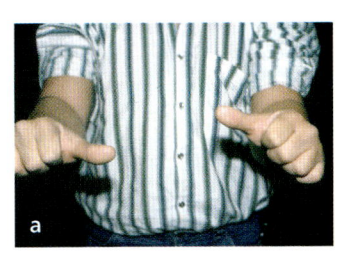

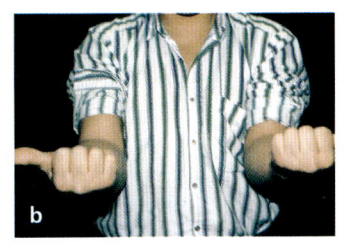

Fig. 4.18-6 a-b   Boa função e rotação do antebraço quase total.

4 Rádio e ulna, diáfise

Remoção do implante

A remoção do implante em geral não é necessária.

---

5 Armadilhas −

Equipamento
Sem lenta distração intraoperatória, será difícil readquirir o comprimento e o alinhamento, com risco de deslocamento do tecido mole e dano ao nervo.

Abordagem cirúrgica
Os riscos incluem lesão ou alongamento dos nervos mediano e ulnar, bem como edema e compressão pós-operatórios.

Redução e fixação
O acesso limitado à fixação junto com o defeito esquelético pode ser um desafio.

Reabilitação
A fixação instável ou inadequada impedirá a reabilitação precoce.

6 Dicas +

Equipamento
Um distrator é fundamental. É importante que seja de tamanho grande para permitir o alongamento.

Abordagem cirúrgica
A liberação da fáscia do antebraço, assim como do túnel do carpo e do canal de Guyon, pode impedir problemas futuros.

Redução e fixação

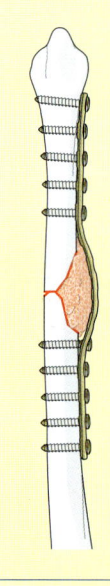

Fig. 4.18-7 A técnica de placa em onda somada ao enxerto de osso esponjoso pode ser a melhor maneira de atingir a consolidação. A moldagem da placa para longe do osso no local do defeito permite um espaço maior para o enxerto ósseo enquanto distribui os estresses sobre uma zona mais ampla.

Reabilitação
A rotação precoce do antebraço é importante.

Autor Jesse B. Jupiter

4.19 Fratura diafisária do rádio e da ulna com lesão neurovascular

1 Descrição de caso

Um operário de 38 anos sofreu uma amputação completa de sua mão e do terço distal do antebraço por uma serra de fita.

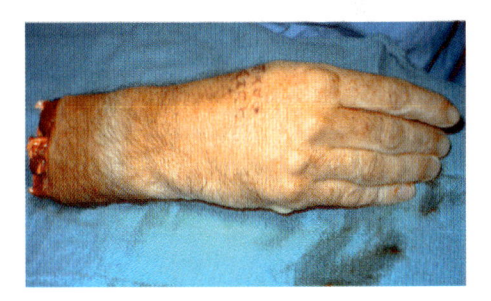

Fig. 4.19-1 A parte amputada.

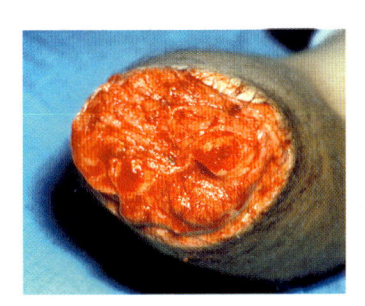

Fig. 4.19-2 O local da amputação traumática no meio do antebraço distal.

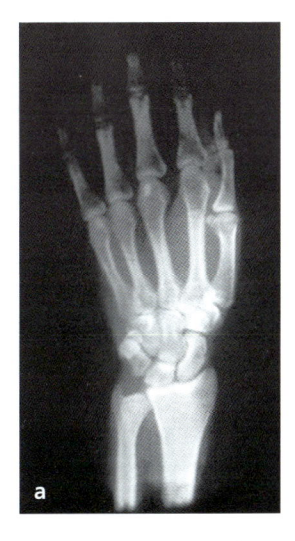

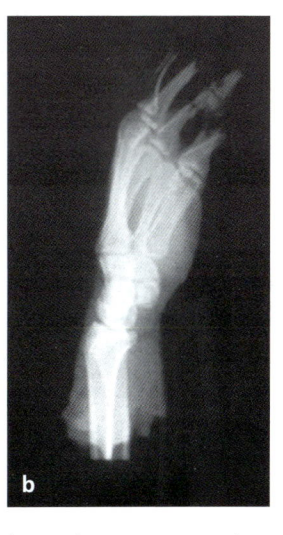

Fig. 4.19-3 a–b Os raios X da lesão da mão amputada e do antebraço com fraturas de seus dois ossos.

Indicação

A revascularização da parte amputada, junto com o reparo dos nervos, músculos e tendões divididos, é prioridade para restaurar algum grau de função. A fixação interna estável proporcionará a base interna sobre a qual os reparos podem ser feitos.

Planejamento pré-operatório

Equipamento

- Implantes padronizados para o antebraço
- Microscópio
- Ferramentas microcirúrgicas
- Minibraço-C
- Lavagem a jato

(O tamanho do sistema, dos instrumentos e dos implantes pode variar de acordo com a anatomia.)

Preparação e posicionamento do paciente

O paciente deve estar bem hidratado. Um bloqueio de plexo braquial de longa duração é preferível. Sangue fresco deve estar acessível, se disponível. O paciente é colocado em decúbito dorsal, em um cobertor d'água ou em uma mesa de operação bem-acolchoada. O braço afetado é posicionado em uma mesa de mão. O local de doação é preparado para o enxerto de pele. Antibióticos: amplo espectro.
Aspirina é administrada.

2 Abordagem cirúrgica

Aspectos importantes da abordagem cirúrgica incluem acesso a todas as estruturas lesionadas, debridamento extenso do tecido lesionado desvascularizado, em especial músculo, e o reparo de todas as estruturas sem tensão. Isso exigirá algum encurtamento ósseo e a ressecção de vaso e terminações nervosas para limpar as margens para reparo do tecido livre de tensão. As zonas de lesão podem ser expostas por meio de incisões axiais médias que elevem retalhos de pele proximais e distais. Muitas vezes existe a necessidade de enxerto de pele ou retalhos, no caso de alguma perda de pele.

O músculo pronador quadrado deve ser debridado, porque o suprimento vascular foi rompido e o reparo das artérias radial e ulnar não suprirá esse músculo, o qual era perfurado pela artéria interóssea anterior.

3 Redução e fixação

O encurtamento ósseo será determinado primariamente pela lesão nos nervos principais, isto é, encurtamento suficiente para permitir o reparo fascicular do grupo sem tensão. A estabilização deve ser feita pela fixação com placa, como acontece em qualquer fratura do antebraço.

O fechamento da ferida deve ser efetuado sem tensão, usando enxertos de pele parcial quando necessário.

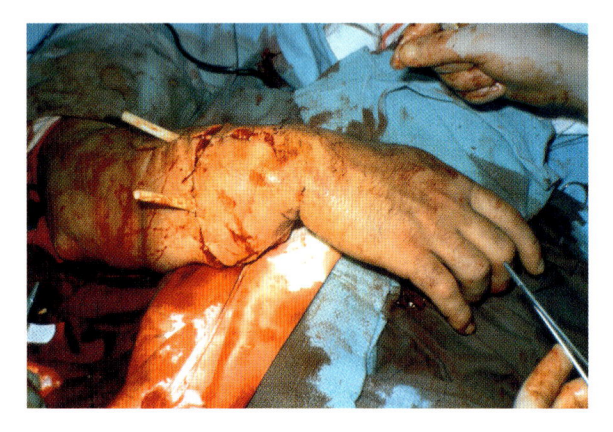

Fig. 4.19-4 Fechamento da ferida, sem tensão, usando pequenos drenos Penrose. Um enxerto de pele de espessura parcial foi colocado sobre a superfície palmar.

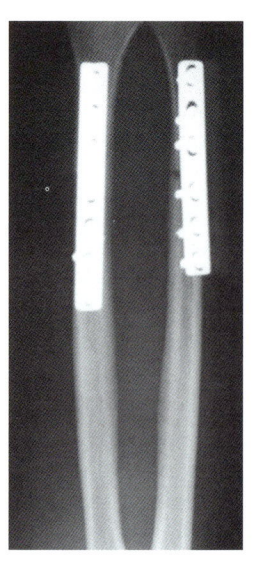

Fig. 4.19-5 Fixação com placa de ambos os ossos do antebraço, usando placas e parafusos de 3,5 mm.

4.19 Fratura diafisária do rádio e da ulna com lesão neurovascular

4 Reabilitação

O cuidado inicial girou em torno da viabilidade da parte replantada. Anticoagulantes, antibióticos e imobilização foram prescritos durante 5 a 7 dias após a operação; depois disso, a reabilitação funcional começou de uma maneira cuidadosa, controlada, devido aos reparos no extensor e no flexor do tendão.

A consolidação da fratura ocorre, em geral, em 8 a 12 semanas devido à limitação das atividades funcionais durante os primeiros três meses.

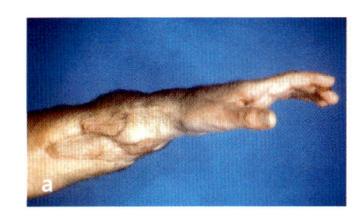

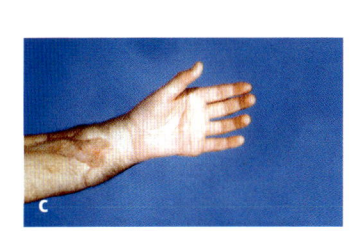

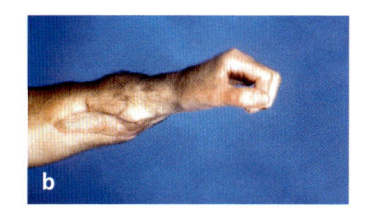

Fig. 4.19-6 a-c Recuperação funcional um ano após a lesão.

Remoção do implante

A remoção do implante deve ser evitada em razão do risco de lesão neurovascular.

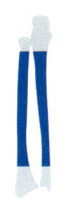

5 Armadilhas –	6 Dicas +
	Abordagem cirúrgica A exposição adequada requer a capacidade de debridar cirurgicamente o tecido desvitalizado e uma lavagem minuciosa das zonas da lesão.
Redução e fixação As armadilhas do reparo de tal lesão giram em torno da adequação do debridamento da ferida, bem como do reparo cuidadoso dos elementos vascular e neural. A fixação do osso é menos crucial devido ao estresse limitado na fixação.	**Redução e fixação** Deve ser enfatizado que todo músculo que tenha perdido a vascularidade adequada após o reparo vascular deve ser debridado. Isso pode exigir um segundo exame cirúrgico em 24 a 48 horas após o reimplante.

Autor Jesse B. Jupiter

4.20 Osteomielite de um osso

1 Descrição de caso

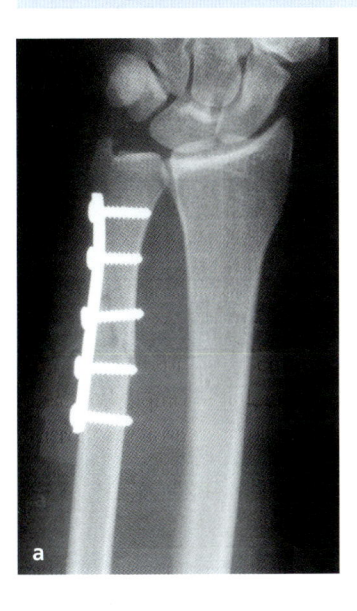

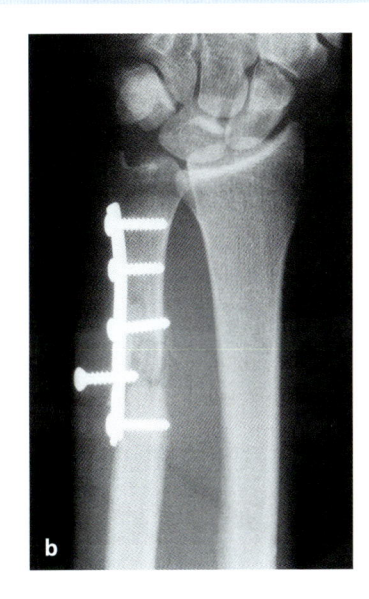

Um estudante de comércio, de 26 anos, desenvolveu uma pseudoartrose infectada, quatro meses após a redução aberta e a fixação interna de uma fratura da diáfise ulnar. Ele apresentou-se com uma ferida com drenagem e dor no local original da fratura.

Fig. 4.20-1a-b Raios X da pseudoartrose infectada.

Indicação

Uma fratura não consolidada infectada requer debridamento extenso, cultura específica de antibióticos e estabilização esquelética. Uma vez que a ferida esteja definida, um fixador externo pode ser colocado.

Planejamento pré-operatório

Equipamento
- Torniquete estéril
- Conjunto de lavagem a jato
- Fixador externo pequeno
- Minibraço-C

(O tamanho do sistema, dos instrumentos e dos implantes pode variar de acordo com a anatomia.)

Preparação e posicionamento do paciente

O paciente é colocado em decúbito dorsal, com o braço afetado sobre uma mesa de mão.
Antibióticos: cultura específica.

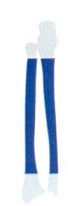

2 Abordagem cirúrgica

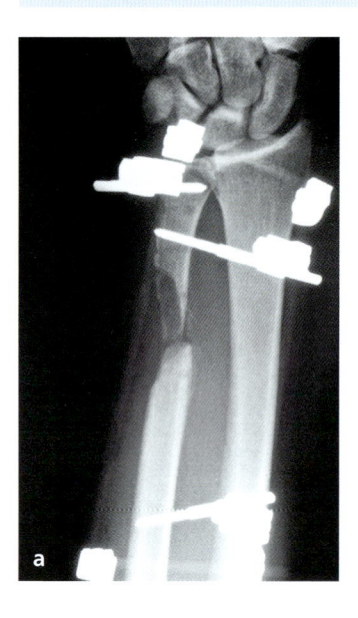

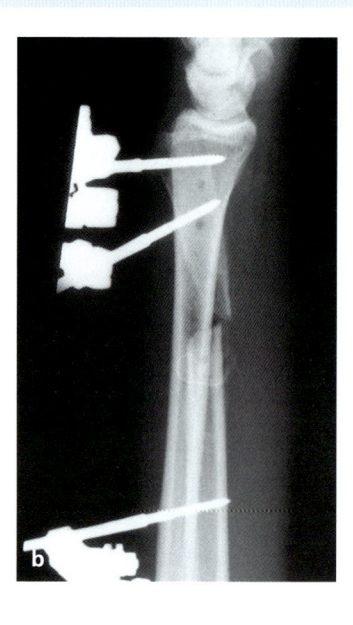

As incisões longitudinais originais são usadas para a fixação interna inicial. O implante é removido, e um debridamento extenso do tecido mole e ósseo é executado até que as superfícies com sangramento sejam observadas em cada extremidade da pseudoartrose.

Fig. 4.20-2 a-b A ferida inicial pode ser fechada sobre os drenos antes do tratamento definitivo. Neste caso, a fixação externa unilateral foi usada como fixação provisória. Os pinos foram colocados a 90° um em relação ao outro para melhorar a estabilidade.

3 Redução e fixação

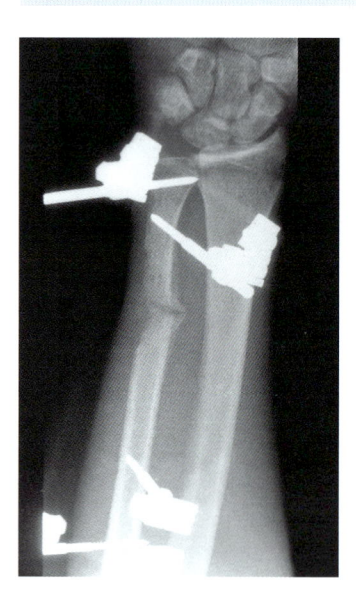

Fig. 4.20-3 Dado o defeito ósseo relativamente pequeno e a estabilidade oferecida pela fixação externa, o defeito foi preenchido com enxerto autógeno esponjoso da crista ilíaca.

4.20 Osteomielite de um osso

4 Reabilitação

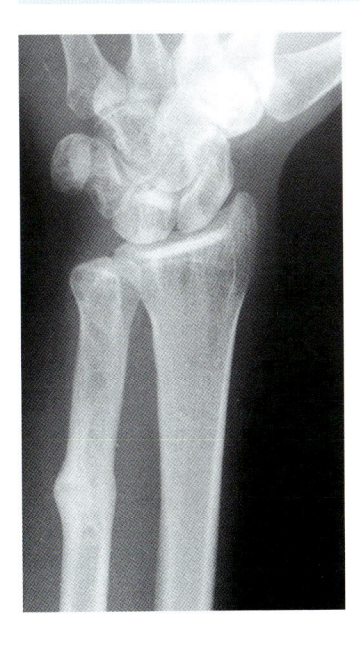

Fig. 4.20-4 O paciente permaneceu em uma estrutura de fixação externa até que a incorporação do enxerto fosse observada no raio X. A estrutura foi removida depois de oito semanas.

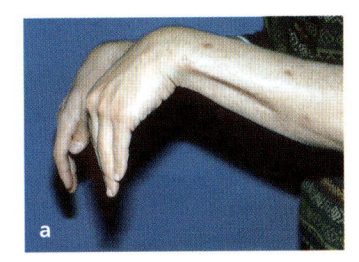

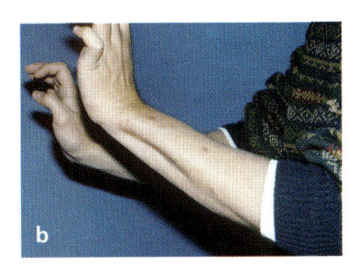

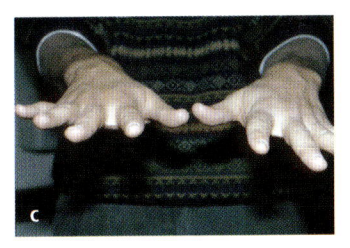

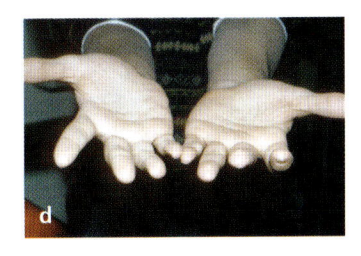

Fig. 4.20-5 a–d Uma função excelente foi atingida, como fica evidente no exame de acompanhamento de seis meses.

Remoção do implante

A fixação externa evitou a necessidade de fixação com placa interna.

5 Armadilhas –

Equipamento
A infecção ativa pode impedir a fixação interna repetida; desse modo, métodos alternativos devem estar disponíveis.

Redução e fixação
A falha em debridar de maneira adequada a ferida limitará a possibilidade de conseguir consolidação, independentemente do modo de fixação.

Reabilitação
A falha em readquirir o comprimento e o alinhamento adequados pode colocar em risco a função da articulação radioulnar distal.

6 Dicas +

Equipamento
Este caso ilustra com clareza a capacidade da fixação externa de fornecer tanto estabilidade inicial quanto fixação definitiva.

Redução e fixação
Colocar fixadores externos o mais próximo de 90° um do outro melhora a estabilidade global da estrutura. O autoenxerto esponjoso com um pequeno defeito esquelético é sobretudo efetivo no local de uma infecção anterior.

Reabilitação
O padrão de baixo perfil da fixação externa permite o movimento funcional do antebraço.

Autor   Thomas P. Rüedi

4.21 Pseudoartrose de longa duração da diáfise ulnar e consolidação viciosa da diáfise do rádio

1   Descrição de caso

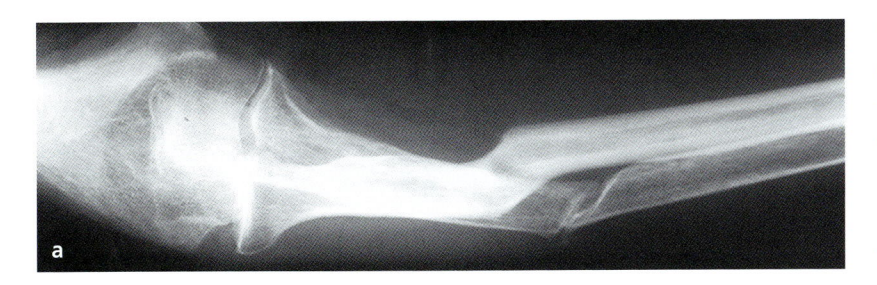

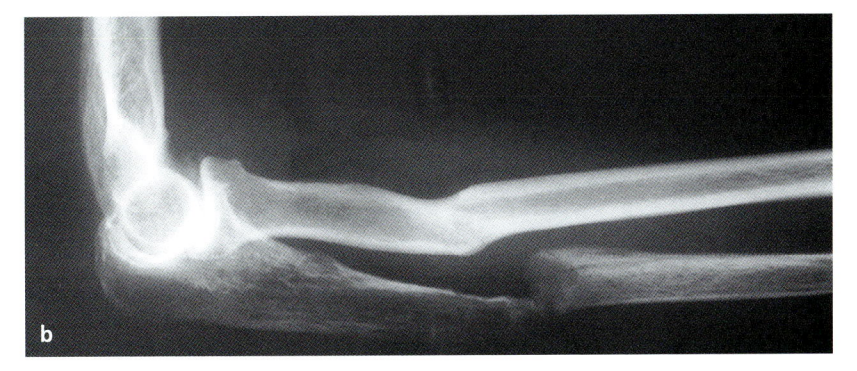

Um homem de 60 anos fraturou os ossos do antebraço proximal, em seu braço direito, vários anos antes de apresentar-se para tratamento. A lesão tinha sido tratada com gesso, e, com exceção de uma leve deformidade, o paciente estava quase assintomático, a não ser por algumas limitações de pronação/supinação. Contudo, não usava muito o braço. Apenas depois que um trauma menor o deixou com dor e com uma perda completa de função, decidiu procurar ajuda cirúrgica. Os raios X realizados após a perda da função expunham uma velha fratura radial proximal malconsolidada, mostrando que a ulna não estava nem consolidada nem apresentava fratura recente. Enquanto a ulna pseudoartrótica parecia extremamente radiotransparente e osteopênica, a qualidade do osso do rádio consolidado parecia bem normal e bastante mineralizada.

Fig. 4.21-1 a-b   Raios X realizados após a perda de função mostraram consolidação viciosa do rádio e pseudoartrose da ulna.

Indicação

Em virtude da dor e da perda de função, o paciente solicitou a fixação urgente dos ossos. Devido a consolidação deficiente da ulna, a estabilização cirúrgica foi a opção de tratamento.

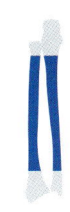

4 Rádio e ulna, diáfise

Planejamento pré-operatório

Uma vez que o alinhamento correto do rádio, mediante uma simples osteotomia oblíqua, alonga o osso, um corte transverso com ressecção de um segmento ósseo é planejado, aceitando um encurtamento global do antebraço de cerca de 6 a 10 mm. Contudo, o tamanho preciso do segmento do osso a ser removido depende do comprimento final da ulna estabilizada. Primeiro, a pseudoartrose da ulna é reduzida e fixada preliminarmente, e o rádio é então encurtado por meio de uma ressecção de segmento transverso, de modo que os dois ossos tornem a ficar iguais em comprimento, eixo e rotação.

Equipamento

- Serra oscilante
- LC-DCP 3,5 (rádio, seis orifícios; ulna, oito orifícios)
- Régua radiotransparente

(O tamanho do sistema, dos instrumentos e dos implantes pode variar de acordo com a anatomia.)

Preparação e posicionamento do paciente

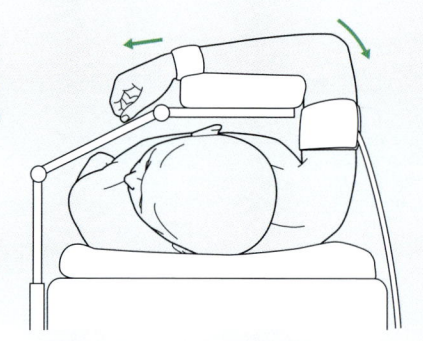

Fig. 4.21-2 O paciente é colocado em decúbito dorsal, com o braço afetado em uma pequena mesa separada e coberto acima do cotovelo.
Um torniquete estéril é aplicado, mas inflado apenas se solicitado.
Antibióticos profiláticos: dose única de cefalosporina de segunda geração.

2 Abordagem cirúrgica e fixação

A ulna é abordada com uma incisão reta em paralelo a sua crista palpável. A pseudoartrose é exposta, mas não retirada dos tecidos moles circundantes.

Uma vez que a vitalidade do osso parece razoável, é mais provável que a osteoporose evidente tenha sido causada pelo desuso do braço. Sendo a pseudoartrose um tanto móvel, é feito um esforço para tentar alinhar o osso e fixá-lo com um parafuso de compressão independente da placa. Uma LC-DCP de titânio de oito orifícios é, então, adicionada e fixada com dois parafusos excentricamente perfurados para aplicar compressão axial. Na medida em que o encaixe do parafuso parece adequado, o enxerto ósseo adicional é desnecessário. Após a fixação preliminar da ulna, o rádio proximal é exposto por meio de uma abordagem Thompson-Boyd, tendo cuidado para identificar o ramo profundo do nervo radial quando ele cruza o músculo supinador.

4.21 Pseudoartrose de longa duração da diáfise ulnar e consolidação viciosa da diáfise do rádio

2 Abordagem cirúrgica e fixação

Fig. 4.21-3 a–b
a Incisão para abordagem de Thompson-Boyd.
b Dissecação profunda do rádio proximal, mostrando o curso do ramo profundo do nervo radial cruzando através do músculo supinador.

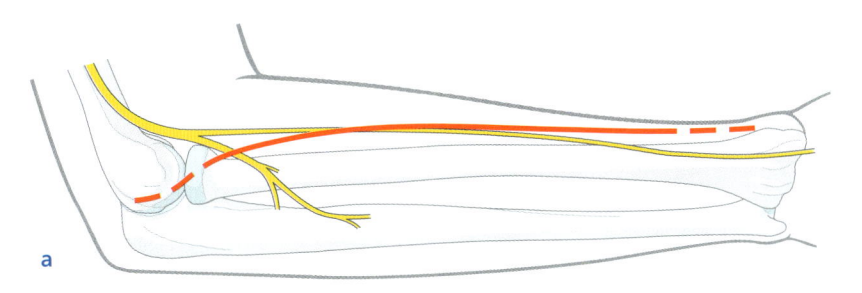

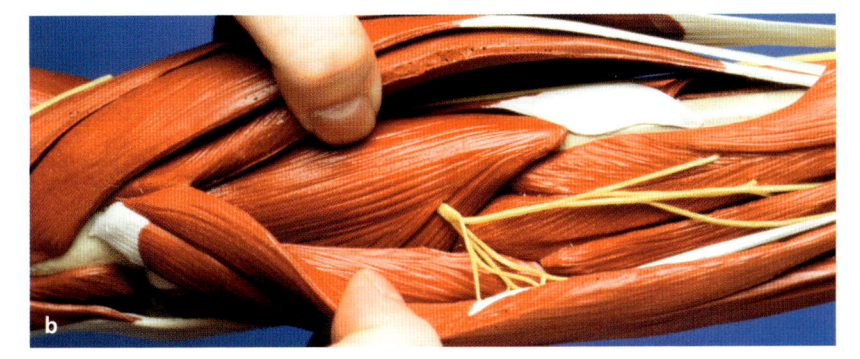

A consolidação viciosa deve ser exposta de modo circunferencial, a fim de executar a osteotomia e a ressecção de um segmento curto. As medidas de ambos os ossos estão em um raio X que inclui as articulações do cotovelo e do punho. O comprimento, o eixo correto e o arco, bem como a rotação, são essenciais para obter uma pronação/supinação normal. Depois da ressecção de um segmento de 8 mm de largura, a placa de compressão LC-DCP 3,5 é adicionada. A função das diferentes articulações pode agora ser verificada para impedimentos. Por fim, ambas as placas são rigidamente fixadas aos ossos, e as feridas são fechadas após a inserção de drenos de sucção.

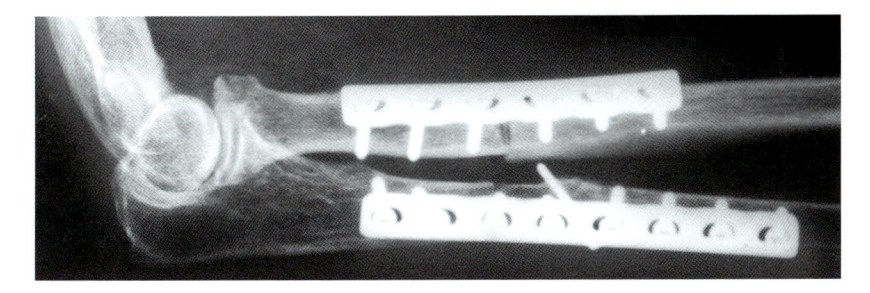

Fig. 4.21-4 Raio X pós-operatório mostrando o alinhamento correto.

3   Reabilitação

O braço foi protegido por uma tala removível durante três semanas, mas o paciente foi estimulado a começar imediatamente a prática de movimentos de pronação/supinação ativo-assistidos.

O retorno da função foi muito bom, e os dois ossos consolidaram com rapidez.

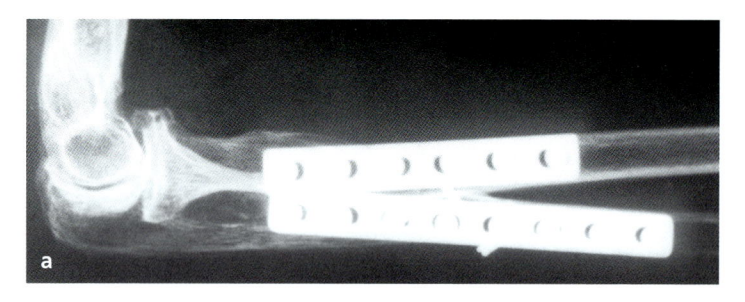

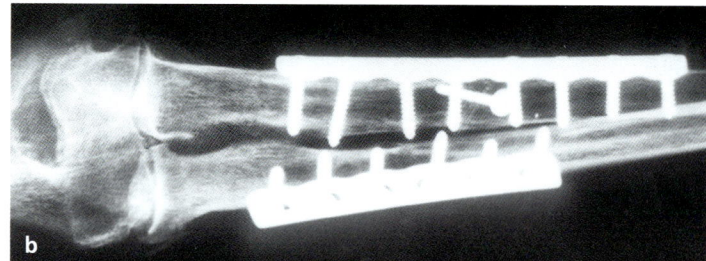

Fig. 4.21-5 a-b Raios X de acompanhamento um ano após a operação. Os dois ossos estão unidos, com alinhamento e função satisfatórios.

Remoção do implante

A remoção do implante em geral não é necessária.

4   Armadilhas –

Fixação

A medida intraoperatória cuidadosa é vital para o alinhamento axial e rotacional correto e, desse modo, para o retorno final da função.

O osso osteoporótico da ulna poderia ter sido um problema para preservar o encaixe de parafuso e deve ser considerado. Hoje, a placa de compressão bloqueada é o implante ideal para essa situação.

Para obter uma adaptação favorável da pseudoartrose sob compressão, o paciente deve aceitar um leve encurtamento do braço.

5   Dicas +

Fixação

Um enxerto ósseo ou de qualquer outra substância (proteína morfogênica do osso, etc.) não é necessário para melhorar a consolidação óssea se o aspecto intraoperatório de uma pseudoartrose mostrar vascularidade adequada e se a fixação rígida com compressão das superfícies do osso puder ser obtida.

Reabilitação

Mesmo após muitos anos de mal-alinhamento e desuso, é possível restabelecer uma relação anatômica adequada dos ossos do antebraço, com retorno satisfatório da função, incluindo pronação/supinação.

Autores   Diego L. Fernandez, David C. Ring

4.22 Consolidação viciosa diafisária do rádio

1 Descrição de caso

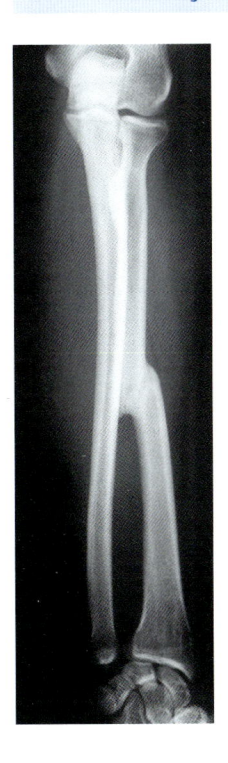

Um homem de 20 anos apresentou-se com pronação restrita devido a uma fratura mal-consolidada do rádio.

Fig. 4.22-1 Um raio X mostrou consolidação viciosa do rádio, com perda tanto do espaço interósseo como do arco normal do rádio.

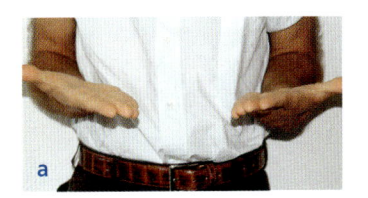

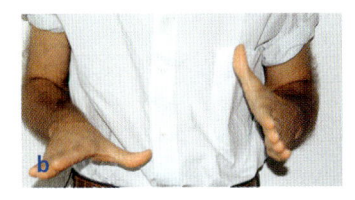

Fig. 4.22-2 a–b Fotografias clínicas mostraram pronação muito limitada.

Indicação

A consolidação viciosa diafisária pode afetar o movimento e a estabilidade, bem como causar artrose das articulações radioulnares. Esta consolidação viciosa radial isolada está impedindo a função do antebraço, e espera-se que uma osteotomia melhore a função mediante restauração do alinhamento.

4 Rádio e ulna, diáfise

Planejamento pré-operatório

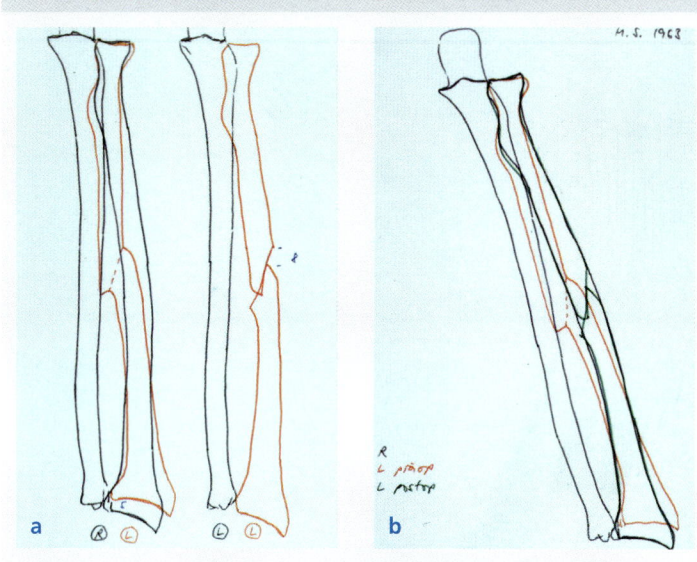

Fig. 4.22-3 a–b Usando desenhos, o alinhamento dos fragmentos da fratura viciosamente consolidada é planejado. Existe a possibilidade de criar uma obliquidade nos fragmentos para permitir a aplicação de parafuso de compressão interfragmentário, além de uma placa de neutralização.

Fig. 4.22-4 a-e Os raios X do braço não lesionado (a–b) são usados a fim de facilitar o planejamento da osteotomia para realinhamento do braço lesionado (c–e).

Equipamento
- LC-DCP 3,5 ou equivalente
- Serra oscilante
- Osteótomos

(O tamanho do sistema, dos instrumentos e dos implantes pode variar de acordo com a anatomia.)

Preparação e posicionamento do paciente

O paciente é colocado em decúbito dorsal, com o braço afetado sobre uma mesa de mão. Um torniquete estéril é aplicado.
Antibióticos: específico para estafilococo parenteral.

4.22 Consolidação viciosa diafisária do rádio

2 Abordagem cirúrgica

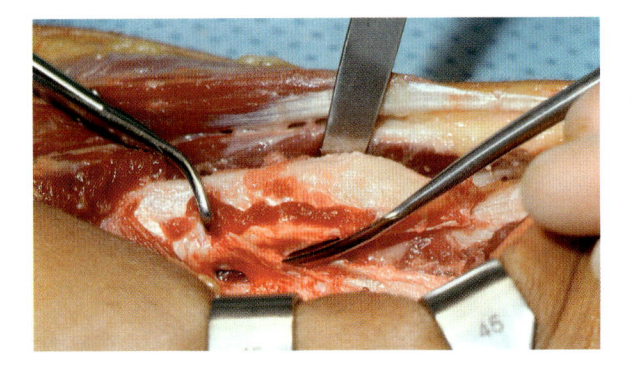

Uma exposição radial palmar de Henry do rádio é executada.

Fig. 4.22-5 Pode ser necessário liberar um pouco o ligamento interósseo contraído para restaurar o alinhamento da fratura.

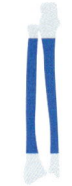

3 Redução e fixação

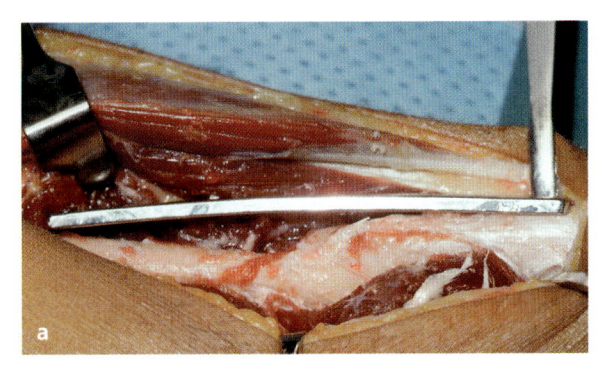

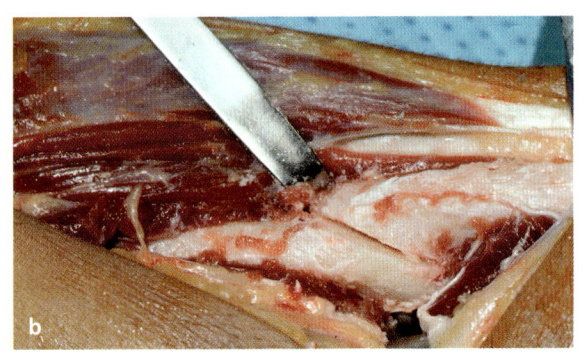

Fig. 4.22-6 a–b
a   Uma LC-DCP 3,5 é pré-moldada para restaurar o arco do rádio.
b   A osteotomia é planejada no local da fratura antiga e feita com uma serra oscilante e um osteótomo.

4 Rádio e ulna, diáfise

3 Redução e fixação (cont.)

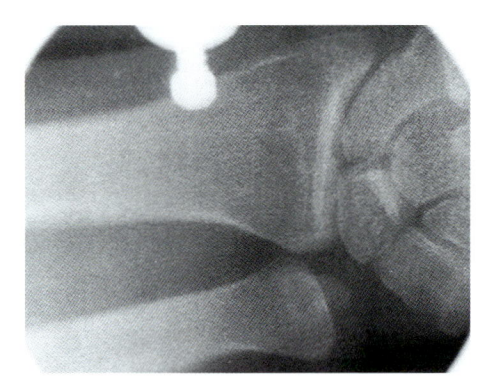

Fig. 4.22-7 A aquisição de imagem intraoperatória garante a restauração e a manutenção das relações de comprimento radioulnar relativas.

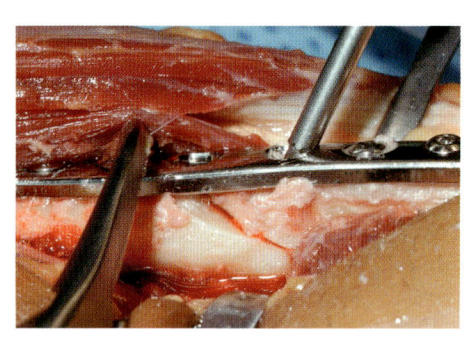

Fig. 4.22-8 A placa é usada como uma placa antideslizante, e um parafuso de compressão interfragmentário é colocado através dela.

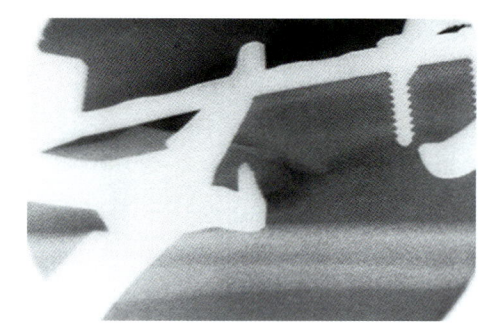

Fig. 4.22-9 A aquisição de imagem intraoperatória é usada para monitorar o alinhamento e a colocação do implante.

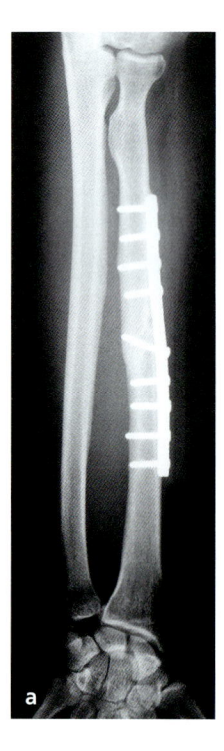

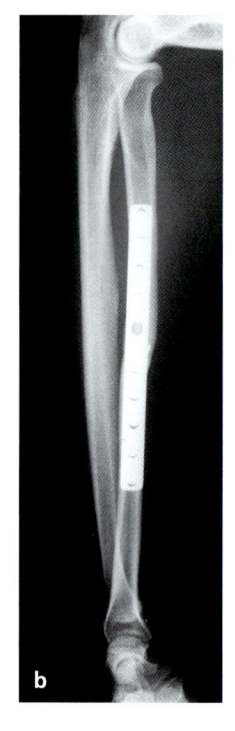

Fig. 4.22-10 a–b Raios X AP e lateral mostrando a colocação e o alinhamento final do implante.

4.22 Consolidação viciosa diafisária do rádio

4 Reabilitação

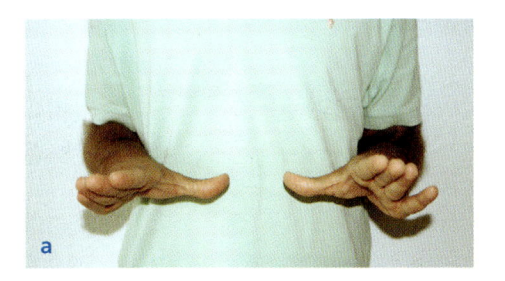

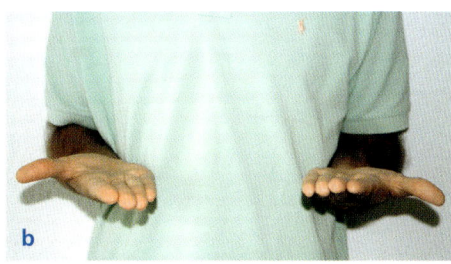

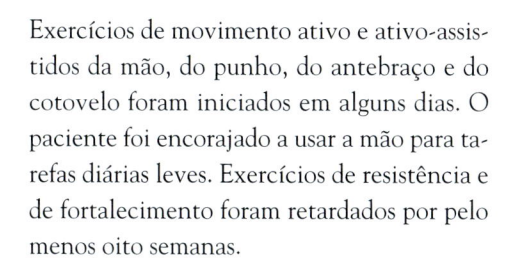

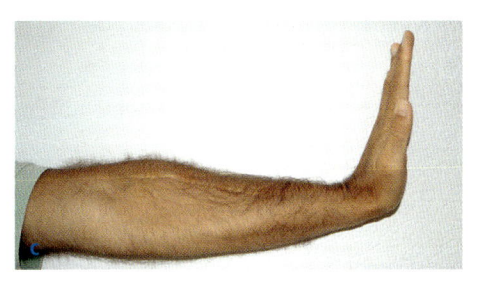

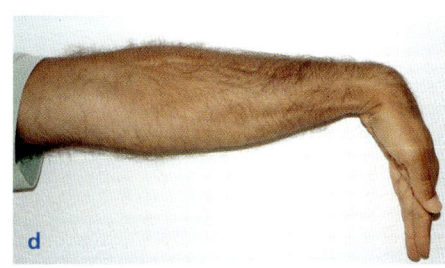

Exercícios de movimento ativo e ativo-assistidos da mão, do punho, do antebraço e do cotovelo foram iniciados em alguns dias. O paciente foi encorajado a usar a mão para tarefas diárias leves. Exercícios de resistência e de fortalecimento foram retardados por pelo menos oito semanas.

Fig. 4.22-11 a-d O paciente foi capaz de atingir uma amplitude de movimento final quase completa.

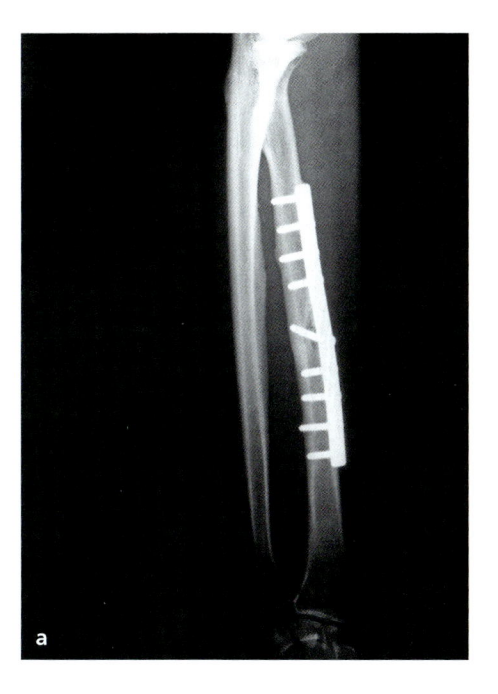

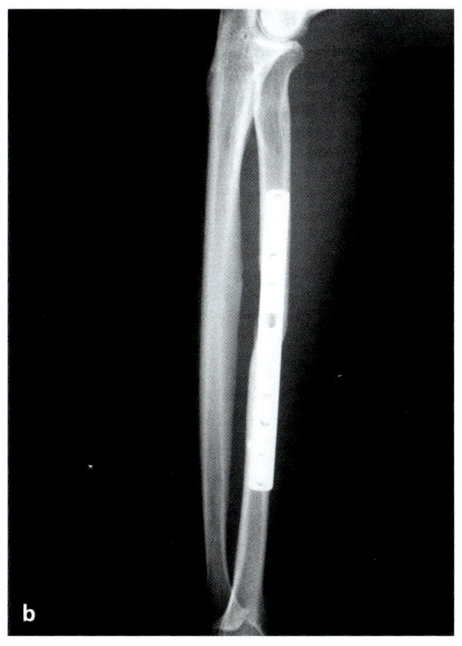

Fig. 4.22-12 a-b Raios X AP e lateral seis anos após a operação, mostrando excelente consolidação e alinhamento.

4　Rádio e ulna, diáfise

Remoção do implante

A remoção do implante é desnecessária. A placa está profundamente colocada e não causará problemas.

5　Armadilhas –

Planejamento pré-operatório
Se houver uma instabilidade na articulação radioulnar distal sintomática ou artrose, a osteotomia poderá não restaurar a função com tanta efetividade.

Nesse caso, procedimentos de reconstrução precisam ser considerados.

6　Dicas +

Planejamento pré-operatório
Um planejamento pré-operatório cuidadoso é crucial.

Redução e fixação
Se a rotação do antebraço não melhorar substancialmente após a osteotomia, a liberação da membrana interóssea será indispensável.

Autor Thomas P. Rüedi

4.23 Pseudoartrose segmentar e consolidação viciosa da diáfise do rádio

1 Descrição de caso

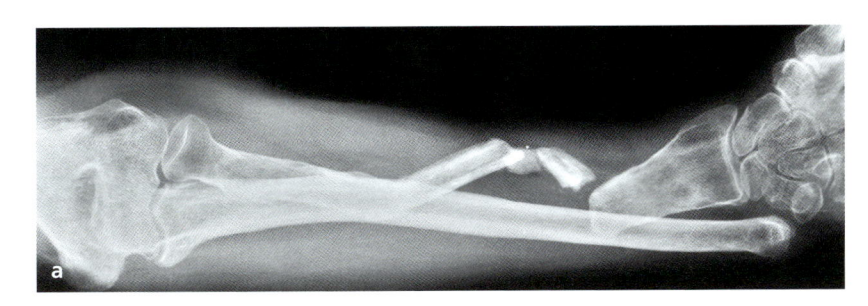

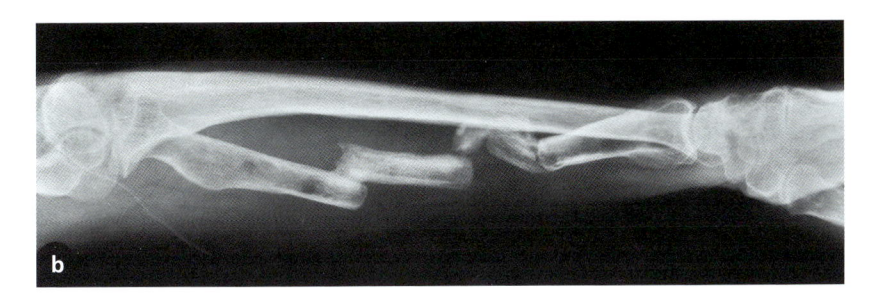

Um pedreiro de 35 anos, que se envolveu em um acidente de motocicleta há um ano, sofreu uma fratura radial multissegmentar aberta de 2º grau, isolada (22-B2), do braço direito dominante. A lesão foi tratada de maneira conservadora. Os raios X originais não estavam disponíveis quando ele se apresentou para tratamento adicional.

Um exame clínico revelou uma pseudoartrose radial em três níveis, com encurtamento, mau alinhamento e ulna protruse. A pronação e a supinação bloqueadas estavam evidentes, bem como a função limitada do cotovelo, do punho e dos dedos; contudo, nenhum déficit neurovascular estava aparente. Múltiplas cicatrizes secas eram visíveis no aspecto dorsolateral do antebraço.

Fig. 4.23-1 a–b Raios X um ano após a operação.

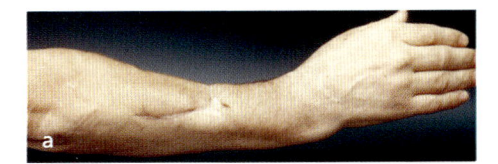

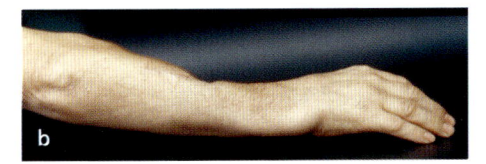

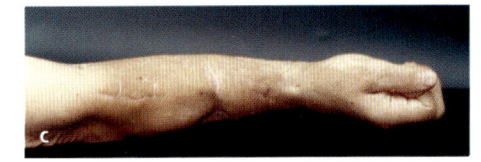

Fig. 4.23-2 a-c Fotografias clínicas um ano após a lesão. O paciente sofria de um antebraço dominante inútil e apresentava múltiplas cicatrizes secas.

Indicação

Visto que este paciente jovem está incapaz de usar seu braço dominante e, portanto, incapaz de trabalhar, todas as tentativas de melhorar a situação atual são indicadas.

Planejamento pré-operatório

Equipamento

- Distrator de tamanho médio
- LC-DCP 3,5 de 14 orifícios, LC-DCP 3,5 de cinco orifícios.
- Autoenxerto ósseo

(O tamanho do sistema, dos instrumentos e dos implantes pode variar de acordo com a anatomia.)

Preparação e posicionamento do paciente

O paciente é colocado em decúbito dorsal, com o braço posicionado em um suporte lateral. Um torniquete estéril é aplicado. A crista ilíaca ipsilateral é preparada para a coleta do enxerto ósseo.
Antibiótico profilático: dose única de cefalosporina de segunda geração.

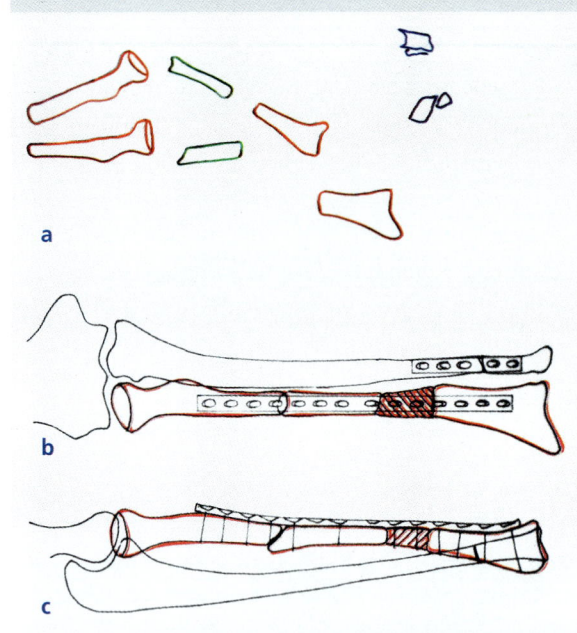

Fig. 4.23-3 a-c Reconstrução do rádio, aceitando a possibilidade de algum encurtamento. Neste caso, uma osteotomia de encurtamento da ulna também será necessária. O plano pré-operatório indica, ainda, que um autoenxerto ósseo é necessário no nível mais distal. Para superar o agora considerável encurtamento de um ano, o uso de um distrator será requerido. A quantidade de comprimento que pode ser readquirida depende da contratura do tecido mole e terá de ser determinada de modo intraoperatório. Para estabilizar o rádio, é utilizada uma LC-DCP 3,5 de 14 orifícios. Apesar do plano pré-operatório, uma série de questões pertinentes permanece em aberto quanto ao tamanho do defeito do osso, o comprimento e a rotação finais do rádio e a condição da articulação radioulnar distal.

4.23 Pseudoartrose segmentar e consolidação viciosa da diáfise do rádio

2 Abordagem cirúrgica

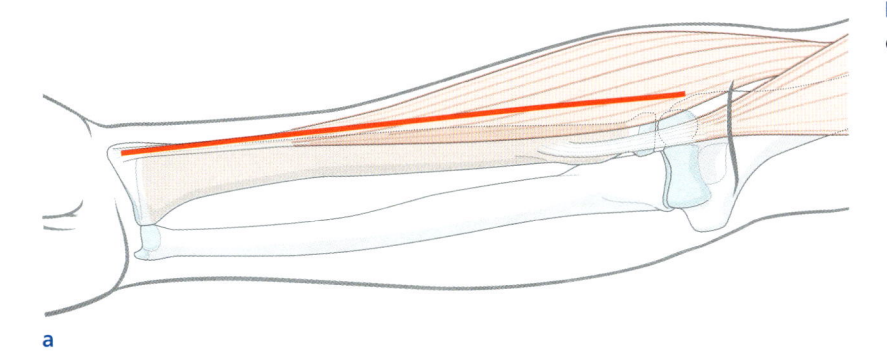

Fig. 4.23-4 a-c   A fim de expor com segurança todo o rádio, a abordagem palmar de Henry é a escolhida.

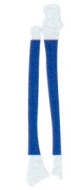

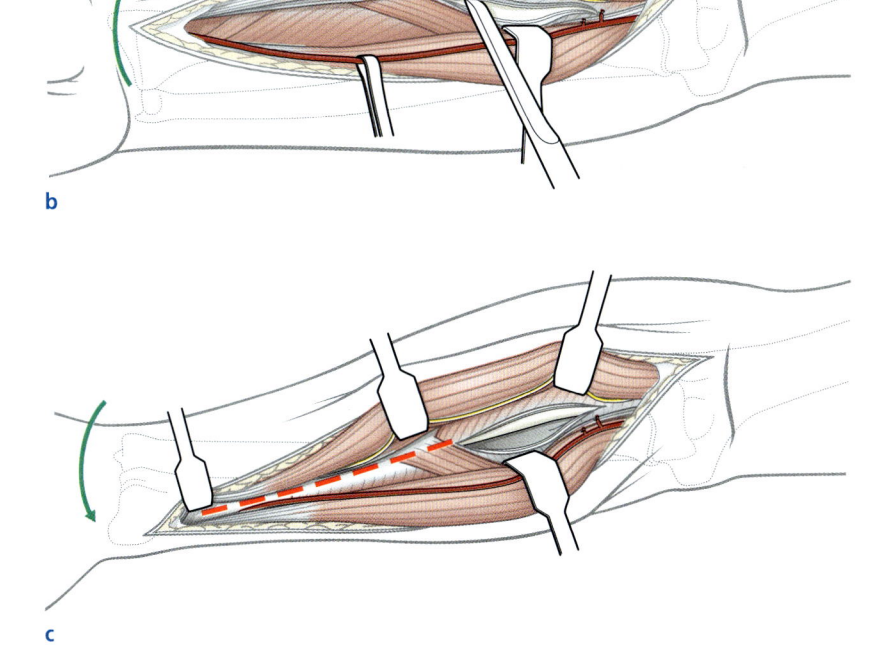

3   Redução e fixação

Os diferentes segmentos do rádio podem ser identificados nos tecidos já cicatrizados pela dissecação cuidadosa e não muito extensa da abordagem palmar de Henry.

Enquanto dois fragmentos proximais parecem sólidos, a qualidade do osso dos segmentos distais é mais questionável. Com a ajuda do distrator de tamanho médio aplicado aos dois segmentos finais, uma distração gradual, lenta, pode ser obtida com o endireitamento de todo o osso, deixando um encurtamento final de cerca de 2 cm em relação à ulna intacta. A LC-DCP 3,5 de 14 orifícios é, então, aplicada no aspecto palmar do rádio, permanecendo um hiato de comprimento de três orifícios de placa para ser preenchido com um enxerto de osso corticoesponjoso.

Uma vez que o comprimento do rádio tenha sido fixado com a placa, a ulna distal é abordada por uma incisão separada, e a osteotomia é executada. A articulação radioulnar distal, ou o que possa ser deixado dela, não é tocada.

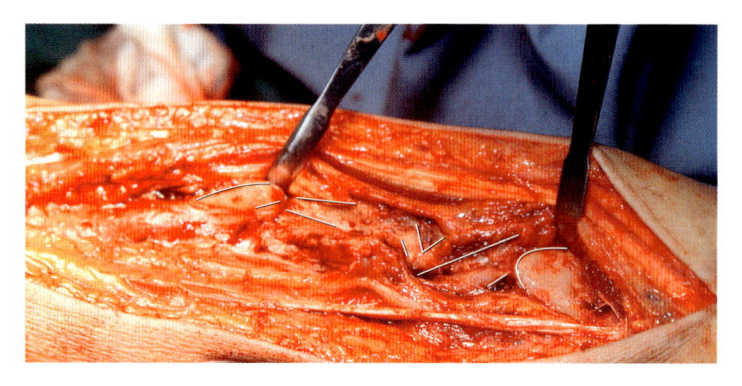

Fig. 4.23-5   Aspecto intraoperatório da pseudoartrose segmentar.

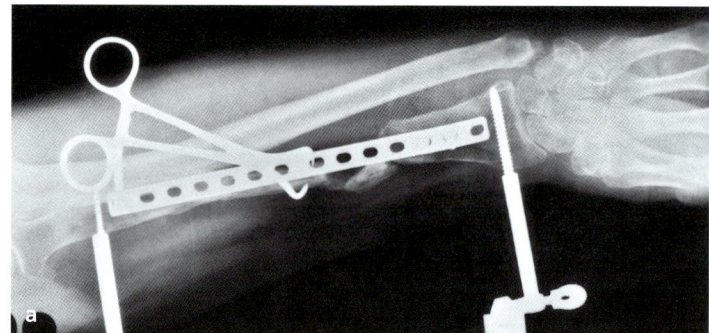

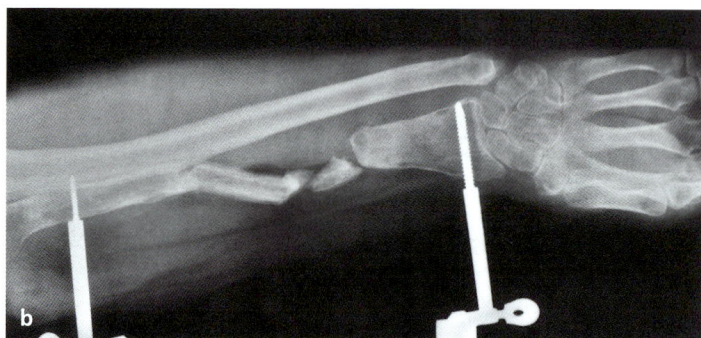

Fig. 4.23-6 a-b   Raios X intraoperatórios com distrator no local; aplicação de uma LC-DCP 3,5.

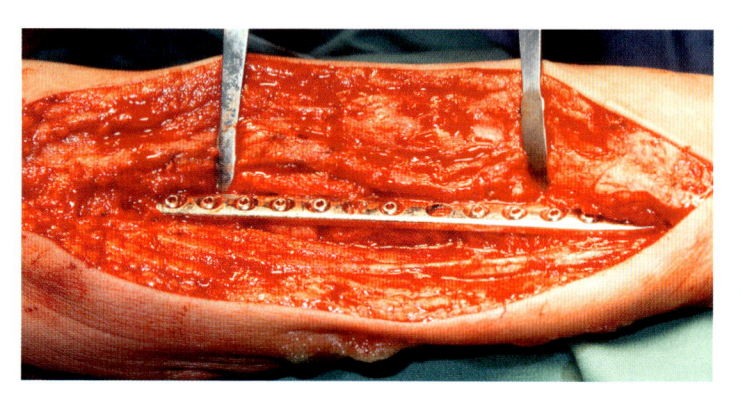

Fig. 4.23-7   A placa de 14 orifícios é fixada com 12 parafusos corticais padronizados de 3,5 mm para o rádio reconstruído, porém mais curto. O autoenxerto corticoesponjoso está agora no local.

4.23 Pseudoartrose segmentar e consolidação viciosa da diáfise do rádio

3 Redução e fixação (cont.)

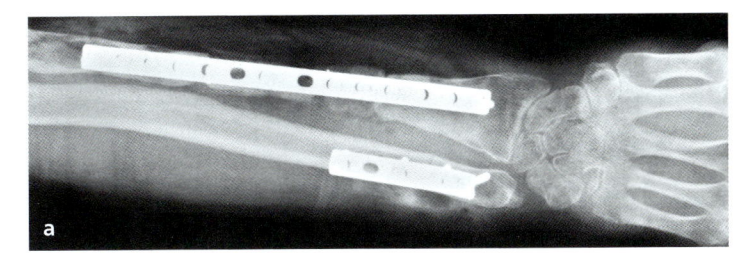

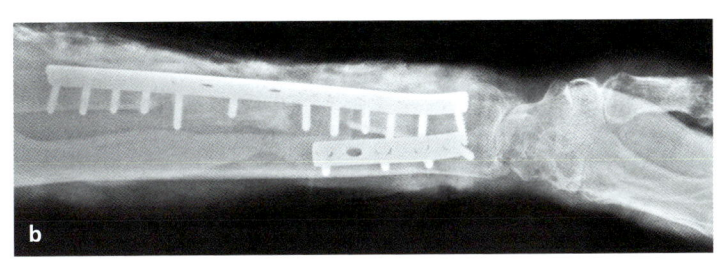

Quando testadas a pronação e a supinação, a amplitude do paciente está ainda limitada. Contudo, é difícil determinar se a rotação não está suficientemente correta ou se a aderência do tecido mole causou o obstáculo.

Fig. 4.23-8 a-b Os raios X finais mostram um bom alinhamento do rádio em relação ao comprimento e ao eixo; porém, a ulna permanece ligeiramente longa.

4 Reabilitação

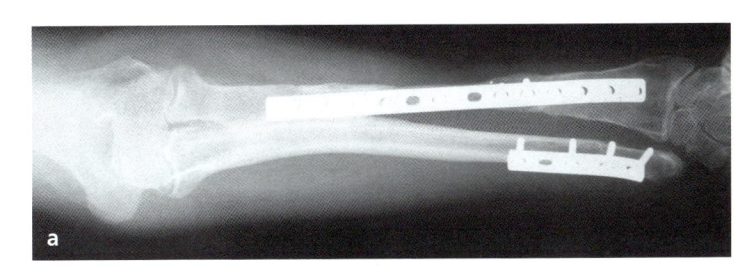

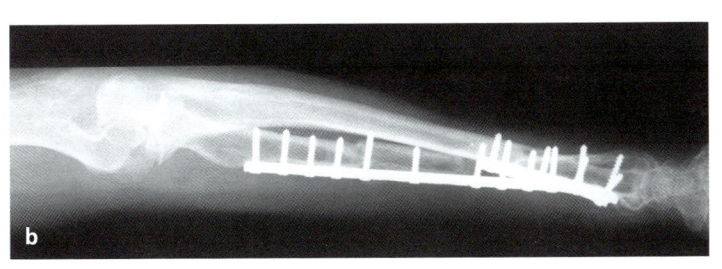

O paciente esteve muito cooperativo e motivado para readquirir sua antiga atividade. Uma tala protetora foi aplicada, sendo removida diariamente para os exercícios ativo-assistidos do cotovelo, do punho e dos dedos, enquanto os movimentos de pronação e de supinação não eram, no início, permitidos. A ferida longa cicatrizou muito bem e, no acompanhamento de sete meses, o paciente tinha readquirido uma função satisfatória, permitindo o manuseio delicado de uma chave de fenda.

Fig. 4.23-9 a-b Raios X mostraram uma consolidação dos diferentes níveis da pseudoartrose e o início da integração do enxerto de osso sete meses após a operação.

4 Reabilitação (cont.)

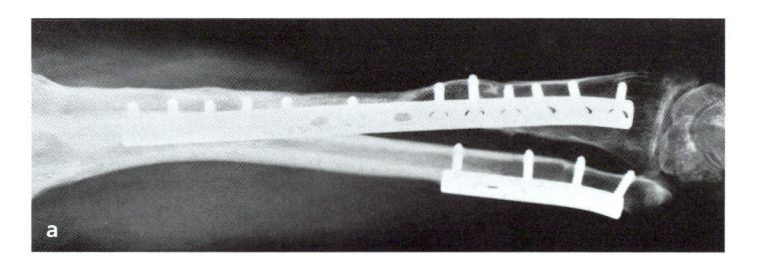

Fig. 4.23-10 a-b Raios X mostraram um rádio muito bem-reconstruído três anos após a operação. O paciente confirmou ter retornado ao trabalho manual, embora não a sua profissão original de pedreiro, já que a pronação e a supinação permaneceram limitadas e a força do braço e do punho não permitia trabalho pesado.

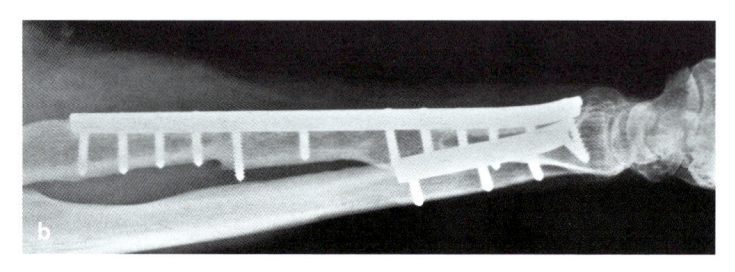

Remoção do implante

A remoção do implante não é considerada apropriada, visto que a exposição e a remoção da placa podem ser bem mais traumáticas do que a aplicação original. A placa sobre a ulna pode ser removida se estiver muito incômoda embaixo da pele.

5 Armadilhas –

Redução e fixação
O antebraço possui uma articulação intrincada que requer uma relação anatômica distinta entre não apenas os dois principais ossos do rádio e da ulna, mas também das articulações adjacentes. Essa relação complexa significa que é quase impossível reconstruir corretamente cada um dos componentes anatômicos, assim, resultando muitas vezes em pronação/supinação limitadas e força reduzida, sobretudo no punho.

Reabilitação
Depois de um ano, os tecidos moles contraídos parecem ser um fator limitador de qualquer distração adicional. Contudo, esse problema pode ser em parte superado pelo encurtamento da ulna.

6 Dicas +

Abordagem cirúrgica
A abordagem palmar de Henry é provavelmente a única maneira de expor o rádio em seu total comprimento, o que é um pré-requisito para esse tipo de cirurgia.

Redução e fixação
Neste caso, o uso de um distrator é absolutamente essencial, permitindo um alongamento gradual e lento durante um período de cerca de 30 minutos, tempo durante o qual o autoenxerto ósseo é coletado.

Reabilitação
O desafio de tentar uma reconstrução dessa pseudoartrose de nível múltiplo, complexa, vale a pena, e o resultado a longo prazo é extremamente compensador, mesmo que a restituição total da função não seja alcançada.

4.23 Pseudoartrose segmentar e consolidação viciosa da diáfise do rádio

3 Redução e fixação (cont.)

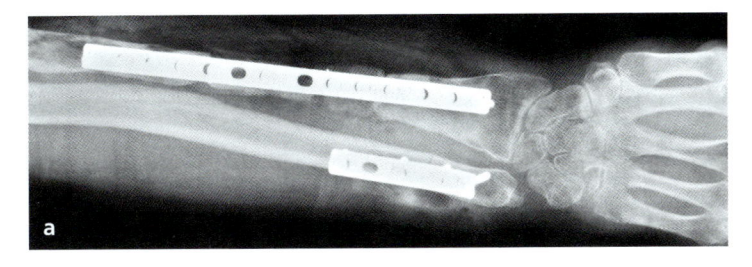

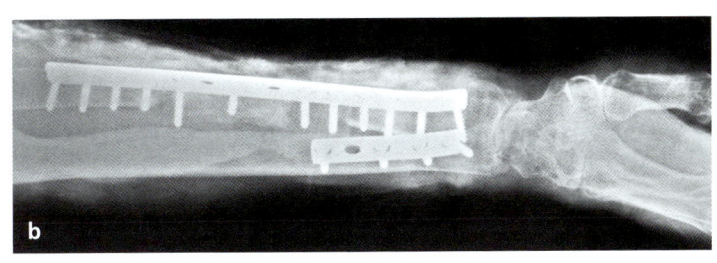

Quando testadas a pronação e a supinação, a amplitude do paciente está ainda limitada. Contudo, é difícil determinar se a rotação não está suficientemente correta ou se a aderência do tecido mole causou o obstáculo.

Fig. 4.23-8 a-b Os raios X finais mostram um bom alinhamento do rádio em relação ao comprimento e ao eixo; porém, a ulna permanece ligeiramente longa.

4 Reabilitação

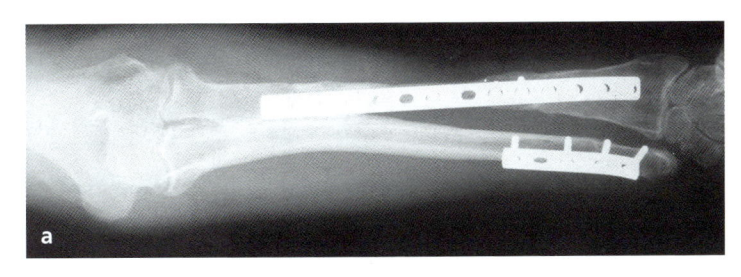

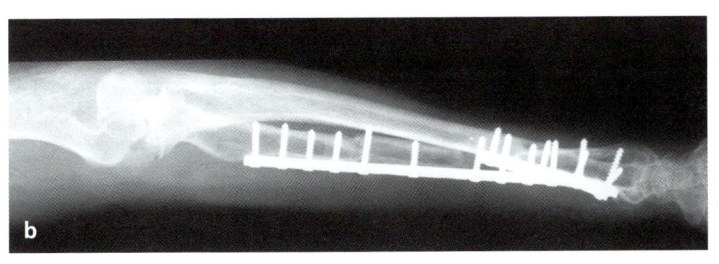

O paciente esteve muito cooperativo e motivado para readquirir sua antiga atividade. Uma tala protetora foi aplicada, sendo removida diariamente para os exercícios ativo-assistidos do cotovelo, do punho e dos dedos, enquanto os movimentos de pronação e de supinação não eram, no início, permitidos. A ferida longa cicatrizou muito bem e, no acompanhamento de sete meses, o paciente tinha readquirido uma função satisfatória, permitindo o manuseio delicado de uma chave de fenda.

Fig. 4.23-9 a-b Raios X mostraram uma consolidação dos diferentes níveis da pseudoartrose e o início da integração do enxerto de osso sete meses após a operação.

4 Reabilitação (cont.)

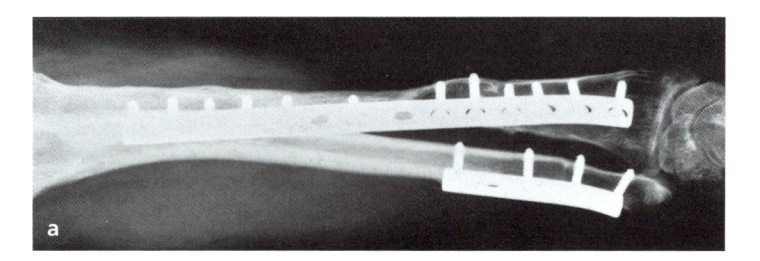

Fig. 4.23-10 a-b Raios X mostraram um rádio muito bem-reconstruído três anos após a operação. O paciente confirmou ter retornado ao trabalho manual, embora não a sua profissão original de pedreiro, já que a pronação e a supinação permaneceram limitadas e a força do braço e do punho não permitia trabalho pesado.

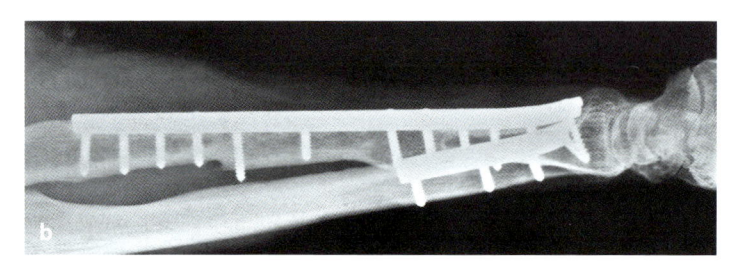

Remoção do implante

A remoção do implante não é considerada apropriada, visto que a exposição e a remoção da placa podem ser bem mais traumáticas do que a aplicação original. A placa sobre a ulna pode ser removida se estiver muito incômoda embaixo da pele.

5 Armadilhas –

Redução e fixação
O antebraço possui uma articulação intrincada que requer uma relação anatômica distinta entre não apenas os dois principais ossos do rádio e da ulna, mas também das articulações adjacentes. Essa relação complexa significa que é quase impossível reconstruir corretamente cada um dos componentes anatômicos, assim, resultando muitas vezes em pronação/supinação limitadas e força reduzida, sobretudo no punho.

Reabilitação
Depois de um ano, os tecidos moles contraídos parecem ser um fator limitador de qualquer distração adicional. Contudo, esse problema pode ser em parte superado pelo encurtamento da ulna.

6 Dicas +

Abordagem cirúrgica
A abordagem palmar de Henry é provavelmente a única maneira de expor o rádio em seu total comprimento, o que é um pré-requisito para esse tipo de cirurgia.

Redução e fixação
Neste caso, o uso de um distrator é absolutamente essencial, permitindo um alongamento gradual e lento durante um período de cerca de 30 minutos, tempo durante o qual o autoenxerto ósseo é coletado.

Reabilitação
O desafio de tentar uma reconstrução dessa pseudoartrose de nível múltiplo, complexa, vale a pena, e o resultado a longo prazo é extremamente compensador, mesmo que a restituição total da função não seja alcançada.